SHENJING NEIKE
YIZHU SUCHA SHOUCE

王新高　李玮　主编

神经内科

医嘱 速查手册

第3版

U0205634

化学工业出版社

·北京·

内容简介

本书在第1、第2版的基础上进行了修改，删除肺性脑病、肾性脑病2个病种，增加了神经元核内包涵体病、自身免疫性郎飞结病、抗MOG抗体相关疾病、睡眠障碍、抑郁、焦虑6个病种，诊疗指南更新至2022年12月31日，增加了内容的丰富程度，列出了神经内科常见疾病的医嘱及特殊情况下的医嘱，并采用"注"的形式对医嘱中重要检查、治疗及使用注意事项、其他可选的替代方案等内容进行详细讲解，既注重治疗方案的选择与实施，又强调治疗并发症的预防及处理。还附处方常用外文缩略语表。

本书适合神经内科的低年资医师、研究生、实习生及全科医师阅读、参考。

图书在版编目（CIP）数据

神经内科医嘱速查手册 / 王新高，李玮主编 . —3版 . —北京：化学工业出版社，2023.11（2024.10 重印）
　ISBN 978-7-122-43943-7

Ⅰ . ①神⋯　Ⅱ . ①王⋯②李⋯　Ⅲ . ①神经系统疾病 - 医嘱 - 手册　Ⅳ . ① R741-62

中国国家版本馆 CIP 数据核字（2023）第 145909 号

责任编辑：戴小玲　　　　　　文字编辑：翟　珂　陈小滔
责任校对：宋　玮　　　　　　装帧设计：史利平

出版发行：化学工业出版社（北京市东城区青年湖南街 13 号
　　　　　邮政编码 100011）
印　　装：三河市航远印刷有限公司
787mm×1092mm　1/32　印张 21¼　字数 616 千字
2024 年 10 月北京第 3 版第 2 次印刷

购书咨询：010-64518888　　　售后服务：010-64518899
网　　址：http：//www.cip.com.cn
凡购买本书，如有缺损质量问题，本社销售中心负责调换。

定　　价：79.00 元

编写人员名单

主　编　王新高　李　玮

副主编　任文英　周　衡　唐鹤飞

编　者（排名不分先后）

张　岩　工文娟　石　磊　杜耿琴　王新高

郑华光　李　玮　刘慧勤　张弥兰　蒋玙姝

秦灵芝　田德财　王玉林　王　展　牛松涛

李　凯　叶钦勇　陈丽娜　马凌燕　左丽君

张　元　任雨婷　吕瑞娟　伍楚君　邰宏飞

陈　彬　石玉芝　单　伟　孔庆霞　张　扬

周　衡　蔺　凡　王晓娟　唐鹤飞　代国政

李　丹　吕　莉　袁民绍　熊　念　黎　钢

姚源蓉　张　懋　王俊岭　任文英　王百辰

刘亘梁　柳　鑫　王恒恒　胡臻娴　贺艳玲

林佩强

主　审　赵性泉　张星虎　张在强

秘　书　袁盼盼　田雨溪

第 3 版前言

时光荏苒，日月如梭，不知不觉距离第 2 版《神经内科医嘱速查手册》出版已有 5 个年头。

最近几年，大量临床试验结果相继发表，不断地更新着现有的指南。脑血管病方面，急性脑梗死的血管内治疗取得了重大突破，CHANCE2 的发表为脑梗死的药物精准治疗指明了方向；神经感染与免疫方面，宏基因组高通量测序（metagenomic next-generation sequencing，mNGS）的广泛开展为各种颅内感染病因学诊断提供了有力的证据，CBA 等免疫学方法的推广极大提高了自身免疫性脑病的诊断水平，多种疾病修饰药物的上市也大大改善了多发性硬化的治疗效果；对于遗传性神经疾病，长期以来认为无药可治，但诺西那生和利司普兰治疗脊髓性肌萎缩的效果，让我们对这些不治之症的攻克充满了期待和希望……

医学发展是如此之快，以至于 5 年前对疾病的认知已远远不能满足现今的诊疗需要，因此决定对第 2 版进行修订。本次修订特邀请河南省人民医院神经内科李玮教授一起主编，同时盛邀了全国各地的五十余位酷爱神经科学的专家学者，其中不乏全国知名的教授、博士研究生导师，务求质量上乘，内容新颖、准确、有根有据，对临床的诊疗有着切实的指导意义。

本手册共十五章，60 余万字，详解了 66 种神经内科疾病。本次修订删去了第 2 版中几个不太常见的疾病，如肺性脑病、肾性脑病等，增加了近年新定义的疾病如神经元核内包涵体病、自身免疫性郎飞结病、抗 MOG 抗体相关疾病等。另外，为了满足神经科门诊临床工作的需求，特意增加了睡眠障碍和抑郁、焦虑等内容。

本手册尤其适用于住院医师、进修医师和研究生使用。初涉临床，急需一本容易上手有实战指导意义的参考书。"一书在手，看病无忧"是本手册孜孜追求的目标！培养一个遵循指南规范看病的"合格医师"也是我们义不容辞的责任！手册中所述疾病涵盖了90%以上神经内科住院病种，每种疾病的诊断和治疗均按照最新理念进行规范的介绍，但要真正理解书中内容，有必要认真阅读所涉及的大量文献。本手册最后附有146篇文献（截至2022年12月31日），均是编写过程中所参考的重要的大型临床试验和最近几年发表的指南或专家共识，供广大读者参考。

编写过程中我们力求完美，也做了最大的努力，但限于水平有限，难免有不足之处，恳请各位同仁、读者不吝指正！

本版手册是在2012年第1版和2018年第2版的基础上编写而成，第1版编委为北京天坛医院神经内科的年轻医师，第2版编委则为"李神经会诊中心"的广大群友。感谢他们曾经的辛劳，感谢他们为本次修订所奠定的基础。

本次再版得到了北京天坛医院王拥军教授的大力支持，同时也得到了第1版主编赵性泉教授、张星虎教授和第2版主编张在强教授的悉心指导，在此表示衷心的感谢！

本书的出版受到国家重点研发计划"老年人多病共患临床大数据与生物样本库综合管理共享平台建设"（2020YFC2004800）项目资助，在此一并致谢！

王新高

2023年2月

第1版前言

　　医嘱是指医师在医疗活动中下达的医学指令，即医师根据病情和治疗的需要对患者在饮食、用药、检查等方面的指示。可以说，医嘱事关医疗活动的成败，其重要性不言而喻。但是，刚走上临床的医学生们往往都面临这样一种困惑，就是当看完患者回到诊室，却不知怎样有针对性地开出一份合理的医嘱；而即使在上级医师的指导下终于开出医嘱，却又是"知其然而不知其所以然"。

　　当今医学发展迅速，尤其神经科学在最近的 20 年更是以前所未有的速度向前推进。近年来，我国的神经病学专家们，无论是脑血管病领域还是周围神经病领域，结合国内外循证医学的证据，相继发表了适合我国国情的诊疗指南，临床神经病学已从传统的经验医学时代步入到循证医学时代，并逐渐向个体化医学时代迈进。

　　从事临床一线工作的医师们，每天不仅承担着繁重的医疗工作，也许还面对科研与教学的巨大压力，他们深感时间和精力的匮乏。如何快捷地从浩如烟海的医学知识中提取有实用价值的临床信息，如何将最新的医学研究成果成功地落实到一个个鲜活的生命身上，他们迫切需要有一本内容简明扼要，实用性强、便于携带的参考书来指导他们的临床实践。基于此，首都医科大学附属北京天坛医院神经病学教研室组织一批长期从事临床一线工作的青年医师，紧跟医疗改革的大潮，遵循临床路径，结合现今发表的临床诊疗指南及专家共识，编写了这本《神经内科医嘱速查手册》。

　　本书共分十三章，所涉病种主要是神经内科住院的常见病、多发病，如脑血管病、神经感染与免疫性疾病、癫痫、脊髓病、椎体外系疾病与周围神经病等。考虑到临床工作的实际需要，也将一些少见病如副肿瘤综合征、神经变性病编入其中。

该书20万字，通过呼应注简要说明开立长期医嘱、短期医嘱的目的与临床意义；通过综合注诠释疾病的全貌。本书文表结合、实用性强，特别对于刚步入临床的实习生、研究生、住院医师是一本难得的便携式参考用书。

由于时间仓促，水平有限，本书难以做到十全十美。随着新的医学试验结果的发表，其中内容、观点也可能显得陈旧过时或不足，诚挚地希望专家、同道、读者们批评指正。

本书在编写过程中得到王拥军教授的大力支持和悉心指导，在此表示衷心的感谢！

本书的编写也同时得到2011年度首都医科大学校长研究基金的资助，在此一并致谢！

编 者

2011 年 4 月

目录

第一章　脑血管病

第一节　急性脑梗死

长期医嘱	临时医嘱
神经内科护理常规	血常规＋血型
卒中单元一级护理❶	血清电解质、肝肾功能、心肌酶、肌钙蛋白等
低脂低盐饮食 　或 糖尿病饮食 　或 鼻饲流质饮食	快速血糖
病重通知 　或 病危通知　prn	凝血功能 [凝血酶原时间（PT）、国际标准化比值（INR）、活化部位凝血活酶时间（APTT）、纤维蛋白原（Fbg）]
持续低流量吸氧　prn	
心电监测　prn	脑钠肽（BNP、钠酸肽）
超声雾化吸入　q6h prn	血气分析　prn
重组组织型纤溶酶原激活剂（rt-PA）0.09mg/kg（最多9mg）iv st prn❷	毒物筛查、血液酒精水平　prn
	尿妊娠试验　prn
和 0.9% 氯化钠注射液　100mL ｜ iv gtt rt-PA　0.81mg/kg（最多 81mg）｜（持续 1h） 或 替奈普酶（0.25mg/kg，最大量 25mg）iv st ｜ prn	血液传染病学检查（包括乙型肝炎、丙型肝炎、梅毒、艾滋病等）
	CYP2C19 基因快检　prn
	胸部正侧位 X 线片或胸部 CT
阿司匹林肠溶片 300mg po qd（继以 100mg qd）❸ 　和（或）氯吡格雷 300mg po qd（继以 75mg qd）	心电图
	头颅 CT 平扫❻
华法林　3mg po qd（prn）❹	头颅 CT 血管造影（CTA）＋计算机体层灌注（CTP）　prn

续表

长期医嘱	临时医嘱
阿托伐他汀钙 40mg po qn❺	头颅 MRI［FLAIR+弥散加权成像（DWI）+表观弥散系数（ADC）+磁敏感加权成像（SWI）+磁共振血管成像（MRA）+灌注加权成像（PWI）］ prn
羟乙基淀粉 500mL iv gtt qd（prn）	
0.9% 氯化钠注射液 250mL／依达拉奉注射液 30mg　iv gtt bid	数字减影脑血管造影（DSA）prn
	颈动脉+椎动脉+锁骨下动脉超声
20% 甘露醇 125～250mL iv gtt q8h prn	经颅多普勒（TCD）+微栓子监测
	NIHSS/GCS/mRS 评分和影像 ASPECTS 评分❼
	脑电图 prn
	神经介入科会诊（血管内介入治疗） prn❽
	神经外科会诊 prn❾
	神经心理科会诊 prn❿
	康复科会诊

❶ 卒中单元（stroke unit）是一种组织化管理脑卒中患者的医疗模式，以专业化的脑卒中医师、护士和康复人员为主，进行多学科合作，为脑卒中患者提供系统综合的规范化管理，包括药物治疗、肢体康复、语言训练、心理康复、健康教育等。现已证实卒中单元能明显降低脑卒中患者的病死率和残疾率。因此，建议所有急性缺血性脑卒中患者应尽早、尽可能收入卒中单元治疗，符合静脉溶栓条件的患者尽快实施溶栓治疗，如果怀疑或经影像学证实为大血管闭塞，静脉溶栓后可桥接血管内介入取栓，或直接进行血管内治疗。

❷ 对于急性缺血性脑卒中（acute ischemic stroke，AIS），通

过药物或血管内治疗使闭塞的血管再通，从而恢复脑血流灌注是降低患者致残率和致死率的最有效手段。静脉溶栓是实现血管再通恢复脑血流的重要方法，应尽快进行，尽可能减少时间延误，在DNT（进院至溶栓治疗时间，即 door-to-needle time）60min 的时间内，尽可能缩短时间。可用药物包括重组组织型纤溶酶原激活剂（rt-PA）、尿激酶和替奈普酶。对发病 3h 内（Ⅰ级推荐，A 级证据）和 3～4.5h（Ⅰ级推荐，B 级证据）的缺血性脑卒中患者，应按照适应证、禁忌证和相对禁忌证（见表 1-1、表 1-2）严格筛选患者，尽快静脉给予 rt-PA 溶栓治疗。使用方法：rt-PA 0.9mg/kg（最大剂量为 90mg）静脉滴注，其中 10% 在最初 1min 内静脉推注，其余持续滴注 1h，用药期间及用药 24h 内应严密监护患者（表 1-3）（Ⅰ级推荐，A 级证据）。若缺血性脑卒中发病在 6h 内，可根据适应证和禁忌证标准严格选择患者给予尿激酶静脉溶栓（表 1-4）。使用方法：尿激酶 100 万～150 万 IU，溶于 0.9% 氯化钠注射液（生理盐水）100～200mL，持续静脉滴注 30min，用药期间应严密监护患者（同前）。小剂量（0.6mg/kg）阿替普酶静脉溶栓出血风险低于标准剂量，可以降低病死率，但并不降低残疾率，可结合患者病情严重程度、

表 1-1　3h 内 rt-PA 静脉溶栓的适应证、禁忌证、相对禁忌证

适应证	• 有缺血性脑卒中导致的神经功能缺损症状 • 症状出现＜ 3h • 年龄 ≥ 18 岁 • 患者或家属签署知情同意书
禁忌证	• 颅内出血（包括脑实质出血、脑室内出血、蛛网膜下腔出血、硬膜下 / 外血肿等） • 既往颅内出血史 • 近 3 个月有严重头颅外伤史或卒中史 • 颅内肿瘤、巨大颅内动脉瘤 • 近期（3 个月）有颅内或椎管内手术 • 近 2 周内有大型外科手术 • 近 3 周内有胃肠或泌尿系统出血 • 活动性内脏出血 • 主动脉弓夹层

续表

禁忌证	• 近 1 周内存在不易压迫止血部位的动脉穿刺 • 血压升高：收缩压 ≥ 180mmHg，或舒张压 ≥ 100mmHg • 急性出血倾向：包括血小板计数低于 100×10^9/L 或其他情况 • 24h 内接受过低分子肝素治疗 • 口服抗凝剂且 INR > 1.7 或 PT > 15s • 48h 内使用凝血酶抑制剂或 Xa 因子抑制剂，或各种实验室检查异常（如 APTT、INR、血小板计数、ECT；TT 或 Xa 因子活性测定等） • 血糖 < 2.8mmol/L 或 > 22.22mmol/L • 头颅 CT 或 MRI 提示大面积梗死（梗死面积 > 1/3 大脑中动脉供血区）
相对禁忌证	下列情况需谨慎考虑和权衡溶栓的风险与获益（即虽然存在一项或多项相对禁忌证，但并非绝对不能溶栓） • 轻型非致残性卒中 • 症状迅速改善的卒中 • 惊厥发作后出现的神经功能损害（与此次卒中发生相关） • 颅外段颈部动脉夹层 • 近 2 周内严重外伤（未伤及头颅） • 近 3 个月内有心肌梗死史 • 孕产妇 • 痴呆 • 既往疾病遗留较严重的神经功能残疾 • 未破裂且未经治疗的动静脉畸形、颅内小动脉瘤（< 10mm） • 少量脑内微出血（1 ~ 10 个） • 使用违禁药物 • 类卒中

　　说明：rt-PA：重组组织型纤溶酶原激活剂；INR：国际标准化比值；APTT：活化部分凝血活酶时间；ECT：蛇静脉酶凝结时间；TT：凝血酶时间；PT：凝血酶原时间。

表 1-2 3～4.5h 内 rt-PA 静脉溶栓的适应证、禁忌证和相对禁忌证

适应证	• 有缺血性脑卒中导致的神经功能缺损症状 • 症状持续 3～4.5h • 年龄 ≥ 18 岁 • 患者或家属签署知情同意书
禁忌证	同表 1-1
相对禁忌证	在表 1-1 相对禁忌证基础上补充如下： • 使用抗凝药物，INR ≤ 1.7 或 PT ≤ 15s • 重度卒中（NIHSS 评分 21～42 分）

表 1-3 静脉溶栓的监护及处理

患者收入重症监护病房或卒中单元进行监护

按时进行血压和神经功能检查，静脉溶栓治疗中及结束后 2h 内，每 15min 进行一次血压测量和神经功能评估；然后每 30min 1 次，持续 6h；以后每小时 1 次直至治疗后 24h

如出现严重头痛、高血压、恶心或呕吐，或神经症状体征恶化，应立即停用溶栓药物并行头颅 CT 检查

如收缩压 ≥ 180mmHg，或舒张压 ≥ 100mmHg，应增加血压监测次数，并给予降压药物

鼻饲管、导尿管及动脉内测压管在病情许可的情况下应延迟安置

溶栓 24h 后，给予抗凝药或抗血小板药物前应复查头颅 CT/MRI

表 1-4 6h 内尿激酶静脉溶栓的适应证及禁忌证

适应证	• 有缺血性脑卒中导致的神经功能缺损症状 • 症状出现 < 6h • 年龄 18～80 岁 • 意识清楚或嗜睡 • 头颅 CT 无明显早期脑梗死低密度改变 • 患者或家属签署知情同意书
禁忌证	同表 1-1

出血风险等因素个体化确定决策（Ⅱ级推荐，A级证据）。对发病时间未明或超过静脉溶栓时间窗的急性缺血性脑卒中患者，如果符合血管内取栓治疗适应证，应尽快启动血管内取栓治疗；如果不能实施血管内取栓治疗，可结合多模影像学评估是否进行静脉溶栓治疗（Ⅱ级推荐，B级证据）。

替奈普酶（tenecteplase，TNK）为第三代静脉溶栓剂，是对第二代溶栓药物rt-PA进行基因结构改造而获得的变异体。与rt-PA相比，TNK血浆初始半衰期由短于5min提高至约24min，纤维蛋白特异性提高14倍，用药时以无菌注射用水溶解后5～10s内静脉团注即可，无须静脉维持用药。2022年《急性缺血性脑卒中替奈普酶静脉溶栓治疗中国专家共识》指出：发病4.5h内符合rt-PA静脉溶栓适应证的AIS患者，静脉注射TNK（推荐剂量为0.25mg/kg，最大剂量不超过25mg）有效且安全性好（Ⅰ级推荐，A级证据），与标准剂量rt-PA的安全性相似，未增加颅内出血风险。在移动卒中单元院前静脉溶栓治疗AIS，也可使用TNK静脉注射。TNK静脉溶栓治疗AIS前后的管理措施与rt-PA静脉溶栓相同。对于发病4.5h内伴有大血管闭塞并拟行桥接取栓的AIS患者，0.25mg/kg TNK较标准剂量rt-PA静脉溶栓显著提高再灌注率，并缩短动脉穿刺时间（Ⅱ级推荐，B级证据）。对发病4.5～24h，或起病时间不明、但距离最后正常时间小于24h，伴有大血管闭塞且存在灌注不匹配的AIS患者，TNK静脉溶栓治疗的有效性和安全性有待进一步研究证实。

不推荐在临床试验以外使用其他溶栓药物（Ⅰ级推荐，C级证据）。静脉溶栓治疗过程中，医师应充分准备应对紧急的不良反应，包括出血并发症和可能引起气道梗阻的血管源性水肿（Ⅰ级推荐，B级证据）。患者在接受静脉溶栓治疗后尚需抗血小板或抗凝治疗，应推迟到溶栓24h后开始（Ⅰ级推荐，B级证据），如果患者接受了血管内取栓治疗，应评估获益与风险后决定是否使用（Ⅱ级推荐，B级证据）。对于卒中发病前7日内口服新型抗凝剂（NOAC）的AIS患者接受静脉溶栓治疗后是否会增加症状性颅内出血（symptomatic intracranial hemorrhage，sICH）的风险，2022年GWTG-Stroke研究给出了回答，即接受静脉溶栓的AIS患者，发病7天前服用NOAC与未曾服用相比较，和sICH明显增加不相关。

❸ 对于不符合静脉溶栓或血管内取栓适应证且无禁忌证的缺血性脑卒中患者应在发病后尽早给予口服阿司匹林 150～300mg/d 治疗（Ⅰ级推荐，A级证据）。急性期后可改为预防剂量（50～300mg/d）。溶栓治疗者，阿司匹林等抗血小板药物应在溶栓 24h 后开始使用（Ⅰ级推荐，B级证据）。对不能耐受阿司匹林者，可考虑选用氯吡格雷等抗血小板治疗（Ⅱ级推荐，C级证据）。根据 CHANCE 研究结果，对于未接受静脉溶栓治疗的轻型卒中患者（NIHSS 评分≤3分），在发病 24h 内应尽早启动双重抗血小板治疗（阿司匹林和氯吡格雷）并维持 21d，有益于降低发病 90d 内的卒中复发风险，但应密切观察出血风险（Ⅰ级推荐，A级证据）。有条件的医疗机构可采集患者口腔拭子标本进行 CYP2C19 基因快检，如果为 CYP2C19 功能缺失等位基因携带者，可口服替格瑞洛（首日负荷剂量 180mg，此后每次 90mg，2 次/d）替代氯吡格雷联合阿司匹林治疗，21d 后改用单一抗血小板药物治疗（具体见第二节）。另外，对于接受非桥接治疗的患者，血管内治疗后即可给予抗血小板药物治疗；行急诊支架术前可服用负荷剂量抗血小板药物（阿司匹林 300mg 及氯吡格雷 300mg）；术后每天联合服用阿司匹林 100mg 及氯吡格雷 75mg 至少 1 个月（Ⅰ级推荐，C级证据）。对于接受桥接治疗的患者，抗血小板治疗应在静脉溶栓 24h 后开始。但对于桥接治疗合并急诊支架植入术的患者，为防止支架内急性血栓形成，静脉溶栓后 24h 内抗血小板药物治疗的安全性尚不明确（Ⅲ级推荐，C级证据）。

❹ 对大多数急性缺血性脑卒中患者，不推荐无选择地早期进行抗凝治疗（Ⅰ级推荐，A级证据）。特殊情况下溶栓后还需抗凝治疗的患者，应在 24h 后使用抗凝剂（Ⅰ级推荐，B级证据）。对伴有心房颤动（包括阵发性）的 AIS 患者，如果超过静脉溶栓时间窗，也不能进行机械取栓，则根据情况尽早开始二级预防，推荐使用适当剂量的华法林或新型口服抗凝剂治疗，预防再发的血栓栓塞事件。华法林的目标剂量是维持 INR 在 2.0～3.0。

❺ 急性缺血性脑卒中发病前服用他汀类药物的患者，可继续使用他汀类药物治疗（Ⅱ级推荐，B级证据）。发病后应尽早对动脉粥样硬化性脑梗死患者使用他汀类药物开展二级预防，他汀类药物的种类及治疗强度需个体化决定。对大多数缺血性脑卒中患者，不推

荐扩容治疗（Ⅱ级推荐，B级证据）。对于低血压或脑血流低灌注所致的急性脑梗死如分水岭梗死可考虑扩容治疗，但应注意可能加重脑水肿、心力衰竭等并发症，对有严重脑水肿及心力衰竭的患者不推荐使用扩容治疗（Ⅱ级推荐，C级证据）。神经保护药物可改善缺血性脑卒中患者预后。依达拉奉是一种抗氧化剂和自由基清除剂，国内外多个随机双盲安慰剂对照试验提示依达拉奉能改善急性脑梗死的功能结局，还可改善接受阿替普酶静脉溶栓患者的早期神经功能。而胞二磷胆碱（一种细胞膜稳定剂）和吡拉西坦等的临床试验结果并不一致，因此指南建议在临床实践中可根据具体情况个体化使用（Ⅱ级推荐，B级证据）。关于神经保护剂的疗效与安全性尚需开展更多高质量临床试验进一步证实（Ⅰ级推荐，B级证据）。

❻ 对疑似卒中患者应进行常规实验室检查，以便排除类卒中或其他病因。所有患者都应做的检查：血糖、肝肾功能和电解质；心电图和心肌缺血标志物；全血细胞计数，包括血小板计数；凝血酶原时间（PT）/国际标准化比值（INR）和活化部分凝血活酶时间（APTT）；氧饱和度（SpO_2）。部分患者必要时可选择的检查：毒理学筛查；血液酒精水平检测；妊娠试验；动脉血气分析（若怀疑缺氧）；腰椎穿刺（怀疑蛛网膜下腔出血而CT未显示或怀疑卒中继发于感染性疾病）；脑电图（怀疑痫性发作）；胸部X线检查。除此之外，对所有疑似脑卒中患者应进行头颅CT/MRI检查。特别在溶栓治疗前，应首先进行头颅CT平扫检查，排除颅内出血，并帮助鉴别非血管性病变（如脑肿瘤）。灌注CT可区别可逆性与不可逆性缺血改变，识别缺血半暗带，对指导急性脑梗死溶栓治疗及血管内取栓治疗有一定参考价值。常规MRI（T1加权、T2加权及质子相）在识别急性小梗死灶及后循环缺血性脑卒中方面明显优于平扫CT。多模MRI包括弥散加权成像（DWI）、灌注加权成像（PWI）、水抑制成像和梯度回波、磁敏感加权成像（SWI）等。DWI在症状出现数分钟内就可发现缺血灶并可早期确定大小、部位与时间，对早期发现小梗死灶较常规MRI更敏感。梯度回波序列/SWI可发现CT不能显示的无症状性微出血。PWI可显示脑血流动力学状态。CT灌注及MR灌注和弥散成像可为选择适合再灌注治疗（如静脉溶栓、血管内取栓及其他血管内介入方法）的患者提供更多信息，

弥散-灌注不匹配（PWI 显示低灌注区而无与之相应大小的弥散异常，即 mismatch）提示可能存在缺血半暗带。需注意对 AIS 患者，不能因为行多模 CT 或 MRI 而延误静脉 rt-PA 用药。已超过静脉溶栓时间窗 4.5h 的患者，可考虑进行 CT 灌注或 MR 灌注和弥散成像，测量梗死核心和缺血半暗带，以选择潜在适合紧急再灌注治疗（如静脉/动脉溶栓及其他血管内介入）的患者，这些影像技术能提供更多信息，有助于更好地做临床决策。

颅内、外血管病变检查有助于了解卒中的发病机制及病因，指导选择治疗方法，但在起病早期，应注意避免因此类检查而延误溶栓或血管内取栓治疗时机。常用检查包括颈动脉超声、经颅多普勒（TCD）、磁共振脑血管造影（MRA）、高分辨磁共振成像（HRMRI）、CT 血管造影（CTA）和数字减影血管造影（DSA）等。颈动脉超声对发现颅外颈部血管病变，特别是狭窄和斑块很有帮助；TCD 可检查颅内血流、微栓子及监测治疗效果。MRA 和 CTA 可提供有关血管闭塞或狭窄的信息。HRMRI 血管壁成像一定程度上可显示大脑中动脉、颈动脉等动脉管壁特征，可为卒中病因分型和明确发病机制提供信息。DSA 的准确性最高，是当前血管病变检查的金标准。

❼ 临床上常采用一些量表来评估脑卒中患者病情的严重程度。其中国际上最常用的量表是美国国立卫生研究院卒中量表（NIHSS，表 1-5）。NIHSS 评分是预测大血管闭塞最为有效的评分工具之一。荟萃分析结果显示，患者 NIHSS 评分 ≥ 10 分时，可达到最佳敏感度（73%）和特异度（74%）的平衡。

Alberta 卒中项目早期 CT 评分（ASPECTS）是评价缺血性脑卒中患者大脑中动脉供血区早期缺血改变的一种简单、可靠和系统的方法，于 2000 年由 BARBER 提出，可对缺血性病变快速进行半定量评价，有助于判定溶栓效果和远期预后。而多模 CT 和 MRI 技术的发展丰富了 ASPECTS 的应用范围，提高了病情判断的有效性和可靠性。前循环 ASPECT 评分：将大脑中动脉（MCA）供血区 2 个层面的 10 个区域：①核团层面（即丘脑和纹状体平面），分为 M1、M2、M3、岛叶、豆状核、尾状核和内囊后肢 7 个区域；②核团以上层面（在核团水平上 2cm），包括 M4、M5 和 M6。各区域计为 1 分

表 1-5　NIHSS 评分标准

单位：分

NIHSS 评分标准

利手：○1-左　○2-右　○99-不详

	检查	评分	分值
1a	意识水平： 即使不能全面评价（如气管内插管、语言障碍、气管创伤、绷带包扎等），检查者也必须选择1个反应。只在患者对有害刺激无反应时（不是反射），方记录3分	0=清醒，反应敏锐 1=嗜睡，最小刺激能唤醒患者完成指令、回答问题或有反应 2=昏睡或反应迟钝，需要强烈反复刺激或对疼痛刺激才能有非固定模式的反应 3=仅有反射活动或自发反应，或完全没反应，软瘫，无反应	—
1b	意识水平提问： （仅对最初回答评分，检查者不要提示） 询问月份、年龄。回答必须正确，不能大致正常。失语和昏迷者不能理解问题记2分，患者因气管内插管、气管创伤、严重构音障碍、语言障碍或其他任何原因不能说话者（非失语所致）记1分	0=都正确 1=正确回答一个 2=两个都不正确或不能说	—

续表

	检查	评分	分值
1c	意识水平指令： 要求睁眼、闭眼；非瘫痪手握拳、张手。若双手不能检查，用另一个指令（伸舌）。仅对最初的反应评分，有明确努力但未完成也给评分。若对指令无反应，用动作示意，然后记录评分。对创伤、截肢或其他生理缺陷者，应给予一个适宜的指令	0=都正确 1=正确完成一个 2=都不正确	—
2	凝视： 只测试水平眼球运动。对自主或反射性（眼头）眼球运动记分。若眼球侧视能被自主或反射性活动纠正，记录1分。若为孤立性外周神经麻痹（Ⅲ、Ⅳ、Ⅴ），记1分。在失语患者中，凝视是可测试的。对眼球创伤、绷带包扎、盲人或有视觉或视野疾病的患者，由检查者选择一种反射性运动来测试。建立与眼球的联系，然后从一侧向另一侧运动，偶尔能发现凝视麻痹	0=正常 1=部分凝视麻痹（单眼或双眼凝视异常，但无动凝视或完全凝视麻痹） 2=被动凝视或完全凝视麻痹（不能被眼头动作克服）	—

续表

	检查	评分	分值
3	视野： 用手指数或视威胁方法检测上、下象限视野。如果患者能看到侧面的手指，记录正常。如果单眼眼盲或眼球摘除，检查另一只眼。明确的非对称盲（包括象限盲），记1分。患者全盲（任何原因）记3分，同时刺激双眼。若人濒临死亡记1分，结果用于回答问题11	0= 无视野缺失 1= 部分偏盲 2= 完全偏盲 3= 双侧偏盲（全盲，包括皮质盲）	一
4	面瘫： 言语指令或动作示意，要求患者示齿、扬眉和闭眼。对反应差或不能理解的患者，根据有害刺激时表情的对称情况评分。有面部创伤/绷带、经口气管内插管、胶布或其他物理障碍影响面部检查时，应尽可能移至可评估的状态	0= 正常 1= 最小（鼻唇沟变平，微笑时不对称） 2= 部分（下面部完全或几乎完全瘫痪，中枢性瘫） 3= 完全（单或双侧瘫痪，上下面部缺乏运动，周围性瘫）	一

续表

	检查	评分	分值
5	上肢运动： 上肢伸展：坐位90°，位卧45°。要求坚持10s；对失语的患者用语言或动作鼓励，不用有害刺激。评定者可以抬起患者的上肢到要求的位置，鼓励患者坚持。仅评定患侧	0= 上肢于要求位置坚持10s，无下落 1= 上肢能抬起，但不能维持10s，下落时不撞击床或其他支持物 2= 能对抗一些重力，但上肢不能达到或维持坐位90°或位卧45°，较快下落到床上 3= 不能抗重力，上肢快速下落 4= 无运动 9= 截肢或关节融合，解释：＿＿	5a 左上肢 — 5b 右上肢 —
6	下肢运动： 下肢卧位抬高30°，坚持5s；对失语的患者用语言或动作鼓励，不用有害刺激。评定者可以抬起患者的上肢到要求的位置，鼓励患者坚持。仅评定患侧	0= 于要求位置坚持5s，不下落 1= 在5s末下落，不撞击床 2=5s内较快下落到床上，但可抗重力 3= 快速落下，不能抗重力 4= 无运动 9= 截肢或关节融合，解释：＿＿	6a 左下肢 — 6b 右下肢 —

续表

	检查	评分	分值
7	共济失调： 目的是发现双侧小脑病变的迹象。试验时双眼睁开，若有视觉缺损，应确保试验在无视野损害内进行。双侧指鼻、跟膝胫试验，共济失调与无力明显不呈比例时记分。如患者不能理解或肢体瘫痪不记分。盲人用伸展的上肢摸鼻。若为截肢或关节融合，记录9分，并解释清楚	0=没有共济失调 1=一个肢体有 2=两个及两个以上肢体有	—
8	感觉： 用针尖刺测试时，用针尖刺激和撤除刺激观察昏迷或失语患者的感情。只对与卒中有关的感觉缺失评分。偏身感觉丧失者需要精确检查，应测试身体多处部位：上肢（不包括手）、下肢、躯干、面部。严重或完全的感觉缺失，记2分。昏迷或失语者可记1或0分。脑干卒中双侧感觉缺失记2分。无反应及四肢瘫痪者记2分。昏迷患者（1a=3）记2分	0=正常，没有感觉缺失 1=轻到中度，患侧针刺感不明显或感为钝性或只有触觉 2=严重到完全感觉缺失，面、上肢、下肢无触觉	—

续表

	检查	评分	分值
9	语言：命名、阅读测试。要求患者叫出物品名称，读所列的句子。从患者的反应判断及一般神经系统检查中对指令测试、重复和发音。若视觉缺损干扰测试，可让患者识别放在手上的物品。气管内插管者手写回答。昏迷患者（1a＝3），3分，给恍惚或不合作者选择一个记分，但3分仅给哑人或不执行指令的人	0＝正常，无失语 1＝轻到中度：流利程度和理解能力有一些缺损，但表达无明显受限 2＝严重失语，交流是通过患者破碎的语言表达，听者须推理、询问、猜测，能交换的信息范围有限，检查者感交流困难 3＝哑或完全失语，不能讲或不能理解	—
10	构音障碍： 不要告诉患者为什么做测试。读或重复附表上的单词。若患者有严重的失语，评估自发语言时发音的清晰度。若患者气管内插管或其他物理障碍不能讲话，记9分。同时注明原因	0＝正常 1＝轻到中度，至少有一些发音不清，虽有困难，但能被理解 2＝言语不清，不能被理解 9＝气管内插管或其他物理障碍，解释：	—
11	忽视： 若患者严重视觉缺失影响双侧视觉的同时检查，皮肤刺激正常，则记分为正常。若患	0＝没有忽视 1＝视、听、触、空间觉或个人的忽视；或对任何一种感觉的双侧同时刺激消失	—

续表

	检查	评分	分值
11	者失语，但确实表现为关注双侧，记分正常。通过检验患者对左右侧同时发生的皮肤感觉和视觉刺激的识别能力来判断患者是否有忽视。医师把标准图显示给患者，要求他来描述。识别图中左右侧的特征。如果患者不能识别一侧图的部分内容，则定为异常。然后，医师请患者闭眼，分别测上或下肢针刺刺激来检查双侧皮肤感觉。若患者有一侧感觉忽略则为异常	2=严重的偏身忽视：超过一种形式的偏身忽视；不认识自己的手，只对一侧空间定位	—
12	说明附加项目，非NIHSS项目 远端运动功能： 检查者握住患者手的前部，并嘱其尽可能地伸展手指。若患者不能伸展或不伸展手指，则检查者将其手指完全伸开，观察任何屈曲运动5s。仅对第1次尝试评分，禁止重复指导和试验	0=正常（5s后无屈曲） 1=5s后至少有一些伸展，但未完全伸展 手指的任何运动都不给评分（未给指令）其他时间的手指 2=5s后无主动地伸展，运动不评分	左上肢 — 右上肢 —

说明：NIHSS评分范围为0～42分，0～1分表示正常或接近于正常，1～4分表示轻微中风，5～15分表示中度中风，16～20分表示中重度中风，21～42分为重度中风，分数越高表示病情越严重。

（NCCT 上的低密度灶或灰白质模糊区），评分时从 10 分中减去存在相应的区域数目，10 分代表 CT 平扫正常，0 分表示 MCA 供血区广泛缺血。同样，将后循环分为 10 分，左、右丘脑，小脑和大脑后动脉的每一区域分别减 1 分，中脑或脑桥任何区域减 2 分（表 1-6）。

表 1-6 前循环和后循环 ASPECT 评分 单位：分

前循环				后循环	
皮质下结构区域	得分	大脑中动脉皮质	得分	项目	得分
尾状核（C）	1	大脑中动脉前皮质区（M1）	1	脑桥任何部位	2
豆状核（L）	1	岛叶皮质（I）	1	中脑任何部位	2
内囊（IC）	1	大脑中动脉岛叶外侧皮质（M2）	1	左侧小脑	1
		大脑中动脉后皮质区（M3）	1	右侧小脑	1
		M1 上方的大脑中动脉皮质（M4）	1	左侧丘脑	1
		M2 上方的大脑中动脉皮质（M5）	1	右侧丘脑	1
		M3 上方的大脑中动脉皮质（M6）	1	左侧大脑后动脉供血区	1
				右侧大脑后动脉供血区	1

说明：10 分：发生血管闭塞的可能性比较小，不建议溶栓。7～9 分：发生血管闭塞的可能性大，溶栓后出血的风险较小，是溶栓治疗的最佳对象，患者预后较好。< 7 分：由于缺血累及的范围较大，溶栓出血的可能性很大，不适合溶栓，患者预后较差。0 分：弥漫性缺血累及整个大脑中动脉或者累及整个后循环，溶栓风险大，不建议溶栓。

❽ 对于急性缺血性脑卒中，应遵循静脉阿替普酶溶栓优先原则，静脉溶栓是血管再通的首选方法（Ⅰ级推荐，A级证据）。对于发病4.5h内的急性前循环大血管闭塞卒中，符合条件的推荐静脉溶栓——血管内介入的桥接治疗模式（Ⅰ级推荐，A级证据）。在行静脉溶栓桥接机械取栓过程中，不应等待观察静脉溶栓的具体疗效（Ⅰ级推荐，B级证据）。在能够快速启动血管内治疗的卒中中心，经过充分评估的病例，越过静脉溶栓直接进行血管内治疗是可行的，但2022年发表的SWIFT-DIRECT和DIRECT-SAFE研究结果未能证明直接取栓非劣效于桥接取栓，因此目前对于前循环大血管闭塞患者，在桥接前若符合静脉内溶栓指征，仍有必要进行静脉溶栓治疗。对于发病4.5~24h内的大血管闭塞卒中，经过充分评估后，直接进行血管内治疗（Ⅰ级推荐，A级证据）。缩短发病到接受血管内治疗的时间，有利于显著改善预后，在治疗时间窗内应尽早实现血管再通（Ⅰ级推荐，B级证据）。对于静脉溶栓或机械取栓未能实现血管再通的大动脉闭塞患者，进行补救性动脉溶栓（发病6h内）可能是合理的（Ⅱ级推荐，B级证据）。2022年来自西班牙的CHOICE研究结果提示反向桥接（机械取栓后联合动脉内rt-PA溶栓治疗）可提高有效再灌注。颅外段颈动脉或椎动脉血管成形术和（或）支架植入术可用于急性缺血性脑卒中的血流重建。颅内动脉血管成形术/支架植入术可用于介入取栓失败的补救治疗（Ⅲ级推荐，C级证据）。

对于后循环卒中，特别是基底动脉闭塞的患者，血管内取栓治疗目前也取得了重要循证医学证据。2022年BAOCHE研究表明，基底动脉闭塞6~24h内，接受机械取栓治疗相比标准药物治疗可以带来更好的90天功能结局。同样，ATTENTION研究也证实了基底动脉闭塞12h内进行机械取栓可以带来更好的功能结局（注意同时会增加围手术期脑出血风险）。这两项研究填补了后循环大血管闭塞性卒中血管内治疗缺乏高质量研究证据的空白。

参照《中国急性缺血性脑卒中早期血管内介入诊疗指南2022》，急性缺血性脑卒中早期血管内介入治疗适应证：

a. 急性缺血性脑卒中，影像学检查证实为大动脉闭塞。

b. CT排除颅内出血。

c. 前循环闭塞发病时间在 6h 以内；前循环闭塞发病时间为 6 ~ 24h，经过严格的影像学筛选后可推荐血管内治疗；后循环大血管闭塞发病时间在 24h 以内，血管内治疗是可行的。

d. 患者或法定代理人签署知情同意书。

禁忌证：

a. 严重活动性出血或已知有明显出血倾向者。

b. 严重心、肝、肾等脏器功能不全。

c. 结合患者病情资料及检查结果，预期生存期小于 90d。

如患者具备上述禁忌证，但因缺血性脑卒中可致短期内存在危及生命的严重后果，临床医师需进一步权衡利弊，可在与患者或家属充分沟通并获取知情同意后进行血管内治疗。对于高龄及儿童卒中患者，行血管内治疗也是可行的。妊娠不应是血管内治疗的绝对禁忌证，但对于怀疑大血管闭塞的孕妇卒中患者，在行介入诊疗的过程中，应当给予必要的腹部射线防护。

❾ 对于发病 48h 内、60 岁以下的恶性大脑中动脉梗死伴严重颅内压增高患者，经积极药物治疗病情仍加重，尤其是意识水平降低的患者，可请神经外科会诊考虑是否行减压术，手术治疗可降低病死率，减少残疾率，提高生活自理率（Ⅰ级推荐，B 级证据）。60 岁以上患者手术减压可降低死亡和严重残疾，但独立生活能力并未显著改善。因此应更加慎重，可根据患者年龄及患者 / 家属对这种可能结局的价值观来选择是否手术（Ⅲ级推荐，B 级证据）。对压迫脑干的大面积小脑梗死患者可请神经外科会诊协助处理（Ⅰ级推荐，B 级证据）。

❿ 脑卒中患者应注意卒中后焦虑与抑郁症状，必要时请心理专科医师协助诊治。对有卒中后焦虑、抑郁症状的患者应进行相应干预治疗（Ⅱ级推荐，B 级证据）。卒中康复是脑卒中整体治疗中不可或缺的关键环节，可预防并发症，最大限度地减轻功能残疾，改善预后。推荐经过规范培训的卒中康复专业人员负责实施康复治疗（Ⅰ级推荐，C 级证据）。康复专业人员应与临床医师合作，对患者病情及神经功能缺损综合评估，确定康复治疗开始时间，制订康复治疗方案及疗程（Ⅰ级推荐，D 级证据）。在病情稳定的情况下应尽早开始康复治疗，对轻到中度神经功能障碍的缺血性脑卒中患者

可在发病后24h后进行床边康复、早期离床期的康复训练，包括坐、站、走等活动。卧床者病情允许时应注意进行良肢位摆放。

注：1. 急性脑梗死（acute cerebral infarction），即急性缺血性脑卒中（acute ischemic stroke，AIS），是指因各种原因（动脉粥样硬化、心源性栓塞或其他原因）导致急性脑动脉血流中断，局部脑组织发生缺氧缺血性坏死，而出现相应神经功能缺损。若患者突然出现以下任一症状时应考虑脑卒中的可能：a. 一侧肢体（伴或不伴面部）无力或麻木；b. 一侧面部麻木或口角歪斜；c. 说话不清或理解语言困难；d. 双眼向一侧凝视；e. 单眼或双眼视力丧失或模糊；f. 眩晕伴呕吐；g. 既往少见的严重头痛、呕吐；h. 意识障碍或抽搐。对突然出现疑似脑卒中症状的患者，应进行简要评估和急救处理并尽快送往就近有条件［应包括能全天进行急诊CT检查、具备溶栓和（或）血管内取栓条件］的医院（Ⅰ级推荐，C级证据）。建议急救人员应用FAST（面部、上肢、言语检查）、洛杉矶院前卒中筛查或辛辛那提院前卒中量表等验证过的、标准化的卒中筛查工具筛查AIS患者。由于急性缺血性脑卒中治疗时间窗窄，及时评估病情和快速诊断至关重要，医院应建立脑卒中诊治快速通道，尽可能优先处理和收治脑卒中患者。指南倡导从急诊就诊到完成头颅CT等基本评估并开始溶栓治疗应争取在60min内完成，有条件应尽量缩短进院至溶栓治疗时间（door-to-needle time，DNT），美国心脏协会/美国卒中协会（AHA/ASA）则提出应将超过50%的静脉溶栓患者的DNT缩短至60min以内。

2. 急性缺血性脑卒中诊断标准：a. 急性起病；b. 局灶神经功能缺损（一侧面部或肢体无力或麻木，语言障碍等），少数为全面神经功能缺损；c. 影像学出现责任病灶或症状/体征持续24h以上；d. 排除非血管性病因；e. 头颅CT/MRI排除脑出血。目前根据国际疾病分类（ICD-11）对缺血性脑卒中的定义，有神经影像学检查显示责任缺血病灶时，无论症状/体征持续时间长短都可诊断缺血性脑卒中，这与过去将缺血性脑卒中定义为症状/体征持续超过24h的概念有很大不同。

3. 急性缺血性脑卒中诊断流程应包括如下5个步骤。

第一步，是否为脑卒中。排除非血管性疾病（如脑外伤、中毒、癫痫后状态、肿瘤卒中、高血压脑病、血糖异常、脑炎及躯体重要脏器功能严重障碍等引起的脑部病变）。

第二步，是否为缺血性脑卒中。进行头颅 CT/MRI 检查以排除出血性脑卒中。

第三步，评估卒中严重程度。采用神经功能评价量表（如 NIHSS）评估神经功能缺损程度。

第四步，能否进行溶栓治疗。是否进行血管内机械取栓治疗，核对适应证和禁忌证。应确认发病时间是否在 3h、4.5h 或 6h 内，有无溶栓适应证。符合溶栓条件者予以溶栓治疗，影像学检查证实为大血管闭塞者可桥接血管内介入治疗（包括动脉溶栓和支架取栓）。关于卒中发病时间的计算，一般来说出现症状的时间就是发病时间；若是发现患者时已经有症状，而患者无法回忆准确时间，那么从最后一次见患者仍然正常的时候开始计算。

第五步，结合病史、实验室、脑病变和血管病变等资料进行病因分型（多采用 TOAST 分型将缺血性脑卒中分为：大动脉粥样硬化型、心源性栓塞型、小动脉闭塞型、其他已知病因型和不明原因型 5 型）。

4. 约 70% 的缺血性脑卒中患者急性期血压升高，原因主要包括：病前存在高血压、疼痛、恶心呕吐、焦虑、躁动等。多数患者在卒中后 24h 内血压自发降低。病情稳定且无颅内高压或其他严重并发症患者，24h 后血压水平基本可反映其病前水平。目前针对卒中后早期是否应该立即降压、降压目标值、卒中后何时开始恢复原用降压药及降压药物的选择等问题的研究进展不多，尚缺乏充分可靠研究证据。因此指南建议：a. 缺血性脑卒中后 24h 内血压升高的患者应谨慎处理。应先处理紧张焦虑、疼痛、恶心呕吐及颅内压增高等情况。血压持续升高至收缩压 ≥ 200mmHg 或舒张压 ≥ 110mmHg，或伴有严重心功能不全、主动脉夹层、高血压脑病的患者，可予降压治疗，并严密观察血压变化。可选用拉贝洛尔、尼卡地平等静脉药物，建议使用微量输液泵给予降血压药，避免使用引起血压急剧下降的药物（24h 内将血压降低 15%）。b. 准备溶栓及桥接血管内取栓者，血压应控制在收缩压 < 180mmHg、舒张压 < 100mmHg。对未接受静脉溶栓而计划进行动脉内治疗的患者血

压管理可参照该标准，根据血管开通情况控制术后血压水平，避免过度灌注或低灌注，具体目标有待进一步研究。c.卒中后病情稳定，若血压持续≥140/90mmHg，无禁忌证，可于起病数天后恢复使用发病前服用的降压药物或开始启动降压治疗。d.卒中后低血压的患者应积极寻找和处理原因（如主动脉夹层），必要时可采用扩容升压措施。可静脉输注0.9%氯化钠注射液纠正低血容量，处理可能引起心排血量减少的心脏问题。

5. 约40%的患者存在卒中后高血糖，对预后不利。建议血糖超过10mmol/L时给予胰岛素治疗。应加强血糖监测，可将高血糖患者血糖控制在7.8～10mmol/L。卒中后低血糖发生率较低，但低血糖可导致脑缺血损伤和水肿加重而对预后不利，故应尽快纠正。血糖低于3.3mmol/L时，可给予10%～20%葡萄糖注射液口服或注射治疗。目标是达到正常血糖。

6. 对大多数急性缺血性脑卒中患者，不推荐无选择地早期进行抗凝治疗（Ⅰ级推荐，A级证据）。特殊情况下溶栓后还需抗凝治疗患者，应在24h后使用抗凝剂（Ⅰ级推荐，B级证据）。对不适合溶栓并经过严格筛选的脑梗死患者，特别是高纤维蛋白原血症可选用降纤治疗（如巴曲酶、降纤酶等，Ⅱ级推荐，B级证据）。急性缺血性脑卒中的治疗除了恢复大血管再通外，脑侧支循环代偿程度与卒中预后密切相关，国内开发的有助于改善脑缺血区微循环的Ⅰ类化学新药如丁基苯酞和人尿激肽原酶可有选择的个体化应用（Ⅱ级推荐，B级证据）。至于中成药和针刺治疗急性缺血性脑卒中的疗效尚需更多高质量随机对照试验进一步证实。建议根据具体情况结合患者意愿决定是否选用针刺（Ⅱ级推荐，B级证据）或中成药治疗（Ⅲ级推荐，C级证据）。

7. 脑梗死出血转化发生率约为8.5%～30%，其中有症状的约为1.5%～5%。心源性脑栓塞、大面积脑梗死、影像学显示占位效应、早期低密度征、年龄大于70岁、应用抗栓药物（尤其是抗凝药物）或溶栓药物等会增加出血转化的风险。对于症状性出血转化，建议停用抗栓（抗血小板、抗凝）治疗等致出血药物（Ⅰ级推荐，C级证据）。对需要抗栓治疗的患者，可于症状性出血转化病情稳定后10d至数周后开始抗栓治疗，应权衡利弊；对于再发血栓风险相对较低或全身情况较差者，可用抗血小板药物代替华法林。

8. 缺血性脑卒中后癫痫早期发生率为 2% ~ 33%，晚期发生率为 3% ~ 67%。指南不推荐预防性应用抗癫痫药物（Ⅰ级推荐，B级证据）。孤立发作一次或急性期痫性发作控制后，不建议长期使用抗癫痫药物（Ⅱ级推荐，D级证据）。对于卒中后 2 ~ 3 个月再发的癫痫，建议按癫痫常规治疗进行长期药物治疗（Ⅰ级推荐，D级证据）。卒中后癫痫持续状态，建议按癫痫持续状态治疗原则处理（Ⅰ级推荐，D级证据）。

9. 深静脉血栓形成（deep venous thrombosis，DVT）的危险因素包括静脉血流淤滞、静脉系统内皮损伤和血液高凝状态。瘫痪重、高龄及心房颤动者发生 DVT 的比例更高，症状性 DVT 发生率为 2%。DVT 最重要的并发症为肺栓塞。根据相关研究和指南建议处理如下：①鼓励患者尽早活动、抬高下肢；尽量避免下肢（尤其是瘫痪侧）静脉输液（Ⅰ级推荐）。②抗凝治疗未显著改善神经功能及降低病死率，且增加出血风险，不推荐在卧床患者中常规使用预防性抗凝治疗（皮下注射低分子肝素或普通肝素）（Ⅰ级推荐，A级证据）。③对于已发生 DVT 及肺栓塞高风险且无禁忌者，可给予低分子肝素或普通肝素，有抗凝禁忌者给予阿司匹林治疗（Ⅰ级推荐，A级证据）。④可联合间歇充气加压（IPC）和药物预防 DVT，不推荐常规单独使用加压治疗；但对有抗栓治疗禁忌的缺血性脑卒中患者，推荐单独应用加压治疗预防 DVT 和肺栓塞（Ⅰ级推荐，A级证据）。⑤对于无抗凝和溶栓禁忌的 DVT 或肺栓塞患者，首先建议肝素抗凝治疗，症状无缓解的近端 DVT 或肺栓塞患者可给予溶栓治疗（Ⅰ级推荐，D级证据）。

10. 溶栓后症状性脑出血（sICH）指颅内任何部位出血并且 NIHSS 评分 ≥ 4 分，发生率大约为 6%。大部分 sICH 发生在接受溶栓治疗后的 24h 内，而致命性出血则发生在前 12h 内。sICH 危险因素包括高龄（> 80 岁）、卒中严重程度、高血糖和糖尿病、高血压、双重抗血小板治疗（血小板降低）、CT 低密度病灶（早期缺血性改变区域 > 1/3 大脑中动脉支配区）、从发病到治疗的时间、肾功能损害等。发生机制：血液循环中的纤维蛋白降解产物会导致纤维蛋白原减少及血小板功能障碍，再灌注产生的氧自由基也会导致血管壁破坏和崩解。除此之外，rt-PA 与血脑屏障的破坏相关。对疑似脑出血（新发头痛、恶心、呕吐等）者：a. 停止 rt-PA 输注；b. 立即抽血进行检查：PT、PTT、血小板计数、纤维蛋白原、血型、交叉配血；c. 立即行平扫头颅 CT 检查。如果证实脑出血，则应输注包含凝血因子Ⅷ的冷沉淀物和血小板（6～8U）治疗。建议溶栓后脑出血目标血压维持在 160/90mmHg，如果患者收缩压（SBP）升高至 150～220mmHg 时，将其降至 140mmHg 是合理的。静脉溶栓后症状性脑出血风险评估可采用 SICH 评分，见表1-7。

表1-7 sICH 评分

危险因素	分值 / 分
阿司匹林＋氯吡格雷	3
单用阿司匹林	2
NIHSS ≥ 13 分	2
NIHSS 7～12 分	1
血糖≥ 10mmol/L（180mg/dl）	2
年龄≥ 72 岁	1
收缩压≥ 146mmHg	1
体重≥ 95kg	1
发病到治疗时间≥ 180min	1
高血压病史	1

说明：1. 该评分是预测静脉溶栓后症状性脑出血（sICH）的常用量表之一。

2. 症状性脑出血定义（SITS-MOST 标准）：溶栓后 36h 内，相对基线 / 最低 NIHSS 增加≥ 4 分，影像学检查显示有占位效应的脑血肿。

3. 分值≥ 10 分患者发生 sICH 的风险是 0 分患者的约 70 倍。

11. 溶栓后口舌血管性水肿发生率约为 1.3%～5%，可能的危险因素包括血管紧张素转换酶抑制剂（ACEI）使用、岛叶和额叶卒中等。如果怀疑口舌部血管性水肿，需要立即：a. 停止静脉 rt-PA，停 ACEI 类药物；b. 静脉给予 50mg 苯海拉明；c. 静脉给予 50mg 雷尼替丁或 20mg 法莫替丁。如果上述治疗后舌部仍持续肿胀，需静脉给予甲泼尼龙 80～100mg 治疗。如果血管源性水肿继续加重，需 0.1% 肾上腺素 0.3 mL 皮下注射或 0.5 mL 雾化吸入。维持气道通畅非常重要，如果水肿仅限于前舌和唇，不需要气管内插管。如果水肿累及喉、软腭、口底或口咽，快速进展（30min 内），可能需要气管内插管。如果出现喘鸣，且压迫气道，应行气管切开。

12. 对于符合急性缺血性脑卒中症状的患者，应在到达医院后立即予以颅脑影像学评估。合理的影像学检查有利于排除颅内出血及占位等病变，也可以帮助判断大血管闭塞的部位、评估侧支循环、识别梗死核心区域及缺血半暗带（脑血流灌注不足但脑细胞电活动仍可维持正常的脑组织）、筛选出能够通过血管内治疗获益的患者。梗死核心的大小与患者的临床预后密切相关，梗死核心越小，患者预后良好的可能性越大。评估梗死核心大小的影像学指标主要为 Alberta 卒中项目早期 CT 评分（ASPECTS），其次是梗死核心体积。基于 CTA、CTP 及多模磁共振成像的 ASPECTS 评分对缺血脑组织的敏感度较高，也有研究通过 CTP，以脑血流量小于正常脑血流量的 30% 为临界值，确定核心梗死区域。在临床研究中，通过评估低灌注区域与梗死核心区域的不匹配度，筛选出能够通过血管内治疗获益的患者。对于发病超过 6h 实施取栓的患者，DAWN 试验对于不同年龄段患者的核心梗死体积要求不同，但最大不超过 51mL。DEFUSE-3 试验要求血管内治疗的患者核心缺血区域＜ 70mL。

"一站式" CTA+CTP 检查方案可缩短多模 CT 的检查时间。对于发病在 6h 以内、ASPECTS 评分≥ 6 分的患者，仅完成 CT/CTA 或 MRI/MRA 后，符合适应证的即可进行血管内治疗，而不需要灌注成像等影像学检查。对于 ASPECTS 评分＞ 6 分或发病超过 6h 者，建议完成 CTP 检查以明确梗死核心区和缺血半暗带体积，权衡利弊后，再行血管内治疗。目前指南推荐：a. 对发病 6～16h 内影像学明确为前循环大血管闭塞的急性缺血性脑卒中且符合 DAWN 试验或 DEFUSE-3 试验标准的患者，推荐血管内治疗（Ⅰ级推荐，A级证据）。b. 对发病16～24h内影像学明确为前循环大血管闭塞的急性缺血性脑卒中且符合DAWN试验标准的患者，可采用血管内治疗（Ⅰ级推荐，B级证据）。另外，人工智能可以在卒中自动化影像学分析、临床辅助决策和预后预测等方面予以应用。DAWN试验研究的临床影像不匹配标准为：a. 年龄≥80岁，NIHSS评分≥10分，梗死体积<21mL；b. 年龄18～79岁，NIHSS评分≥10分，梗死体积<31mL；c. 年龄18～79岁，NIHSS评分≥20分，梗死体积31～51mL。DEFUSE-3试验研究中灌注-梗死核心不匹配标准为：核心缺血区<70mL，低灌注区与坏死区体积比值>1.8且不匹配区域>15mL。

对于核心梗死区域较大的患者，如ASPECTS<6分或核心梗死体积大于70mL的大核心梗死患者，指南并未推荐机械取栓治疗。然而，2022年日本的RESCUE-Japan LIMIT研究似乎打破了大梗死核心取栓的禁区，该研究结果表明，对于DWI ASPECTS评分3～5分的患者，血管内治疗在功能性结局方面优于药物保守治疗，但也会增加出血风险。

13. 血管内治疗策略包括取栓技术、动脉溶栓和血管成形及支架植入术。采用支架样取栓器治疗急性前循环大动脉闭塞卒中患者，能够增加患者的血管再通率及改善远期预后（Ⅰ级推荐，A级证据）。血栓抽吸技术理论上能够降低支架样取栓器对血管造成的直接切割和牵拉，降低血管内治疗并发症。多项临床研究证实，血栓抽吸不劣于支架取栓，且在后循环大血管闭塞可能略具优势。近年来，多种血栓抽吸联合支架取栓的取栓技术也逐渐出现，显示出良好的血管再通效率，不仅可用于单纯机械取栓或血栓抽吸失败后的补救治疗，更越来越多地被临床作为首次再通方案使用。关于动脉溶栓，对于具有静脉溶栓禁忌证的急性缺血性脑卒中患者，经严格选择可考虑在发病6h内使用动脉溶栓治疗（Ⅱ级推荐，B级证据）。对于取栓手术未达到良好再通，病程时间仍在发病6h内的患者，动脉给予补救性溶栓药物治疗可能是合理的（Ⅱ级推荐，B级证据）。血管成形及支架植入术常用于大血管闭塞卒中取栓失败的补救治疗。颅外段颈动脉或椎动脉血管成形和（或）支架植入术可用于急性缺血性脑卒中的血流重建。颅内动脉血管成形术/支架植入术可用于介入取栓失败的补救治疗（Ⅲ级推荐，C级证据）。

不同血管闭塞部位的治疗策略：对于同时存在颅内和颅外血管闭塞的串联病变患者，进行介入取栓是合理的，具体取栓模式可根据患者的病变情况个体化选择（Ⅱ级推荐，C级证据）。对于大脑中动脉M1段、颈动脉闭塞而致急性缺血性脑卒中的患者，如发病前mRS评分＞1分、ASPECTS评分＜6分或NIHSS评分＜6分，可考虑对筛选后的患者进行介入取栓（Ⅱ级推荐，B级证据）。对于大脑前动脉、大脑中动脉M2段闭塞，以及椎动脉、基底动脉闭塞而致的急性缺血性脑卒中患者，在仔细分析获益风险后，可考虑对筛选后的患者进行介入取栓（Ⅱ级推荐，B级证据）。

14. 目前关于早期血管内治疗术后的血压管理方案仍不明确。较高或较低的基线血压均不利于早期血管内治疗患者的良好预后。指南建议血管内治疗前将血压控制在180/105mmHg以下（Ⅱ级推荐，C类证据）。在血管内治疗过程中，尤其是在麻醉辅助过程中，收缩压维持在140～160mmHg可能是安全的（Ⅱ级推荐，C类证据）。在血管内治疗术后，应当根据患者的血管再通状态对血压进行管理（Ⅱ级推荐，B类证据）。对于术后血管完全再通的患者，维持术后收缩压在140mmHg以下可能是合理的，但具体的血压控制目标需参照患者的基线血压而制订（Ⅱ级推荐，B类证据）。2022年的ENCHANTED2/MT研究证实此类患者若强化降压（收缩压＜120mmHg）其功能结局更差，而收缩压维持在120～140mmHg总体上是更安全、更有利于功能结局的。对于术后血管未完全再通的患者，不建议控制血压至较低水平（Ⅱ级推荐，C类证据）。

15. 血管再通分级标准是衡量血管内介入治疗后血流恢复的客观影像学指标。目前采用的是mTICI（modified thrombolysis in cerebral infarction）评分标准，其可以判断血管的再通情况及其远端血管支配脑组织的灌注情况。mTICI评分共5个级别，其中0级代表无灌注，3级代表完全恢复血流灌注，2b级和3级提示再通成功。mTICI分级标准见表1-8。

16. 血管内介入治疗的并发症。a.脑血管栓塞：在介入治疗过程中，可发生责任血管的次级分支和其他部位脑血管栓塞。处理策略

表1-8　mTICI分级标准

级别	描述
0	无血流灌注
1	仅有微量血流通过闭塞段
2a	远端缺血区有部分血流灌注（＜50%）
2b	远端缺血区有血流灌注（＞50%）
3	远端缺血区血流完全恢复灌注

为：首选机械取栓。若取栓失败，可考虑采取包括导丝和球囊辅助的机械碎栓治疗；同时可采用溶栓药物，包括尿激酶、rt-PA及血小板膜糖蛋白Ⅱb/Ⅲa受体抑制剂（如替罗非班）。b.血管再通后闭塞：多因术中血管内膜损伤诱发急性血栓形成，导致血管再闭塞。因此，术前需予充分抗血小板聚集治疗。急诊手术治疗的患者可同时服用阿司匹林300mg和氯吡格雷300mg。急性支架内血栓可选择下列两种方法：动脉或静脉途径使用血小板膜糖蛋白Ⅱb/Ⅲa受体抑制剂；有条件可紧急行支架置入术，亦可与血小板膜糖蛋白Ⅱb/Ⅲa受体抑制剂联合治疗。c.过度灌注脑损伤：血管再通后过度灌注综合征是一种非常严重的并发症，可能与血管再通后血流量显著增加有关，应严密监测血压及临床症状和体征。术后血压仍高者可将原有血压下调20～30mmHg；并发脑水肿时，给予甘露醇脱水，必要时行去颅骨瓣减压术。d.与脑血管造影相关的并发症如脑血管痉挛（可经导管给予抗痉挛药物如罂粟碱或硝酸甘油等）、腹股沟血肿/假性动脉瘤、后腹膜血肿、股动脉或髂动脉血管夹层形成、迷走神经反射（表现为血压下降、心率下降，患者可有冷汗、苍白、四肢湿冷等休克表现，可静脉推注阿托品，同时可适当补充血容量）、皮质盲等。

17.关于行血管内介入治疗的患者围手术期药物管理问题，建议采取如下措施。a.溶栓药物：动脉溶栓可采用rt-PA或尿激酶。rt-PA剂量一般为静脉溶栓的1/3，可经微导管内给药，注射速度通常为1mg/min。尿激酶总剂量一般不超过60万U，注射速度为（1～2）万U/min。推荐每10min造影观察血管再通情况，以最小剂量达到血管再通。b.抗血小板药物：机械取栓术后应常规给予抗血小板药物治疗。若是行急诊支架置入术，术前应予服用负荷剂量抗血小板药物（阿司匹林300mg及氯吡格雷300mg）；术后每天联合服用阿司匹林100mg及氯吡格雷75mg，至少1个月；之后，长期服用阿司匹林；对于大动脉闭塞卒中患者，在血管内治疗前静脉应用替洛非班（Ⅱb/Ⅲa受体拮抗剂）能否改善预后，RESCUE-BT的研究结果是"否"，因此不推荐。至于此类患者血管内治疗过程中静脉给予阿司匹林或普通肝素是否有益，MR CLEAN-MED的研究结果显示，静脉阿司匹林或普通肝素不但没有带来神经功能预后的获益，且可增加sICH风险。c.血压管理：为防止过度灌注综合征的发生，对于血管再通的患者，要求术前血压控制在180/105mmHg以下；血管开通后对于高血压患者控制血压低于基础血压20～30mmHg水平，但不应低于90/60mmHg。d.他汀类药物：行急诊血管介入治疗的患者，需尽早服用他汀类药物。若急性脑梗死患者病前服用他汀类药物，围手术期需继续服用；若发生脑梗死之前未服用过他汀类药物，建议即刻启动他汀类药物治疗。对于严重动脉粥样硬化或拟行急诊支架置入术者，可以给予强化他汀类药物或联合治疗。

18.为了提高卒中患者的救治效果，美国联合委员会提出关于初级卒中中心认证的10个质量指标为：DVT的预防，出院时抗血栓治疗，心房颤动患者接受抗凝治疗，合适的患者［组织型纤溶酶原激活剂（t-PA）］溶栓管理，入院48h内进行抗栓治疗，血脂检查及降胆固醇治疗，吞咽困难筛查，卒中教育，戒烟，康复评价。

19.国家卫健委提出脑梗死医疗质量控制指标（2020年）。①卒中接诊流程：a.15min完成神经科评价；b.45min内完成头颅CT、血常规、急诊生化、凝血功能检查；②心房颤动患者的抗凝治疗；③3～4.5h静脉t-PA溶栓；④入院48h内阿司匹林治疗；⑤评价血脂水平和他汀类药物治疗；⑥评价吞咽困难；⑦预防深静脉血栓（DVT）；⑧出院时使用阿司匹林或氯吡格雷；⑨卒中的健康教育；⑩戒烟建议或戒烟治疗；⑪住院1周内接受血管功能评价；⑫平均住院日/住院费用。

第二节 缺血性脑卒中和短暂性脑缺血发作（TIA）

长期医嘱	临时医嘱
神经内科护理常规	血常规、尿常规、粪常规+隐血试验
一级护理	
低盐低脂饮食或糖尿病饮食❶	血清生化全套、前白蛋白
阿司匹林　100mg po qd❷ 　　或（和）氯吡格雷　75mg 　　　　po qd 　　或 替格瑞洛　90mg po bid	凝血功能
	红细胞沉降率（血沉，ESR）、C反应蛋白（CRP）
	糖化血红蛋白（HbA₁c）
阿托伐他汀钙　40mg po qn❸ 　　和（或）依折麦布片　10mg 　　　　po qn 　　和（或）依洛尤单抗　140mg 　　　　皮下注射 q2w 　　或 阿利西尤单抗　75mg 　　　　皮下注射 q2w	糖耐量试验（OGTT）及C肽胰岛素释放试验
	血清同型半胱氨酸（Hcy）
	抗磷脂抗体（狼疮抗凝物、抗心磷脂抗体和抗β2糖蛋白1抗体）
盐酸二甲双胍　0.5 po tid prn❹ 　　和（或）恩格列净　10mg 　　　　po qd	脑钠肽（BNP）
	血液传染病学检查（包括乙型肝炎、丙型肝炎、梅毒、艾滋病等）
厄贝沙坦　75～150mg po qd❺	胸部正侧位X线片或肺CT
叶酸　2.5mg po qd❻	心电图、动态心电图（Holter）
维生素B₆　5mg po qd	24h动态血压测定
甲钴胺　500μg po qd	经胸/经食管超声心动图❽
华法林　3mg po qd（根据INR调整剂量）❼ 　　或 利伐沙班　15mg po qd 　　或 达比加群　110mg po bid	肾动脉超声、双侧颈动脉+锁骨下动脉+椎动脉彩超、主动脉弓超声
	经颅多普勒超声（TCD）、TCD微栓子监测及发泡试验

续表

长期医嘱	临时医嘱
	头颅 CT 平扫 +CTA+CTP
	头颅 MRI 检 查（MRI+FLAIR+DWI+ADC+SWI+MRA）
	高分辨 MRI prn
	主动脉弓及颈部动脉 CTA 或 CEMRA
	数字减影脑血管造影（DSA） prn
	神经介入科会诊[⑨]
	神经外科会诊
	心脏外科会诊
	NIHSS/GCS/STAF/CHADS2/HAS-BLED/ABCD2/RoPE/ESSEN/mRS 等评分[⑩]
	CYP2C19/CYP2C9/VKORC1 等基因型[⑪]检测
	神经心理评价（汉密尔顿抑郁、焦虑量表等）
	康复科会诊
	必要时完善以下相关检查：
	抗链球菌溶血素 O、类风湿因子、免疫全套、甲状腺功能、抗甲状腺球蛋白抗体（TGAb）、抗甲状腺过氧化物酶抗体（TPOAb）、抗中性粒细胞胞质抗体（ANCA）、肿瘤标志物、抗凝血酶Ⅲ、蛋白 S/C 等易栓症抗体等
	血浆醛固酮（Ald）、肾素活性（PRA）、血管紧张素Ⅱ（AngⅡ）、皮质醇浓度测定等
	眼震电图、诱发电位、肌电图、脑电图 + 多导睡眠监测等

❶ 缺血性脑卒中或短暂性脑缺血发作（TIA）患者膳食种类应多样化，能量和营养的摄入应合理，增加食用全谷、豆类、水果、蔬菜和低脂奶制品，减少饱和脂肪酸和反式脂肪酸的摄入。可适度降低钠和增加钾摄入量，推荐食用含钾代盐，有益于降低血压，从而降低卒中复发风险。住院患者应及时进行营养状态的风险评估，对有营养风险的卒中患者，制订个体化的营养计划，给予营养干预，并定期筛查，以减少不良预后风险。

❷ 抗血小板治疗是非心源性卒中二级预防的基石，显著降低主要心血管不良事件发生的风险，包括非致命性卒中、非致死性心肌梗死和血管源性死亡。对非心源性卒中或 TIA 患者推荐给予口服抗血小板药物而非抗凝药物预防卒中及其他心血管事件的发生。阿司匹林（50～325mg）或氯吡格雷（75mg）每日单药治疗均可以作为首选抗血小板药物（对阿司匹林不能耐受的患者，也可考虑使用吲哚布芬）。阿司匹林（25mg）+缓释型双嘧达莫（200mg）2 次/d 或西洛他唑（100mg）2 次/d，均可作为阿司匹林和氯吡格雷的替代治疗药物。对发病在 24h 内、非心源性轻型缺血性脑卒中（NIHSS 评分≤3 分）或高风险 TIA（ABCD2 评分≥4 分）患者，推荐给予氯吡格雷（75mg）联合阿司匹林（75～100mg）双联抗血小板治疗 21d（首次剂量给予氯吡格雷负荷剂量 300mg 和阿司匹林 75～300mg），后改为单药抗血小板治疗。建议有条件的医疗机构采集口腔拭子标本进行 *CYP2C19* 基因快检，明确是否为 *CYP2C19* 功能缺失等位基因携带者，若为携带者（*1/*2、*1/*3、*2/*2、*2/*3、*3/*3），推荐给予替格瑞洛联合阿司匹林治疗 21d（替格瑞洛首日负荷剂量 180mg，此后每次 90mg、2 次/d，联合阿司匹林 75mg/d 应用 21d），此后继续使用替格瑞洛（每次 90mg，2 次/d）单药治疗。非心源性 TIA 及缺血性脑卒中患者，不推荐常规长期应用阿司匹林联合氯吡格雷或三联抗血小板治疗。

颅外、颅内动脉粥样硬化性狭窄（ECAS/ICAS）是卒中复发的独立危险因素。中国缺血性脑卒中患者颅内动脉狭窄发生率显著高于西方人群。狭窄的严重程度是卒中复发强有力的预测因子。对此，《中国缺血性脑卒中和短暂性脑缺血发作二级预防指南 2022》推荐：a. 对发病在 24h 内、非心源性轻型缺血性脑卒中（NIHSS 评分≤5分）或高风险TIA（ABCD2评分≥4分）患者，且伴有同侧颅内动脉轻度以上狭窄（狭窄率＞30%），给予阿司匹林联合替格瑞洛（90mg，2次/d）双抗治疗30d后改为单药抗血小板治疗，临床医师应充分权衡该方案治疗带来的获益和出血风险。b.对发病30d内伴有症状性颅内动脉严重狭窄（狭窄率70%～99%）的患者，给予阿司匹林联合氯吡格雷治疗90d，此后阿司匹林或氯吡格雷单药可作为长期二级预防用药。c.对伴有症状性颅内或颅外动脉狭窄（狭窄率50%～99%）或合并有两个以上危险因素（年龄≥65岁，高血压，糖尿病，慢性肾脏疾病，外周动脉病，既往有缺血性脑卒中、缺血性心脏病病史，现在吸烟史）的TIA或非急性缺血性脑卒中患者，推荐给予西洛他唑，联合阿司匹林或氯吡格雷个体化治疗。d.对于主动脉弓粥样硬化斑块引起的缺血性脑卒中或TIA患者，推荐抗血小板治疗预防卒中复发。

❸ 高胆固醇水平是导致缺血性脑卒中或TIA复发的重要危险因素，降低胆固醇水平可减少缺血性脑卒中或TIA复发和死亡。除了饮食控制和改变生活方式外，对于非心源性缺血性脑卒中或TIA患者，低密度脂蛋白胆固醇（LDL-C）水平≥2.6mmol/L（100mg/L），推荐给予高强度（注：高强度指LDL-C降低≥50%，中等强度指LDL-C降低30%～50%）他汀类药物治疗（如阿托伐他汀40～80mg/d或瑞舒伐他汀20mg/d），以降低卒中复发风险。若合并颅内外大动脉粥样硬化，推荐给予高强度他汀类药物治疗，必要时联合依折麦布（选择性肠胆固醇吸收抑制剂，主要通过特异结合肠黏膜上尼曼匹克C1样蛋白1，选择性抑制外源性胆固醇的吸收，同时促进胆固醇排泄，从而降低血胆固醇水平），将LDL-C水平控制在1.8mmol/L（70mg/L）及以下或将LDL-C水平降低50%及以上，以降低卒中和心血管事件风险。对于极高危缺血性脑卒中［定义为卒中加上另1个主要动脉粥样硬化性心血管疾病（ASCVD）或卒中加上多个高危因素］患者，若给予最大耐受剂量他汀类药物治疗后，LDL-C仍高于1.8mmol/L，推荐与依折麦布联合应用；若他汀类药物与依折麦布联合治疗后，LDL-C水平仍未达到目标水平，推荐联合使用PCSK9抑制剂（即前蛋白转化酶枯草溶菌素9型抑制剂，如依洛尤单抗140mg或阿利西尤单抗75mg，皮下注射q2w。该药可以高

亲和力、特异地与 PCSK9 结合，通过抑制 PCSK9 与低密度脂蛋白受体的结合，增加肝细胞表面低密度脂蛋白受体的数目，从而促进 LDL-C 的降解，降低血中 LDL-C 水平）治疗以预防 ASCVD 事件发生。对于他汀类药物不耐受或他汀类药物治疗有禁忌证的患者，根据 LDL-C 水平目标值，可考虑使用 PCSK9 抑制剂或依折麦布。在启用他汀类药物 4 ～ 12 周后，应根据空腹血脂水平和安全性指标（肝转氨酶和肌酶）评估使用降低 LDL-C 药物的治疗效果和调整生活方式，之后每 3 ～ 12 个月基于需要根据药物调整情况评估药物治疗的依从性和安全性。长期使用他汀类药物治疗总体上是安全的（应用他汀类药物者，若肝酶超过 3 倍正常值上限，肌酶超过 5 倍正常值上限，应停药观察。老年人或合并严重脏器功能不全的患者，初始剂量不宜过大），有脑出血病史的非心源性缺血性脑卒中或 TIA 患者应权衡风险和获益合理使用。

❹ 糖尿病、糖尿病前期或胰岛素抵抗是缺血性脑卒中复发或死亡的独立危险因素，应重视对卒中患者糖代谢状态的筛查［空腹血糖、糖化血红蛋白（HbA_1c）或糖耐量试验（OGTT）］。对合并糖尿病的缺血性脑卒中或 TIA 患者，急性期后血糖控制目标值应个体化，严格控制血糖（如 $HbA_1c \leq 7\%$）对预防卒中复发的作用尚不明确；应制订个体化的血糖控制目标（总体建议目标 $HbA_1c \leq 7\%$，但要进行个体化调整。对于病程短、没有合并症、预期寿命长和不伴有明显心血管疾病的患者，如能避免低血糖或其他不良反应，可考虑更严格的血糖控制目标如 HbA_1c 为 $6.0\% \sim 6.5\%$。而对于高龄、预期寿命有限或存在严重合并症的患者，则推荐 HbA_1c 目标值为 $7\% \sim 8\%$，甚至 $8\% \sim 9\%$），警惕低血糖事件带来的危害。对合并糖尿病前期的缺血性脑卒中或 TIA 患者，生活方式干预（包括健康饮食、规律体力活动和戒烟等）对于预防向糖尿病进展是有益的。对合并糖尿病的缺血性脑卒中或 TIA 患者，建议进行生活方式干预、营养支持、糖尿病自我管理教育和降糖药物的综合治疗；可考虑选择已被证明对降低心脑血管事件（包括卒中、心肌梗死、血管性死亡）风险有益的长效胰高血糖素样肽 1 受体激动剂（GLP1 受体激动剂，如利拉鲁肽、利司那肽和艾塞那肽注射液）、钠-葡萄糖协同转运蛋白 2 抑制剂（SGLT2 抑制剂，如达格列净、卡格列净、恩格

列净）等新型降糖药物。对合并胰岛素抵抗的近期缺血性脑卒中或TIA非糖尿病患者，应用吡格列酮对于预防卒中复发可能有益。

❺ 高血压是卒中和TIA发生和复发最重要的危险因素之一，控制血压能够降低卒中复发。既往未接受降压治疗的缺血性脑卒中或TIA患者，发病数天且病情稳定后如果收缩压≥140mmHg或舒张压≥90mmHg，可启动降压治疗。既往有高血压病史且长期服药的患者，发病数天且病情稳定后可以重新启动降压治疗；但对于血压<140/90mmHg的患者，启动降压治疗的获益并不明确。对于降压目标，如患者能耐受，推荐收缩压降至130mmHg以下，舒张压降至80mmHg以下；对于由颅内大动脉狭窄（70%～99%）导致的缺血性脑卒中或TIA患者，推荐收缩压降至140mmHg以下，舒张压降至90mmHg以下；对于低血流动力学原因导致的卒中或TIA患者，应权衡降压速度与幅度对患者耐受性及血流动力学的影响。降压药物的种类和剂量以及降压目标值应个体化，应全面考虑药物、卒中特点和患者个体情况三方面的因素（卒中复发风险下降获益来自血压水平的降低而非某种特定药物种类，缺血性脑卒中或TIA患者降压药物种类的选择与其他高血压患者相似）。多数卒中患者降压治疗需要联合使用降压药物（多选用ACEI、ARB、利尿药或CCB类，除非有强适应证，否则不应使用β受体阻滞剂单药预防卒中复发），应结合药物机制、患者耐受性、经济状况及意愿，恰当组合或选择新型的单片复方制剂［如沙库巴曲缬沙坦钠，该药是一种新型降压药，作用于体内利钠肽系统和肾素-血管紧张素-醛固酮系统发挥降压作用，可用于合并心力衰竭、左心室肥厚、慢性肾脏病（1～3期）等的患者］。

❻ 高同型半胱氨酸血症（Hcy）与卒中及其他血管性疾病的发生风险增高有关。对近期发生缺血性脑卒中或TIA且合并高Hcy患者，补充叶酸、维生素B_6以及维生素B_{12}可降低同型半胱氨酸水平，但尚无证据支持降低Hcy水平能够减少卒中复发风险。

❼ 心房颤动是心源性栓塞最常见的危险因素。对合并非瓣膜性心房颤动的缺血性脑卒中或TIA患者，无论是阵发性、持续性还是永久性心房颤动，均推荐口服抗凝药物如维生素K拮抗剂华法林或新型口服抗凝剂（直接凝血酶抑制剂——达比加群和Ⅹa因子抑

制——利伐沙班 / 阿哌沙班 / 依度沙班）以减少卒中复发。华法林的目标剂量是维持 INR 在 2.0 ～ 3.0。若不能接受抗凝治疗，推荐应用阿司匹林单药治疗，也可以选择阿司匹林联合氯吡格雷抗血小板治疗，但要注意出血风险。启动抗凝治疗的时机，应根据缺血的严重程度和出血转化的风险，对脑梗死出血转化高风险的患者，可以推迟到发病 14d 后启动抗凝治疗；出血转化低风险的患者可考虑发病后 2 ～ 14d 内启动抗凝治疗，TIA 患者可及时启动抗凝治疗［借鉴 2013 年欧洲心脏节律协会指南建议，抗凝时机依据病灶大小及严重程度划分：TIA 后 1d 启动抗凝；非致残性小面积梗死（NIHSS ＜ 8 分），3d 后启动抗凝；中等面积梗死（NIHSS 8 ～ 16 分）在 6d 后启动；大面积梗死（NIHSS ＞ 16 分）则需 2 周甚至 3 周后开始使用。英国卒中指南推荐对于致残性缺血性脑卒中抗凝治疗应推迟至发病 14d 后，而对于非致残性卒中可由医师依据患者个体化情况确定］。如果存在终身抗凝治疗禁忌证，但能耐受抗凝 45d，可以考虑进行左心耳封堵术，减少卒中复发和出血的风险。

急性心肌梗死患者，尤其是前壁心肌梗死使心肌收缩力减弱，在心尖部容易出现血液淤滞，继而形成血栓。对于合并左心室血栓的缺血性脑卒中或 TIA 患者，推荐使用华法林抗凝治疗至少 3 个月（INR 2.0 ～ 3.0），以降低卒中复发的风险。但对于合并新的左心室血栓（＜ 3 个月）的缺血性脑卒中或 TIA 患者，使用直接口服抗凝药物治疗以降低卒中复发风险的有效性及安全性尚不确定。对于急性前壁心肌梗死伴左心室射血分数降低（＜ 50%）但无左心室血栓证据的缺血性脑卒中或 TIA 患者，推荐至少 3 个月的口服抗凝药物治疗以降低心源性卒中复发的风险。

心脏瓣膜病（二尖瓣狭窄、反流与脱垂，二尖瓣环钙化，主动脉瓣病变及生物或机械心脏瓣膜）也能增加心源性栓塞导致的脑血管病事件。对合并瓣膜性心房颤动患者（即中重度二尖瓣狭窄或机械心脏瓣膜合并心房颤动）的缺血性脑卒中或 TIA 患者，推荐使用华法林抗凝治疗以降低卒中风险。对合并主动脉瓣或非风湿性二尖瓣病变（如二尖瓣环钙化或二尖瓣脱垂）的缺血性脑卒中或 TIA 患者，如果没有心房颤动或其他抗凝指征，推荐抗血小板治疗以降低卒中复发风险。对于植入生物瓣膜的缺血性脑卒中或 TIA 患者，没有心房颤动及其他抗凝指征，瓣膜置换术后推荐华法林抗凝3～6个月，随后长期使用阿司匹林抗血小板治疗。对于接受机械瓣置换的患者，如果瓣膜置换前有过缺血性脑卒中或TIA病史，且出血风险低，推荐在华法林抗凝的基础上加用阿司匹林。

心脏肿瘤可以导致卒中的风险增加，位于左心系统心脏肿瘤可以引起栓塞性卒中。常见的原发性心脏肿瘤类型是黏液瘤和纤维弹力瘤。在缺血性脑卒中或TIA患者中，如果发现位于左心系统的心脏肿瘤，手术切除肿瘤有助于降低卒中复发的风险。

❽ 缺血性脑卒中的病因诊断评估对于指导科学合理的二级预防至关重要。目前应用最为广泛的缺血性脑卒中分型是TOAST分型，将缺血性脑卒中的病因分为：大动脉粥样硬化性、心源性栓塞、小动脉闭塞（腔隙性梗死）、其他已知病因及不明原因。该分型及后来衍生的SSS-TOAST分型与CCS-TOAST分型均忽视了穿支动脉粥样硬化疾病，也均未将大动脉粥样硬化所致缺血性脑卒中的病理生理机制进一步分类。2011年2月，高山、王拥军等在TOAST分型基础上提出了改良的中国缺血性脑卒中亚型（chinese ischemic stroke subclassification，CISS）分型。CISS分型（图1-1）不仅有病因诊断，还有发病机制诊断。在病因诊断中将主动脉弓粥样硬化归类到大动脉粥样硬化，将大动脉粥样硬化性发病机制区分为能够用现代影像技术识别的载体动脉（斑块或血栓）堵塞穿支、动脉到

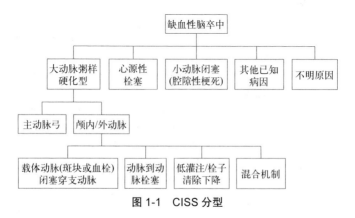

图1-1 CISS分型

动脉栓塞、低灌注/栓子清除下降及混合机制。上述改良不仅使卒中分型更加符合临床实践，也能通过分型加深对卒中病理生理机制的理解和二级预防的指导。

按照CISS分型，缺血性脑卒中或TIA应明确病因、发病机制和危险因素三个层次，因此需要进行如下方面的筛查：a.血液学检查，包括全血细胞计数、PT、APTT（有条件者可筛查蛋白S、蛋白C、抗凝血酶Ⅲ等易栓症指标）、血糖（或糖耐量试验）、HbA_1c、肌酐与血脂等，以评估危险因素和相应治疗目标的信息。b.CT或MRI结构影像学检查明确梗死的部位、大小与分布等特征，以协助病因诊断。DWI有助于早期发现梗死病灶，以及进一步鉴别TIA和轻度缺血性脑卒中。c.颅内外血管的评估，尤其是对与梗死相关的载体动脉或近端动脉的评估，对明确卒中病因和干预措施非常重要，检查手段包括头颈MRA、CTA、TCD和颈部血管超声，必要时可行DSA检查。MRA和CTA均能可靠地识别颅内外动脉粥样硬化性狭窄，也有助于评估夹层、烟雾病、颈动脉蹼（carotid web）及其他血管病变。高分辨MRI可以进一步协助判定斑块内出血、夹层及血管炎等血管的管壁病变情况。严重颈动脉狭窄或不稳定斑块是造成大动脉粥样硬化性卒中或TIA的重要的可干预的危险因素，因此进行颈动脉狭窄及斑块的筛查是合理的。颈动脉狭窄及斑块的初筛首选无创性检查，如超声检查或CTA、MRA，而非DSA。对于需要进行非药物干预的颈动脉狭窄患者，CTA是最具成本效益的检查策略。d.心脏的节律与结构检查是评估心源性卒中病因的主要手段，也是进一步寻找隐源性卒中潜在病因的重要手段。推荐心电图或动态心电图检查，以筛查心房颤动等心律失常。对于隐源性卒中患者，有条件可行长程心电监测，包括便携式远程监护仪与植入型心电监护仪等，以确定有无阵发性心房颤动等心律失常。e.通过超声心动图、心脏CT与MRI检查评价心脏结构，有助于发现卵圆孔未闭（patent foramen ovale，PFO）、乳头状弹性纤维瘤、黏液瘤、心内膜炎和心脏附壁血栓等心脏疾病。经胸超声心动图（TTE）检测左心室血栓优于经食管超声心动图（TEE），但TEE在检测左心房血栓、主动脉粥样硬化、人工瓣膜异常、自体瓣膜异常、房间隔异常和心脏肿瘤方面则优于TTE。有研究结果显示，在筛查隐源性卒中的栓子来源时，以 TEE 检查结果为"金标准"，心脏 CT 检查具有中等敏感度和高特异度，MRI 可比常规 TTE 更敏感地发现左心室血栓。f. 对于考虑病因可能为 PFO 的患者，推荐进行 TCD 发泡试验以筛查右向左分流。在检测右向左分流心脏结构异常方面，TCD 不差于 TEE。与 TEE（"金标准"）相比，TCD 发现 PFO 的敏感度为 96.1%，特异度为 92.4%。g. 对于隐源性卒中患者，推荐行凝血、感染、炎症、血管炎、肿瘤、药物滥用和遗传学等检查，以协助进一步明确病因和危险因素，注意应结合患者的临床特征及其他检查结果等尽可能选择有针对性的检查。

❾ 症状性颈动脉狭窄除药物治疗外，可考虑请神经外科行颈动脉内膜剥脱术（CEA）或请神经介入科行颈动脉支架置入术（CAS）。建议由围手术期死亡和卒中复发风险 < 6% 的医疗中心及术者开展 CEA。对于近期发生 TIA 或 6 个月内发生缺血性脑卒中合并同侧颈动脉颅外段严重狭窄（70% ~ 99%）的患者，推荐行 CEA 或 CAS 治疗，具体应依据患者个体化情况选择术式。如果同侧颈动脉颅外段中度狭窄（50% ~ 69%），也可进行 CEA 或 CAS 治疗。当颈动脉颅外段狭窄率 < 50% 时，不推荐行 CEA 或 CAS 治疗。对于年龄 ≥ 70 岁的缺血性脑卒中或 TIA 患者，考虑进行颈动脉重建术时，总体 CAS 风险高于 CEA，可个体化选择术式。对于症状性严重颈动脉颅外段狭窄患者（≥ 70%）且 CEA 高危患者（如放射性狭窄或 CEA 术后再狭窄），推荐行 CAS 治疗。对于症状性颈内动脉狭窄患者，当无创影像学检查显示颈内动脉狭窄率 ≥ 70% 或 DSA 检查狭窄 > 50%，患者有严重心血管疾病，可考虑行 CAS 治疗。对于轻型缺血性脑卒中或 TIA 患者，可在 2 周内进行手术。对于计划在卒中后 1 周内进行血运重建的患者，CAS 风险高于 CEA，可个体化选择术式。对近期（120d 内）颈动脉动脉粥样硬化性狭窄或闭塞导致 TIA 或同侧缺血性脑卒中的患者，不推荐颅外颅内搭桥手术。

对症状性颅外椎动脉粥样硬化狭窄（50% ~ 99%）患者，内科药物治疗无效时，可选择支架置入术作为内科药物治疗辅助技术手段，但支架置入的有效性仍未充分证实。当症状性锁骨下动脉狭窄（50% ~ 99%）或闭塞引起后循环缺血症状的缺血性脑卒中或 TIA 患者标准内科药物治疗无效时，推荐支架置入术或外科手术治疗（如颈-锁骨下动脉搭桥术）。颈总动脉或者头臂干狭窄（50% ～ 99%）导致缺血性脑卒中或 TIA 患者，内科治疗无效时，可行支架置入术或外科手术治疗。

颅内动脉粥样硬化是最常见的卒中病因之一，且与高卒中复发风险相关。责任血管狭窄 ≥ 70% 的患者 1 年内卒中复发风险高达 18%。对症状性颅内动脉粥样硬化性重度狭窄（70% ～ 99%）患者，球囊成形术或支架置入术不应作为该类患者的初始治疗方案。2022 年的 CASSISS 研究再次证实，对于严重颅内动脉狭窄导致的 TIA 或非致残性卒中，支架治疗与内科治疗比较，没有减少 30d 内卒中或死亡，也没有减少 30d 至 1 年内责任动脉流域卒中，因此不推荐。此类患者，若经阿司匹林联合氯吡格雷治疗，严格控制收缩压 < 140mmHg 以及强化他汀类药物治疗后，症状仍有进展或卒中再发，经严格和谨慎评估后可考虑给予球囊成形术或支架成形术。药物洗脱支架与金属裸支架相比可能会降低远期支架内再狭窄及卒中事件发生风险。对症状性颅内动脉粥样硬化性中度狭窄（50% ～ 69%）患者，与内科药物治疗相比，球囊成形术或支架成形术存在较高的致残与致死风险，不支持血管内治疗。对于 ICAS（50% ～ 99%）或闭塞而引起卒中或 TIA 的患者，不推荐进行颅内外血管搭桥手术。

❿ NIHSS 评分见表 1-5。格拉斯哥昏迷评分（GCS）见表 1-20。STAF 评分（score for the targeting of atrial fibrillation，STAF）用于鉴别心源性与动脉源性脑栓塞，总分为 8 分，如果评分 ≥ 5 分，则 90% 可能是心源性；若 < 5 分，动脉源性可能性大。内容见表 1-9。CHADS2 评分用于非瓣膜病心房颤动患者卒中风险评估（表 1-10），若 CHADS2 ≥ 2 分，则具有中-高度卒中风险患者，应进行长期口服抗凝药治疗。若心房颤动患者 CHADS2 评分为 1 分，优先考虑抗凝治疗，也可应用阿司匹林（100 ～ 300mg，qd）治疗。CHADS2 评分为 0 分时一般无须抗栓治疗。有条件时可使用 CHA2DS2-VASC 评分系统进一步评估。

HAS-BLED 评分系统则用于抗凝治疗的出血风险评估，0 ～ 2 分者属于出血低风险患者，评分 3 分者为出血风险增高，内容见表 1-11。ABCD 评分系统是最常用的 TIA 危险分层工具，主要用于预测短期内卒中风险，ABCD2 评分越高卒中风险越高。在 ABCD2 评分基础上增加 TIA 发作频率与影像学检查（ABCD3 和 ABCD3-I），能更有效地评估 TIA 患者的早期卒中风险，具体内容见表 1-12。RoPE（risk of paradoxical embolism）评分用于筛查卵圆孔未闭（PFO），见表 1-13。年轻的栓塞性卒中患者，如果 RoPE 评分 ≥ 4 分，PFO 的发生率超过 1/3，如果得分为 9 分的话，有 PFO 的可能性达到 70%。有学者认为 > 6 分为 PFO 相关性卒中。ESSEN 卒中危险评分主要用于脑卒中的长期危险评估，见表 1-14。该评分最高分值 9 分，低危（0 ~ 2 分）：每年卒中危险 < 4%；高危（3 ~ 6 分）、极高危（7 ~ 9 分）：每年卒中危险 ≥ 4%。改良 Rankin 量表（modified rankin scale，mRS）常用来评估卒中预后（表 1-15）。

表 1-9 STAF 评分标准

危险因素	评分 / 分
年龄	
> 62 岁	2
≤ 62	0
基线 NIHSS 评分	
≥ 8 分	1
< 8 分	0
左心房扩大（超过 35mm）	
是	2
否	0
血管病因	
是	0
否	3
总分	8

说明：血管病因：大动脉粥样硬化（症状性颅内或颅外动脉狭窄 ≥ 50%）、小动脉粥样硬化（腔隙综合征）及症状性动脉夹层。STAF 总分为 8 分，如果患者得分大于或等于 5 分，90% 的可能是心脏来源而不是血管来源；如果低于 5 分，那么 90% 的可能是来自血管来源，这样可以用简单的评分来区分是不是心脏原因。

表 1-10 CHADS2 和 CHA2DS2-Vasc 评分标准

CHADS2 危险因素	评分/分	CHA2DS2-Vasc 危险因素	评分/分
近期心力衰竭史（CHF）	1	充血性心力衰竭/左心室收缩功能障碍（C）	1
高血压病史（HP）	1	高血压（H）	1
年龄≥75 岁（AGE）	1	年龄≥75 岁（A）	2
糖尿病（DM）	1	糖尿病（D）	1
脑卒中/TIA（Stroke）	2	卒中/TIA/血栓栓塞史（S）	2
		心、血管疾病（V）	1
		年龄65～74 岁（A）	1
		女性（Sc）	1
总分	6	最高累计分	9

说明：0 分为低危，可以采取相对保守的抗凝方案。1 分为中危，2 分及以上为高危，中危高危可以采取积极的抗凝方案。

表 1-11 HAS-BLED 出血风险评分系统

危险因素	评分/分
未控制的高血压（H）	1
肾或肝功能异常（A）	1 或 2
卒中史（S）	1
既往出血史或出血倾向（B）	1
INR 不稳定（L）	1
老年（＞65 岁）（E）	1
合并用药或酗酒（D）	1 或 2
最高累计分	9

说明：高血压：收缩压 ≥ 160mmHg；肾功能异常：长期肾透析或肾移植术后，或血清肌酐 ≥ 200μmol/L；肝功能异常：慢性肝病（如肝硬化）或有严重肝功能损害的生化指标异常（如胆红素正常高限 2 倍伴转氨酶正常高限 3 倍等）；出血：过去有出血史或现有出血倾向；INR 不稳定：INR 值变化大，或 INR 达到治疗目标范围值时间（TTR）< 60%；合并用药或酗酒：同时使用抗血小板药、非甾体抗炎药等。如果肝、肾均异常记 2 分；如果同时使用增加出血风险的药物并伴酗酒记 2 分。2010 ESC 房颤管理指南推荐使用 HAS-BLED 评分。随着总得分的增加，心房颤动患者每年大出血风险显著升高。目前临床认为 HAS-BLED 积分 ≥ 3 分提示出血高风险（3 分，为每年 3.74%；4 分为 8.7%），但这并不是抗凝治疗的禁忌，应注意纠正增加出血风险的可控因素，予以抗凝的同时密切监测，并加强随访。

表 1-12 ABCD 评分系统

项目		ABCD2 得分 / 分	ABCD3 得分 / 分	ABCD3-I 得分 / 分
年龄	≥ 60 岁	1	1	1
血压	SBP ≥ 140mmHg 或 DBP ≥ 90mmHg	1	1	1
临床症状	单侧肢体无力	2	2	2
	有言语障碍而无肢体无力	1	1	1
症状持续时间	≥ 60min	2	2	2
	10 ～ 59min	1	1	1
糖尿病	有（需口服降糖药或胰岛素治疗）	1	1	1
双重 TIA（7d）	有	—	2	2

续表

项目		ABCD2 得分/分	ABCD3 得分/分	ABCD3-I 得分/分
影像检查	同侧颈动脉狭窄 ≥50%	—	—	2
	DWI检查出现高信号	—	—	2
总分		0～7	0～9	0～13

说明：ABCD2常用来评估TIA患者48h内的易卒中风险：低风险（0～3分）、中风险（4～5分）、高风险（6～7分）分别是1.0%、4.1%、8.1%。

表1-13　RoPE评分

特征	得分/分
无高血压史	1
无糖尿病史	1
既往无卒中或TIA史	1
无吸烟史	1
影像学检查示皮质梗死	1
年龄　18～29	5
30～39	4
40～49	3
50～59	2
60～69	1
≥70	0
累计最高分	10分

说明：RoPE评分主要用于判断隐源性卒中患者的PFO是致病性还是偶发性。RoPE评分越高，卒中与PFO相关的可能性越大；RoPE评分0～3分，几乎不考虑PFO为其病因。PFO在缺血性脑卒中病因中的作用，5分为34%，6分为62%，而9～10分则为88%。目前将RoPE评分＞6分定义为PFO相关性卒中。

表 1-14　Essen 卒中危险评分（ESRS）

危险因素或疾病	分数 / 分
年龄 65 ～ 75 岁	1
年龄＞ 75 岁	2
高血压	1
糖尿病	1
既往心肌梗死	1
其他心血管病（排除心肌梗死和房颤）	1
外周动脉疾病	1
吸烟	1
除本次事件之外的既往 TIA 或缺血性脑卒中	1
总分	9

说明：ESRS 评分是根据 CAPRIE 研究得出，用以评估卒中复发风险。0 ～ 2 分者年卒中复发风险较低，3 ～ 6 分者为高风险，年卒中复发风险为 7% ～ 9% 左右；6 分以上者为极高风险，年卒中复发风险达 11%。对于 ESRS ≥ 3 分的高风险患者，应该给予氯吡格雷强化抗血小板治疗。

表 1-15　改良 Rankin 量表（modified rankin scale，mRS）

患者状况	得分 / 分
完全无症状	0
尽管有症状，但无明显功能障碍，能完成所有日常工作和生活	1
轻度残疾，不能完成病前所有活动，但不需帮助能照料自己的日常事务	2
中度残疾，需部分帮助，但能独立行走	3
中重度残疾，不能独立行走，日常生活需别人帮助	4
重度残疾，卧床，二便失禁，日常生活完全依赖他人	5

⓫ 氯吡格雷的抑制血小板聚集的作用以及华法林的抗凝作用存在个体差异，部分与基因多态性有关。有条件的单位可分别行 *CYP2C19* 和 *CYP2C9*、*VKORC1* 等基因型检测。王拥军教授团队研究发现 *CYP2C19* 功能缺失等位基因的携带者 [*2, *3 和（或）*8] 显著增加了卒中复发风险。同样，编码细胞色素 *P450*（*CYP2C9*）和维生素 K 环氧化物还原酶复合体亚单位 1（*VKORC1*）某些位点的多态性影响了华法林的代谢清除和维持量，可导致对华法林的需求量减少，增加出血风险。因此基因型的测定将有助于指导华法林剂量的调整。

注：1. 缺血性脑卒中和短暂性脑缺血发作（transient ischemic attack，TIA）是最常见的脑血管病类型，在我国脑血管病住院患者中，约 83% 为缺血性脑卒中，年复发率约为 9.6% ~ 17.7%。有效的二级预防策略是减少患者复发、致残和死亡的重要手段。要做好二级预防，首先需针对危险因素进行控制。脑血管病的危险因素包括可预防和不可预防（如年龄、性别、种族、家族史、遗传等）两类，应积极控制可预防的危险因素，减少脑血管病的发生或复发。循证医学证据充分、关注度高且可以进行干预的危险因素，包括高血压、高胆固醇血症、糖尿病前期和糖尿病、吸烟、睡眠呼吸暂停和高同型半胱氨酸血症等。有关血压、血脂、血糖和高 Hcy 的控制见前述。关于吸烟及被动吸烟，也是缺血性脑卒中的独立危险因素。吸烟也可增加卒中及 TIA 患者的卒中复发风险。因此，有吸烟史的缺血性脑卒中或 TIA 患者均应戒烟。无论有无吸烟史，缺血性脑卒中或 TIA 患者均应远离吸烟场所，避免被动吸烟。可采取综合性控烟措施对吸烟者进行干预，主要戒烟手段包括心理疏导、尼古丁替代疗法或口服戒烟药物（安非他酮或伐尼克兰等）。其中，尼古丁替代是应用最广泛的一线疗法。药物联合疗法是有效且安全的戒烟方式，特别是标准剂量的伐尼克兰联合尼古丁替代疗法，能够显著提高持续戒烟率。至于睡眠呼吸暂停，也会增加卒中、死亡和心血管疾病（如心脏病、高血压和心房颤动）的风险。睡眠呼吸暂停以阻塞性睡眠呼吸暂停（OSA）为主。对于卒中患者，根据需要可进行睡眠呼吸检测评估诊断睡眠呼吸暂停。合并 OSA 的卒中患者，推荐采用持续正压通气（CPAP）治疗有助于神经功能恢复及改

善OSA相关症状。

2. 良好的生活方式有助于降低卒中发生或复发风险。《中国缺血性脑卒中和短暂性脑缺血发作二级预防指南2022》除了在饮食与营养方面推荐（见前述①）外，分别对身体活动、饮酒和肥胖等方面的管理也给予了推荐。指南建议，具有活动能力的缺血性脑卒中或TIA患者，急性期后应进行每周至少3～4次、每次至少10min的中等强度（如快走）或每周至少2次、每次至少20min的有氧运动（如快走、慢跑），应避免长时间静坐；不推荐对中度（NIHSS评分5～12分）亚急性缺血性脑卒中患者进行有氧运动训练；对合并运动障碍的慢性期缺血性脑卒中患者宜由卫生保健专业人员制订个体化运动方案，并进行监督。至于饮酒，适度饮酒似乎是缺血性脑卒中的保护因素，但过量饮酒可使卒中风险增加，因此指南推荐缺血性脑卒中或TIA患者宜戒酒或减少酒精摄入量，对尚未戒酒者，饮酒量应适度，男性每日酒精摄入量不超过24g，女性减半。另外，超重（BMI $\geq$ 24kg/m^2）或肥胖（BMI $\geq$ 28kg/m^2）可使卒中发生风险增加。减重可明显改善高血压、高血糖、高脂血症等心脑血管疾病危险因素的水平，从而改善卒中患者动脉粥样硬化性心脑血管疾病的风险。减重可通过调整饮食习惯、加强运动、药物及手术等多种方式实现。

3. 短暂性脑缺血发作（TIA）的概念起源于20世纪50～60年代，当时Miller Fisher认为TIA可以持续数分钟到数小时，但大多数发作5～10min；1965年，美国第四届普林斯顿会议将TIA定义为"突然出现的局灶性或全脑神经功能障碍，持续时间不超过24h，且排除非血管源性原因"。1975年美国国立卫生研究院（NIH）采用了此定义，并沿用至今。随着神经影像技术的发展和溶栓的临床需要，2002年美国TIA工作组提出TIA新定义：由于局部脑或视网膜缺血引起的短暂性神经功能缺损发作，典型临床症状持续不超过1h，且在影像学上无急性脑梗死的证据。2009年6月，美国卒中学会（ASA）又在 *Stroke* 杂志上更新了TIA的新定义——脑、脊髓或视网膜局灶性缺血所致的、不伴急性脑梗死的短暂性神经功能障碍。这一定义认为有无梗死病灶是鉴别诊断TIA和脑梗死的唯一依据，而不考虑症状持续时间，新的定义淡化了"时间—症状"的概念，强调了"组织学损害"。此外，新定义还将脊髓缺血导致的急性短暂性神经功能缺损也归入 TIA 的范畴。TIA 患者在近期有很高的卒中发生风险。荟萃分析指出，TIA 患者发病后第2天、第7天、第30天和第90天内的卒中发生风险分别为3.5%、5.2%、8.0% 和9.2%。对 TIA 患者进行早期干预和治疗，能够显著降低卒中复发风险，减轻卒中疾病负担。另外，按照 TIA 新定义，建议尽可能采用 DWI 作为主要诊断技术，如有明确的"急性脑梗死"证据，则无论发作时间长短均不再诊断为"TIA"（表1-16）。临床实践中对症状持续≥1h 的 TIA 患者，建议按急性脑梗死流程开始紧急溶栓评估。

4. 青年患者缺血性脑卒中的病因复杂，可能原因如下。

（1）早发性动脉粥样硬化　目前所发现的大多数危险因素都与早发性动脉粥样硬化相关。这些危险因素包括吸烟、酗酒、工作压力大、高血压、糖尿病、血脂代谢异常、肥胖、高同型半胱氨酸血症、高纤维蛋白血症、超敏C反应蛋白（hsCRP）等。

（2）心源性脑栓塞　包括心脏瓣膜病和心内膜病变（主要病因为细菌性心内膜炎、非细菌性血栓性心内膜炎、二尖瓣狭窄、二尖瓣脱垂和心肌梗死后左心室附壁血栓、风湿性心脏病等）、心律失常（主要为心房颤动和病态窦房结综合征）、心脏手术（在术中空气或脂肪栓塞，在人工心脏瓣膜置换术后，瓣膜附近均可有血栓形成）、卵圆孔未闭（来自静脉系统的逆行栓子可直接通过由右向左分流通道进入动脉系统，造成脑栓塞。TCD 的发泡试验是性价比最佳的影像手段）、心脏黏液瘤（对于青年女性缺血性脑卒中、没有脑血管病变证据，特别是窦性节律、面部广泛雀斑、内分泌过度活跃的患者需考虑心脏黏液瘤的可能）。

（3）血液成分异常　血液高凝状态容易导致血小板聚集，血栓形成。如抗磷脂综合征（antiphospholipid syndrome, APS，以反复习惯性流产、血小板减少、网状青斑、反复静脉血栓及抗磷脂抗体阳性为特征的一组临床综合征）、高黏血症（红细胞增多症、骨髓增生异常综合征、异常蛋白质血症）及蛋白C和蛋白S缺乏症。此外，妊娠期及产褥期异常、口服避孕药近年来被密切关注。

（4）动脉夹层。

（5）脑血管痉挛　青年人患偏头痛时常易合并脑梗死，可能与

表 1-16 TIA 传统定义与新定义的比较

定义	核心内容	时间限定	组织学界定	诊断	临床干预	预后	TIA 与脑梗死的关系
传统定义	症状持续时间	24h 内	未提及	侧重症状持续时间	等待症状自行缓解，干预不够积极	良性过程	与心绞痛和心肌梗死的关系不统一
新定义	有无组织学损伤	无时间限定	脑、脊髓或视网膜未发生梗死	神经影像学观察有无组织学损伤	对急性缺血进行早期积极干预，如溶栓	可引起严重的神经功能缺损	类似心绞痛与心肌梗死的关系

血管痉挛有关。

（6）炎症性动脉病变 包括大动脉炎、变态反应性疾病和特异性感染（如梅毒、带状疱疹、疟疾、钩端螺旋体）、非特异性感染（如系统性红斑狼疮）。

（7）烟雾病 我国以男性多见，成人青壮年为主。

（8）遗传因素 主要包括线粒体脑肌病伴乳酸酸中毒和卒中样发作（MELAS）、皮质下梗死及白质脑病的常染色体显性遗传性脑动脉病（CADASIL）、家族性史奈顿综合征、原发性蛋白C及蛋白S缺乏症、纤维肌层发育不良等。目前仍然有10%～20%的患者未找到明确的病因。

5. 目前有证据支持应用双联抗血小板治疗的情况如下。

（1）高危TIA（ABCD2 ≥ 4分）和轻型卒中（NIHSS ≤ 3分，发病24h内），证据来自CHANCE研究（双抗治疗21d）。

（2）症状性颅内外大动脉狭窄，TCD监测微栓子阳性（发病7d内），证据来自CARESS和CLAIR研究（双抗治疗7d）。

（3）非致残性脑梗死或TIA合并主动脉弓斑块（≥4mm）者，或移动血栓/斑块（发病6个月内），证据来自ARCH研究（建议双抗治疗≤3个月）。

（4）症状性重度颅内动脉狭窄（狭窄70%～99%，发病30d内），证据来自SAMPPRIS和VISSIT研究（双抗治疗90d）。

（5）颈动脉金属裸支架植入后，证据来自心内科的相关研究（双抗治疗3～6个月）。

（6）颈动脉或椎动脉颅外段夹层，证据来自CADISS研究。

（7）不宜抗凝的心房颤动患者，证据来自ACTIVE-A研究。

（8）阿司匹林临床抵抗者合并糖尿病、周围血管病等高危因素，拟过渡为氯吡格雷时，证据来自CHANCE亚组研究和CAPRIE研究（双抗治疗5～7d换药）。

（9）近期发生的心肌梗死。

（10）近期冠状动脉支架术。

6. 2016年中国卒中杂志发布了"高危非致残性缺血性脑血管事件（high-risk non-disabling ischemic cerebrovascular events，HR-NICE）诊疗指南"，建议将TIA、轻型缺血性脑卒中和症状迅速缓解，未遗留残疾的缺血性脑血管事件统称为非致残性缺血性脑卒中。将存在下列情况之一者，视为 HR-NICE：发病时间小于 24h 的高危 TIA（ABCD2 ≥ 4 分）和轻型缺血性脑卒中；急性多发性脑梗死（2 个及以上新发梗死病灶）；颅内或颅外大动脉粥样硬化性狭窄 ≥ 50%。轻型卒中可定义为：a. NIHSS 评分 ≤ 3 分；b. NIHSS 评分 ≤ 5 分；c. 改良 Rankin 量表（mRS）评分 ≤ 3 分中的任意一种。鉴于 HR-NICE 早期卒中复发风险高（ABCD2 评分 ≥ 4 分的高危 TIA 患者 90d 复发风险高达 14% 以上，轻型卒中 90d 复发风险为 18%，均显著高于急性卒中 90d 内复发风险 4%），因而是我国卒中预防的最佳防控人群，应积极系统评估，并尽早干预治疗。对于非心源性 NICE 患者，建议给予口服抗血小板药物而非抗凝药物预防卒中复发及其他心血管事件的发生；根据 2013 年 CHANCE 的研究结果，发病在 24h 内的 HR-NICE 患者，应尽早给予氯吡格雷联合阿司匹林治疗 21d（氯吡格雷首日负荷量 300mg），随后氯吡格雷单药治疗（75mg/d）。2021 年 CHANCE2 研究结果提示，对于 HR-NICE，有条件的医疗机构应进行 CYP2C19 基因快检，明确是否为 CYP2C19 功能缺失等位基因携带者，若为 CYP2C19 功能缺失等位基因携带者，推荐给予替格瑞洛联合阿司匹林治疗 21d，此后继续使用替格瑞洛（每次 90mg，2 次/d）单药治疗。可以说，CHANCE2 研究开创了基因指导下卒中抗血小板治疗的先河。尽管双抗治疗已经大大降低了 HR-NICE 的复发风险，但卒中患者 3 个月内仍有 3%~6% 的复发残余风险，正在进行的 CHANCE3 研究，旨在评估低剂量秋水仙碱对降低卒中复发风险的作用，期待该研究结果能为我们打开卒中二级预防抗炎治疗的大门。对伴有非瓣膜性心房颤动的 HR-NICE 患者，推荐使用适当剂量的华法林或新型口服抗凝剂治疗，预防再发的血栓栓塞事件。华法林的目标剂量是维持 INR 在 2.0~3.0，可选择在发病后 2~14d 内启动抗凝治疗。若不能接受抗凝治疗，推荐应用阿司匹林单药治疗，也可以选择阿司匹林联合氯吡格雷抗血小板治疗，但需注意出血风险。NICE 患者不应被静脉溶栓治疗排除，对发病 3~4.5h 内，症状持续在 30min 以上者，应尽早启动溶栓评估，权衡风险与获益以判断是否行静脉溶栓治疗。对于存在 CEA 或 CAS 的治疗指征的 HR-NICE 患者，如果无早期再通禁忌证，应在2周内进行手术。NICE 的评估流程见图 1-2。

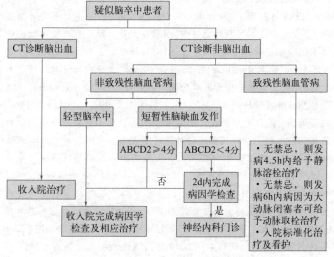

图 1-2　NICE 的评估流程

7. 颈部动脉夹层（cervical artery dissection，CAD）是指颈部动脉内膜撕裂导致血液流入其管壁内形成壁内血肿，继而引起动脉狭窄、闭塞或动脉瘤样改变（血管外膜夹层多导致动脉瘤样改变，内膜夹层多导致血管狭窄），主要分为颈内动脉夹层（ICAD）和椎动脉夹层（VAD）。CAD 是青年卒中的重要病因（占 15%），可能由于外伤引起或无诱因自发形成。CAD 临床表现多样，局部症状以疼痛和脑神经受累（如霍纳综合征、后组脑神经麻痹）多见，继发的脑血管病可导致严重神经功能缺损，缺血性脑卒中是 CAD 最常见的脑血管病变类型（最常见的机制是腔内血栓形成导致的动脉到动脉栓塞）。CAD 的诊断很大程度上依赖医学影像学技术的运用。常用技术包括超声、CT、MRI 及 DSA。

超声可以直接观察动脉管壁情况，有利于发现 CAD 的直接征象，包括血管双腔改变（真腔与假腔形成）、血管壁间无回声的血肿信号以及动脉管腔中漂浮的内膜等，也能提供间接征象，包括血管狭窄、闭塞、血流速度减慢或升高、动脉搏动指数升高或降低、出现侧支血流及反向血流等。经颅多普勒超声（TCD）可测定动脉血流速度及进行栓子监测，可获得 CAD 形成的间接信息，如通过血流速度变化判断血管狭窄甚至闭塞、血栓栓子形成等。

MRI 检查在 CAD 的评估中具有重要价值，DWI 可早期发现 CAD 导致的脑梗死改变。轴位 MRI 可在一定程度上观察血管壁或管腔的情况。血管壁间血肿早期在 T1 及 T2 加权像上呈等信号，亚急性期在 T1 及 T2 加权像上呈高信号。MRI T1 加权压脂像上更容易观察到血管壁间的血肿。血肿信号偏心分布，呈曲线形、新月形，导致动脉血管外径增加，管腔偏心狭窄。MRA 可发现血管夹层改变特征，如线样征、双腔征、动脉瘤样扩张、假性动脉瘤及血管狭窄闭塞。高分辨磁共振成像（HR-MRI）对血管壁结构的高分辨显像，有利于鉴别血管内血栓与血管壁血肿。

CTA 有助于发现动脉血管壁改变、狭窄、闭塞、假性动脉瘤、内膜瓣、线样征及双腔征等征象。CTA 在发现假性动脉瘤和内膜瓣方面优于 MRI。

DSA 可以提供动脉夹层直接的诊断依据。动脉夹层在 DSA 上的表现通常是血管串珠样狭窄或血管闭塞（典型表现为"火焰征"）、血管平滑或不规则变细（典型表现为"鼠尾征""线样征"）、假性动脉瘤、内膜瓣（内膜从动脉壁上撕裂），但 DSA 对有些特征性改变如"双腔征"（与原管腔平行的血流轨迹）的发现率较低。

对颅外颈动脉或椎动脉夹层导致缺血性脑卒中或 TIA 患者，使用抗血小板药物或华法林预防卒中或 TIA 复发是合理的，抗栓治疗至少 3 ~ 6 个月，若使用最佳药物治疗但仍出现明确的卒中复发事件时，可考虑支架植入术。

与颅外段颈动脉或椎动脉夹层相比，颅内动脉有相对好的内弹力膜，但中层弹力纤维缺乏、无外弹力层、外膜组织少，因此颅内动脉夹层可能伴发蛛网膜下腔出血。对颅内动脉夹层导致的缺血性脑卒中或 TIA 患者，推荐使用抗血小板药物治疗，如果阿司匹林治疗后卒中复发，可以考虑双联抗血小板或抗凝治疗，但需注意监测出血风险。

8. 隐匿性卒中即原因不明的卒中，指经过标准卒中诊断流程仍不能发现异常，约占25%，实际上这一部分卒中的大多数还是心源性卒中。所谓标准卒中诊断流程包括：a. 合适的颅脑影像（MRI或重要CT）；b. 脑血管影像（MRA、CTA、颈部血管彩超、TCD或血管造影）；c. 12导联心电图和远程心电图；d. 使用发泡剂的经胸超声心动图；e. 实验室检查，如血小板、凝血象、血脂和HbA_1c。如果临床常规检查找不到原因，就需要做以下检查。a. 经食管超声心动检查：心源性、主动脉源性。b. TCD（发泡试验）：PFO、肺血管畸形。c. 主动脉影像：主动脉源性。d. 长程心电监测：阵发性房颤。e. 分子检查：凝血因子、单基因病、免疫异常。对于隐匿性卒中，临床医师应该按以下过程优先检查：a. 先做心电监测寻找阵发性心房颤动；b. 筛查有无PFO；c. 检查有无主动脉粥样硬化；d. 年龄70岁以上要检查肿瘤相关的脑栓塞；e. 最后进行单基因及免疫功能检查。2016年Jeffrey在《新英格兰医学杂志》总结了隐匿性卒中的诊断流程图（图1-3）和诊断线索（表1-17）。

9. 提示心源性卒中的临床特点（包括影像学表现）：a. 突然发作的卒中症状，尤其是无TIA病史、严重首次卒中的心房颤动患者；b. 年长的严重卒中者（NIHSS≥10，年龄≥70岁）；c. 既往不同动脉分布区栓塞：空间多发（前后循环同时梗死，双侧梗死）；时间多发（不同年龄的梗死灶）；d. 其他系统性血栓栓塞的征象〔肾脏和脾脏的楔形梗死、奥斯勒裂、蓝趾综合征（Blue toe-syndrome）〕；e. 梗死血管分布主要是皮质；或者皮质下大灶豆纹动脉区梗死；f. MCA高密度影（无同侧颈内动脉严重狭窄）；g. 闭塞大血管快速再通（反复神经超声评价）。临床医师在诊断过程中可借助于STAF评分以鉴别患者是不是心源性卒中。如果患者STAF得分超过5分，90%的可能是心脏来源而不是血管来源；如果低于5分，则90%的可能是来自血管来源。

10. 反常栓塞（paradoxical embolism，PE）是指来自右心或静脉系统的栓子脱落后通过右向左分流，经房室缺口或异常动静脉交通支进入体循环系统，造成大循环的动脉栓塞。PE是隐匿性卒中的重要病因，引起PE的疾病包括卵圆孔未闭、房间隔瘤（atrial septal aneurysm，ASA）、肺动静脉畸形（pulmonary arteriovenous malformation，PAVM）等。

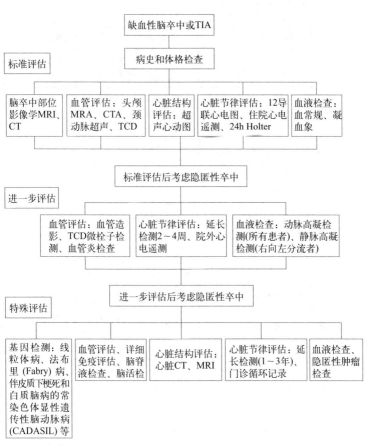

图 1-3 隐匿性卒中的鉴别诊断流程

表 1-17　隐匿性卒中患者病史和体格检查中的诊断线索

	诊断线索	提示疾病
病史	颈部创伤或按摩史	颈动脉或椎动脉夹层
	偏头痛	偏头痛性脑梗死、CADASIL
	静脉药物滥用	心内膜炎、HIV 感染、血管炎、反常栓塞、血管痉挛
	口腔手术或全身细菌性感染	心内膜炎、细菌性栓塞、凝血功能障碍
	卒中发病时在飞机上或 Valsalva 动作	反常栓塞
	早发心肌梗死或缺血性脑卒中家族史	遗传加速动脉粥样硬化
	妊娠或围生期	脑静脉血栓形成、子痫
	镰状红细胞性贫血	继发性烟雾病
体格检查	双上肢血压不对称	主动脉缩窄、主动脉夹层、多发性大动脉炎、过早的动脉粥样硬化
	皮肤可见针孔	静脉药物滥用或 HIV 感染
	网状青斑	史奈顿综合征、抗磷脂抗体综合征、系统性红斑狼疮
	黄色瘤	高脂血症
	淋巴结肿大	HIV 感染、肉瘤样病、无 α 脂蛋白血症
	心脏杂音	心内膜炎、房间隔缺损、黏液瘤
	脉搏减弱	过早的动脉粥样硬化、主动脉缩窄、主动脉夹层、多发性大动脉炎
	血管杂音	过早的动脉粥样硬化、肌纤维发育不良、主动脉夹层
	下肢静脉血栓形成	高凝状态

房间隔瘤是指房间隔局部或整体呈现一种瘤状凸向任何一侧心房的心脏结构畸形，当存在肺动脉、右心室、右心房压力升高时，ASA 易发生心房内右向左分流，形成 PE，是隐源性卒中的病因之一。诊断 ASA 的金标准是 TEE。

肺动静脉畸形是指一支或多支肺动脉与肺静脉直接相通，形成瘘管或瘤样病变，而不经过毛细血管滤过，直接进入肺静脉、回流至左心室，并进入体循环，形成右向左分流，从而提供 PE 的反流通道致缺血性脑卒中。肺动脉造影是诊断 PAVM 的"金标准"。

卵圆孔未闭（PFO）是指出生后卵圆孔瓣未能与继发隔粘连、融合而充分闭合卵圆孔，左、右心房间存在先天没有关闭的孔道，从而导致心房水平分流的一种常见先天性心脏病。约 1/4 的成年人存在 PFO，PFO 与隐匿性卒中密切相关。PFO 导致卒中的机制普遍公认的是"反常栓塞"学说。如合并持续性（如肺动脉高压）或短暂性（如 Valsalva 动作）右心房内压力升高时，血液可经未闭的卵圆孔出现心房水平的右向左分流，使右心或静脉系统栓子进入脑动脉系统，形成 PE，导致缺血性脑卒中。PFO 的诊断方法中，经常使用的是 TCD 发泡试验和经食管超声心电图（TEE），其中经食管超声心动图是诊断 PFO 的金标准，但 TCD 发泡试验更敏感，二者可以相互补充。临床上对伴有 PFO 的病因不明的缺血性脑卒中患者，应进行恰当而全面的评估，以排除其他机制导致的卒中。全面评估后若认为 PFO 与缺血性脑卒中可能存在因果关系，推荐应由患者、神经科与心脏科医师共同决策 PFO 封堵或药物治疗。对于18 ～ 60 岁伴有 PFO，经全面评估仍病因不明的缺血性脑卒中患者，如 PFO 具有高危解剖特征（房间隔瘤或大量右向左分流），选择经导管封堵 PFO 以预防卒中复发是合理的；如 PFO 不具有高危解剖特征，与单独抗血小板或华法林抗凝治疗相比，经导管封堵 PFO 对预防卒中复发的获益尚不明确，不推荐常规进行经导管封堵 PFO。对不适宜经导管封堵 PFO 的患者，根据患者个体情况选择抗血小板药物如阿司匹林或抗凝药物（包括华法林及新型口服抗凝药）。对于合并深静脉血栓或肺栓塞的患者，推荐抗凝药物治疗。

11. 肌纤维发育不良（fibromuscular dysplasia，FMD）最常累及肾动脉、颈动脉颅外段和椎动脉，可导致动脉狭窄、迂曲、形成动脉瘤或夹层。脑血管 FMD 多无症状，TIA 或缺血性脑卒中多发生在形成动脉夹层时。FMD 的最佳药物治疗和介入治疗尚不明确。对于仅伴有 FMD 而无其他病因的缺血性脑卒中或 TIA 患者，推荐抗血小板治疗、控制血压和改善生活方式以预防卒中复发。经标准内科药物治疗后仍出现卒中复发的患者，使用颈动脉血管成形术可能对预防缺血性脑卒中有效。对于 FMD 伴发动脉夹层引起的缺血性脑卒中或 TIA 患者，可采用抗栓治疗。

颈动脉蹼被认为是 FMD 的一种变异形式，从颈动脉后壁突出，并延伸至动脉腔内的薄膜样片状物，后来的研究发现也可见于颈动脉前壁、侧壁，且这种蹼结构可发生在颈动脉以外的血管，如椎动脉、锁骨下动脉。研究结果提示，颈动脉蹼可能为不明原因卒中的危险因素之一，且颈动脉蹼相关卒中或 TIA 的复发率较高，建议伴有颈动脉蹼而无其他病因的缺血性脑卒中或 TIA 患者，可给予口服抗血小板治疗。对使用标准内科药物治疗后仍出现卒中复发者，可以考虑支架置入术或颈动脉内膜剥脱术。

12. 烟雾病发病年龄呈双峰型分布，在儿童期（5 岁左右，多为缺血型）和成年期（40 岁左右，出血型和缺血型）达到高峰。青少年患者以缺血型表现多见，出血型所占比例随年龄增长而增高，约 10% 的患者有家族史。烟雾病患者发生缺血性脑卒中或 TIA 时，推荐对卒中的危险因素进行有效管理，进行个体化评估从而选择合适的颅内外血管搭桥手术时机和方式（如颞浅动脉与大脑中动脉直接搭桥或间接搭桥，如颞浅动脉硬脑膜贴敷术或脑颞肌贴敷术）。对不能接受手术治疗的缺血型烟雾病患者，建议口服抗血小板治疗，当无法耐受阿司匹林或效果较差时，可以选择氯吡格雷或其他噻吩并吡啶类药物。长期服用抗血小板药物或服用两种及以上抗血小板药物存在增加出血风险。

13. 血管炎导致卒中在卒中人群中占比很低。根据受累动脉的大小分为小血管炎、中血管炎、大血管炎等，根据病因分为自身免疫性、感染性和肿瘤性血管炎。颅内血管壁磁共振成像（vessel wall MRI，VW-MRI）技术可用于血管炎的诊断及疗效监测。在早期活动性颅内血管炎患者中，VW-MRI 可见血管壁环形增厚及壁内强化。该检查对巨细胞动脉炎、原发性中枢神经系统血管炎、水痘带状疱疹血管炎等累及颅内近端大血管的血管炎诊断敏感度较高，但对于系统性红斑狼疮、贝赫切特综合征等中小血管炎诊断存在局限性，需要结合其他实验室检查结果共同确定。自身免疫性血管炎包括巨细胞动脉炎与原发性中枢神经系统血管炎等，需要根据血管炎类型，在抗血小板药物治疗的基础上，加用激素或免疫抑制剂。感染性血管炎病因包括水痘带状疱疹病毒、人类免疫缺陷病毒、结核分枝杆菌、梅毒螺旋体与隐球菌等。治疗感染性血管炎及肿瘤性血管炎相关卒中，在治疗原发病的基础上，根据病情选择抗血小板或抗凝药物治疗。

14. 抗磷脂综合征其主要特征是动静脉血栓或高危妊娠并发症伴有抗磷脂抗体（APL）持续存在。APL 阳性是 50 岁以下中青年人初发缺血性脑卒中的独立危险因素。对于孤立 APL 阳性，但不符合 APS 诊断标准的缺血性脑卒中或 TIA 患者，推荐单独使用抗血小板治疗以降低卒中复发的风险。对于符合 APS 诊断标准的缺血性脑卒中或 TIA 患者，在 APS 病因治疗的基础上，推荐选择华法林抗凝以预防血栓事件复发，华法林的合理剂量是维持 INR 在 2.0 ~ 3.0 以平衡疗效和出血风险。在缺血性脑卒中或 TIA 患者，有血栓形成病史及合并三重抗体阳性（狼疮抗凝物、抗心磷脂抗体和抗 β2 糖蛋白-I 抗体）的抗磷脂综合征患者，利伐沙班较华法林易发生血栓事件，尚不建议将利伐沙班用于血栓事件的二级预防。

15. 癌症患者约 15% 可合并卒中。癌症患者发生卒中的机制包括癌症细胞直接转移侵犯和血液高凝状态所致的栓塞性卒中等。其中血液高凝状态是导致癌症患者发生缺血性脑卒中最常见的原因。癌症相关缺血性脑卒中常表现为累及多血管床流域的典型影像学征象、D-二聚体升高、纤维蛋白降解产物增多、C 反应蛋白增高与肿瘤标志物升高等。癌症合并缺血性脑卒中的常用抗栓药物包括低分子肝素、维生素 K 拮抗剂（华法林）和新型口服抗凝剂。癌症患者使用新型口服抗凝剂显示出与低分子肝素同样的抗凝效果，而且比华法林有更多的优越性。对同时合并心房颤动和癌症的缺血性脑卒中或 TIA 患者，在积极治疗原发病的基础上，可考虑使用新型口服抗凝剂替代华法林抗凝治疗预防卒中复发。

16. 卒中后抑郁（post-stroke depression，PSD）是指发生于卒

中后，表现出卒中症状以外的一系列以情绪低落、兴趣缺失为主要特征的情感障碍综合征，常伴有躯体症状。PSD可以发生在卒中后急性期（＜1个月）、中期（1～6个月）和恢复期（＞6个月），发生率分别为33%、33%和34%。PSD的临床表现一般分为核心症状和非核心症状。PSD的核心症状：a.大部分时间内总是感到不开心、闷闷不乐，甚至痛苦。b.兴趣及愉快感减退或丧失，对平时所爱好有兴趣的活动或事情不能像以往一样愿意去做并从中获得愉悦。c.易疲劳或精力减退，每天大部分时间都感到生活枯燥无意义，感到度日如年；经常想到活在世上没有什么意义，甚至生不如死；严重者有自杀的倾向。PSD的非核心症状：a.生理症状，如体重减轻、入睡困难、眠浅多梦、易惊醒和早醒、不明原因疼痛、食欲减退或亢进、性欲减退等；b.可伴紧张不安、焦虑和运动性激越等；c.其他症状，如犹豫不决、自我评价降低，自责，自罪，无价值感，自杀和自伤，注意力下降。此外，PSD还具有如下临床特点：a.患者一般并不主动叙述或掩饰自己情绪的不良体验，而多以失眠、疼痛、消化道症状、流泪、遗忘等躯体症状为主诉；b.有些表现为依从性差，导致卒中症状加重或经久不愈；c.由于PSD患者常伴随一定的认知功能损害，可表现为执行功能减退、记忆力下降、注意力不集中等；d.PSD患者多为轻中度抑郁，常伴发焦虑或者躯体化症状。

17.卒中患者推荐使用一些简便易行的问卷以筛选可能的抑郁患者，如采用"90秒四问题筛问法"（表1-18）。若回答均为阳性，需进一步进行抑郁量表的评估，以判断抑郁症状的严重程度，指导临床诊断和治疗。抑郁症状评估量表分他评和自评，他评量表包括汉密尔顿抑郁评分量表[HDRS，＜7分提示正常，7～17分提示可能有抑郁（轻度抑郁），17～24分提示肯定有抑郁（中度抑郁），＞24分提示严重抑郁（重度抑郁）]、蒙哥马利抑郁评定量表（MADRS，＜12分提示无抑郁症状，12≤MADRS＜22提示轻度抑郁，22≤MADRS＜30提示中度抑郁，MADRS≥30提示重度抑郁）等。自评量表包括Zung抑郁自评量表（SDS，标准分在50分以下为无抑郁，50～59分提示轻度抑郁，60～69分提示中度抑郁，70分以上提示重度抑郁）、Beck抑郁自评量表（BDI）等。

表 1-18　90 秒四问题提问法

问题	阳性
过去几周（或几个月）是否感到无精打采、伤感，或对生活的乐趣少了	是
除了不开心之外，是否比平时更悲观或想哭	是
经常有早醒吗（事实上并不需要那么早醒来）	是（每月超过 1 次为阳性）
近来是否经常想到活着没意思	经常或"是"

说明：90 秒四问题量表使用说明，如果回答均为阳性，则需要做进一步的量表评估。

18. PSD 诊断标准

（1）至少出现以下 3 项症状（同时必须符合第 1 项或第 2 项症状中的一项），且持续 1 周以上。

a. 经常发生的情绪低落（自我表达或者被观察到）。

b. 对日常活动丧失兴趣，无愉快感。

c. 精力明显减退，无原因的持续疲乏感。

d. 精神运动性迟滞或激越。

e. 自我评价过低，或自责，或有内疚感，可达妄想程度。

f. 缺乏决断力，联想困难，或自觉思考能力显著下降。

g. 反复出现想死的念头，或有自杀企图 / 行为。

h. 失眠，或早醒，或睡眠过多。

i. 食欲缺乏，或体重明显减轻。

（2）症状引起有临床意义的痛苦，或导致社交、职业或者其他重要功能方面的损害。

（3）既往有卒中病史，且多数发生在卒中后 1 年内。

（4）排除某种物质（如服药、吸毒、酗酒）或其他躯体疾病引起的精神障碍（例如适应障碍伴抑郁心境，其应激源是一种严重的躯体疾病）。

（5）排除其他重大生活事件引起精神障碍（例如离丧）。

备注：同时满足以上条件的患者，诊断为PSD；如果（1）项中，患者出现了5个以上的症状，且持续时间超过2周，考虑为重度PSD。

19.PSD应综合运用心理治疗、药物治疗和康复训练等多种治疗手段，以期达到最佳的治疗效果。PSD患者如出现以下情况之一，建议请精神科医师会诊或转诊精神科治疗：a.重度PSD；b.伴有自杀风险［自杀想法和（或）自杀行为］；c.治疗效果不明显如复发性抑郁、难治性抑郁或抑郁症状迁延难治等；d.伴有精神病性症状。药物治疗以缓解症状、提高生活质量和预防复发为目标。治疗剂量应个体化，初始剂量为最小推荐初始剂量的1/4～1/2，缓慢增减；药物治疗要足量足疗程，在抑郁症状缓解后至少应维持治疗4～6个月，以预防复发。药物正规治疗后4～6周抑郁症状无明显改善，考虑请精神科医师会诊。

20. PSD的药物治疗

（1）选择性5-羟色胺再摄取抑制剂（SSRI）为一线抗抑郁药，临床代表性的药物包括舍曲林、艾司西酞普兰、西酞普兰、氟西汀、氟伏沙明、帕罗西汀。循证医学证据显示舍曲林和艾司西酞普兰的疗效和安全性均优于其他SSRI药物，且舍曲林在老年卒中患者中的配伍禁忌较少，故推荐为首选的SSRI类抗抑郁药。PSD推荐舍曲林常规剂量为50～100mg/d；艾司西酞普兰常规剂量为10mg；西酞普兰常规剂量为10～20mg；氟西汀常规剂量为20～40mg/d；帕罗西汀常规剂量为20～40mg/d；氟伏沙明常规剂量为100～200mg。初始剂量建议为最小常规剂量的1/4～1/2，缓慢加量。SSRIs的常见不良反应包括恶心、呕吐、便秘或腹泻较常见，但多数可耐受，且治疗数周后逐渐减轻或消失；少数患者会出现口干、食欲减退或食欲增加、失眠或嗜睡、出汗、头晕、性欲减退等。禁忌证：所有的SSRIs过敏，或正在服用单胺氧化酶抑制剂（MAOI）。有癫痫症状的患者和活动性颅内出血患者慎用。

（2）5-羟色胺去甲肾上腺素再摄取抑制剂（SNRI）具有5-羟色胺（5-HT）和去甲肾上腺素（NE）双重再摄取抑制作用，代表药物有文拉法辛和度洛西汀。文拉法辛常规剂量为75～225mg/d；度洛西汀常规剂量为60～120mg/d。不良反应：心率增加甚至心律失常、Q-T延长。一般不良反应：消化道症状、口干、性欲减退、便秘、恶心、失眠、头晕焦虑、多汗等。禁忌证：过敏、有癫痫的患者慎用，或服用MAOI。

（3）NE及特异性5-HT能抗抑郁剂（NaSSA） 通过增强NE、5-HT递质并特异阻滞5-HT2、5-HT3受体，拮抗中枢NE能神经元突触前膜α2受体及相关异质受体发挥作用，代表药物为米氮平，常规剂量为15～45mg/d。推荐初始剂量为7.5mg/d，缓慢加量。常见不良反应：口干、镇静、食欲减退或食欲增加。

（4）三环类抗抑郁剂（TCA） 三环类药物是紧接MAOI之后的另一类抗抑郁药，药理学机制是通过抑制5-HT和NE的再摄取，也有M1、α1和H1受体阻滞作用，起效较快。TCA药物以阿米替林、丙咪嗪、氯米帕明、多塞平为代表药物，剂量应个体化，初始剂量为最小推荐剂量的1/4～1/2，缓慢加量，剂量较大时，需分次服。但TCA不良反应较其他新型抗抑郁药更为明显，使用时需注意以下不良反应：口干、视物模糊、便秘、体位性低血压、心动过速，以及嗜睡、增加体重、锥体外系症状、性功能减退、自主神经紊乱等。不良反应较重者，宜减量、停药或换用其他药。

（5）其他可用于PSD的药物 曲唑酮具有5-HT2A受体拮抗、选择性5-HT和去甲肾上腺素再摄取抑制作用，此外还有相对较强的组胺H1、肾上腺素α2受体拮抗作用，常规剂量50～100g/d，不良反应较三环类少，常见不良反应有嗜睡、头昏、头痛、视物模糊、口干、便秘、体位性低血压等。黛力新是氟哌噻吨和美利曲辛复方制剂，常用于抑郁合并焦虑的治疗，常用剂量1～2片/天（每片含氟哌噻吨0.5mg和美利曲辛10mg），常见不良反应为睡眠障碍、头晕、震颤和胃肠道不适。

（6）中药制剂 代表药物有乌灵胶囊和舒肝解郁胶囊。乌灵胶囊具有镇静、安神、抗焦虑和抗抑郁作用，轻度抑郁可以单用乌灵胶囊，中重度抑郁可以使用乌灵胶囊联合抗抑郁药（西酞普兰、舍曲林、帕罗西汀等）治疗。舒肝解郁胶囊治疗轻中度PSD患者有较好疗效，且不良反应较少。

另外，伴有严重焦虑的PSD患者，通常可联用NaSSA类抗抑郁药（如米氮平）或抗焦虑药物（如坦度螺酮）；伴有睡眠障碍的

PSD 患者，可适当增加镇静催眠药（如苯二氮䓬类或佐匹克隆等非苯二氮䓬类镇静催眠药）治疗；伴有严重精神病性症状的患者，可联用非典型抗精神病药物（如奥氮平、阿立哌唑、喹硫平等）；伴有躯体化症状的患者，可酌情考虑对症治疗。

第三节　脑出血

长期医嘱	临时医嘱
神经内科护理常规 一级护理❶	血常规、尿常规、粪常规＋隐血试验
低盐低脂饮食 　或 糖尿病饮食 　或 鼻饲流质饮食	血清生化全套（肝肾功能、电解质、血糖、血脂等）、前白蛋白
病重或病危通知	凝血功能、D-二聚体
持续低流量吸氧	血沉、C 反应蛋白（CRP）
心电监测	血气分析
保留导尿　prn	糖化血红蛋白
吸痰护理　prn	脑钠肽（BNP）、心肌钙蛋白
超声雾化吸入　q6h prn	血液传染病学检查（包括乙型肝炎、丙型肝炎、梅毒、艾滋病等）
出入量监测	
颅内压检测、神经电生理检测、血流动力学检测　prn	胸部正侧位 X 线片或胸部 CT
0.9% 氯化钠注射液 30mL　乌拉地尔注射液 100mg｜微量泵泵入❷（根据血压调速） 　或 硝苯地平缓释片　10mg po bid	心电图（或心电 Holter）、超声心动图
	24h 动态血压测定
	肾动脉超声、周围血管超声、下肢静脉系统超声
	双侧颈动脉＋锁骨下动脉＋椎动脉彩超
	经颅多普勒超声（TCD）

长期医嘱	临时医嘱
20% 甘露醇 125 ~ 250mL iv gtt q8h❸ 或 甘油果糖 250mL iv gtt q12h prn	头颅 CT 平扫 或 CTA+CTP+CTV❼ 或 头颅 MRI+MRA+MRV+SWI
0.9% 氯化钠注射液 500mL / 15% 氯化钾注射液 10mL | iv gtt qd	数字减影脑血管造影（DSA）prn
	GCS/NIHSS 评分、脑出血预后评分（ICH score）❽
0.9% 氯化钠注射液 100mL / 注射用泮托拉唑钠 40mg | iv gtt qd❹	深静脉血栓的评估及预防
	肢体、语言、吞咽功能评价，神经心理评价
低分子肝素 0.4mL 皮下注射 q12h prn❺	神经外科会诊 ❾
	康复科会诊
左乙拉西坦 500mg po bid prn❻	根据病因不同完善以下相关检查：
乳果糖口服溶液 15mL po qd	抗链球菌溶血素 O、类风湿因子、免疫全套、甲状腺功能及抗体、抗中性粒细胞胞质抗体（ANCA）、肿瘤标志物、血清同型半胱氨酸、抗心磷脂抗体、抗凝血酶 Ⅲ、蛋白 S/C 等易栓症抗体等
	血浆醛固酮（Ald）、肾素活性（PRA）、血管紧张素 Ⅱ（Ang Ⅱ）测定、皮质醇浓度测定等
	APOE 基因检测 prn
	脑电图监测 prn
	骨髓穿刺检查 prn
	毒物筛查（如可卡因等） prn

❶ 脑出血（intracerebral hemorrhage，ICH）患者在发病后的最初数天病情往往不稳定，因此一旦确诊，应尽早收入卒中单元或神经重症监护病房，并给予持续生命体征检测、神经系统评估（格拉斯哥昏迷评分——GCS 和 NIHSS）、持续心肺监测、包括袖带血压监测、心电图监测、氧饱和度监测。存在低氧血症的患者应给予吸氧，气道功能严重障碍者应给予气道支持及辅助通气；经口进食前对患者进行吞咽筛查，以降低肺炎风险；脑出血患者多有颅内压增高，应卧床休息，适度抬高床头。对于大量脑出血、出血部分靠近中线或幕下出血或合并有意识障碍者，应密切观察生命体征的变化，并书面告知家属病重或病危。

❷ 脑出血患者常常出现血压明显升高，多种因素（应激、疼痛、高颅内压等）均可使血压升高，且血压升高（收缩压＞180mmHg）与血肿扩大和预后不良相关。因此应综合管理脑出血患者的血压，分析血压升高的原因，再根据血压情况决定是否进行降压治疗。脑出血需要急性降压的患者，应在 ICH 发病后 2h 内启动治疗，且在 1h 内达标，可减少血肿扩大风险，并改善功能预后。急性降压药物可选用 α 和（或）β 受体阻滞剂（优于钙通道阻滞剂、硝酸盐和 ACEI 类）。对于收缩压＞220mmHg 的脑出血患者，在密切监测血压的情况下，持续静脉输注药物控制血压可能是合理的，收缩压目标值为 160mmHg，降压治疗期间应严密观察血压水平的变化，避免收缩压（SBP）剧烈波动，有助于改善功能预后；对于收缩压 150～220mmHg 的住院患者，急性降压 SBP 目标值为 140mmHg，并维持在 130～150mmHg 是安全的，且可能改善功能预后。对于轻中度脑出血且 SBP＞150mmHg，急性期 SBP 降低于 130mmHg 可能是有害的。

❸ 脑出血患者颅内压的高变异性与其不良预后相关，脑出血患者早期的颅内压控制在合适的水平，可以改善患者的功能预后。除了抬高床头、适当镇痛和镇静外，必要时可应用渗透性药物脱水降低颅内压。目前甘露醇（大约 8g 甘露醇可带出 100mL 水分）仍是我国脱水降低颅内压的首选药物，最近的荟萃分析认为高渗盐水的效果似乎更优于甘露醇（高渗治疗间隔 4～6h 1 次），注意监测心、肾及电解质情况。必要时，也可用呋塞米、甘油果糖

和（或）白蛋白。对伴有意识障碍的脑积水患者可行脑室引流以缓解颅内压增高。对于 GCS 评分 3 ～ 8 分的重症患者，有条件者建议行颅内压（ICP）监测（保持颅内压 < 20mmHg，脑灌注压在 50 ～ 70mmHg）。不推荐用皮质类固醇激素来治疗高 ICP。

❹ 脑出血患者，特别是出血量较大或出血部位位于丘脑或脑干等中线部位时，容易发生应激性溃疡并发上消化道出血，而合并上消化道出血者预后较差，病死率较高，因此可使用法莫替丁等 H2 受体阻滞剂预防。而一旦发生上消化道出血，则需采取紧急措施，如应用质子泵抑制药奥美拉唑等，或肌内注射巴曲亭等，必要时可应用冰盐水 100 ～ 200mL 加入去甲肾上腺素 1 ～ 2mg 胃内灌洗，或冰盐水加入凝血酶 1000 ～ 2000U 口服或鼻饲。如有循环衰竭表现，应补充血容量防治休克；如血红蛋白低于 70g/L，血细胞比容小于 30%，心率大于 120 次 /min，收缩压低于 90mmHg，可静脉输新鲜全血或红细胞成分输血。对于上述多种治疗无效情况下，可在胃镜下进行高频电凝止血，对于胃镜下止血仍无效时，因过多过久的大量出血危及生命时，可考虑手术止血。

❺ 脑出血患者发生深静脉血栓形成（deep venous thrombosis，DVT）和肺栓塞（pulmonary embolism）的风险很高，且常于前 2 周内发生，明显增加病死率。因此脑出血患者，应鼓励尽早活动、腿抬高，尽可能避免下肢静脉输液，特别是瘫痪侧肢体。疑似患者可做 D-二聚体检测及肢体多普勒超声检查。对于不能活动的脑出血患者，自诊断之日即开始应用间歇充气加压装置，以预防 DVT 及相关栓塞事件。不推荐弹力袜预防深静脉血栓。对易发生深静脉血栓的高危患者（排除凝血功能障碍所致的脑出血患者），血肿稳定后（24 ～ 48h 后）可考虑皮下注射小剂量低分子肝素（< 6000IU/d）或普通肝素预防 DVT（低分子肝素抗凝预防时间为 7 ～ 10d，高危患者可延长至 30d 左右），但应注意血肿扩大的风险；当患者出现深静脉血栓或肺动脉栓塞症状时，可使用系统性抗凝治疗或下腔静脉滤器植入；合适治疗方案的选择取决于多重因素（出血时间、血肿稳定性、出血原因及全身情况）。

❻ 脑出血尤其是脑叶出血易引起痫性发作，出血后 2 周内的发生率为 2.7% ～ 17%。目前指南不推荐预防性应用抗癫痫药物

（2022 年法国的 PEACH 试验结果显示，静脉用左乙拉西坦可有效地预防脑出血急性期的痫性发作，但是否能改善脑出血预后尚不清楚）。有临床痫性发作者应进行抗癫痫药物治疗；疑为痫性发作者应考虑持续脑电图监测，如检测到痫样放电，应给予抗癫痫药物治疗。早发痫性发作（< 7d）由脑出血所致的组织损伤所致，应给予 3 ～ 6 个月抗癫痫药物治疗。对于晚发痫性发作（> 7d），可用 CAVE 评分评价发生可能性，其变量包括皮质受累（C）、年龄 < 65 岁（A）、出血体积（V）及早发痫性发作（E），晚发痫性发作的抗癫痫药物治疗原则与其他癫痫患者相同。脑卒中后 2 ～ 3 个月再次出现痫性发作的患者应接受长期、规律的抗癫痫药物治疗。

❼ 对疑似脑卒中患者应尽快行 CT 或 MRI 检查以明确诊断。CT 平扫可迅速、准确地显示血肿的部位、出血量 [临床上可使用多田氏公式估算血肿的大小：血肿量 =0.5× 最大面积长轴（cm）× 最大面积短轴（cm）× 层面数，扫描层厚 1cm]、占位效应、是否破入脑室或蛛网膜下腔及周围脑组织受损等情况，是疑似脑卒中患者首选的影像学检查方法。头颅 MRI 诊断急性脑出血同样敏感（脑出血的核磁表现见表 1-19），但 MRI 在慢性出血及发现血管畸形方面优于 CT，磁敏感加权成像（SWI）对微出血尤其敏感。脑出血后

表 1-19　不同时期脑出血的 MRI 表现

阶段	时间	血肿的成分	T1	T2
超急性期	< 24h	细胞内，氧合血红蛋白	低信号（黑）	高信号（白）
急性期	1 ～ 3d	细胞内，脱氧血红蛋白	低信号（黑）	低信号（黑）
亚急性早期	3 ～ 7d	细胞内，正铁血红蛋白	高信号（白）	低信号（黑）
亚急性晚期	7 ～ 14d	细胞外，正铁血红蛋白	高信号（白）	高信号（白）
慢性期	> 14d	细胞外，含铁血黄素	低信号（黑）	低信号（黑）

数小时内常出现血肿扩大，加重神经功能损伤，应密切监测。早期平扫 CT 所显示的漩涡征、黑洞征、边缘不规则、密度不均匀或存在液平面等征象常提示有血肿扩大的风险。可在症状出现后的 24h 内再次进行头颅 CT 检查评估是否存在血肿扩大。在脑出血的最初几个小时内 CTA 或增强 CT 的"点征"（spot sign）更有助于预测血肿扩大风险。多时相 CTA（包括动脉晚期、静脉早期以及延迟像）则更易检出"点征"。

脑血管检查有助于了解导致脑出血病变的血管及病因，指导选择治疗方案。CTA 和 MRA 是快速、无创性评价颅内外血管的可靠方法，可用于筛查可能存在的脑血管畸形或动脉瘤，但阴性结果不能完全排除病变的存在。如果血肿部位、组织水肿程度或颅内静脉窦内异常信号提示静脉血栓形成，应该考虑行 MRV 或 CTV 检查。DSA 能清晰显示脑血管各级分支及动脉瘤的位置、大小、形态及分布，畸形血管的供血动脉及引流静脉，了解血流动力学改变，为血管内栓塞治疗或外科手术治疗提供可靠的病因学和解剖信息，是当前血管病变检查的"金标准"。

❽ 脑出血患者可应用 GCS 或 NIHSS 量表等评估病情严重程度。格拉斯哥昏迷评分（GCS）用于意识障碍患者的评估（表 1-20）。2011 年 Claude 教授推荐根据脑出血评分（ICH score）判断预后，

表 1-20　格拉斯哥昏迷评分（GCS）的标准

运动反应	语言反应	睁眼反应
6 分——按指令动作 5 分——能定位疼痛的部位 4 分——疼痛时逃避反应 3 分——疼痛时去皮质反应 2 分——疼痛时去大脑反应 1 分——无运动反应	5 分——正常对话 4 分——交谈错乱 3 分——用词错乱 2 分——语义不明 1 分——不能言语	4 分——自发睁眼 3 分——呼叫时睁眼 2 分——疼痛刺激时睁眼 1 分——任何刺激不睁眼

该评分系统总计6分，得分越高，预后越差。2007年Ruiz-Sandova教授又在此基础上设计了新的脑出血评分（intracerebral hemorrhage grading scale，ICH-GS）以评定预后（表1-21）。

表1-21 原发性脑出血预后预测评分

内容	ICH-GS		ICH Score	
年龄	＜45岁	1分	＜80岁	0分
	45～64岁	2分	≥80岁	1分
	＞65岁	3分		
入院时GCS评分	13～15	1分	13～15	0分
	9～12	2分	5～12	1分
	3～8	3分	3～4	2分
脑出血部位	幕上	1分	幕上	0分
	幕下	2分	幕下	1分
脑出血体积	幕上 ＜40mL	1分	＜30mL	0分
	幕上 40～70mL	2分		
	幕上 ＞70mL	3分		
	幕下 ＜10mL	1分	≥30mL	1分
	幕下 10～20mL	2分		
	幕下 ＞20mL	3分		
是否破入脑室	否	1分	否	0分
	是	2分	是	1分
总计	13分		6分	

❾ 脑出血的治疗以内科治疗为主，外科开颅手术治疗的有效性尚不确定，不主张无选择地常规使用外科开颅手术。微创治疗（minimally invasive surgery，MIS）是安全的，有助于降低病死率。指南推荐：a. 对于出现神经功能恶化或脑干受压的小脑出血者，或

小脑出血体积≥ 15mL，无论有无脑室梗阻致脑积水的表现，都应尽快手术清除血肿；不推荐单纯脑室引流而不进行血肿清除。b. 对于脑叶出血超过 30mL 且距皮质表面 1cm 内的患者，可考虑标准开颅术清除幕上血肿或微创手术清除血肿。c. 发病 72h 内、血肿体积 20 ～ 40mL、GCS ≥ 9 分的幕上高血压脑出血患者，在有条件的医院，经严格选择后可应用微创手术联合或不联合溶栓药物液化引流清除血肿。d. 40mL 以上重症脑出血患者由于血肿占位效应导致意识障碍恶化者，可考虑微创手术清除血肿。e. 微创治疗应尽可能清除血肿，使治疗结束时残余血肿体积≤ 15mL。f. 病因未明确的脑出血患者行微创术前应行血管相关检查（CTA/MRA/DSA）排除血管病变，规避和降低再出血风险。g. 幕上脑出血伴昏迷的患者，血肿大且明显中线移位，或颅内压升高且药物治疗无效，可考虑去骨瓣减压联合或不联合血肿清除术以降低病死率。h. 脑室外引流（EVD）联合 rt-PA 治疗脑室出血是安全的，有助于降低重症患者的病死率；联合腰椎穿刺置管引流有助于加速清除脑室出血、降低后续行脑室腹腔分流的风险。

注：1. 脑出血（intracerebral hemorrhage，ICH）的原因很多（表 1-22）。按 SMASH-U 病因分为：*血管结构性损伤（structural vascular lesions）、药物（medication）、脑淀粉样血管病（cerebral amyloid angiopathy，CAA）、系统性疾病（systemic disease）、高血压（hypertension）和未知原因（undetermined）*。本文所说的脑出血，是指*自发性脑内出血（spontaneous intracerebral hemorrhage）*，即非头部外伤所致，亦非可视性结构病变如血管畸形、囊性动脉瘤或易出血肿瘤所致。排除这些继发性脑出血原因，实际上自发性脑出血的原因主要包括高血压、动脉硬化、淀粉样血管病以及应用抗栓药和凝血功能障碍等。

2. 脑出血后对脑组织的损伤包括原发性损伤和继发性损伤。原发性损伤是血肿所致的占位效应和机械性破坏所致，严重者造成颅内压增高和局部结构的机械压迫，如颅后窝出血压迫脑干可致心肺功能障碍、阻塞性脑积水，危及生命。继发性损伤是由于水肿、炎症和血液成分的毒性作用所致。脑出血的治疗研究主要集中于：预防血肿扩大（止血和降压）、血肿清除（开颅或微创）、促进血肿

表 1-22　脑出血的病因

脑出血		病因
单发性	高血压性	高血压合并细、小动脉硬化，梗死后出血等
	非高血压性	脑淀粉样血管病、血管畸形（动静脉畸形、海绵状血管瘤、静脉血管瘤）、动脉瘤、烟雾病（Moyamoya）病、口服抗凝药或溶栓治疗后、脑肿瘤、药物和毒品（安非他命、苯丙醇胺和可卡因）、血管炎等
多发性	局灶性疾病	淀粉样血管病、脑血管炎、肿瘤出血、头部外伤等
	全身性疾病	白血病、弥散性血管内凝血（DIC）、脑静脉窦血栓形成、血小板减少症、凝血障碍如血友病等

吸收（应用 PPARγ 激动剂、CD47 阻滞剂）、预防血肿内神经毒素的释放（促进红细胞吞噬超过红细胞溶解，去除血肿内神经毒素）、预防血肿周围细胞摄取神经毒素（如 CD163 抑制剂）和神经保护（抑制细胞损伤通路，诱导细胞保护通路）等方面。

3. 脑出血诊断流程应包括如下步骤：第一步，是否为脑卒中；第二步，是否为脑出血；行头颅 CT 或 MRI 以明确诊断；第三步，脑出血的严重程度；可根据 GCS 及 NIHSS 等量表评估。第四步，脑出血的分型。一般来说，患者急性起病，有局灶神经功能缺损症状（少数为全面神经功能缺损），常伴有头痛、呕吐、血压升高及不同程度意识障碍，行头颅 CT 或 MRI 检查显示出血灶，并排除非血管性脑部病因即可诊断为脑出血。

4. 脑出血患者应尽可能明确病因。下列情况：a. 脑叶出血，年龄 < 70 岁；b. 脑深部 / 颅后窝脑出血，年龄 < 45 岁；c. 脑深部 / 颅后窝脑出血，年龄在 45 ~ 70 岁，无高血压病史患者，建议行 CTA/±CTV 以排除大血管原因或脑静脉血栓形成，如果 CTA/CTV 阴性，可行 MRI 和 MRA 以明确脑出血的非大血管病因（如脑淀粉

样血管病、穿支血管病变、海绵状血管畸形或恶性肿瘤等）。如果
CTA 或 MRA 提示为大血管原因，应尽快行 DSA 以明确并处理颅内
血管畸形。如果上述无创的检查均阴性，建议行 DSA 检查。对于
DSA 阴性且无明确的微血管病变或其他结构性病变的脑出血患者，
在 3 ~ 6 个月后可再次行 DSA 检查以排除之前未发现的血管病变。
对于脑室内出血（IVH），无可见的脑实质出血患者，建议 DSA 以
排除大血管原因。

5. 脑出血后高达 1/3 的患者会发生血肿扩大，并与预后不良相
关。止血治疗预防脑出血后血肿扩大曾是一个很有吸引力的治疗靶
点。迄今为止，大型 RCT 研究评估了 2 种药物：重组凝血Ⅶa 因子
（rFⅦa）和氨甲环酸（TXA），但这些药物对限制血肿扩大的适度
作用并没有转化为功能预后的改善。即使存在 CTA "点征"或其
他血肿扩大的 CT 征象也不能预测止血治疗的有益反应。因此目前
指南认为，rFⅦa 治疗脑出血的临床疗效不确定，且可能增加血栓
栓塞的风险，不推荐常规使用；氨甲环酸虽有助于限制血肿体积扩
大和降低早期病死率，但长期获益不确定，不推荐无选择性使用。
脑血肿扩大最常发生在发病后非常早期，因此未来的研究需要针对
更早期。

6. 使用抗栓药物发生脑出血时，应立即停药。华法林相关性脑
出血患者可考虑将 4 因子凝血酶原复合物浓缩剂（4-F PCC）作为
新鲜冰冻血浆（FFP）的一种替代选择，同时静脉应用维生素 K。
对新型口服抗凝物（达比加群、阿哌沙班、利伐沙班）相关性脑
出血，如果患者在发病前 2h 内服用过，可考虑使用药用炭。有条
件者随后可应用相应拮抗药物［如达比加群（依达赛珠单抗），凝
血因子 Xa 拮抗剂（Andexanet alfa）］，如果没有拮抗药物，可用
凝血酶原复合物浓缩剂（服用达比加群的患者也可考虑血液透析）。
不推荐 rFⅦa 单药治疗口服抗凝药相关性脑出血。对普通肝素或
低分子肝素相关性脑出血，推荐使用硫酸鱼精蛋白拮抗，剂量是
1mg/100U 肝素，需要根据最后一次肝素注射量和时间进行调整。
如用肝素后 30 ~ 60min，需 0.50 ~ 0.75mg 和 1mg 肝素，2h 后只
需 0.250 ~ 0.375mg。对溶栓药物相关脑出血，可选择输注包含凝
血因子Ⅷ的冷沉淀物和血小板（6 ~ 8U）治疗。对于使用抗血小板

药物相关性脑出血，除非需要紧急外科手术，否则不推荐常规输注血小板治疗。

7. 脑出血后早期血肿扩大提示预后不良，不仅与死亡相关，也显著降低了患者恢复功能独立的可能。关于血肿扩大，根据Brott标准，CT与基线时的CT比较，血肿体积扩大超过33%，即定义为早期血肿扩大，此时在CT上血肿直径可扩大10%，肉眼可以明辨；而根据Kazui标准，血肿体积差≥12.5mL，或血肿体积比值≥1.4时，则判定为血肿扩大。对于血肿扩大的发生机制，Mayer认为血肿扩大是由于血肿周围多个出血部位的再出血造成的。Fisher等人则提出"雪崩"模型，即血肿牵拉周围脑组织导致周围多个小血管破裂出血，血肿随之扩大，而后扩大的血肿压迫破裂小血管，出血终止。

8. 影响血肿扩大的因素，包括发病到首次CT扫描的时间（活动性出血多发生在发病6h以内）、血压（最高收缩压是血肿扩大的独立危险因素，收缩压≥160mmHg时与血肿扩大独立相关，同时，强化降压可以减少血肿体积和血肿扩大风险）、凝血功能（酗酒和慢性肝病的人往往有较高的脑出血发病率，且较易表现为出血后的继续出血）、出血部位（靠近外囊部的出血不易扩大，而丘脑出血有较高的活动性出血发生率）、血肿体积（血肿扩大的发生率随第一次CT血肿体积的增加而增加，另外类圆形的血肿更稳定，预后更好，而不规则血肿常常提示多支动脉的活动性出血）等。此外纤维蛋白原水平的下降可能导致血肿扩大。影像学方面，国际上承认的血肿扩大预测因素为"点状征"（CTA原始图像血肿里小的增强点），以及CT血肿形态不规则、血肿密度不均。有研究显示基线CT上表现为混杂征（blend sign）的患者提示早期血肿扩大的可能（特异性为95.5%）。混杂征的核心定义为：血肿由两种密度的组成部分构成；两种成分界限明显，肉眼可以轻易分辨；两种密度的成分间CT测量值至少相差18HU。黑洞征（black hole sign）可以预测脑血肿的扩大（预测早期血肿扩大特异性为94.1%）。CT黑洞征的定义需同时满足下述四项：高密度血肿内包含的低密度区域（黑洞）；黑洞区域形状可以呈圆形、椭圆形或棒状，并与邻近脑组织不相连；低密度区域需带有明显的边界；血肿内两区域的CT值须有至少 28HU 的差异。2018 国际卒中大会报道，"低密度征"为血肿扩大的独立预测因素（敏感度 63.2%，特异度 92%）。脑室出血与早期血肿扩大的关系仍然有争议。早期 CT 发现脑出血破入脑室不能预测早期血肿扩大，而随访中的 CT 脑室出血在血肿扩大组明显增多。

9. 对脑出血复发风险分层评估将影响治疗策略，脑出血复发风险应考虑以下因素：a. 初发脑出血部位（脑叶）；b. 高龄；c. MRI 梯度回波或 SWI 序列显示微出血病灶部位及其数量；d. MRI 显示存在弥漫性皮质表面铁沉积（cortical superficial siderosis，CSS）；e. 正在口服抗凝药物；f. 高血压控制不佳；g. 载脂蛋白 Eε2 或 ε4 等位基因的携带者。所有脑出血患者均应控制血压，脑出血发生后应立即给予控制血压的措施。长期血压控制目标为 130/80mmHg 是合理的。对于既往无确切高血压病史，血压持续升高的患者应积极寻找继发性高血压原因，排除因肾脏血管病变、原发性醛固酮增多症、嗜铬细胞瘤、皮质醇增多症等引起的高血压。生活方式的改变，包括避免每天超过 2 次的饮酒，避免吸烟和药物滥用，以及治疗阻塞性睡眠呼吸暂停等可能对预防脑出血复发有益。需要抗栓治疗时，对合并非瓣膜性心房颤动的脑叶出血患者建议避免长期服用华法林抗凝治疗以避免增加出血复发风险。当具有抗栓药物的明显指征时，非脑叶出血患者可以应用抗凝药物，所有脑出血患者都可应用抗血小板单药治疗。当有明显的抗凝药物使用指征时，抗凝药物相关性脑出血重启抗凝治疗的最佳时间尚不明确。在非机械性瓣膜患者中，至少在 4 周内应避免口服抗凝药物。如果有使用指征，脑出血后数天可开始阿司匹林单药治疗，尽管其最佳使用时间尚不清楚。没有足够证据表明脑出血患者中应限制他汀类药物的使用。另外，美国心脏协会/美国卒中协会（AHA/ASA）2022 版指南指出，存在血栓栓塞高风险的脑出血患者，如机械瓣膜或左心辅助装置（LVAD），应早点恢复抗凝以预防血栓栓塞并发症。心房颤动患者并发脑出血，若决定启动抗凝治疗，结合患者个体获益与风险，可考虑脑出血后约 7～8 周重新开始抗凝治疗。心房颤动并发脑出血且不适合抗凝者，可考虑左心耳封堵术以降低血栓事件风险。

第四节　蛛网膜下腔出血

长期医嘱	临时医嘱
神经内科护理常规	血常规、尿常规、粪常规＋隐血试验
一级护理❶	
卧床休息	血清生化全套（肝肾功能、电解质、血糖、血脂等）、前白蛋白
低脂低盐饮食 　或 鼻饲流质饮食	
病重通知 　或 病危通知	凝血功能
	血沉、C 反应蛋白（CRP）、降钙素原
心电监测	
保留导尿　prn	血气分析
出入量监测	糖化血红蛋白
持续低流量吸氧	肌钙蛋白、脑钠肽（BNP）
超声雾化吸入　q6h prn	血液传染病学检查（包括乙型肝炎、丙型肝炎、梅毒、艾滋病等）
颅内压检测、神经电生理检测、 　血流动力学检测　prn	胸部正侧位 X 线片或胸部 CT
20% 甘露醇　125～250mL 　iv gtt q8h❷ 　或（和）甘油果糖　250mL 　iv gtt q12h	心电图、超声心动图
	周围血管超声、下肢静脉系统超声
	经颅多普勒超声（TCD）
尼莫地平 60mg po q4h❸ 　或 尼莫地平　10mg 微量泵 　q12h～q8h	腰穿脑脊液检查　prn❻
	脑脊液置换术　prn
0.9% 氯化钠注射液 　500mL	头颅 CT 平扫＋CTA＋CTV＋CTP❼ 　或 头颅 MRI＋MRA＋SWI
15% 氯化钾注射液 　10mL	数字减影脑血管造影（DSA）
门冬氨酸钾镁注射液 　20mL	脑电图监测　prn
	GCS 评分和 Hunt-Hess 或 WFNS 分级，Fisher 分级❽

续表

长期医嘱		临时医嘱
0.9% 氯化钠注射液 250mL 氨甲环酸注射液 0.5g	iv gtt[4] q8h prn	深静脉血栓的评估 [9]
		神经心理评价
		神经外科和神经介入科会诊 [10]
0.9% 氯化钠注射液 100mL 注射用泮托拉唑钠 40mg	iv gtt qd	
丙戊酸钠缓释片 0.5 po bid prn[5]		
氨酚羟考酮 1 片 po tid		
乳果糖口服液 15mL po tid prn		

❶ 蛛网膜下腔出血（SAH）为神经科急症重症，发病后应收入年治疗 SAH > 35 例的专业医疗机构，书面向家属交代病情，并由多学科小组——包括神经外科、神经重症医学科和脑血管病介入科医师等组成的医疗团队进行管理和救治。为避免动脉瘤再次破裂出血，应绝对卧床休息，避免声光刺激，避免情绪激动和用力，适当给予镇痛和通便药物，烦躁失眠者给予安定类药物。密切监测生命体征变化，保持呼吸道通畅，必要时可行气管内插管或气管切开术辅助通气，并通过血气分析等检查监测血氧饱和度等重要指标；注意监测血压，保持收缩压 < 160mmHg，但不低于患者的基础血压；重视心电监测，采取积极的预防措施，保护心功能；注意诊治低钠血症，建议将患者血糖维持在 4.44 ~ 10mmol/L，避免低血糖；发热时予对症处理，不推荐诱导性低体温进行神经保护；另外，连续脑电图监测能及时识别更多的癫痫亚临床发作，并可能提前数小时预测迟发性脑缺血发生。

❷ 蛛网膜下腔出血多伴有颅内压增高，可以使用渗透性脱水剂（如甘露醇、高渗盐水、甘油果糖等）治疗，同时血浆渗透压应维持

在 300 ～ 320mOsm/kg。必要时可使用止痛和镇静治疗。一般 20% 甘露醇 250mL 静脉快速滴注，每天 2 ～ 4 次。与呋塞米（速尿）合用可增加疗效。也可联用甘油果糖 250mL 缓慢静脉滴注，每日 2 次。23.4% 高渗盐水 30mL 弹丸式注射比 20% 甘露醇起效更快、作用更持久、作用效力相当。

❸ 脑血管造影检查发现有近 2/3 的 SAH 患者发生脑血管痉挛，约半数患者可以没有症状。血管痉挛常在动脉瘤破裂后 3 ～ 4d 内出现，7 ～ 10d 达到高峰，14 ～ 21d 逐渐缓解。脑大动脉痉挛的严重程度与神经功能缺损严重程度呈正相关。微小的脑血管痉挛患者不但会出现临床症状，甚至会进展为脑梗死。脑血管造影是诊断脑血管痉挛的"金标准"。经颅多普勒（TCD）诊断血管痉挛具有高敏感度和阴性预测值，是理想的监测设备。DSA 判断血管痉挛的标准是：大脑中动脉主干或大脑前动脉 A1 段直径小于 1mm，或大脑中动脉和大脑前动脉的远端支直径小于 0.5mm；TCD 判断标准为：TCD 平均流速超过 120cm/s 或 2 次检查增加 20cm/s 与血管痉挛相关。血管痉挛可造成迟发性脑缺血（delayed cerebral ischemia，DCI）。如果行 CTA、CTP 检查可清晰准确地显示血管结构和低灌注区域，有助于明确诊断。国内外大多数指南均推荐使用尼莫地平治疗血管痉挛以改善 SAH 患者的预后（口服，60mg，1 次 /4 h，3 周。若患者无法口服药物，可考虑尼莫地平持续泵入作为替代治疗），且应维持血红蛋白≥ 100g/L。另外建议维持体液平衡和正常循环血容量，以预防 DCI。有研究显示双联抗血小板聚集药物可降低脑血管痉挛发生率及减少 DCI，目前证据不推荐使用硫酸镁预防脑血管痉挛。

❹ SAH 后是否应用止血药物仍存在争议。有证据表明，早期、短时间使用氨基己酸可显著降低 SAH 患者的再出血发生率并改善其 3 个月时的临床预后。因此指南推荐：对于需要推迟闭塞的动脉瘤，再出血风险较大且没有禁忌证的患者，短期内（＜ 72h）使用氨甲环酸或氨基己酸以降低动脉瘤的再出血是合理的；对于不明原因的 SAH、不愿意手术的患者使用氨甲环酸或氨基己酸等止血药是合理的，但要谨防深静脉血栓形成。文献中剂量较大：首先给予 1g 的氨甲环酸，随后每 6h 给予 1g，直到动脉瘤得到治疗，最长治疗时间不超过 72h。

❺ 动脉瘤破裂致 SAH 后急性癫痫的发生率约为 6% ～ 26%，SAH 后非惊厥癫痫持续状态是临床预后不良的最主要预测因子。因此，对有明确癫痫发作的患者必须给予药物治疗，但不主张预防性使用抗癫痫药物；不推荐常规长期使用抗癫痫药物，但对于有迟发性癫痫危险因素的患者，若先前曾有癫痫、脑出血、脑梗死、大脑中动脉动脉瘤破裂等，可考虑长期使用抗癫痫药物。

❻ 对于头颅 CT 已经确诊的蛛网膜下腔出血，腰椎穿刺不作为常规检查。对于疑诊 SAH 但 CT 结果阴性的患者，需进一步行腰椎穿刺检查。无色透明的正常脑脊液可以帮助排除最近 2 ～ 3 周内发病的 SAH；均匀血性的脑脊液可支持 SAH 的诊断，但需注意排除穿刺过程中损伤出血的可能（穿刺伤常表现为不均匀的血性脑脊液，上清液为无色）；脑脊液黄变是红细胞裂解生成的氧合血红蛋白及胆红素所致，脑脊液黄变提示陈旧性 SAH。

❼ CT 是 SAH 诊断的首选检查。在发病后 6h 内，CT 诊断 SAH 的敏感度为 100%，发病 6h 后敏感度为 85.7%。在 SAH 急性期，MRI 的敏感度与 CT 相近，但在疾病亚急性期及慢性期，其诊断敏感度优于 CT。若患者病情许可，SAH 患者均需行病因学检查，其中 85% 为动脉瘤破裂。CTA 诊断动脉瘤的整体敏感度约为 98%，特异度为 100%。CTA 具有快速成像、易普及等优势，还能显示动脉瘤形态、载瘤动脉与骨性结构的关系，以指导手术方式的选择及夹闭手术方案的制订。但当动脉瘤直径 ≤ 3mm 时，CTA 的诊断结果并不可靠，敏感度仅为 40% ～ 90%。三维时间飞跃法磁共振血管成像（3D-TOF-MRA）诊断颅内动脉瘤的敏感度为 89%、特异度为 94%。诊断敏感度与动脉瘤大小有关，MRA 对直径 ＞ 3mm 的动脉瘤敏感度更高。DSA 是动脉瘤诊断的金标准，三维重建 DSA（3D-DSA）对动脉瘤检出率高，同时有利于构建动脉瘤形态、显示瘤颈与邻近血管关系及指导治疗选择。因此，对于血管内治疗术前评估、复杂动脉瘤以及 CTA 不能明确病因的 SAH 患者（典型的中脑周围性 SAH 除外）均需进行全脑 DSA 检查。若首次 CTA 或 DSA 未发现动脉瘤或其他责任病灶时，可以在发病后 2 ～ 4 周复查血管影像。

❽ SAH 评分有助于判断预后及采取不同的治疗手段。SAH 早

期应该使用格拉斯哥昏迷评分（GCS）等工具进行评价。GCS 通过 3 个要素衡量神经功能：睁眼反应、语言反应和运动反应，GCS 与 SAH 患者生存质量的关联性最强。可应用 Hunt-Hess 分级（表 1-23）或神经外科联盟分级（WFNS）对病情严重程度予以评估，Hunt-Hess 分级≥Ⅲ级的患者宜收入 NICU 予以观察治疗。Hunt-Hess 量表临床也常用于选择手术时的参考（一般 Hunt 和 Hess 分级≤Ⅲ级时，多早期行手术夹闭动脉瘤或者介入栓塞）。在预后评估方面，动脉瘤性 SAH 入院患者预后（PAASH）量表比 WFNS 量表的效能更好（表 1-24）。改良 Fisher 量表主要评估血管痉挛的风险（表 1-25）。

表 1-23　Hunt-Hess 分级

分级	临床表现
Ⅰ级	无症状，或轻度头痛，轻度颈项强直
Ⅱ级	中-重度头痛，颈项强直，或脑神经瘫痪
Ⅲ级	嗜睡，意识模糊，或轻微局灶性神经功能损害
Ⅳ级	昏迷，中等至重度偏瘫，可能有早期的去大脑强直及自主神经功能障碍
Ⅴ级	深昏迷，去大脑强直，濒死状态

说明：对于严重的全身性疾病（例如高血压肾病、糖尿病、严重动脉硬化、慢性阻塞性肺疾病）或血管造影发现严重血管痉挛者，评分加 1 级。

❾ 深静脉血栓形成和肺栓塞是 SAH 尤其是有意识障碍的危重患者的常见并发症，对患者的预后有严重影响。推荐尽早使用弹力袜和（或）气囊间歇加压装置（血栓泵），以预防血栓形成。若无禁忌证，予皮下或静脉注射肝素行预防性抗凝治疗很可能是有效的，注意低分子肝素的使用不应早于动脉瘤外科夹闭术后 12h，栓塞术后可以考虑立即使用。对于发生活动性深静脉血栓并抗凝失败或有抗凝禁忌证的患者，可选择腔静脉滤器置入术等血管外科专科治疗。

表 1-24 WFNS 和 PAASH 量表

量表	等级/级	标准	预后不良的比例 /%	OR 值
WFNS	I	GCS 15	14.8	—
	II	GCS 13 ～ 14 且没有神经功能缺失	29.4	2.3
	III	GCS 13 ～ 14 伴有神经功能缺失	52.6	6.1
	IV	GCS 7 ～ 12	58.3	7.7
	V	GCS 3 ～ 6	92.7	69.0
PAASH	I	GCS 15	14.8	—
	II	GCS 11 ～ 14	41.3	3.9
	III	GCS 8 ～ 10	74.4	16.0
	IV	GCS 4 ～ 7	84.7	30.0
	V	GCS 3	93.9	84.0

表 1-25 改良 Fisher 量表

分数 / 分	CT 表现	血管痉挛风险 /%
0	未见出血或仅脑室内出血或实质内出血	3
1	仅见基底池出血	14
2	仅见周边脑池或侧裂池出血	38
3	广泛蛛网膜下腔出血伴脑实质出血	57
4	基底池和周边脑池、侧裂池较厚积血	57

❿ 蛛网膜下腔出血应尽早进行病因学治疗。若发现动脉瘤，应由经验丰富的神经外科与神经介入科医师根据患者病情与动脉瘤情况共同商讨后决定治疗方案。外科手术夹闭或血管内介入治疗均可降低动脉瘤再破裂出血的风险。对于同时适用于介入栓塞及外科手术的动脉瘤患者，应首选栓塞治疗以改善患者长期功能预后。应尽可能完全闭塞动脉瘤。倾向于栓塞术的因素：年龄 > 70 岁、不存在有占位效应的血肿、动脉瘤相关因素（后循环动脉瘤、窄颈动脉

瘤、单叶形动脉瘤）。倾向于推荐夹闭术的因素：年龄较轻、合并有占位效应的血肿、动脉瘤相关因素（大脑中动脉及胼周动脉瘤、瘤颈宽、动脉瘤体直接发出血管分支、动脉瘤和血管形态不适于血管内弹簧圈栓塞术）。支架辅助血管内治疗的患者围手术期应使用抗血小板药物治疗，有条件时可完善血小板功能检查。此外，伴第三、四脑室积血的急性脑积水患者可请神经外科行脑室引流，而伴有症状的慢性脑积水患者可行临床或永久的脑脊液分流术。

注：1. 蛛网膜下腔出血（subarachnoid hemorrhage，SAH）是指脑底部或脑表面血管破裂后，血液流入蛛网膜下腔引起相应临床症状的一种脑卒中，占所有脑卒中的 5%~10%。颅内动脉瘤是 SAH 最常见的病因（85%），其他病因包括中脑周围非动脉瘤性蛛网膜下腔出血（perimesencephalic nonaneurysmal subarachnoid hemorrhage，PNSAH）、脑动静脉畸形（brain arteriovenous malformation，bAVM）、脑底异常血管网病、硬脑膜动静脉瘘、夹层动脉瘤、血管炎、颅内静脉系统血栓形成、结缔组织病、颅内肿瘤、血液病、凝血障碍性疾病及抗凝治疗并发症等，部分患者原因不明。SAH 多合并复杂严重的并发症，即便存活，患者仍易残留神经功能缺损，严重影响日常生活质量。

2. SAH 患者的最突出的临床症状是头痛，程度剧烈，有时为雷击样，无论在重体力活动时或情绪激动状态下还是正常活动期间均可发病，发病时还可伴有恶心、呕吐、意识障碍、局灶性神经功能缺损、癫痫发作和脑膜刺激征。约 12% 的患者症状不典型，首次就诊时易被临床医师误诊，应及时接受头颅 CT 平扫或腰椎穿刺检查。头痛、脑膜刺激征阳性及头颅 CT 显示蛛网膜下腔呈高密度影是经典的诊断标准。动脉瘤、高血压、吸烟、酗酒等为 SAH 的独立危险因素，滥用多种药物，如可卡因和苯丙醇胺与 SAH 的发病相关。如果一级亲属中有 2 例以上动脉瘤性 SAH 者，建议做 CT 血管造影（CTA）或 MRA 进行动脉瘤筛查。

3. 动脉瘤治疗的目标包括尽可能完全阻断瘤内血流、防止动脉瘤复发及减少并发症以改善预后。治疗方式有两种：血管内介入治疗外科手术夹闭治疗。动脉瘤血管内治疗主要包括两类：其中一类为动脉瘤栓塞术，即通过在动脉瘤内释放弹簧圈致局部血栓形成从而将动脉瘤与循环阻隔，该类治疗手段主要包括单纯弹簧圈动脉瘤栓塞术、支架辅助弹簧圈动脉瘤栓塞术、球囊辅助弹簧圈动脉瘤栓塞术等；另一类为血流导向装置（flow diverter，FD）置入术，即通过置入覆膜或密网孔的血流导向装置，使动脉瘤瘤体内血液淤滞，形成血栓而使动脉瘤闭塞。外科手术夹闭治疗是指通过外科手术的方式，充分暴露经影像学检查明确位置的破裂动脉瘤，使用夹持装置夹闭瘤颈，从而达到阻断瘤内血流的目的。临床医师在为具体患者制订个性化的最佳治疗方案时，需综合考虑各治疗方式的特点、患者年龄、一般情况、动脉瘤特点（位置、形态以及载瘤血管弯曲度和邻近的重要分支等）及治疗机构等因素。

4. 中脑周围非动脉瘤性蛛网膜下腔出血（PNSAH）表现为突发头痛，并有恶心、呕吐及脑膜刺激征等症状。但是，与动脉瘤性蛛网膜下腔出血相比，上述临床症状往往较轻，且很少出现意识障碍或局灶性神经功能障碍，Hunt-Hess 分级为 Ⅰ～Ⅱ 级，临床过程较平稳，继发性癫痫、脑积水、脑血管痉挛等并发症较少。典型影像学表现在 CT 或 MRI 上符合 Rinkel 等提出的诊断标准：出血中心紧靠中脑的前方，并可蔓延到脑桥的前部，也可累及环池的前部及外侧裂基底部，但不扩展至外侧裂的外侧端，出血未充满纵裂池前部，且无明显的脑室内积血。PNSAH 是一种特殊类型的 SAH，目前多认为是由于中脑前方的静脉性出血导致，这种出血压力较低、分布范围局限、易被脑脊液稀释，因此出血后的症状相对较轻。静脉性出血来源多为脚间静脉、脑桥前静脉、后交通静脉、脑室纹状体静脉和丘脑穿静脉等。研究显示 PNSAH 患者发病时存在 Valsalva 动作成分的诱发，该动作会导致患者胸腔压力升高，从而引起颅内静脉压升高或静脉扩张，进而导致中脑周围的静脉及毛细血管破裂出血。最新研究指出，横窦血栓形成可导致 PNSAH 的发生，颅内静脉高压在 PNSAH 的发生过程中起着至关重要的作用。诊断 PNSAH 前，需要排除颅内动脉瘤或其他原因导致的 SAH。本病预后一般较好，并发症和后遗症亦较少。

5. 自发性大脑凸面蛛网膜下腔出血（convexal subarachnoid hemorrhage，cSAH）是指大脑凸面的非创伤性出血，位于 1 个或几个相邻脑沟内，不累及相邻的脑实质，不进入纵裂、侧裂、基底池或脑室。cSAH 是一类不同于动脉瘤性蛛网膜下腔出血的脑血管疾病，临床上比较少见，在 CT 上表现为大脑凸面脑沟内的高密度，在头颅 MRI 上表现为大脑凸面脑沟内的异常信号，T1 加权序列为高信号，T2 加权序列为低信号。病因包括可逆性脑血管收缩综合征（RCVS）、脑淀粉样血管病（CAA）、血管炎、烟雾病、颅内静脉系统血栓、脑动脉狭窄或闭塞、脑动脉夹层、硬脑膜动静脉瘘、动静脉畸形、海绵状血管瘤、凝血障碍、脑脓肿、颅内肿瘤等。颅内外大血管狭窄或闭塞时，软脑膜动脉代偿性扩张。在血流量增大或压力升高时，这些小的代偿血管由于管壁薄弱而破碎或者血管通透性增高从而导致 cSAH。本病最常见的症状是头痛，多为非特异性头痛。第二常见症状是短暂性局灶性神经功能缺损，表现为麻木、感觉异常、无力、构音障碍等，其中以感觉症状多见，其发生与大脑凸面脑沟内血液引起的皮质扩散性抑制（cortical spreading depression，CSD）有关。

6. 关于蛛网膜下腔出血患者的血压控制问题分为动脉瘤处理前和处理后两个阶段。在处理动脉瘤前，控制血压的目的是：降低高血压相关再出血的风险，减少低血压造成的缺血性损害。在处理动脉瘤后，再破裂出血的风险显著降低，而脑水肿、颅内压（ICP）增高及脑血管痉挛（CVS）为临床主要问题，血压管理则要以保持脑组织灌注，防止缺血性损伤为目标。目前尚无最佳的血压控制目标值，动脉瘤处理前可将收缩压控制在 140 ~ 160mmHg，处理动脉瘤后，应参考患者的基础血压，合理调整目标值，如高于基础血压的 20% 左右，避免低血压造成的脑缺血。国内常用的静脉降压药物如尼卡地平、乌拉地尔等可以用于 SAH 后急性高血压的控制。

7. 低钠血症是 SAH 患者最常见的电解质紊乱类型，其发生率为 10% ~ 30%，脑性耗盐综合征（CSWS）和抗利尿激素分泌异常综合征（SIADH）均可能发生，甚至并存。前者导致低血容量，而后者常为等血容量或轻度高血容量。CSWS 时尿钠增多，血容量降低和血钠缺乏。鉴别 CSWS 和 SIADH 最重要的特征是血容量状态。CSWS 更常见，治疗方法是使用高渗高钠液体。首要的是补充足够的水和钠，维持正常血容量和正常血钠水平。尿钠增多可通过使用盐皮质激素，如醋酸氟氢可的松治疗。SIADH 治疗的主要方法是限制液体入量。

8. 颅内未破裂动脉瘤（unruptured intracranial aneurysm，UIA）患病率约为 3.2%，年破裂率为 1.0% ～ 7.3%。动脉瘤一旦破裂，致死率、致残率高。UIA 引起的常见症状包括头痛、头晕、眼部疼痛、眼睑下垂、视觉障碍、复视、癫痫等，较小的 UIA 大多无明显症状。不同部位的动脉瘤表现各异。后交通动脉动脉瘤、大脑后动脉 P1 段动脉瘤以及小脑上动脉起始段动脉瘤靠近动眼神经，压迫动眼神经时可出现动眼神经麻痹。小脑后下动脉瘤若压迫后组脑神经可出现饮水呛咳、声音嘶哑、吞咽困难等症状。瘤体较大的动脉瘤可引起占位效应，出现头痛、恶心、呕吐等类颅内高压症状。巨大的床突旁动脉瘤，引起视力下降；颈内动脉海绵窦段巨大动脉瘤可引起海绵窦综合征；基底动脉瘤可能引起眩晕和脑干症状。此外，UIA 还可能引起缺血或栓塞。

建议采用 1.5T 及以上的 TOF-MRA 和 CTA 筛检动脉瘤，必要时 DSA 检查来明确是否存在动脉瘤、动脉瘤形态及大小。推荐对有动脉瘤性 SAH 家族史的患者，或合并常染色体显性遗传的多囊性肾病患者以及主动脉病变患者进行 UIA 筛查。高分辨磁共振血管壁成像（HR-VWI）可以获得动脉瘤壁的信息，对动脉瘤破裂风险的评估有一定作用。对于颅内夹层动脉瘤，HR-VWI 可以明确有无内膜瓣、双腔征和壁间血肿等特殊结构，可用于指导诊疗。

评价动脉瘤的破裂风险非常重要。UIA 患者如果合并控制不达标的高血压、吸烟无法戒断、既往颅内另一动脉瘤破裂出血、多发动脉瘤、动脉瘤直径 > 5mm（或测量上明显大于载瘤动脉）、症状性动脉瘤、动脉瘤位于后循环或分叉部位、动脉瘤不规则如有子囊或多分叶状等情况，均应接受积极治疗；UIA 患者行 HR-VWI 检查，若出现瘤壁强化，建议积极治疗；UIA 低风险患者，应定期进行动脉瘤复查，并且戒掉不良生活习惯，监测血压，避免不良情绪，若随访过程中动脉瘤发生增大，其破裂风险升高，应积极治疗；随访过程患者焦虑、抑郁情绪加重，可考虑治疗。此外，如果血流动力学分析提示为动脉瘤破裂的血流动力特征则倾向治疗。

9. 蛛网膜下腔出血是神经科急症之一，需要迅速、正确地诊断和处理。指南推荐诊疗流程见图 1-4。

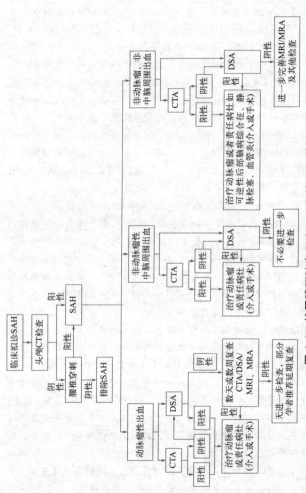

图 1-4 蛛网膜下腔出血（SAH）的诊疗流程

CTA：CT 血管造影；DSA：数字减影血管造影；MRA：磁共振血管造影

第五节　颅内静脉血栓形成

长期医嘱	临时医嘱
神经内科护理常规	血常规、尿常规、粪常规 + 隐血试验
一级护理	
低脂低盐饮食　或 鼻饲流质饮食	血清生化全套
	血清同型半胱氨酸
病重通知　或 病危通知　prn	凝血功能（PT、INR、APTT、Fbg、TT）
持续低流量吸氧　prn	血沉、C 反应蛋白（CRP）
测生命体征（BP、R、P、T）	血液传染病学检查（包括乙型肝炎、丙型肝炎、梅毒、艾滋病等）
心电监测　prn	
0.9 氯化钠注射液 100mL ｜ iv gtt❶ 头孢曲松钠 1.0g ｜ q12h prn	D- 二聚体 ❺
	血气分析　prn
低分子肝素　0.4mL 皮下注射 q12h❷	糖化血红蛋白
	肿瘤标志物
华法林　3mg po qd（根据 INR 调整剂量）	尿妊娠试验　prn
丙戊酸钠缓释片　500mg po bid prn❸	腰椎穿刺（测颅压、查脑脊液常规、生化、脑脊液细胞学、革兰氏 / 抗酸 / 墨汁染色、脑脊液培养 + 药敏或病原微生物宏基因组）❻
20% 甘露醇　125 ～ 250mL iv gtt q8h❹	血栓形成倾向（易栓症）筛查❼
0.9% 氯化钠注射液 500mL ｜ iv gtt 15% 氯化钾注射液 10mL ｜ qd	抗链球菌溶血素 O、类风湿因子、免疫全套、甲状腺功能及相关抗体、抗中性粒细胞胞质抗体（ANCA）、狼疮抗凝物、抗心磷脂抗体、抗 β2 糖蛋白 I 抗体等

续表

长期医嘱	临时医嘱
	骨髓穿刺 prn
	胸部正侧位 X 线片或胸部 CT
	心电图、超声心动图
	周围血管超声、下肢静脉系统超声
	经颅多普勒超声（TCD）
	鼻窦或耳或乳突 CT
	头颅 CT+CTV[8]
	头颅 MRI+MRV+SWI[9]
	数字减影脑血管造影（DSA）[10]
	脑电图监测 prn
	妇产科、血液科、内分泌科、风湿免疫科、皮肤科、血管外科、眼科、肿瘤外科等相关科室会诊
	神经介入科会诊、神经外科会诊[11]

❶ 颅内静脉血栓形成（cerebral venous thrombosis，CVT）如为感染性（如脑膜炎、耳炎、乳突炎、鼻窦炎，颈部、面部和嘴部感染，系统性感染）因素所致，应及早、足量使用敏感抗生素治疗，在未查明致病菌前宜多种抗生素联合或使用广谱易透过血脑屏障的高效抗生素治疗（如头孢曲松钠）。疗程宜长，一般 2～3 个月，或在局部和全身症状消失后再继续用药 2～4 周，以有效控制感染、防止复发。在抗生素应用的基础上，可行外科治疗彻底清除原发部位化脓性病灶。头颈部感染性疾病导致的 CVT，一般不主张抗凝治疗，以免感染扩散。

❷ 对于无抗凝禁忌的 CVT 患者应及早接受抗凝治疗，抗凝可

预防静脉血栓的发生，阻止血栓延续发展，促进侧支循环通路开放，预防深静脉血栓（DVT）和肺栓塞。建议急性期使用低分子肝素，剂量为 90 ～ 100IU/kg 体重（0.4 ～ 0.6mL），每日 2 次皮下注射；或使用普通肝素治疗，应使部分凝血活酶时间延长 1.5 ～ 2.5 倍。疗程可持续 1 ～ 4 周；低分子肝素的安全性和有效性略优于普通肝素；伴发于 CVT 的少量颅内出血和颅内压增高并不是抗凝治疗的绝对禁忌证；急性期过后应继续口服抗凝药物，常选用维生素 K 拮抗剂（华法林），目标凝血酶原时间-国际标准化比值（PT-INR）保持在 2 ～ 3；原则上，华法林与肝素重叠使用 3 ～ 5d，在 PT-INR 达到 2 ～ 3 后撤销肝素使用，并定期根据监测指标调整华法林用量。对于有可迅速控制危险因素的 CVT，如妊娠、口服激素类避孕药物，抗凝治疗可在 3 个月内；对于危险因素不明或轻度遗传性血栓形成倾向（因子 V Leiden 杂合子、凝血酶原 G20210A 杂合子或凝血因子Ⅷ增多，血栓复发的风险要低——2 年为 7.0%，5 年为 11.0%，10 年为 25.0%，归类为轻度血栓形成倾向）的 CVT，口服抗凝治疗应持续 6 ～ 12 个月；对于发作 2 次以上或有严重遗传性血栓形成倾向（凝血酶原 G20210A 纯合子，因子 V Leiden 纯合子，蛋白 C、蛋白 S 或抗凝血酶缺乏——血栓复发风险 2 年为 19.0%，5 年为 40.0%，10 年为 55.0%，复合型血栓形成倾向——双杂合子或纯合子）以及抗磷脂综合征（诊断抗磷脂综合征需有 2 次或以上的实验室检测结果支持，间隔至少 12 周）所致的 CVT，可考虑长期抗凝治疗。目前尚无证据支持影像学证实的闭塞静脉（窦）再通，可作为停止口服抗凝治疗的依据。新型口服抗凝药达比加群和利伐沙班可以有效地治疗 CVT，且无明显并发症，但临床应用时间尚短，长期疗效尚未明确。

❸ CVT 患者合并癫痫的概率在 30% ～ 40%，建议在首次发作后尽早使用抗癫痫药物（如丙戊酸钠、卡马西平等）并尽快达到有效血药浓度以控制发作。急性期过后可逐渐减量，一般不需要长期抗癫痫治疗。头部 CT 或 MRI 显示实质性病变的 CVT 患者早期癫痫发作的可能性可增加 3.7 倍，有感觉缺损症状的患者早期癫痫发作的可能性增加 7.8 倍，此类患者预防性使用抗癫痫药物可使 2 周内癫痫发作的风险降低 70.0%，但此结果差异无统计学意义。因此

对无痫性发作患者，指南不推荐预防性使用抗癫痫药物。

❹ 由于静脉（窦）闭塞和脑组织肿胀，40% 以上的 CVT 可出现孤立性的颅内高压，临床特征包括进展的头痛、视盘水肿和第三对或第六对脑神经麻痹。颅高压主要是因为静脉回流受阻致静脉性充血，以及脑脊液吸收障碍。大多数伴发于 CVT 的轻度脑水肿无须特殊处理，抗凝治疗对静脉回流的改善可有效降低颅内压，应避免过度限制液体入量，以免血液黏稠度增高。严重颅内压增高可给予头高脚低位、过度换气、甘露醇、呋塞米等降颅压治疗，但应防止过度脱水导致血液浓缩等因素加重 CVT 病情。不建议常规使用糖皮质激素，因其可能加重血栓形成的倾向。进展性视力下降应采取有效措施积极降低颅压，必要时可行视神经鞘减压术以挽救视力（术前停用肝素 12h，术后即可恢复抗凝治疗）。对严重颅内高压或出现早期脑疝者，应该紧急处理，必要时可行去骨瓣手术减压或脑脊液分流治疗。乙酰唑胺是一种碳酸酐酶抑制剂，有轻微的利尿作用并且可减少脑脊液的产生，因此对于颅内压升高的 CVT 患者，启动乙酰唑胺治疗也是合理的。

❺ D-二聚体是纤维蛋白降解产物，其升高可作为 CVT 辅助诊断的重要指标，但其水平正常时并不能排除诊断 CVT。亚急性或慢性症状就诊的患者以及血栓负荷较小的患者更可能出现假阴性。若以 > 500μg/L 作为标准诊断 CVT 的平均敏感度为 93.9%，特异度为 89.7%。D-二聚体对鉴别血栓与非血栓性局部静脉窦狭窄有一定帮助。

❻ 腰椎穿刺检查对于测定颅内压、排除肿瘤及感染性病因是很有必要的，但对于伴有头痛、呕吐和视盘水肿等严重颅内高压的患者应注意其安全性。CVT 患者脑脊液压力大多（80%）增高，可伴不同程度的细胞数（约 50.0%）和蛋白增高（约 35%），但脑脊液检查结果阴性并不能排除 CVT 的诊断。

❼ 建议对无继发危险因素的患者行血栓形成倾向筛查，包括蛋白 C、蛋白 S 或抗凝血酶 Ⅲ 缺乏、凝血酶原 *G20210A* 突变、Ⅴ因子 *Leiden* 突变和亚甲基四氢叶酸还原酶突变，有助于 CVT 患者的二级预防管理。对蛋白 C、蛋白 S 和抗凝血酶缺乏通常应在抗凝完成

后 2～4 周进行，在急性期进行检测或对正在口服华法林的患者进行检测，其价值非常有限。

❽ CT/CT 增强 /CTV 在 CVT 诊断中发挥着重要作用。CT 平扫显示的直接征象是与静脉窦位置一致的高密度条索征，上矢状窦血栓在冠状位上表现为高密度三角征，单纯皮质静脉血栓患者位于脑表面的条索状密度增高影。CT 平扫间接征象包括：弥漫的脑组织肿胀（脑回肿胀、脑沟变浅和脑室受压）、静脉性梗死和脑出血，出血部位多见于脑叶，位于皮质和皮质下脑组织之间可多部位同时发生，常呈点片状渗血，也可形成实体血肿，周边水肿明显而与血肿体积不匹配。但 CVT 患者如果表现为单纯颅内压增高，50% 的头颅 CT 平扫无异常发现。CT 增强扫描能显示血栓时静脉窦腔内对比剂充盈缺损，冠状位上矢状窦血栓可呈典型的空三角征（腔内血栓充盈缺损呈低密度，周围的硬脑膜强化表现为高密度）。皮质静脉血栓在 CT 增强时呈充盈缺损或不显影，同时周围可有扩张的引流静脉。CTV 具有较高的敏感度和特异度，可同时显示静脉窦闭塞和窦内血栓。CT 结合 CTV 可作为 CVST 疑似患者的重要影像学方法，其敏感度可达 75%～100%，特异度可达 81%～100%。

❾ MRI/MRV 有多种成像序列，可直接显示颅内静脉和静脉窦血栓以及各种继发性脑实质损害［额叶、顶叶和枕叶的脑实质变化通常对应上矢状窦血栓的形成。颞叶脑实质变化对应侧面（横向）及乙状窦血栓形成。深层实质异常，包括丘脑出血、水肿或脑室出血，对应 Galen 或直窦血栓形成］，诊断 CVT 的敏感度和特异度均较高。血栓信号随发病时间不同而变化（表 1-26），其中以亚急性期的血栓高信号对 CVT 诊断较为可靠。磁敏感加权成像（SWI）或

表 1-26　颅内静脉血栓形成不同时期的 MRI 表现

血栓形成时期	T1WI	T2WI
急性期（1～5d）	等信号	低信号
亚急性期（6～15d）	高信号	高信号
慢性期（≥16d）	低信号	低信号

梯度回波序列对急性期静脉窦和皮质静脉血栓形成的诊断敏感度较高，特别对皮质静脉血栓的诊断符合率可达到 97%，即使是在 MRV 没有阳性发现时。DWI 主要用于鉴别静脉性梗死和血管源性水肿，也可用于观察静脉腔内血栓。头颅 MRV 可发现相应的静脉窦闭塞，静脉显影不良，侧支静脉扩张，板障静脉和头皮静脉显像等征象。对比增强 MRV（CE MRV）由于消除了血管内湍流，使颅内静脉和静脉窦显示更为清晰。T1 加权三维快速自旋回波序列可确切显示 CVT 患者静脉窦和皮质静脉腔内血栓，诊断亚急性期 CVT 的敏感度和特异度分别达到 97% 和 99% ～ 100%。

❿ DSA 是诊断 CVT 的金标准，但不是常规和首选的检查手段，一般在 MRV 或 CTV 仍不能明确诊断或拟行血管内介入治疗时使用。DSA 可显示闭塞的静脉窦不显影或充盈缺损、脑静脉窦显影延迟、毛细血管期延长、侧支引流静脉扩张、受累静脉周围的头皮静脉显影增多和静脉血流方向逆转等。DSA 对单纯皮质静脉血栓形成的诊断不具优势。经动脉顺行性造影既可直接显示静脉窦血栓累及的部位、范围、程度和侧支代偿循环状况，还可以通过计算动静脉循环时间，分析脑血流动力学障碍的程度（正常情况下，全脑循环时间共 7.5 ～ 9s，脑动脉期、毛细血管期和静脉期各为 2.5 ～ 3s，而静脉窦血栓形成的患者全脑循环时间一般都长达 11s 以上，甚至超过 20s。动静脉循环之间超过 23s 提示预后不良）。经股静脉逆行静脉窦造影可进一步证实血栓的存在、累及范围、血栓松软程度和窦内各段压力变化，还可发现并存的微小动静脉瘘，为血管内介入治疗提供依据。在某些情况下，横窦或乙状窦可由于先天发育异常所致一侧或双侧显影不良，在影像学上与 CVT 表现相似，应注意鉴别。通常，从上矢状窦到颈内静脉球的窦内压力梯度差值不超过 5 ～ 6mmHg，经静脉逆行颅内静脉窦造影时，若压力梯度改变超过 10 ～ 12mmHg 支持静脉窦狭窄或闭塞。

⓫ CVT 的血管内治疗主要包括局部接触溶栓、球囊扩张成型、机械取栓和血管内支架植入等。经足量抗凝治疗无效且无严重颅内出血的重症患者，可在严密监护下慎重实施局部溶栓治疗。有证据表明，窦内局部直接接触溶栓以治疗产褥期上矢状窦血栓形成是安

全有效的。对抗凝治疗开始后症状持续加重，或经溶栓治疗出现新发症状性出血，或入院时有意识障碍或严重颅内出血的 CVT 患者，可施行机械取栓治疗。球囊扩张成型术可一定程度解除静脉窦狭窄，同时球囊压迫局部血栓使之松动，有利于清除窦内血栓，因此对血栓机化、取栓后效果不佳或合并静脉窦狭窄的患者，可以慎重采用；对慢性血栓导致的静脉窦狭窄和颅内高压患者，建议严格选择病例，行狭窄部位静脉窦内支架植入；血管内治疗后的抗栓方案，依治疗措施和患者病情进行个体化选择。对于 CVT 继发硬脑膜动静脉瘘的处理，应首先积极治疗 CVT，改善静脉回流，然后采取包括血管介入栓塞的综合治疗，闭合瘘口。对于急性颅内压增高或颅内血肿，占位效应明显，中线移位超过 1cm，即将发生脑疝者，应及时请神经外科会诊行去骨瓣减压术；有脑积水并脑室系统扩大者可行脑脊液分流术。

　　注：1. 颅内静脉血栓形成（cerebral venous thrombosis，CVT）是指由各种病因引起的颅内静脉或静脉窦血栓形成，使血液回流受阻或脑脊液循环障碍，导致颅内高压和局灶脑损害为特征的一类脑血管病，约占所有脑血管病的 0.5% ~ 1%。CVT 可原发于颅内脑浅静脉、深静脉或静脉窦，其中单纯浅静脉血栓形成罕见，多由于脑静脉窦血栓延伸而来；深静脉血栓形成则以大脑内静脉和大脑大静脉多见。60% 以上患者病变累及多个静脉窦，其中以上矢状窦受累居首位。病变性质可分为感染性和非感染性，前者继发于头面部或其他部位细菌性感染，后者则多与各种非感染性病因引起的高凝状态、血液淤滞、血管壁损伤和颅内压过低等有关。部分原因不明。由于颅内静脉与静脉窦之间、静脉窦与静脉窦之间，以及静脉窦与颅外静脉在解剖上存在吻合和彼此沟通，当静脉（窦）血栓形成时，血栓累及范围和侧支循环的差异等因素导致临床表现复杂多样，可从无临床症状到病情危重，甚至死亡。由于凝血与纤溶状态的波动，导致患者病情呈缓解与加重交替。

　　2. CVT 的病因或危险因素包括以下几点。

　　（1）遗传性高凝状态　抗凝血酶Ⅲ缺乏症、蛋白 S 和蛋白 C 缺乏症、活化蛋白 C 和 V 因子 *Leiden* 突变、凝血酶原 G20210A 突变、亚甲基四氢叶酸还原酶突变致高半胱氨酸血症等。

（2）获得性高凝状态 肾病综合征、抗磷脂抗体综合征、高同型半胱氨酸血症、妊娠和产褥期。

（3）感染性因素 脑膜炎、耳部感染、乳突炎、鼻窦炎、颈部或面部感染、脑脓肿、系统性感染、获得性免疫缺陷综合征等。

（4）免疫性疾病 系统性红斑狼疮、韦格纳肉芽肿病、贝赫切特综合征（Behcet's病）、结节病、炎性肠炎、甲状腺疾病等。

（5）血液系统疾病 红细胞增多症、白血病、血栓性血小板减少性紫癜、血小板增多症、严重贫血和自体免疫溶血性疾病、阵发性睡眠性血红蛋白尿症、肝素诱导血小板减少症等。

（6）药物 口服避孕药、锂剂、雄激素、舒马曲坦，静脉输入免疫球蛋白、激素替代疗法、天冬酰胺酶、类固醇、违禁药品等。

（7）外伤和机械性操作 头外伤、颈部外伤累及颈静脉、颈静脉导管操作等。

（8）肿瘤 神经系统肿瘤、全身恶性肿瘤、神经系统外实体瘤等。

（9）其他 脱水（尤其儿童）、甲状腺毒症、动静脉畸形、硬脑膜动静脉瘘、先天性心脏病、放射治疗后等。

（10）约15%病因未明。

约85%以上的患者存在一种或多种危险因素，多种危险因素引起血液高凝状态、血流动力学异常以及静脉血管壁损伤是CVT的主要发病机制。不同年龄段患者的危险因素不尽相同，婴幼儿以脱水和围生期并发症多见，儿童主要为头面颈部感染、结缔组织病、血液病和肿瘤，而成年女性则以口服避孕药物和围生期或人工流产后多见。

3. CVT可为急性、亚急性（48h至30d）或慢性（30d以上）起病，症状体征主要取决于静脉（窦）血栓形成的部位、性质、范围以及继发性脑损害的程度等因素，临床表现如下。

（1）颅内高压和其他全脑损害 头痛是CVT的最常见症状，常伴视觉障碍、视盘水肿和搏动性耳鸣等，多由颅内高压或颅内出血引起，由于静脉回流障碍、脑动脉灌注降低和血脑屏障破坏等可导致血管源性水肿和缺血性细胞毒性水肿，甚至可因血管壁破裂而出现脑实质出血或蛛网膜下腔出血。血栓可致静脉窦狭窄或闭塞，血液回流障碍，并减少脑脊液吸收而产生颅内高压。20%左右的患者因颅内压增高，入院即有意识障碍，入院时昏迷是预后不良的强烈预测因素。认知障碍可出现于30%以上的患者，特别是在深部CVT和持续性脑实质受损时。

（2）局灶性脑损害　由于静脉回流受阻，静脉性梗死或出血性脑损害所致。局灶性神经功能缺损是CVT的常见表现，可单侧或双侧，或左右交替出现，包括中枢性运动障碍、感觉缺失、失语或偏盲等，见于40%～60%的患者。

（3）痫性发作　部分性或全身性痫性发作是CVT的常见表现，40%的患者可有痫性发作，围生期患者甚至高达76%。因此，临床诊断为"子痫"的围生期患者，应注意CVT的可能。单纯大脑皮质静脉血栓形成时，痫性发作可作为其唯一症状。

（4）硬脑膜动静脉瘘的临床表现　CVT与硬脑膜动静脉瘘同时存在的发生率可达39%，CVT常继发硬脑膜动静脉瘘，血栓多位于动静脉瘘的附近或引流静脉的下游，血液回流则多经皮质静脉为主，出现头痛、搏动性耳鸣、颅内出血等表现。一般认为，CVT所致的静脉（窦）高压可促使硬脑膜生理性动静脉分流开放，形成病理性动静脉短路，并通过局部大量生成的血管生成因子促使新生血管生成，进而形成动静脉瘘。

临床上，对急性或反复发作的头痛、视物模糊、视盘水肿、一侧肢体的无力和感觉障碍、失语、偏盲、痫性发作、孤立性颅内压增高综合征，不同程度的意识障碍或认知障碍，以及不明原因的硬脑膜动静脉瘘，均应考虑CVT的可能。

4.由于闭塞的静脉（窦）部位不同，导致血液回流障碍程度和脑实质损害程度和部位也不同，故临床表现各异。不同部位CVT的临床表现如下。

（1）上矢状窦血栓形成　大多为非感染性，以产褥期妇女和老年患者居多。临床表现与血栓形成部位、引流区受累范围以及基础病变有关。常为急性或亚急性起病，早期可出现颅内压增高表现，如头痛、呕吐、视盘水肿等。血栓部位靠上矢状窦后方者，颅内高压更为明显，可出现不同程度的意识障碍。如累及脑皮质静脉，可出现局限或全身性癫痫、偏瘫、偏身感觉障碍、双下肢瘫伴膀胱功能障碍、失语等表现。

（2）横窦和乙状窦血栓形成　可为感染性或非感染性，血栓向远端延伸，累及上矢状窦或直窦；向对侧延伸，形成双侧横窦、乙状窦血栓；血栓向近端延伸，导致颈静脉血栓形成。如果继发于化脓性中耳炎或乳突炎，常有原发疾病的感染表现，如局部皮肤红肿、疼痛、压痛等。若感染向岩窦扩展，可出现三叉神经和展神经瘫痪。向颈静脉扩展，可出现颈静脉孔综合征。少数可累及上矢状窦而出现癫痫、偏瘫、偏身感觉障碍等。主要并发症有脑膜炎、脑脓肿、硬膜下或硬膜外脓肿等。

（3）直窦血栓形成　多为非感染性，病情进展快，迅速累及大脑大静脉和基底静脉，导致小脑、脑干、丘脑和基底节等脑深部结构受损，病情危重。多为急性起病，主要表现为无感染征象的高热、意识障碍、颅内高压、癫痫发作或脑疝等，常很快进入深昏迷、去大脑强直甚至死亡，部分以突发幻觉、精神行为异常为首发症状。

（4）海绵窦血栓形成　多为感染性，常继发于鼻窦炎、鼻旁及上面部皮肤化脓性感染。急性起病，临床上有海绵窦血液回流受阻和经过窦壁神经受损的特异性表现。由于眶内静脉回流受阻，可出现眶内软组织、眼睑、眼结膜、前额部皮肤水肿，眼球突出；因动眼神经、滑车神经、展神经和三叉神经眼支行于海绵窦内，受累时可表现为患侧眼睑下垂、眼球各向活动受限或固定、瞳孔散大、对光反射消失、三叉神经眼支分布区感觉减退、角膜反射消失等。视神经也可受累而引起视觉障碍，眼底可见淤血、水肿、出血等改变。如感染由一侧海绵窦波及对侧，则可出现双侧症状。常见并发症有脑膜炎、脑脓肿、颈内动脉病变及垂体和下丘脑功能病变等。

（5）单纯脑深静脉血栓形成　约占所有CVT的10%，以大脑内静脉和大脑大静脉受累较多，多合并皮质静脉或静脉窦血栓，由于深部静脉回流障碍，丘脑和基底节常出现水肿或出血，临床表现以头痛、意识障碍和认知障碍等为主，严重者常波及直窦，可因颅内高压致脑疝而死亡。

（6）单纯大脑皮质静脉血栓形成　约占 CVT 的 6%，以 Labbe 和 Trolard 等吻合静脉受累较多，可无临床症状。当局部皮质或皮质下水肿、梗死或出血时，常出现亚急性头痛和局灶性神经功能障碍（如癫痫、轻偏瘫、偏盲等），一般不伴明显颅内高压。血栓也可进展至静脉窦而出现相应静脉窦受累表现，临床易误诊为肿瘤、血管畸形等病变。

5. 妊娠期 / 产褥期 CVT　妊娠可导致高凝状态并可持续至产褥期，增加了 CVT 的风险。发生 CVT 的最大风险时间为妊娠晚期和产后的前 4 周。维生素 K 拮抗剂（包括华法林）会增加胎儿和新生儿出血的风险，因此在妊娠期常被禁用。建议对于妊娠期间发生 CVT 的女性，在整个妊娠期间应持续使用全抗凝剂量的低分子肝素而非普通肝素，产后持续抗凝至少 6 周，可使用低分子肝素或华法林（目标 INR 值为 2.0 ～ 3.0），总的抗凝治疗时间至少 6 个月。有 CVT 病史女性并非再次妊娠的禁忌证，再次妊娠期间和产褥期间推荐使用低分子肝素进行预防性抗凝治疗。

6. CVT 急性期有 3.0% ～ 15.0% 的患者死亡，急性期死亡的主要原因是继发于大的出血性病变引起的脑疝，其次是由多发病灶或弥漫性脑水肿引起的脑疝，而癫痫持续状态、治疗相关并发症和肺栓塞是其他的早期死亡原因。30d 死亡的危险因素是意识障碍、精神状态异常、脑深静脉系统血栓、右侧半球出血和颅后窝病变。后期死亡主要与潜在疾病有关，尤其是恶性肿瘤。长期预后不良的危险因素有中枢神经系统感染、恶性肿瘤、脑深静脉血栓、入院时 CT 或 MRI 显示颅内出血、格拉斯哥昏迷量表评分＜ 9 分、精神状态异常、年龄＞ 37 岁和男性。由脑疝导致的早期死亡更常见于年轻患者，而由恶性肿瘤引起的晚期死亡或功能结局不良更常见于年龄较大者。入院时格拉斯哥昏迷量表评分 14 ～ 15 分、孤立性颅高压综合征（包括孤立性头痛）以及无失语则与良好预后相关。

7. 颅内静脉血栓形成的诊治流程见图 1-5。

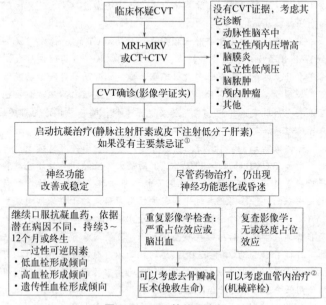

图 1-5 CVT 的处理流程

① 脑出血作为 CVT 的结果，不是抗凝治疗的禁忌证。

② 血管内治疗指征：存在抗凝禁忌证或足量抗凝效果不佳。

第六节 可逆性后部脑病综合征

长期医嘱	临时医嘱
神经内科护理常规	血常规、尿常规、粪常规 + 隐血试验
一级护理	
病重通知 或 病危通知　prn	血清生化全套
	凝血功能
持续低流量吸氧　prn	血沉、C 反应蛋白（CRP）
测生命体征（BP、R、P、T）	D- 二聚体
心电监测　prn	血气分析　prn

续表

长期医嘱	临时医嘱
低盐饮食 　或 鼻饲流质饮食	糖化血红蛋白
盐酸乌拉地尔　　微量泵 　　200mg　　　4mL/h❶ 0.9% 氯化钠注射液　（根据血压 　　10mL　　　调整泵速） 　或 硝苯地平缓释片　20mg 　　　　po bid	血液传染病学检查（包括乙型肝炎、丙型肝炎、梅毒、艾滋病等）
	胸部正侧位 X 线片或胸部 CT
	心电图、超声心动图
	肾动脉超声、肾上腺 CT
丙戊酸钠缓释片　500mg po bid❷	双侧颈动脉＋锁骨下动脉＋椎动脉彩超
20% 甘露醇　125 ～ 250mL iv gtt 　q8h❸	经颅多普勒超声（TCD）
	脑电图检查
	头颅 CT 和 MRI（包括 FLAIR+ DWI+SWI+ 增强）❹
	头颈 CTA 或 MRA❺
	DSA　prn
	脊髓 MRI（prn）
	肾内科、风湿免疫科、肿瘤科等相关科室会诊
	根据病因不同完善以下相关检查：❻
	腰椎穿刺（脑脊液常规、生化、免疫等）
	肿瘤标志物、毒物筛查、尿妊娠试验　prn
	抗链球菌溶血素 O、类风湿因子、免疫全套、甲状腺功能及抗体、血浆醛固酮（Ald）、肾素活性（PRA）、血管紧张素Ⅱ（AngⅡ）测定、皮质醇浓度测定等

❶ 可逆性后部脑病综合征（PRES）最常见病因为恶性高血压，因此治疗的重要环节是迅速降低血压，阻止或减少靶器官损伤，同时应遵循治疗的个体化原则。降压治疗时应注意以下原则：a. 尽量选用静脉给药方法，特别是危重患者，血压控制后，改口服制剂维持。b. 用药过程中严密观察血压变化、做到平稳降压。以防血压骤然下降发生休克，导致心、脑、肾等重要器官缺血或功能障碍；在安全的情况下尽快控制血压，数分钟至 1h 内使血压下降，但 2h 内平均动脉压（舒张压 + 1/3 脉压）下降不应超过 20% ~ 25%。以后的 2 ~ 6h 使血压降至 160/100mmHg；也有建议静脉用药的近期目标是在 30 ~ 60min 以内使舒张压下降 10% ~ 15% 或是降至 110mmHg 以下（原有高血压）、80mmHg 或以下（原血压正常）即可，并口服降压药维持 1 ~ 2 周，使脑血管自动调节恢复正常。c. 由于采用的降压药大多是血管扩张药，为防止水钠滞留，影响疗效，在抢救治疗一开始及治疗过程中，应合用排钠利尿药，如静脉滴注呋塞米。通常首剂之后可改口服利尿药维持。d. 凡使用可引起交感神经兴奋的血管扩张药（如氯苯甲噻二嗪、肼苯哒嗪等）时，宜加用普萘洛尔对抗。总之，控制血压的要求是快速、安全、可控。常用的静脉降压药物如乌拉地尔、硝普钠、硝酸甘油。乌拉地尔是一种选择性的 α 受体阻滞剂，具有外周和中枢双重降压作用。在外周主要通过阻断突触后 α1 受体，扩张周围血管、降低外周血管阻力。而且它对静脉的舒张作用大于对动脉的作用，在降压时并不影响颅内血压；在中枢主要通过激活 5-羟色胺-1A 受体，降低延髓心血管调节中枢的交感反馈而起降压作用。有学者认为乌拉地尔可抑制压力感受器反射，在降低外周血管阻力的同时不引起反射性心率增加。用药方法：首先用乌拉地尔 12.5 ~ 25mg 加 10mL 液体稀释后 3 ~ 5min 内推注，继以 4μg/（kg·min）速度，静脉微泵给药，如果血压仍较高，可酌情加快给药速度。

❷ PRES 患者容易合并癫痫发作，此类患者推荐早期给予抗癫痫药物。对于频繁抽搐或癫痫持续状态者，可用地西泮 10 ~ 20mg 缓慢静脉注射，注射时应严密观察有无呼吸抑制。抽搐控制后用地西泮 100mg，静脉微泵持续给药，注意呼吸情况。也可用 10% 水合氯醛 15mL 保留灌肠，抽搐停止后，应鼻饲或口服丙戊酸钠，

以控制抽搐发作。对烦躁不安者可适当应用苯巴比妥钠（肌内注射）或地西泮等药物。抗癫痫药物在患者好转后可以停用，无须长期维持。

❸ 由于 PRES 发作时多伴有脑水肿，甚至发展到脑疝，为防止发生不可逆性脑损害，多主张在降压的同时，应使用利尿脱水剂，以减轻脑水肿、降低颅内压。可选择甘露醇或呋塞米等。

❹ 头颅影像学检查有助于排除诊断或明确 PRES 诊断。CT 上典型表现为顶枕叶低密度灶，与常规 CT 检查相比，MRI-FLAIR 像可更敏感地检测到水肿。通常可在双侧顶枕叶观察到血管源性水肿，皮质下白质和皮质也经常受累，水肿通常为双侧，但两侧不对称。约 70% 的患者影像学上可表现为三种主要类型：顶枕叶为主型、半球分水岭型（额顶叶和颞叶分水岭区）以及额上沟型。除了典型的顶枕叶受累之外，其他可能累及的部位还包括额颞叶、基底节、脑干、丘脑以及小脑（变异型）等。另外，15% ~ 30% 的患者 MRI 可观察到弥散受限，通常表现为在较大的血管源性水肿区域内小面积的弥散受限；极少数情况下会出现较大面积的弥散受限，与脑梗死难以鉴别。弥散受限通常意味着不可逆性的结构性损伤以及临床不能完全恢复。20% 的患者在增强 MRI 像上可见强化，可能反映了由于脑血管自身调节功能障碍或毒性因子对毛细血管内皮的损伤从而引起血脑屏障破坏。10% ~ 25% 的患者伴发颅内出血，磁敏感成像（SWI）可清晰地显示颅内出血情况。通常可表现为微出血（< 5mm）、蛛网膜下腔出血和脑实质出血（> 5mm），但微出血可能并非急性期病变，很有可能为慢性高血压微出血的结果。变异型 PRES 中部分会累及脊髓，必要时需行脊髓磁共振检查。

❺ PRES 患者血管造影检查（CTA、MRA、DSA）通常无明显血管狭窄，但约 15% ~ 30% 患者存在血管收缩，有研究报道 17% ~ 38% 的可逆性脑血管收缩综合征（RCVS）患者伴发 PRES，可见脑血管不规则伴局部血管收缩。

❻ PRES 病因很多，包括恶性高血压、严重肾脏疾病、妊娠子痫、自身免疫性疾病、使用化疗细胞毒性药物、器官移植等，还有一些少见的原因如输血、低血压、脑血管造影或支架成形术后、外科手术后、酒精中毒等。因此应进行病因方面的筛查。

注：1. 可逆性后部脑病综合征（Posterior reversible encephalopathy syndrome，PRES）或称为可逆性后部白质脑病综合征（Reversible posterior leukoencephalopathy syndrome，RPLS），是一种可逆性、皮质下、血管源性、脑水肿疾病，伴有各种急性神经系统症状，包括癫痫（60%～75%）、脑病（50%～80%）、头痛（50%）以及视觉障碍（33%）等，部分患者可出现局灶性神经功能缺损（10%～15%），其影像学和临床病程通常是可逆性的，故一般预后良好。但 PRES 并不一定总是可逆，脑出血和脑梗死是最常见的不能完全恢复的原因。

2. PRES 的病因有高血压，妊娠产褥期疾病（子痫、子痫前期、HELLP 综合征），器官移植（异源性骨髓移植、实体器官移植），应用免疫抑制剂或细胞毒性药物（环孢素、他克莫司、干扰素-α、顺铂、甲泼尼龙、CHOP 联合化疗、阿糖胞苷、巯嘌呤等），急性或慢性肾脏病（肾小球肾炎、肾功能不全或肾衰竭、肾病综合征、透析平衡失调综合征等），内分泌疾病（嗜铬细胞瘤、原发性醛固酮增多症、甲状腺功能亢进症），感染/败血症/休克，自身免疫性疾病（系统性红斑狼疮、结节性多动脉炎、贝赫切特综合征及韦格纳肉芽肿病），其他（低镁血症、高钙血症、腹膜炎、AIDS、静脉输注免疫球蛋白、血栓性血小板减少性紫癜、急性间歇性卟啉病、静脉输血、应用促红细胞生成素或非格司亭）等。

3. PRES 的发病机制目前主要有三种学说：脑灌注压突破学说、血管痉挛学说和血管内皮细胞受损学说。

（1）脑灌注压突破学说认为在血压急性升高（如高血压脑病）时，由于增高的血压超过脑血管自身调节上限，脑血管自动调节能力短暂丧失导致过度灌注、血脑屏障破坏和血管源性水肿。影像学上病灶更容易累及脑白质支持这一点。此外，高血压除了导致血管内皮功能障碍之外，还会促使过度的细胞因子释放，这些细胞因子进一步激活血管内皮细胞分泌血管收缩因子，增加血管通透性，导致间质性脑水肿。

（2）血管痉挛学说认为各种原因所致的脑血管自身调节机制过度反应，脑内小血管痉挛而使毛细血管血流量减少，从而导致脑组织缺血或水肿。

（3）血管内皮损伤学说认为对毛细血管内皮细胞产生毒性反应

的各种因素都可直接或间接导致血脑屏障结构和功能破坏，引发脑水肿。这可以用于解释血压正常或有轻度高血压的子痫、应用免疫抑制剂或自身免疫性疾病所引起的 PRES。

4. PRES 的诊断依据

（1）急性神经系统症状（≥1）　癫痫、脑病或意识模糊、头痛、视觉障碍。

（2）危险因素（≥1）　严重高血压或血压波动、肾衰竭、免疫抑制剂治疗或化疗、子痫、自身免疫性疾病。

（3）脑影像学表现　双侧血管源性水肿、与 PRES 影像学类型一致的细胞毒性水肿、正常。

（4）排除其他诊断。

具备上述 4 项，可诊断可逆性后部脑病综合征。PRES 经过及时正确的治疗后影像学病灶大致恢复至发病前的状态，临床症状大多有改善或消失。

5. PRES 需要鉴别的疾病很多，特别是可逆性脑血管收缩综合征（reversible cerebral vasoconstriction syndrome，RCVS）和肾上腺脑白质营养不良。

（1）RCVS 是一组以剧烈头痛（典型者为雷击样头痛）为特征性临床表现，伴或不伴有局灶性神经功能缺损或癫痫发作的临床综合征，通常发生于 20～50 岁的年轻女性，诱因包括血管活性药物、产后期间、高钙血症、运动、性行为等，CT 或 MRI 表现可以是正常的，但也可表现为出血或梗死；血管检查（CTA/MRA/DSA）显示Willis 环或其分支多灶性狭窄且有狭窄后扩张，即呈串珠样或香肠串样；可给予钙离子拮抗剂（尼莫地平）治疗，预后良好，多于发病后 1～3 个月恢复。不过，有时 PRES 和 RCVS 可发生在同一患者，提示二者可能存在共同的病理生理通路，如内皮功能障碍和（或）血管自动调节功能受损引起的微血管损伤及血脑屏障的破坏。二者鉴别见表 1-27。

（2）肾上腺脑白质营养不良　该病为 X 连锁隐性遗传病，由过氧化物酶缺乏导致。组织中极长链饱和脂肪酸（VLCFA）病理性堆积引起脑白质进行性脱髓鞘及肾上腺皮质功能低下。好发于儿童，也可见于成年人；几乎均为男性；影像学典型表现：T2 及 FLAIR 像见

表 1-27　PRES 与 RCVS 鉴别

项目	PRES	RCVS
临床特征		
临床相关情况	免疫抑制、恶性肿瘤、先兆子痫、肾衰竭、透析、自身免疫性疾病、感染、败血症、高血压、移植、化疗药物、特发性	妊娠和产褥期，暴露血管活性药物和血液制品，头部外伤，神经外科手术，特发性
头痛	中、重度	雷劈样
癫痫	常见	不常见
脑病	常见	不常见
视觉障碍	常见	不常见
局灶性神经功能缺损	不常见	常见缺血性和出血性病变
脑脊液检测	正常或接近正常	正常或接近正常
影像学特征		
有用的 MRI 序列	FLAIR、DWI、ADC、SWI、CE-MRA	FLAIR、DWI、ADC、SWI、CE-MRA
DSA 应用	极少	有
病灶分布	对称	不对称
水肿分布	常见：顶枕模式，脑半球分水岭模式，额上沟模式 不常见：上述模式的部分或不对称显示	不常见：PRES-样
缺血性病变	不常见	常见
出血性病变	常见：点状类型 不常见：脑出血、蛛网膜下腔出血	常见：蛛网膜下腔出血、脑出血

续表

项目	PRES	RCVS
血管收缩	不常见	常见：串珠，远端血管截断
对比增强	浅表软脑膜强化，脑回皮质强化	不常见

双侧侧脑室三角区周围白质对称性高信号，通过胼胝体压部，两侧连续的呈"蝴蝶翼"状；增强扫描可见病变中间区域花环样强化，也可无强化。预后差，一般在出现神经系统症状 1～3 年后死亡。

6. PRES 治疗的重点是早期诊断、早期治疗。治疗措施主要包括降压、减量或停用免疫抑制剂和细胞毒性药物、控制癫痫等。一般在给予降压治疗或停用免疫抑制剂及细胞毒性药物后，临床症状和脑部影像学改变很快恢复。PRES 患者大多在数周内获得临床症状和影像学的恢复，但可逆并不是其自然病程，是指经过积极、正确的治疗后，病情可迅速缓解，而延误诊断和治疗可导致永久性损伤。另外，某些特殊类型 PRES 预后并不好，可以有后遗症，严重者甚至死亡。

第七节　脑小血管病

长期医嘱	临时医嘱
神经内科护理常规	血常规、尿常规、粪常规＋隐血试验
一级护理	
低脂低盐饮食 或 糖尿病饮食	血清生化全套
	凝血功能
阿司匹林肠溶片　100mg po qd❶ 或 西洛他唑　100mg po bid	血沉（ESR）、C 反应蛋白（CRP）
苯磺酸氨氯地平　5mg po qd❷ 和（或）缬沙坦　80mg po qd	糖化血红蛋白（HbA$_1$c）
阿托伐他汀钙　20mg po qn❸	糖耐量试验（OGTT）、C 肽胰岛素释放试验

续表

长期医嘱	临时医嘱
艾司西肽普兰　10mg po qd	血清同型半胱氨酸（Hcy）
	血液传染病学检查（包括乙型肝炎、丙型肝炎、梅毒、艾滋病等）
	肿瘤标志物
	抗链球菌溶血素O、类风湿因子、免疫全套、甲状腺功能及相关抗体、抗中性粒细胞胞质抗体（ANCA）等
	胸部正侧位X线片或胸部CT
	心电图（动态心电图）、超声心动图
	动态血压监测
	直立倾斜试验
	肾动脉超声
	双侧颈动脉+锁骨下动脉+椎动脉彩超
	经颅多普勒超声（TCD）（或+发泡试验）
	彩色眼底照相
	头颅CT平扫
	头CTA+CTP　prn
	头颅MRI(DWI+FLAIR+SWI+MRA) ❹
	皮肤活检 ❺
	基因检测（包括NOTCH3、

续表

长期医嘱	临时医嘱
	HTRA1、*COL4A1/A2*、*TREX1*、*TTR*、*CTSA*、*GLA* 等） prn❻
	吞咽功能评价、平衡功能评价、跌倒风险评估
	神经心理评价

❶ 脑小血管病（CSVD）发病机制中有小血管闭塞、血栓形成和血小板活化的参与，因此使用抗血小板药物有一定的理论根据。对于症状性新发皮质下小梗死灶的二级预防建议选用抗血小板药物，包括阿司匹林、氯吡格雷、西洛他唑。但脑小动脉血管壁透明样变或者淀粉样变性与动脉粥样硬化的病理变化不同，使用抗栓治疗效果不如大血管性脑卒中。需要注意的是，脑小血管病具有易患脑梗死和脑出血的双向性，不建议长期联合使用两种抗血小板药物，因会增加脑出血的风险。在使用单一抗血小板药物前，也应该进行脑出血的风险评估。血压控制不好、血压变异性大、严重脑白质病变以及脑微出血数量多（≥ 5 个）的患者应当慎用。患者如果需要应用抗血小板治疗（出现新发皮质下梗死），西洛他唑可能是更好的选择。另外，淀粉样血管病引发的脑出血复发率较高，应尽量避免使用抗血小板药物或抗凝治疗。有微量出血患者使用抗血小板药物轻度增加脑出血复发概率。对于心房颤动合并脑小血管病的患者，因预防卒中应用抗凝药物（华法林、达比加群和利伐沙班等）会明显增加脑出血的风险，特别是伴有脑微出血的患者，脑出血的风险可增加 7 ～ 10 倍，故需权衡利弊，谨慎应用。

❷ 脑小血管病最常见的为年龄和血管危险因素相关性小血管病，其发生和发展与高血压关系非常密切。升高的动脉收缩压和舒张压均是脑小血管病发生和发展的独立危险因素。因此对于年龄和血管危险因素相关性小血管病，将收缩压控制在 130mmHg 以下，可能会获得更好的效果（ⅠA 推荐）。但是，部分脑小血管病与大动脉粥样硬化造成的血管狭窄可同时存在，对此类患者降压程度相

对要小，速度要慢（ⅠA 推荐）。另外，24h 和随诊间血压变异性对脑小血管病的发展有重要作用，使用减少血压变异性的抗高血压药物［如长效钙通道拮抗剂（CCB）和肾素-血管紧张素系统（RAS）阻滞剂］可能更为合理。β 受体阻滞剂降低了心率的自动调节能力，会增加血压变异性。注意，脑小血管病变增加了脑血管床的阻力，导致脑血流自动调节功能下调，进而减少了脑组织的灌注。过度降低血压或者在治疗其他疾病时引起血压降低，会加重患者的临床症状，最常见的是与直立体位相关的头晕、步态不稳加重等。

❸ 脑小血管病的主要病理改变并非动脉粥样硬化，至今没有针对小血管病是否应使用他汀类药物的临床研究。使用他汀药物是否会增加脑出血至今也没有定论。但穿支动脉起始部微粥瘤也可表现为小动脉病变，临床较难鉴别，使用他汀类药物对此类患者可能有效，应用中等强度降脂作用的他汀类药物即可。

❹ 头颅 CT 在脑出血即刻显示为高密度，对脑出血的诊断有很高的特异度和敏感度，但对腔隙性脑梗死和脑白质病变诊断不敏感，不能显示脑的微出血和微梗死。因此，除了脑出血，不推荐使用常规 CT 检查脑小血管疾病。头颅 MRI 是检查脑小血管病最重要的手段。推荐常规检查序列包括 T1WI、T2WI、T2*GRE 或 SWI、T2 FLAIR 和 DWI。这种序列组合可以满足诊断脑小血管病变引起的腔隙性脑梗死、脑出血、脑微出血和白质病变的需要。增加 SWI 可以更加敏感地反映脑微出血信息。脑小血管病在 MRI 影像学上的表现主要有：新发小的皮质下梗死、腔隙状态、白质高信号、血管周围间隙、脑微出血、微梗死和脑萎缩。高血压相关的脑出血或微出血多分布于丘脑、壳核、脑桥和小脑半球；而淀粉样血管病相关的脑出血或微出血则多分布于脑叶和小脑半球。另外，视网膜中央动脉是颈内动脉颅内分支眼动脉在入眶后发出的分支，是唯一可以直接观察到的脑小动脉。对于脑小血管病患者，应当常规借助彩色眼底照相等手段对眼底视网膜小血管情况进行评估与记录，帮助了解脑小血管硬化的情况。动脉硬化性大血管病常合并脑小血管病，CTA 和 MRA 有助于发现大血管病变。而通过 CT 灌注成像可以显示脑小血管床的血流低灌注，其时间和空间分辨率较高。

❺ 一些单基因遗传性小血管病，如伴有皮质下梗死和白质脑病

的常染色体显性遗传性脑动脉病（CADASIL）通过皮肤活检，电镜下可见皮肤小血管平滑肌表面颗粒状电致密嗜锇酸物质（GOM）沉积，有助于诊断。

❻ 脑小血管病涉及很多单基因遗传性小动脉病，如伴有皮质下梗死和白质脑病的常染色体显性遗传性脑动脉病（CADASIL，*Notch3* 基因），伴有皮质下梗死和白质脑病的常染色体隐性遗传性脑动脉病（CARASIL，*HTRA1* 基因），Ⅳ型胶原蛋白相关脑小血管病（*COL4A1/A2* 基因），常染色体显性遗传视网膜血管病伴大脑白质脑病（AD-RVLC，*TREX1* 基因），弥漫性躯体性血管角化瘤病（Fabry 病，*GLA* 基因），以及伴卒中和白质脑病的组织蛋白酶 A 相关性动脉病（CARASAL，*CTSA* 基因）等，通过基因检测可明确诊断。

注：1. 脑小血管来自脑表面蛛网膜下腔内由皮质动脉分支构成的软脑膜血管网（软脑膜血管网发出短皮质动脉和长髓质动脉）、脑基底部大血管发出的穿支动脉，两组不同来源的小动脉分别在穿过大脑皮质和深部灰质核团后在皮质下深部白质区汇合。皮质下弓形纤维由短皮质动脉和长髓质动脉分支供血，双重血供使其不易受损，而脑深部白质的血流主要来源于长髓质动脉。脑小血管功能：血液运输通道、脑灌注压调节、血脑屏障、细胞间液生成与回流。脑小血管病发病机制：腔隙性梗死灶-血液运输通道闭塞、脑实质出血-血液运输管道破裂、脑白质疏松-脑血流量调节功能障碍、脑微出血-血脑屏障破坏、血管周围间隙扩张-组织液回流障碍。

2. 脑小血管病（cerebral small vessel disease，CSVD）是指各种病因影响脑内小动脉（直径 100 ~ 400μm）、微动脉（直径 < 100μm）、毛细血管、微静脉和小静脉所导致的一系列临床、影像、病理综合征。主要影像学表现为近期皮质下小梗死、腔隙性脑梗死、脑出血、皮质下白质病变、皮质表面铁沉积、脑微出血和微梗死。按照病因可将其分为 6 大类：①小动脉硬化，也称年龄和血管危险因素相关性脑小血管病；②散发性或遗传性脑淀粉样血管病；③其他遗传性脑小血管病；④炎性或免疫介导性脑小血管病；⑤静脉胶原化疾病；⑥其他脑小血管病。注意，大血管动脉粥样硬化造成的颈部脑血管和颅内大的血管狭窄也可以合并年龄相关或高血压相关的脑小血管病。

3. 脑小血管病可以无临床症状。随着病变部位和范围扩大，常见的临床表现为急性腔隙性梗死引起的运动和感觉综合征，包括纯运动轻偏瘫、纯偏身感觉障碍、共济失调轻偏瘫、感觉运动卒中、构音障碍手笨拙综合征。也可以表现为特殊部位的急性皮质下梗死，累及内囊后肢、丘脑、豆状核、侧脑室体部外侧白质、脑桥等。脑小血管病急性发作表现为腔隙性脑梗死或者脑实质出血。慢性脑小血管病变主要依靠神经影像学诊断，表现为脑白质病变或者脑微出血。临床表现缺乏特异性，甚至没有症状。严重的脑白质病变可以引起认知功能下降甚至血管性痴呆、抑郁、步态障碍及吞咽和排尿功能异常。认知障碍以执行和注意功能下降为主要特征，记忆功能相对完整。近年研究结果显示脑小血管病变是老年性痴呆的主要原因之一。

4. MRI是检测脑小血管病最重要的工具。标志性改变为新发小的皮质下梗死、腔隙、白质高信号、血管周围间隙、微出血以及微梗死。此外，脑萎缩也被认为与脑小血管病有关。各种影像标志的特点如下。

（1）新发小的皮质下梗死　为穿支动脉供血区的新发腔隙性梗死，通常直径小于20mm，DWI显示清晰，但发病2周以上信号消退。注意，纹状体内囊部位常出现多支穿通动脉区同时梗死，直径通常超过20mm，这一病变原因倾向于上一级大血管斑块浸润穿支口。同样，脉络膜前动脉闭塞所致的尾状核头梗死其病因也多为动脉粥样硬化。

（2）血管源性腔隙　呈圆形或卵圆形，直径≤20mm，分布于皮质下白质和深部灰质或者脑干，充满与脑脊液相同的信号，与穿支动脉供血区陈旧梗死或者出血相关，可以继发于小的皮质下梗死。T1WI、T2WI序列显示为脑脊液样信号，FLAIR表现为中心脑脊液样低信号，周边绕以胶质化的高信号环。

（3）血管源性白质高信号　位于脑室旁、深部白质、皮质下白质高信号的病变，病变范围可以大小不等，在T2WI或FLAIR序列上呈高信号，T1WI呈等信号或低信号，其内无空腔，与脑脊液信号不同。形成机制包括：小动脉硬化导致管腔变窄；慢性低灌注，脑局部脑血流量（CBF）下降；小血管自动调节能力障碍；血脑屏障（BBB）通透性增高，血浆蛋白成分渗漏进入血管壁和周围脑实质。可以 Fazekas 评分半定量分析（见表 1-28）。目前可以用全自动定量分析软件定量地评价白质病变的严重程度。

表 1-28 Fazekas 白质高信号评分系统

脑室周围高信号	评分 / 分	深部白质高信号	评分 / 分
无	0	无	0
帽状或铅笔细样线状	1	点状病灶	1
平滑的晕带	2	病灶开始融合	2
延伸至深部白质的不规则脑室周围高信号	3	大面积地融合	3

（4）血管周围间隙 包绕血管、沿着血管走行的间隙。间隙中充满液体信号，穿过灰质或白质，是环绕在动脉、小动脉、静脉和小静脉周围的脑外液体间隙，自脑表面穿入脑实质而形成。血管周围间隙在所有序列上的信号与脑脊液相同。成像平面与血管走行平行时呈线型，与血管走行垂直时呈圆形或卵圆形，直径通常小于 3mm，个别可达 10 ~ 20mm，典型部位：中脑、前穿质、岛叶皮质下及外囊。

（5）脑微出血 通常 T2*GRE 和 SWI 序列显示清晰，特点为小圆形或卵圆形、边界清楚、均质性、信号缺失灶；直径 2 ~ 5mm，最大不超过 10mm；病灶为脑实质围绕；GRE 序列上可显示高光溢出效应（GRE 上显示的出血面积比实际含铁血黄素沉着面积大）；T1WI、T2WI 上没有显示出高信号。注意，需与其他类似情况相鉴别，如铁或钙沉积、骨头、血管流空等；同时排除外伤弥漫性轴索损伤。目前通过脑微出血识别软件鉴别和定量脑微出血，敏感度和特异度水平均理想。

（6）脑萎缩 脑小血管病引起的脑萎缩指的是脑体积减小，但与特定的、大体局灶性损伤如外伤和脑梗死无关。不包括脑梗死所致的局部体积减小。

（7）脑微梗死 病灶通常小于 4mm，急性期在 DWI 表现为高信号，ADC 则表现为低信号。陈旧微梗死在结构磁共振表现为 T2WI 和 FLAIR 高信号，T1WI 低信号，GRE 和 SWI 等信号，起码有两个切面显示（即矢状位、横切面和冠状位）。在淀粉样血管病或者动脉硬化引起的小血管病变中，最常见到微梗死病灶，其机制很可能与微栓塞和血流动力学改变相关。脑微梗死破坏脑的连接纤维，与痴呆有重要的联系。高场强核磁共振（7.0 T）显示的微梗死更敏感。

5. 遗传性脑小血管病（hereditary cerebral small vessel disease, hCSVD）是一组由单基因变异导致的罕见脑血管病，约占所有脑小血管疾病的 5%，相对常见的类型包括 NOTCH3 基因突变导致的常染色体显性遗传脑动脉病伴皮质下梗死及白质脑病（CADASIL）、HTRA1 基因突变导致的常染色体隐性遗传脑动脉病伴皮质下梗死及白质脑病（CARASIL）、HTRA1 基因突变导致的常染色体显性脑小血管病、COL4A1/2 基因突变导致的Ⅳ型胶原蛋白 A1/2 脑小动脉病、TREX1 基因突变导致的视网膜血管病伴白质脑病和系统性表现（RVCL-S）、淀粉样前体蛋白基因突变导致的遗传性脑淀粉样血管病和 α-半乳糖苷酶 A（GLA）基因突变导致的 X 染色体连锁的Fabry 病。近年在 hCSVD 领域内又陆续报道了几种罕见病，包括Aicardi-Goutières 综合征、遗传性毛细血管扩张症伴海绵状血管瘤、FOXC1 和 PITX2 基因相关的脑小血管病、SNORD118 基因相关的脑微血管病白质营养不良伴随囊变和钙化、组织蛋白酶 A 相关的动脉病伴卒中和白质脑病（CARASAL）等。

6. 遗传性脑小血管病是一组临床和遗传呈显著异质性的疾病，共同的临床特点是不同年龄起病的运动和认知功能减退，除中枢神经系统损害表现之外，常伴随不同程度的神经系统外损害表现。头颅 MRI 检查是临床诊断 hCSVD 最关键的步骤，各种不同 hCSVD 几乎均存在不同程度的脑白质高信号（WMHs）、腔隙性脑梗死、血管周围间隙扩大（EPVS）、皮质下微梗死、微出血和脑萎缩，少数患者可以发生脑出血。眼底动脉检查可以发现视网膜动脉异常。不同类型 hCSVD 的共同病理改变是小动脉管壁增厚、玻璃样变，进而导致管腔的功能障碍或者闭塞，造成脑白质病变或者脑组织缺血性坏死。hCSVD 的诊断主要依靠基因、影像学和病理检查，同时进行脑外器官的检查。在诊断中应当依据疾病的类型，与高血压性脑小动脉病、淀粉样脑血管病相关炎症、Sneddon 综合征、放射性相关脑病、韦格纳肉芽肿病、变应性肉芽肿性血管炎、中枢神经系统血管炎等相鉴别。

7. 当患者出现上述脑小血管疾病临床和影像学特征时，如果同时存在明确的家族史，无论是否存在脑血管病危险因素，都应进行基因检测寻找有致病意义的基因变异。当青中年（≤ 45 岁）脑小血管疾病患者出现上述临床和影像学改变时，如果未合并常见脑血管危险因素，应考虑进行基因检测寻找有致病意义的基因变异。当临床和影像学检查高度怀疑为 hCSVD，但基因检测结果意义未明时，病理和酶学检查可以协助诊断。基因检测方法既可以对怀疑的致病基因进行 Sanger 一代测序，也可以是全外显子测序。hCSVD 患者在明确诊断后，建议转到有诊疗条件的医院进行治疗和综合管理，评估患者的血管危险因素，并为患者提供心理评估和饮食调整。应对 hCSVD 患者进行血管危险因素的管理以及康复治疗，对发病者进行卒中的二级预防，依据 hCSVD 的不同类型给予药物治疗。应当对 hCSVD 患者的家庭成员进行遗传咨询。注意，指南不推荐常规对年龄 > 45 岁、有明确脑血管病危险因素的散发性脑小血管病患者进行基因普查。在基因检查能够诊断的情况下，不推荐对患者进行病理检查。不推荐对合并较多微出血病灶的该类患者，采取抗血小板药物进行卒中的二级预防。对于无症状基因突变携带者不推荐采取抗血小板药物或抗凝药物进行卒中的一级预防。

8. CADASIL 是由 *NOTCH3* 基因突变引起的一种常染色体显性 hCSVD，平均发病年龄在 45 岁（40 ~ 60 岁），多数患者有显性遗传性家族史，患者常缺少常见的脑血管病危险因素，但是吸烟、高血压、糖尿病等因素可以导致发病提前。主要症状为反复出现的小卒中、血管性认知障碍和情绪障碍，少数患者出现眩晕或偏头痛，一般在发病 15 ~ 20 年后丧失行走能力。头颅 MRI 检查可以发现进行性加重的双侧大脑 WMHs（双侧颞极和外囊白质高信号具有一定特征性）、腔隙性脑梗死、微出血和 EPVS，腔隙性脑梗死主要出现在基底节区和脑桥，卒中频发和微出血数量存在相关性。血管病理改变特点是全身微小动脉管壁增厚、玻璃样变和平滑肌细胞减少；电镜可见平滑肌细胞的表面存在颗粒嗜锇性物质（GOM），毛细血管周细胞减少；免疫组织化学染色可以发现微小动脉的管壁存在 NOTCH3 蛋白细胞外段的沉积。

诊断建议：a.当中年患者出现脑小血管病临床表现，合并阳性家族史或缺少常见脑血管病危险因素时，要考虑到该病的可能。b.当头颅 MRI 出现经典脑小血管病改变，合并颞极或外囊 WMHs 时，要考虑到该病的可能。c.当临床和影像学疑似 CADASIL 患者时，应进行 NOTCH3 基因测序，当突变导致 NOTCH3 蛋白胞外段结构域的半胱氨酸位点置换时，即为致病突变。d.当临床疑似 CADASIL，而 NOTCH3 基因没有突变或发现的突变没有半胱氨酸置换突变时，需进行皮肤活检验证。

治疗和管理建议：a.CADASIL 患者可以合并高血压、糖尿病、高胆固醇血症等脑血管病危险因素，应常规对这些危险因素进行管控。b.该病急性发病时，不推荐溶栓治疗，但是如果考虑其他原因导致的急性发作，并不妨碍溶栓的进行。c.发生缺血性脑卒中后，可以应用抗血小板药物作为二级预防，但其有效性缺乏证据支持。d.发生缺血性脑卒中后，不常规推荐他汀类药物作为二级预防，除非有他汀类药物使用适应证。e.碳酸酐酶抑制剂（如醋甲唑胺、醋氮酰胺等）可以调控血管周围 pH 值或一氧化氮释放，进而调节血管收缩功能，可能对卒中的复发和偏头痛发作有一定的预防作用。f.该病患者的血压调控可能存在异常，血压骤降和血压过低均可能导致脑缺血，行外科手术治疗的患者在麻醉中应维持血压的平稳。g.该病认知障碍尚缺乏有效药物，可参考血管性认知障碍治疗。

9.CARASIL 是 HTRA1 基因纯合或复合杂合突变引起的常染色体隐性 hCSVD，由于 HTRA1 活性降低或缺乏，导致转化生长因子-β（TGF-β）信号增加，最终导致脑小动脉血管纤维化和细胞外基质合成增多。TGF-β 还可以调控头发毛囊的发育和骨骼形成。患者青春期出现脱发和腰背痛是常见的首发症状，随后在 20～40 岁出现多发性脑梗死，步态异常、抑郁和焦虑，多在 50 岁之前出现假性延髓麻痹和认知障碍，其他少见症状包括癫痫和精神障碍。MRI 显示大脑弥漫性 WMHs，累及双侧额叶、颞叶、外囊、丘脑和脑桥，双侧脑桥小脑中脚损害形成弓形高信号具有一定的诊断价值。随疾病进展出现脑萎缩和脑室扩张。患者可以出现腔隙性脑梗死和微出血，但不如 CADASIL 明显。脊柱可以出现椎体退变和椎间盘突出，腰椎受累更明显。血管病理改变特点是血管中层的平滑肌细胞和基质的丢失，血管内膜增厚和内弹力板断裂，血管壁的 *HTRA1* 表达下降和转化生长因子（TGF）β1 表达增加。

诊断建议：a.青年患者出现腰痛和中心型脱发，随后出现脑小血管病临床表现，应考虑 CARASIL；如果合并常染色体隐性家族史，应高度怀疑 CARASIL。b.当头颅 MRI 出现脑小血管病改变，双侧桥臂小脑中脚出现弓形高信号时，也应考虑到该病的可能。c.当临床和影像疑似 CARASIL 时，应当进行 *HTRA1* 基因测序，发现致病变异应该进行家系验证，以确定为双等位基因突变。d.当基因检查结果不明确时，可以进行外周组织微小动脉病理检查，发现血管壁的 HTRA1 蛋白表达下降有助于验证 *HTRA1* 基因突变的致病性。

治疗和管理建议：a.可以给予抗血小板药物进行二级预防，但缺乏证据证明其有效性。b.出现腰痛及肌张力高的患者可以给予骨骼肌松弛剂（巴氯芬）治疗。c.行走障碍者，推荐进行康复治疗，可以使用移步器，浴池安装扶手预防跌倒。d.对于精神和心理障碍患者可以给予抗抑郁或抗精神病药物。

10. HTRA1 显性脑小血管病是 *HTRA1* 基因杂合突变引起的常染色体显性 hCSVD，主要出现在亚洲国家。*HTRA1* 杂合突变多位于蛋白酶的 LD、L3 和 Kazal 样等结构域，突变可能通过负显性作用导致 *HTRA1* 活化级联反应受损或者不能形成稳定的三聚体，最后导致蛋白酶活性下降。患者中位发病年龄为 54 岁左右，男性多见，合并血管危险因素比例较高。患者出现中枢神经损害症状的年龄较 CARASIL 大，且临床表现比 CARASIL 轻，疾病进展相对较慢，先出现步态异常，而后出现性格和认知障碍，部分患者出现头痛、癫痫、眩晕发作。多数患者出现脊柱退变，少数可能出现中心型脱发。患者的头颅 MRI 改变和 CARASIL 基本相同，出现弥漫性 WMHs，累及脑室周围及深部白质、外囊、颞极和胼胝体，弓形纤维相对不受累。大脑半球和脑干的深部白质和灰质出现腔隙性脑梗死和微出血。MRI 显示早发的多节段脊柱退变。其血管病理学特征和 CARASIL 相似。

诊断建议：a.中老年患者出现脑小血管病临床表现，如果合并腰痛和中心型脱发，应考虑该病；如果同时存在常染色体显性家族史，应高度怀疑该病。b.当头颅 MRI 出现脑小血管病改变，合并脊柱退变时，应考虑到该病。c. 当临床和影像学疑似该病时，应进行 *HTRA1* 基因检查，发现杂合突变需要进行家系验证。

治疗和管理建议：a. 建议采取 CARASIL 的治疗和管理建议。b. 需及时处理脑血管病危险因素，并在家系中对基因携带者进行卒中的一级预防。

11. Ⅳ型胶原蛋白是血管、肾小球及眼基底膜的主要组成部分，并且是脑血管内皮细胞基膜唯一的成分。Ⅳ型胶原蛋白已被确定的有 6 个亚型，分别是 α1 ~ α6。*COL4A1/2* 的基因突变可导致常染色体显性脑小血管病，致病突变通常为终止码突变或者导致三螺旋甘氨酸- X -Y 的甘氨酸替换的错义突变。该病可累及眼、肾和脑，也是散发性脑出血的危险因素。患者多在 30 ~ 40 岁发病，同一家族系的不同成员之间临床表型异质性很大。神经系统表现主要为脑出血或缺血性脑卒中，出现偏瘫、癫痫以及认知障碍，部分患者出现肌肉痉挛和疼痛。体育锻炼、创伤和抗凝治疗可能为急性发作诱因。其他常见症状包括眼部异常（视网膜血管扭曲、早期白内障等）、肾脏损害（血尿、肾小球功能障碍、肾功能不全、肾囊肿）、肝囊肿和溶血性贫血。MRI 表现为各种类型的脑出血（包括微出血）、侧脑室周围和深部 WMHs、腔隙性脑梗死、颅内钙化、多发颅内动脉瘤。婴幼儿还可出现脑穿通畸形、脑室扩张、局灶性皮质发育不良、小脑萎缩等，也有患者出现脑桥损害为主的脑桥显性遗传性小动脉病伴白质疏松。病理改变特点小动脉管壁增厚或脑小动脉局部平滑肌细胞丢失，伴随Ⅳ型胶原 α1 的沉积，电镜显示毛细血管基底膜增厚。

诊断建议：a. 成年患者出现脑小血管病临床表现，同时合并存在眼部、肾脏、肌肉受累表现，应想到该病的可能。b. 当患者出现脑小血管病的 MRI 改变伴随多种类型脑出血，应高度怀疑到该病可能。婴幼儿的 MRI 显示脑结构异常，也要想到该病的可能。c. 当临床和影像学疑诊该病时，应进行 *COL4A1/2* 基因检测以明确诊断。d. 当基因变异意义未明时，可以进行外周血管的病理检查，发现管壁Ⅳ型胶原的异常沉积有助于基因变异致病性的判断。

治疗和管理建议：a. 不推荐对该病进行抗血小板和抗凝以及静脉溶栓治疗。b. 应避免头部创伤，或过度或长时间的高风险体育活动。c.如果待分娩的胎儿携带该病的突变基因，则应考虑剖宫产。d.对于该病的突变基因携带者，需进行头颅MRI、视网膜血管检查、超声心动图和腹部彩色超声检查。

12. RVCL-S由 *TREX1* 基因突变引起以脑、视网膜和肾脏损害为主的常染色体显性 hCSVD，突变多为 *TREX1* 基因 C 末端的移码突变，导致蛋白 C 末端的截短，从而导致蛋白亚细胞的错误定位。患者多有常染色体显性遗传家族史，在 20 岁左右发病，平均诊断年龄为（43±8）岁。首发症状是视网膜血管病导致的视力下降，伴随雷诺现象；随疾病发展出现不同程度的肾脏损害、肝脏损害、贫血、高血压和轻度雷诺现象，偏头痛、胃肠道出血；50 岁左右出现卒中样发作、认知障碍、精神障碍和癫痫发作。其他少见的损害如高脂血症、甲状旁腺功能亢进症等。MRI 典型表现为：a.伴结节样强化斑片状 WMHs；b.呈环形强化并存在占位效应较大的 WMHs，即假肿瘤样脱髓鞘，可作为主要诊断标准之一。病变以皮质下及脑室周围分布为主，胼胝体、幕下相对不受累，约半数病变位于额叶。MRI 也可表现为年龄相关的非特异性 WMHs，腔隙性脑梗死不常见。CT 可显示脑白质局灶性钙化。病理检查提示脑组织可见灶性坏死伴胶质细胞增生和钙化，血管壁纤维性增厚。免疫组化染色可见中枢神经和内脏器官的不同细胞核中 TREX1 阳性，少突胶质细胞中表达显著，电镜检查可见血管坏死和细胞基底膜的多层化。另外，*TREX1* 基因突变也可以导致 Aicardi-Goutieres 综合征、系统性红斑狼疮、家族性冻疮性狼疮、Cree 脑炎、高纤维蛋白原血症、视网膜血管病伴脑白质营养不良。

诊断建议：a.年轻患者出现不明原因的视网膜病，若干年后出现脑、肾脏、肠系膜等系统病变，应想到该病可能；如果合并常染色体显性遗传性家族史，应高度怀疑该病可能。b.当头颅 MRI 显示类似炎性脱髓鞘或者脑肿瘤的 WMHs，伴随钙化，应进一步考虑到该病的可能。当头颅 MRI 显示不对称性的皮质或皮质下白质多发的 WMHs，也要考虑到该病的可能。c.当临床和影像学疑诊该病时，应进行 *TREX1* 基因检测以明确诊断。d.当基因变异意义未明时，或该病患者被误诊为脑肿瘤而行活检或手术，可以对病灶组织进行病理检查，免疫组化染色不同细胞核中 TREX1 阳性有助于诊断。

治疗和管理建议：a. 该病存在多系统损害，需要进行多学科管理，分别对眼部、肾脏和脑损害进行管理。b. 不推荐该病患者进行抗血小板二级预防。c. 不推荐该病患者进行免疫抑制疗法。d. 托法替尼可能改善 *TREX1* 基因突变患者的症状。

13. *APP* 基因突变可以导致常染色体显性遗传性脑淀粉样血管病（CAA），*APP* 基因突变后，导致 β 淀粉样蛋白沉积在脑膜和皮质的小血管壁，血管继发炎性反应和变性改变，小血管壁破裂引起脑叶皮质出血和蛛网膜下腔出血；小血管的管腔闭塞引起 WMHs 和腔隙性脑梗死。患者发病年龄多在 50 岁左右，多无脑血管病危险因素，表现为反复脑出血和进行性认知功能下降。脑出血主要分布于脑叶和皮质下的单发或多发性病灶，出现癫痫、头痛、偏瘫和偏身感觉障碍。也可以出现短暂性局灶性神经系统症状发作、精神行为障碍和痴呆。头颅 MRI 的 T2 加权梯度回波和磁敏感加权成像显示脑叶出血、皮质和皮质下微出血、皮质表面铁沉积、凸面蛛网膜下腔出血、皮质微梗死、WMHs、EPVS、皮质萎缩等。症状前患者微梗死和 WMHs 更为普遍。

诊断建议：a. 中年患者反复出现以皮质为主的脑出血和进行性认知功能下降，应考虑该病可能，如合并常染色体显性遗传家族史，则高度怀疑该病。b. 头颅 MRI 显示 WMHs 以及各种类型出血，应考虑到该病的可能。c. 当临床和影像学疑似该病时，应进行 *APP* 基因检测以及家系验证。基因检查还应包括胱抑素 3（Cystatin 3）、内膜蛋白 2B（internal membrane protein 2B）、早老素 1（presenilin 1）等基因。d. 尽管血管壁上发现 Aβ 沉积是该病的病理特征之一，由于存在出血风险，不建议对疑诊该病的患者进行脑活检。

治疗和管理建议：a. 除非证明存在类淀粉血管炎，否则无须进行免疫抑制治疗；b. 对该病患者需要进行严格的血压控制，以降低脑出血风险；c. 该病患者在任何疾病阶段都应避免给予抗血小板或抗凝治疗；d. 没有研究提示他汀类降脂药物对该病患者有治疗作用；e. 该病是静脉溶栓的禁忌证。

14. Fabry 病是 *GLA* 基因突变所致的 X 染色体连锁的溶酶体贮积病。由于基因突变导致 GLA 缺乏，鞘脂三聚己糖神经酰胺及其脱乙酰基衍生物溶血球菌糖基神经酰胺积累在血管的内皮细胞和平滑肌细胞，也出现在心肌细胞、肾细胞、肠神经元，形成膜性包裹的嗜铱性板层体或斑马体，导致心脏、肾、脑、外周神经系统和胃肠等系统受累。男性患者一般比较严重，杂合女性患者症状变异很大。一般在儿童期先出现发作性双足烧灼样疼痛和皮肤血管角质瘤，在青年和成年期陆续出现脑血管病、肾脏病和心肌病。脑血管病中缺血性中风最常见，多发生于 20～50 岁，男性发病中位数为 39 岁，女性在 45 岁，主要累及后循环，导致患者出现偏瘫、偏身感觉障碍、延髓麻痹和认知障碍。个别患者出现脑出血和脑静脉血栓形成。该病 MRI 可见半数患者存在进行性加重的 WMHs，但分布缺乏特异性，其他改变包括脑梗死、微出血和 EPVS。后循环的动脉扩张伴血流速度减慢也可以见于该病。

诊断建议：a.青中年卒中患者出现皮肤血管角化瘤、发作性肢体远端疼痛、非糖尿病性肾脏损害或心肌病，应考虑该病的可能。b.头颅 MRI 出现脑小血管病的常见改变，特别是后循环受累，应考虑到该病的可能。c.当临床和影像学疑似该病时，应进行 GLA 基因检测，发现半合子突变要进行家系验证。d.建议常规对疑诊患者首先进行 GLA 活性测定。对酶学检查不肯定或者基因变异意义未明者，可以进一步行皮肤或神经活检，病理检查发现细胞内膜性包裹的嗜铱性板层体或斑马体可以帮助诊断。

治疗和管理建议：a.酶替代疗法通常被推荐用于减少该病的并发症，但是尚没有证据表明可以防止卒中复发。b.该病患者如发生卒中，应启动抗血小板或抗凝的卒中二级预防。c.该病并不是静脉溶栓治疗的禁忌证。d.没有证据推荐抗血栓治疗作为该病的卒中一级预防。

15. CARASAL 即组织蛋白酶 A 相关的动脉病伴卒中和白质脑病，为 2016 年报道的遗传性脑小血管病，临床上表现为顽固性高血压、缺血和出血性脑卒中以及晚期认知减退三联征，非神经系统主诉也较常见，包括口干伴吞咽困难、眼干和肌肉痉挛。T2 FLARI 序列上多表现为脑室旁和深部白质的信号改变，主要位于额顶叶，年轻患者病变呈局灶分布。多不累及颞叶白质和颞极。此外，基底节、丘脑、内囊、外囊和脑干（特别是脑桥和中脑红核）可见小的多灶性信号异常。年长者中病变多融合，分布更广泛。DWI 上部分病灶可见弥散受限。随着年纪的增长，脑梗死和脑微出血越显著。

病理学上可见弥漫的白质病变，髓鞘苍白，轴索相对保留，部分髓鞘缺如，胶质增生，少突胶质细胞密度未见减少。脑血管存在严重且广泛的动脉粥样硬化，伴血管壁纤维化和中膜平滑肌细胞缺失。基因检测提示 *CTSA* 突变，该基因编码组织蛋白酶 A（CathA），致病突变导致 CathA 活性降低，ET-1 增多（ET-1 由 CathA 降解，在血管收缩和少突胶质细胞前体细胞的成熟中发挥重要作用）导致血管收缩和脑组织缺氧，从而导致广泛的白质病变和顽固性高血压。

16. 脑小血管病可为炎性或免疫介导性。如 Susac 综合征（SS）是一种少见的获得性自身免疫相关的脑、视网膜、耳蜗微血管选择性受累的炎性微血管病。典型影像学表现是胼胝体受累和内囊的串珠样腔隙性梗死，胼胝体病灶呈冰锥样、轮辐样或雪球样，在 T2 FLAIR 序列及 DWI 上病灶最为明显。

第八节　血管性认知障碍

长期医嘱	临时医嘱
神经内科护理常规	血常规、尿常规、粪常规＋隐血试验
一级护理	血清生化全套
低脂低盐饮食 或 糖尿病饮食❶ 或 鼻饲流质饮食	凝血功能
	糖化血红蛋白
吸氧　prn	血清同型半胱氨酸
肠溶阿司匹林　100 po qd prn	抗磷脂抗体、血沉、C反应蛋白（CRP）
	血浆维生素 B_{12}、叶酸水平
苯磺酸氨氯地平　5mg po qd prn❷	肿瘤标志物
	甲状腺功能及抗体
阿托伐他汀钙　20mg po qn prn	抗链球菌溶血素O、类风湿因子、免疫全套、抗中性粒细胞胞质抗体（ANCA）　prn
多奈哌齐　5～10mg po qd❸	血液传染病学检查（包括乙型肝炎、丙型肝炎、梅毒、艾滋病等）

续表

长期医嘱	临时医嘱
美金刚　5～20mg po qd	毒物筛查（重金属和有机化合物）
尼莫地平　30 mg po tid	脑脊液中总 tau（T-tau）、过度磷酸化 tau（P-tau）和 β 淀粉样蛋白（amyloid β-protein），A β42 的水平
西酞普兰　20mg po qd❹	
	胸部正侧位 X 线摄片或胸部 CT
	心电图、超声心动图
	经颅多普勒超声（TCD）
	双侧颈动脉＋锁骨下动脉＋椎动脉彩超
	腹部超声、泌尿生殖系超声
	下肢静脉系统超声
	头颅 CT+/-CTA
	头颅 MRI+FLAIR+DWI+SWI+MRA❺
	脑电图、诱发电位、事件相关电位（ERP）和 P300
	PET 或 SPECT　prn
	韦氏成人智力检查、简易精神状态检查（MMSE）、蒙特利尔认知评估量表（MoCA）、临床记忆量表、临床痴呆量表（CDR）评测、汉密尔顿焦虑量表（HAMA）、汉密尔顿抑郁量表（HAMD）
	Hachinski 缺血量表❻
	日常生活能力量表（ADL）
	肢体、语言、吞咽功能测评
	深静脉血栓评估
	康复科会诊

❶ 血管性认知障碍（vascular cognitive impairment，VCI）预防的关键是脑血管病和痴呆危险因素的防治，主要包括生活方式干预与血管危险因素的控制。锻炼、健康饮食、戒烟和教育可能降低VCI的风险。教育因素可以缓解认知障碍的临床表现，但不能影响脑损伤病理的发生和进展；戒烟、地中海饮食结构、体育锻炼等生活方式干预可降低认知衰退的风险。

❷ 血管危险因素的控制有助于降低血管性痴呆（VaD）发病率。降压治疗可显著降低因卒中复发而导致的痴呆和认知障碍。大数据和计算机模型分析估计，控制7个重要危险因素（肥胖、高血压、糖尿病、高胆固醇血症、抽烟、低教育水平和心血管病），有望减少全球1/3的痴呆发生，尤其是VaD。2015年发表的一项随机对照研究（FINGER）显示，包括血管危险因素控制、饮食调节、认知训练和体育锻炼在内的综合性干预措施可显著降低痴呆高危人群的认知损害风险，对卒中或痴呆高风险人群更有效。因此，《2019年中国血管性认知障碍诊治指南》推荐，对高危老年人群的多因素干预（锻炼、饮食、认知训练及血管危险因素控制）很可能对预防VCI有益。综上，对缺血性脑卒中患者应当给予抗栓药和他汀类降脂药物，高血压患者使用降压药物（CCB、ACE与利尿药），糖尿病患者积极控制血糖都是合理的。

❸ 血管性认知障碍的治疗包括药物治疗和非药物治疗。药物治疗主要是胆碱酯酶抑制剂（多奈哌齐、加兰他敏、利斯的明口服片剂及透皮贴剂）与NMDA受体拮抗剂（美金刚）。多奈哌齐、利斯的明可一定程度上改善患者的认知功能和日常生活能力，加兰他敏可能有效，但安全性和耐受性较差。美金刚的安全性和耐受性较好，对卒中后失语可能有效（Ⅱa级推荐，B级证据）；甘露特钠（九期一）可改善轻中度阿尔茨海默病（AD）的认知功能，但在VCI中的作用仍需大样本临床试验研究。丁苯酞、银杏叶提取物、尼麦角林、尼莫地平、胞磷胆碱和己酮可可碱可能改善VCI的认知功能，小牛血去蛋白提取物和奥拉西坦对改善认知功能有效，但都需大样本临床试验进行证实。此外，养血清脑颗粒、消栓肠溶胶囊、脑心通等中药也有可能改善VCI的认知功能。

❹ 血管性认知障碍患者可出现精神行为症状，如抑郁、焦虑、

妄想、幻觉、睡眠倒错、激越、冲动攻击行为等。症状轻微者首选非药物治疗，包括环境和社会心理干预；胆碱酯酶抑制剂与 NMDA 受体拮抗剂对精神行为症状也有一定的改善作用。抑郁很常见，治疗推荐选择性 5-羟色胺再摄取抑制剂，而非三环类抗抑郁药物，以减少心血管病的风险；抗精神病药物首选小剂量非典型抗精神病药物，应遵循谨慎使用、个体化用药、低剂量起始、缓慢加量的原则，尽可能选用心血管不良反应小，锥体外系反应少，镇静作用弱和无肝肾毒性的药物。

❺ 对所有可疑血管性认知障碍的患者，均应进行神经影像学检查，首选 MRI 检查。评估内容包括脑萎缩（部位与程度）、脑梗死（部位、大小、数量）、脑白质病变（范围）和脑出血（部位、大小、数量）。脑白质病变评估多采用临床广泛使用的 Fazekas 量表（0～6分）。神经影像学检查是确定血管性认知障碍病因和病理诊断的主要方法，影像学评估不仅可以反映血管性脑损伤的病理类型、部位和程度，也可以帮助鉴别其他原因导致的认知障碍，如正常颅压脑积水、额颞叶痴呆等。随着影像技术的发展，一些新型的结构与功能影像技术在 VCI 的临床研究中起到重要的推动作用，如弥散张量成像（DTI）有助于发现脑白质纤维束超微结构损害；动脉自旋标记（ASL）和 SPECT 有助于检测脑血流量，显示是否存在脑低灌注。

❻ 对可疑血管性认知障碍的患者，应进行完整的神经心理评估，至少包括 5 个核心认知域：执行功能、注意力、记忆、语言能力、视空间能力。此外，还需对患者精神行为症状和情感障碍等共病情况进行评估。VCI 患者最常见的受损认知领域是处理速度和执行功能，表现为信息处理速度减慢，工作记忆障碍和定势转移降低。临床工作中可使用整体认知评估量表（MMSE 和 MoCA）进行认知损害的筛查。MMSE 是国内外应用最广的认知筛查量表，对记忆和语言认知域敏感，对痴呆诊断的敏感度和特异度较高，但对轻度认知损害敏感度相对差。蒙特利尔认知评估量表（MoCA）对识别轻度 VCI 优于 MMSE，已广泛应用于国内外临床实践中，适用于认知障碍的早期筛查和整体认知评估。汉密尔顿抑郁量表（HAMD）和汉密尔顿焦虑量表（HAMA）可用于评定卒中后的情感障碍如抑

郁和焦虑等；日常生活能力量表（ADL）是临床中应用较广泛的日常生活能力评估量表，有助于判别患者认知障碍的严重程度；连线试验可评估执行功能，波士顿命名测试用以评估语言功能，视空间能力评估可用画钟试验，神经精神症状问卷（NPI）是临床中常用的评估患者精神行为障碍的知情者问卷。具体 VCI 神经心理评估方案见表 1-29。另外，临床上常采用 Hachinski 缺血量表（表 1-30）鉴别 AD 和血管性痴呆（VD），具有较好的特异性。该量表评分 ≥7 分支持血管性痴呆。

表 1-29 VCI 神经心理评估方案

评估认知域	推荐评估工具	可选评估量表
注意与处理速度	连线试验 (TMT-A)	数字符号转换测验
执行功能	连线试验 (TMT-B)	交替流畅性测验
语言功能	波士顿命名测试第 2 版 (BNT-2)	动物流畅性测验 (ANT)
学习记忆能力	霍普金斯语言学习测试 (HVLT)	简易视觉空间记忆测验
视空间能力	画钟试验（CDT）	Rey-Osterrieth 复杂图形测验
整体认知	蒙特利尔认知评估量表（MoCA）	简易智能状态检查（MMSE）
日常生活能力	工具性日常生活能力（IADL）量表	功能活动量表（FAQ）
精神行为	神经精神问卷（NPI）	流调用抑郁量表（CESD）

注：1. 血管性认知障碍（vascular cognitive impairment，VCI）是脑血管病变及其危险因素导致的临床卒中或亚临床血管性脑损伤，涉及至少一个认知受损的临床综合征，涵盖了从轻度认知障碍到痴呆，也包括合并阿尔茨海默病（Alzheimer's disease，AD）等混合性病理所致的不同程度的认知障碍。我国 65 岁以上老年人

表 1-30 Hachinski 缺血量表

症状	评分 / 分
突然发病	2
阶梯样加重	1
病程波动	2
夜间谵妄	1
人格保持良好	1
抑郁	1
诉说躯体症状	1
情感失控	1
高血压史	2
卒中史	2
合并其他脏器动脉硬化	1
局灶性神经系统症状	2
局灶性神经系统体征	2

轻度认知障碍总体患病率为 20.8%，其中脑血管病和血管危险因素所致的轻度认知障碍占所有轻度认知障碍的 42.0%。65 岁以上老年人群中，血管性痴呆（vascular dementia，VaD）的患病率为 1.50%，是仅次于 AD 的常见痴呆类型。许多老年期痴呆患者常有血管性脑损伤病理和 AD 病理并存，血管危险因素会增加 AD 的风险，脑血管病变和神经退行性病理过程可能相互作用，对认知损害具有累加效应。

2. VCI 根据病因和血管性脑损伤病理机制分为：危险因素相关性 VCI、缺血性 VCI、出血性 VCI、其他脑血管病性 VCI 和脑血管病合并 AD 等。其中，危险因素相关性 VCI 是指在无明确卒中病史且影像学无明显血管损伤病灶的情况下，长期血管危险因素如高血压病、糖尿病等所导致的认知损害。VCI 按认知障碍的严重程度分为轻度 VCI（mild VCI）和重度 VCI（major VCI 或 VaD），轻度 VCI

目前不具备进一步分类的临床证据，暂不做亚型分类。依据卒中病史及临床病理/影像学特征，重度VCI即血管性痴呆（VaD）常见有四种类型：卒中后痴呆（post-stroke dementia，PSD），皮质下缺血性血管性痴呆（subcortical ischemic vascular dementia，SIVaD），多发梗死性痴呆（multi-infarct dementia，MID）和混合型痴呆（mixed dementias，MixD）。

3. VCI的诊断，应通过临床评估了解认知障碍发病过程及其与脑血管病、血管危险因素之间的关系，结合神经心理评测和脑影像学检查寻找血管性病因，明确认知障碍程度和血管性脑损伤类型，并排除其他可导致认知障碍的疾病。推荐采用国际血管性行为与认知障碍协会（VASCOG）诊断标准。VCI诊断流程：首先确定认知障碍的存在，其次确定脑血管病是导致认知障碍的主要原因，排除导致认知障碍的其他原因，同时对认知障碍的严重程度及病理类型进行描述。根据新版指南，推荐VCI诊断包括核心要素、分类与标准以及排除因素。

4. VCI诊断需要具备的3个核心要素

（1）存在认知损害　主诉或知情者报告或有经验临床医师判断存在认知障碍，而且神经心理学检测也有认知障碍的证据，和（或）客观检查证实认知功能较以往减退，并至少存在1个认知域的损害。

（2）存在血管性脑损伤的证据　包括血管危险因素、卒中病史、脑血管病的神经损伤症候、影像学显示的脑血管病变证据，以上各项不一定同时具备。

（3）明确血管性脑损害在认知损害中占主导地位　明确血管性脑损伤在认知障碍中是否起主要作用是诊断VCI的重要环节，尤其是合并有AD病理表现时，应根据认知障碍和脑血管病的临床表现结合神经影像表现判断血管性脑损伤对认知障碍的影响。

5.《2019年中国血管性认知障碍诊治指南》确定的VCI的具体诊断标准如下。

（1）认知障碍诊断标准　神经心理学评估证明存在至少1个认知域的损害。

（2）血管性病因诊断标准　包括影像学标准和临床表现标准。

A.影像学标准：神经影像检测需要符合VASCOG诊断VCI的

最低影像学标准，即至少具备以下影像学表现之一：a.一个大血管脑梗死足以导致 VaMCI，而诊断重度 VCI（VaD）往往需要 2 个或多个大血管脑梗死；b.存在一个广泛的或者关键部位的脑梗死，位于丘脑或基底节区可能足以导致重度 VCI；c.存在 2 个以上脑干以外的腔隙性脑梗死；1～2 个关键部位的腔隙，或者 1～2 个非关键部位的腔隙同时合并广泛的脑白质高信号；d.广泛或融合的白质高信号；e.关键部位的脑出血，或 2 个及 2 个以上的脑出血；f.以上形式的组合。

B.临床表现标准。临床特征需要符合下列之一：a.认知障碍的发生与 1 个或多个脑血管事件具有时间相关性（认知损害的发生应在脑血管事件后 6 个月以内，并且认知损害不可逆转，认知障碍往往是突发的，并随着多次类似脑血管事件的发生而表现为阶梯式进展或波动性，持续 3 个月以上）。b.若无脑血管事件，患者应具备信息处理速度、复杂性注意力／额叶执行功能显著受损的证据。以下特征可作为支持点：早期出现的步态异常，包括行走不平衡感或反复的跌倒；早期出现尿频、尿急或其他不能用泌尿系统疾病解释的症状；人格或情绪改变，如意志力丧失、抑郁或情绪失禁。

（3）排除标准　诊断 VCI 需排除的因素主要包括：a.早期出现并进行性恶化的记忆缺陷、早期突出的帕金森病特征、原发性神经系统疾病（如多发性硬化、脑炎等）特征；b.神经影像学检查中缺乏血管性损伤病变；c.其他可解释认知障碍的疾病如脑肿瘤、多发性硬化、脑炎、抑郁症、中毒，及明显影响认知功能的系统性疾病及代谢异常等。此外，首次诊断认知障碍前 3 个月内的药物或酒精的滥用也须排除。

6.VCI 的病程分类　区分轻度 VCI 及重度 VCI 的核心在于认知障碍是否对患者的基本日常生活能力和工具性日常生活能力造成影响。

（1）轻度 VCI　存在 1 个或多个认知域的功能障碍，工具性日常生活能力正常或轻微受损，但是为了保持日常生活的独立性，需要付出更大的努力或代偿性措施。

（2）重度 VCI　至少一个认知域存在显著的认知障碍，其严重程度影响到日常生活的独立性。需要注意排除脑血管事件后的感觉／

运动障碍所致的日常生活能力障碍。

7. 重度 VCI 的临床亚型分类。首先，根据认知障碍与卒中事件的时间关系，将重度 VCI 分为卒中后痴呆和非卒中痴呆。其次，再根据临床特征和影像学表现进一步描述为皮质下缺血性血管性痴呆、多发梗死性痴呆和混合型痴呆。各临床亚型分类之间的病理／影像学表现可以有交叉。

（1）卒中后痴呆　患者具有明确的卒中病史，认知障碍的发生应在脑血管事件后 6 个月以内，并且认知障碍不可逆转（持续存在 3 个月以上）。部分患者可在卒中前即有轻度认知障碍。PSD 还可进一步描述为多发梗死性痴呆，皮质下缺血性血管性痴呆及混合性痴呆等。认知障碍与卒中事件的时间关系将 PSD 与其他类型的重度 VCI（VaD）区分开来，是诊断的关键。

（2）皮质下缺血性血管性痴呆（SIVaD）　SIVaD 是重度 VCI 最常见的类型，病理改变主要位于皮质下，脑小血管疾病是 SIVaD 的主要病因，影像学上最常见的表现为腔隙性脑梗死和广泛融合的脑白质高信号。

（3）多发梗死性痴呆　多发梗死性痴呆用于指示多个皮质—皮质下梗死的存在及其对痴呆的可能影响。

（4）混合型痴呆　患者同时存在血管性脑损伤与神经变性两种病理，以脑血管病伴发 AD 最为常见。在条件允许的情况下，需要结合临床表现、影像学特征和生物标志物来确定哪一种病理损害在认知损害中占主导地位，并通过命名的先后顺序反映不同病理导致痴呆的作用大小（如 VCI-AD 或 AD-VCI）。

8. 2021 年《中国卒中杂志》更新了《卒中后认知障碍管理专家共识》，卒中后认知障碍（post-stroke cognitive impairment，PSCI）是指在卒中事件后出现并持续到 6 个月时仍存在的以认知损害为特征的临床综合征。由于卒中后谵妄和一过性认知损伤等可早期恢复，PSCI 诊断常常要在卒中后 3～6 个月进行认知评估来最终确定。PSCI 诊断的确立应当具备以下三个要素。a. 明确的卒中诊断：临床或影像证据支持的卒中诊断，包括短暂性脑缺血发作、出血性脑卒中和缺血性脑卒中。b. 存在认知损害：患者主诉或知情者报告或有经验临床医师判断卒中事件后出现认知损害，且神经心理学证据证实存在一个以上认知领域功能损害或较以往认知减退的证据。c. 卒中和认知损害的时序关系：在卒中事件后出现，并持续到 3 ~ 6 个月。PSCI 按照认知受损的严重程度，可分为卒中后认知障碍非痴呆（post-stroke cognitive impairment no dementia，PSCIND）和卒中后痴呆（post-stroke dementia，PSD）。二者均有至少一个认知域受损，区别在于 PSD 患者生活、工作能力严重受损，而 PSCIND 患者生活和工作能力可完全正常或轻度受损。在时序上 PSCI 强调的是卒中事件本身所驱动的认知损害。认知障碍的发生与卒中病变的特征（如大小或关键区域）、阿尔茨海默病（AD）病理和大脑的可塑性（如认知储备和脑储备）密切相关。因而，PSCI 从病理上也可以分为血管性、退变性及混合性认知障碍。

PSCI 与 VCI 的不同是：VCI 作为一个广泛的概念涵盖了所有可能由血管因素导致的认知损害，强调了血管因素作为一种可预防和可治疗的病因在认知障碍发生中的重要作用。VCI 诊断标准中要求有明确的脑血管病相关临床或影像证据，但不一定要求有卒中病史。作为 VCI 的一种亚型，PSCI 强调的是卒中事件触发认知障碍，早期即可发生，并可被早期识别、管理和干预。

第二章　神经系统感染性疾病

第一节　病毒性脑炎

长期医嘱	临时医嘱
神经内科护理常规	血常规、尿常规、粪常规+隐血试验
一级护理	
普通饮食 或 鼻饲流质饮食	血清生化全套
	凝血功能
病重通知 或 病危通知　prn	血沉、C 反应蛋白（CRP）
吸氧　prn	血气分析
心电监测　prn	血液传染病学检查（包括乙型肝炎、丙型肝炎、梅毒、艾滋病等）
测瞳孔	
20% 甘露醇　125～250mL iv gtt q8h prn	腰椎穿刺（脑脊液常规、生化、免疫学，脑脊液细胞学，脑脊液涂片，脑脊液/血 TORCH，脑脊液/血培养+药敏，脑脊液病毒核酸检测或 mNGS）❸
0.9% 氯化钠液　250mL ｜ iv gtt❶ 阿昔洛韦　500mg ｜ q8h 　或 0.9% 氯化钠液 　　250mL ｜ iv gtt 　更昔洛韦　250mg ｜ q12h	血清特异性病毒抗体检测 ❹
0.9% 氯化钠液　500mL ｜ iv gtt❷ 地塞米松　10～15mg ｜ qd	血清（和脑脊液）抗 NMDAR、GABAR、AMPAR、LGI1、MOG等抗体检测
丙戊酸钠　500mg po bid 和（或）卡马西平　200mg 　po bid	胸部正侧位 X 线片或胸部 CT
	心电图、超声心动图
	头颅 CT

续表

长期医嘱	临时医嘱
	头颅 MRI 平扫＋增强 ❺
	脑电图 ❻
	脑组织活检　prn
	精神科会诊、神经康复科会诊

❶ 对所有怀疑为病毒性脑炎的患者，均应尽快给予阿昔洛韦进行经验性抗病毒治疗（剂量：对于儿童和肾功能正常的成人，剂量为 10mg/kg，每 8h 1 次，静脉滴注），直到进一步检查明确病因，再调整为针对病因的治疗。对确诊的单纯疱疹病毒 1/2 型（HSV1/2）与水痘-带状疱疹病毒（VZV）脑炎或者脑膜炎，首选阿昔洛韦（一种鸟嘌呤衍生物，能抑制病毒 DNA 的合成，可透过血脑屏障，脑脊液中的浓度为血浓度的 50%），疗程 14～21d。更昔洛韦（与阿昔洛韦相似，但在侧链上多 1 个羟基，增强了抑制病毒 DNA 合成的作用）对 VZV 脑膜脑炎患者亦有效，可作为备选治疗方案。巨细胞病毒（CMV）脑炎可使用更昔洛韦（5mg/kg，每 12h 1 次，静脉滴注，持续 2～3 周）治疗，如果治疗效果欠佳，可采用更昔洛韦联合膦甲酸（60mg/kg，每 8h 1 次，静脉滴注；或 90mg/kg，每 12h 1 次，静脉滴注）治疗 3 周。阿昔洛韦在体外试验中可以抑制 EB 病毒的复制，对 EB 病毒的中枢神经系统感染治疗效果不确定。利巴韦林对麻疹病毒脑炎［例如亚急性硬化性全脑炎（SSPE）］可能有一定效果。

❷ 对于 HSV1/2 和 VZV 脑炎，在应用特异性抗病毒药物（阿昔洛韦）的同时，可酌情使用短疗程激素，有可能改善预后。例如：地塞米松 10～15mg/d，疗程 5～7d。激素能否改善病毒性脑炎的长期预后仍需进一步临床研究确认。人免疫球蛋白制剂中含有某些抗病毒抗体，对肠病毒与流行性乙型脑炎病毒具有一定的中和作用。对于重症和免疫功能低下的患者，在缺少特异性抗病毒药物的情况下可以试用（2g/kg，分 3～5d 静脉滴注）。免疫检查点抑制剂——程序性细胞死亡蛋白 1（PD-1）抗体对进行性多灶性

白质脑病（PML）可能有效。有学者采用 PD-1 抗体帕博利珠单抗（pembrolizumab）治疗 PML，部分患者临床症状得到改善或稳定，脑脊液中的 JC 病毒载量降低。另外，北京协和医院应用帕博利珠单抗治疗星状瘤病毒脑炎，临床观察有效。近年来，对人乳头多瘤空泡病毒（JCV）、CMV、EB 病毒输注病毒特异性 T 细胞的疗法在一些前期的临床研究中提示有效。

❸ 多数病毒性脑炎可见脑脊液白细胞计数升高（$> 5×10^6/L$），或脑脊液细胞学可见炎性细胞，一般以淋巴细胞升高为主，在急性期可有一过性中性粒细胞比例升高。流行性乙型脑炎患者脑脊液的中性粒细胞升高比较多见。免疫功能低下的患者在发生病毒性脑炎时，脑脊液炎性改变可能并不明显。此外，脑脊液细胞学检查如发现肿瘤细胞，可确诊脑膜恶性肿瘤。病毒性脑炎的脑脊液蛋白可轻度升高，葡萄糖和氯化物水平一般正常（若脑脊液糖水平降低需考虑化脓性、结核性、真菌性脑膜炎，脑膜型脑囊虫病，脑膜癌病与蛛网膜下腔出血等疾病）。采用聚合酶链反应（PCR）与宏基因组高通量测序（mNGS）等方法检测脑脊液可明确病毒性脑炎的病原体。一般而言，脑脊液 mNGS 检测到特异性病毒序列数 ≥ 3 条时具有诊断意义。PCR 是诊断疱疹病毒及肠道病毒感染的主要确诊试验，其敏感度及特异度可因病毒不同而异。mNGS 具有广谱、无偏倚的优点，普及性较好。对于病因未明的重症脑炎或者怀疑为罕见病原体、新发病原体感染的患者，可优先选择 mNGS。

❹ 血清抗体检测对诸多虫媒病毒性脑炎，包括流行性乙型脑炎、西尼罗病毒脑炎与蜱传病毒性脑炎等，以及麻疹病毒慢性感染导致的 SSPE 是重要的诊断实验。例如抗流行性乙型脑炎病毒抗体（IgM）阳性是该病的确诊试验。血清学检查对人疱疹病毒中枢神经系统感染的诊断意义不大，HSV、VZV、CMV 及 EBV 等病毒在人群中抗体阳性率较高，抗病毒抗体 IgG 滴度升高 4 倍以上具有回顾性诊断意义，但对病毒性脑炎在急性期的确诊缺少临床实用性。对于病因未明的脑炎，自身免疫性脑炎相关自身抗体检测属于一线病因检查项目，应与感染病原体检查联合使用，形成一体化的病因诊断流程，以利于自身免疫性脑炎与病毒性脑炎的鉴别诊断。

❺ 头颅 MRI 与 CT 具有辅助定位诊断的作用，基于临床与神

经影像学的脑炎临床综合征分型与不同病因有一定的对应关系，因此具有一定的病因（定性）诊断意义。头颅 FLAIR 序列对脑炎的脑实质病灶比较敏感，增强 MRI 有助于显示脑膜病变。头颅 CT 检查可以显示出血性病变和坏死性病变，单纯疱疹病毒性脑炎（HSE）、阿米巴脑炎、真菌感染可见出血坏死病变。头颅 CT 检查是急诊腰椎穿刺前必要的检查项目，有助于排除颅后窝占位等腰椎穿刺禁忌证。CT 和 MRI 也可用于评估脑炎患者神经系统损害的程度、病情和预后。不同病毒性脑炎的影像学表现见下述。

❻ 脑电图是评估病毒性脑炎的重要检测方法。脑炎重症患者脑电图可表现为双侧半球弥散性慢波，以额颞叶明显，出现周期性复合波（常为慢波或尖波）。SSPE 的脑电图表现呈两侧周期性阵发放电，持续 0.5～3.0s，为高波幅慢波或棘慢综合波。颞叶起源的癫痫波提示边缘性脑炎。脑电图对脑炎的病因诊断意义有限，但有助于与朊蛋白病、代谢性脑病等鉴别。

注：1. 脑炎是脑实质的弥漫性或者多灶性炎性疾病的统称。根据病因，脑炎总体上可分为感染性脑炎与自身免疫性脑炎（autoimmune encephalitis，AE）两大类，而病毒感染是感染性脑炎的主要病因，导致病毒性脑炎的病毒具有神经侵袭性或者嗜神经性，可分为 DNA 病毒与 RNA 病毒，前者以疱疹病毒脑炎最为常见，后者以黄病毒（如流行性乙型脑炎病毒）和肠病毒多见。根据中枢神经系统（CNS）的受累部位和临床表现，病毒性脑炎可分为若干临床分型。症状与体征提供的定位诊断信息与神经影像学表现是临床分型的依据。

病毒性脑炎主要包括以下临床综合征：a. 脑炎：以大脑灰质神经元受累为主，包括边缘性脑炎、基底节脑炎、弥漫性脑炎等类型。b. 中枢神经系统感染性疾病：炎症主要累及脑和（或）脊髓软脑膜、蛛网膜乃至神经根。c. 脑膜炎：脑实质与脑膜均受累。d. 脑脊髓炎：脑实质与脊髓均受累，脑脊膜也可同时受累。e. 脑血管炎：炎症累及脑膜血管或者其他脑血管。f. 炎症肉芽肿：为局灶性或者多灶性的慢性炎症。g. 白质脑炎：以脑白质和髓鞘受累为主的炎症。

2. 病毒性脑炎的诊断需要综合分析患者的临床表现、脑脊液检查、神经影像学和脑电图检查等结果，首先确定其患有脑炎，继而通过病毒核酸检测等病毒鉴定试验方可确诊。病毒性脑炎的确诊需要同时满足主要条件、次要条件、确诊试验、排除其他病因共4个条件。a. 主要条件：精神状态改变，包括意识水平下降、嗜睡或精神行为异常且持续≥24h；或者新出现的癫痫发作。b. 次要条件：体温≥38℃的发热（起病前或起病后72h内），或新出现的神经系统局灶性表现，或脑脊液白细胞≥$5×10^6$/L，或脑脊液细胞学呈淋巴细胞性炎症，或影像学显示脑实质病灶符合脑炎，或脑电图异常符合脑炎。c. 确诊试验：脑脊液病毒核酸阳性（PCR或宏基因组高通量测序），或脑脊液和（或）血清抗病毒抗体IgM阳性。d. 合理排除其他病因。

3. 单纯疱疹病毒性脑炎（HSE）是由单纯疱疹病毒（HSV）引起的急性中枢神经系统感染，病变主要侵犯颞叶、额叶和边缘叶脑组织，引起脑组织出血坏死性病变，故又称急性坏死性脑炎或出血性脑炎。临床表现为发热、头痛、精神行为异常、认知减退、抽搐及意识障碍等。辅助检查：a. 脑脊液压力正常或升高，白细胞增多[（5~500）×10^6/L]，以淋巴细胞为主，亦可有红细胞轻度增多，蛋白质水平升高，葡萄糖含量正常。b. 脑电图：可见弥漫性高波幅慢波，以单侧或双侧颞、额区异常为主，可出现颞区的尖波及棘波。c. 影像学检查对于单纯疱疹病毒脑炎的诊断具有极大的价值：头颅CT可见病变主要位于边缘系统，以颞叶受累常见，呈低密度改变，有时可见出血；起病后1周内MRI的敏感性可达90%；MRI上显示的病灶分布多不对称，可从颞叶内侧面、额叶眶面延续累及扣带回、岛叶，而基底节区通常豁免，形成典型的"刀切征象"；病灶早期多以水肿为表现，表现为T2 FLAIR序列上皮质/近皮质高信号，T1上可见灰白质分界不清晰，水肿严重时可有占位效应；病程后期或较严重时病灶处可出现点状出血，表现为脑回状的T1高信号。d. 确诊试验：脑脊液病毒核酸检测，包括PCR与mNGS法；脑活组织检查的免疫组织化学与核酸检测也可用于确诊。

4. 单纯疱疹病毒为嗜神经DNA病毒，有两种血清型，即HSV-1和HSV-2。患者和健康带毒者是主要传染源，HSV-1主要通过密切接触或飞沫传播，HSV-2主要通过性接触和母婴传播。HSV-1感染后多潜伏在三叉神经节或脊神经节内，当机体免疫功能下降时，潜伏病毒再激活（再度活化在发病机制中发挥很大作用），并经三叉神经或嗅神经进入中枢神经系统，因此脑炎病损主要见于颞叶和额叶的眶面，而患者早期表现也多以精神症状和智能损害为首发症状。HSV-2 原发感染主要在生殖系统，为性传播疾病。在成人感染后，病毒可通过骶神经上行感染脑实质或通过性传播经血行播散进入脑内。而新生儿感染 HSV-2 多因分娩时接触母亲产道内的含病毒分泌物，使得病毒经血行传入脑内而感染。单纯疱疹病毒的致病机制包括：病毒对细胞的直接损害以及感染后免疫反应，脑实质和神经元细胞首先受累，部分血管出现严重的血管炎，感染后脱髓鞘也参与损伤机制。

5. 水痘-带状疱疹病毒（VZV）脑炎 人初次感染 VZV 的表现为水痘，感染后病毒潜伏于三叉神经节和背根神经节，病毒激活引起带状疱疹和 CNS 感染。CNS 的 VZV 感染主要表现为脑膜炎、脑炎、脑血管炎与脊髓炎等表型，以轻症的脑膜炎最为常见，其次为脑炎（含边缘性脑炎）。VZV 是脑血管炎的重要病因，主要表现为头痛与急性缺血性脑卒中，在免疫抑制状态的患者中更易发生。以上各种临床表型可以叠加发生，表现为 CNS 的弥漫性病灶，临床类似急性播散性脑脊髓炎（ADEM）。新近的皮肤带状疱疹对诊断具有提示意义，但仅见于部分（1/3 ~ 1/2）CNS 的 VZV 感染患者。辅助检查：a. 脑脊液白细胞增多 $[(5 \sim 500) \times 10^6/L]$，少数患者超过 $1000 \times 10^6/L$，以淋巴细胞为主，蛋白质水平升高，葡萄糖含量正常。b. MRI 以脑膜强化最常见（脑膜炎型），可以有边缘系统受累以及脑白质、脑干和脊髓的脱髓鞘病灶，血管炎型的 MRI 表现为急性梗死，多见于皮质 / 近皮质灰白质交界处及深部灰质核团。血管成像检查可见受累动脉局灶或节段性狭窄或闭塞，以大脑中动脉、大脑前动脉、颈内动脉受累较常见，亦可见动脉瘤。c. 确诊试验：脑脊液 VZV 核酸检测，采用 mNGS 或者 PCR，脑脊液或血清抗 VZV 抗体 IgM 阳性也有诊断意义。

6. 流行性乙型脑炎 简称乙脑，又称日本脑炎，乙脑病毒属于单正链 RNA 病毒、黄病毒属。人与多种牲畜、禽鸟类均可感染乙脑病毒，猪是乙脑病毒的主要传染源，经蚊虫叮咬传播。乙脑累及整个 CNS 的灰质，以基底核、丘脑和大脑皮质最严重，脊髓灰质也可受累。本病主要出现于夏、秋季，轻症患者表现为脑膜炎或者单纯的精神行为异常；重症者以抽搐、意识障碍、呼吸衰竭为主要表现；累及脊髓灰质者，可表现为急性松弛性瘫痪，出现1个或多个肢体瘫痪，下肢较上肢明显，表现为吉兰-巴雷综合征样表现（类似AMAN和ASMAN）。患者的脑脊液白细胞计数多在（50～500）×10^6/L，早期以中性粒细胞为主，后逐渐转变为淋巴细胞为主的炎症。头颅MRI显示双侧丘脑、基底节、脑干受累，有时也可见小脑、脊髓和大脑皮质异常信号，部分患者头颅MRI正常。乙脑也可累及颞叶，但与单纯疱疹病毒脑炎不同，病灶多分布于海马的体尾部，而较少累及颞叶前回及岛叶。确诊试验首选抗乙脑病毒抗体（IgM）检测；脑脊液或血液PCR检测乙脑病毒核酸阳性可以确诊。

7.西尼罗病毒（West Nile virus）脑炎　西尼罗病毒是一种单链RNA的虫媒病毒，属于黄病毒科、黄病毒属，鸟类为其主要的贮存宿主，经蚊传播，也可因输血、器官移植、胎传等途径感染，人群普遍易患。临床表现为脑膜炎或者脑炎。头颅磁共振改变多不具有特异性，有文献报道内侧颞叶、中脑常先受累，而皮质、白质、丘脑、小脑等部位病灶多出现较晚。西尼罗病毒可累及脊髓灰质前角，引起急性弛缓性瘫痪等。该病的确诊主要依靠抗病毒抗体和病毒核酸检测。西尼罗病毒与乙型脑炎病毒的血清学试验存在交叉反应，即西尼罗病毒脑炎患者的血清检测可呈乙型脑炎病毒抗体（IgM）阳性，为鉴别诊断带来困难。

8.狂犬病毒脑炎　狂犬病是狂犬病毒感染引起的神经系统感染性疾病，自然宿主包括狗、猫、狼和蝙蝠等，狂犬是主要传染源。狂犬病毒为单链RNA病毒，属弹状病毒科、狂犬病毒属，病毒自创口进入人体，沿末梢神经向心性进入CNS，引起急性弥漫性脑脊髓炎，主要累及灰质，可导致进展性脑炎，脑干和边缘系统首先受累，之后累及基底节和丘脑。潜伏期一般为20～60d，也可长达数年，伤口在头部者潜伏期短。在前驱期主要表现为低热、头痛、疲乏、肌痛，逐渐出现烦躁、失眠、恐惧感，对声、光、风刺激过敏。已经愈合伤口周围的麻木感、痒痛是本病的特点。病情快速进展，患者出现意识障碍、恐惧性痉挛和自主神经障碍，恐水症是本病特征，病情进展出现弛缓性瘫痪，因呼吸和循环衰竭迅速死亡；麻痹型患者由前驱期直接进入瘫痪期导致全身弛缓性瘫痪。确诊试验采用 PCR 检测脑脊液和唾液中的病毒核酸。

9. **伪狂犬病毒（PRV）脑炎** PRV 也称猪疱疹病毒Ⅰ型，为双链 DNA 病毒，属于疱疹病毒科中的 α 疱疹病毒亚科，猪是 PRV 的自然宿主之一，可引起猪的出血坏死性脑炎。PRV 可以跨物种传染给人类，导致病毒性脑炎与眼内炎。人类 PRV 脑炎较为特征性的临床表现与神经影像学改变为：患者主要为从事生猪产业并有病猪接触史；急性起病，病前可有发热、头痛等前驱症状，迅速进展为重症脑炎，表现为抽搐、意识障碍、昏迷；可合并视网膜炎或眼内炎。头颅 MRI 以大脑灰质受累为主，受累部位包括边缘系统、基底节与脑干，出血性改变不明显。脑脊液压力升高，脑脊液白细胞计数轻、中度升高，细胞学呈淋巴细胞性炎症。

10. **进行性多灶性白质脑病（PML）** 由人乳头多瘤空泡病毒（JCV）病毒感染引起，主要见于免疫功能低下的患者。JCV 病毒主要感染少突胶质细胞，引起白质脱髓鞘病变，也可感染小脑颗粒细胞及其他神经元，导致小脑病变及脑炎表现。患者多呈亚急性或隐袭起病，表现为进行性加重的局灶性神经系统缺损症状，认知障碍、瘫痪、步态异常、共济失调、视野缺损和语言障碍较常见。MRI 上可见病灶多非对称性、多灶性地分布于脑室旁白质区域，并进一步向皮层延续，可累及皮质下 U 型纤维，这是与 HIV 脑炎的重要鉴别点之一。少见情况下也可见小脑脚及脑干受累。脑脊液病毒核酸检测（PCR 或 mNGS）是确诊 PML 的主要方法，脑组织的免疫组织化学染色与 mNGS 也可以确诊。

11. **病毒性脑炎后自身免疫性脑炎** 少数 HSE 与流行性乙型脑炎患者在恢复期可重新出现脑炎症状，表现为"双峰脑炎"，此时脑脊液病毒核酸转阴而抗 NMDAR 抗体等呈阳性，属于病毒性脑炎后自身免疫性脑炎。当病毒性脑炎患者症状复发或活动性症状持续不缓解时，要考虑病毒性脑炎后自身免疫性脑炎可能，并进行自身免疫性脑炎相关抗体检测。

12. **副感染性脑病（para-infectious encephalopathy）** 继发于系统性感染性疾病（CNS 之外的感染性疾病）的一组急性脑病综合征，包括急性坏死性脑病、伴胼胝体压部可逆性病变的轻度脑病综合征、伴（或不伴）屏状核病变的发热感染相关癫痫综合征等。副感染性脑病不是由病毒直接侵袭 CNS 引起，也不属于适应性免疫介导的特异性自身免疫反应，而可能与细胞因子风暴导致的炎性综合征和个体遗传因素等相关，例如 COVID-19 相关的急性坏死性脑病，偶可见于疫苗接种后。

第二节　化脓性脑膜脑炎

长期医嘱	临时医嘱
神经内科护理常规	血常规、尿常规、粪常规 + 隐血试验
一级护理	
普通饮食　或 鼻饲流质饮食	血清生化全套
	凝血功能
病重通知　或 病危通知　prn	血沉、C 反应蛋白（CRP）
吸氧　prn	血气分析
心电监测　prn	降钙素原（PCT）
测瞳孔	血培养 + 药敏
20% 甘露醇　125 ～ 250mL　iv gtt q8h prn	血液传染病学检查（包括乙型肝炎、丙型肝炎、梅毒、艾滋病等）
0.9% 氯化钠液　100mL　iv gtt❶ 头孢曲松钠　2.0g　q12h	血 TB-SPOT　prn
或 0.9% 氯化钠注射液　250mL　iv gtt q8h 美罗培南　1.0g	腰椎穿刺（脑脊液常规、生化、脑脊液革兰氏、抗酸、墨汁染色，乳酸和乳酸脱氢酶，病原微生物培养 + 药敏或 mNGS）❸
0.9% 氯化钠注射液　250mL　iv gtt prn❷ 万古霉素　1.0g　q12h	心电图、超声心动图
	胸部正侧位 X 线摄片或胸部 CT
	头颅 CT 平扫 + 骨窗 + 增强
	头颅 MRI 平扫 + 增强扫描❹

续表

长期医嘱	临时医嘱
	脑电图
	颅脑超声　prn
	神经外科会诊　prn[5]
	传染科会诊

❶ 正确地选用抗菌药物是治疗化脓性脑膜/脑炎的关键，必须选择和使用对病原菌敏感的抗菌药物，并需要确定最佳的给药途径、计算精确的给药剂量。在病原菌未确定前，为避免耽误病情，可尽早行经验性抗菌药物治疗。抗菌药物首选血脑屏障通透性较高的药物（见表2-1），同时应考虑抗菌谱的广度和深度、兼顾革兰氏阳性菌和革兰氏阴性菌的种类，临床常选择头孢曲松、美罗培南、万古霉素等药物进行单药或联合治疗。给药剂量可以按说明书允许的最大剂量。应用抗菌药物应遵循途径正确、疗程合理、剂量足够的原则，具体疗程和给药时间点应考虑病原菌种类、疾病严重程度、抗菌药物特性、合并用药情况以及治疗效果和不良反应等多种因素。经验性治疗2～3d后应评估患者对治疗的反应性。当疗效不佳时，应重新考虑诊断的正确性或调整治疗方案，如增加给药剂量、更换抗菌药物、给予联合用药或考虑调整给药途径，如脑室内注射、鞘内注射药物。

表2-1　化脓性脑膜炎常用抗菌药物根据血脑屏障通透性分类

高通透性	中通透性	低通透性
利奈唑胺、莫西沙星、环丙沙星、甲硝唑、磺胺嘧啶、氯霉素	头孢他啶、头孢曲松、头孢噻肟、头孢哌酮、美罗培南、氨基糖苷类、去甲万古霉素、青霉素、氨曲南、阿维巴坦、舒巴坦、甲氧苄啶	替加环素、多黏菌素、达托霉素

经验性选择抗菌药物应综合考虑患者的年龄、基础状况、病情

严重程度、感染罹患因素、感染途径或方式、可能的病原菌类别、是否经历外科手术等因素。

为兼顾革兰氏阳性菌和革兰氏阴性菌，推荐万古霉素联合具有中等血脑屏障通透性的第三代或第四代头孢菌素（如头孢曲松、头孢他啶、头孢吡肟）或碳青霉烯类中美罗培南等，作为化脓性脑膜炎的经验性抗菌治疗药物。万古霉素通过抑制菌细胞壁糖肽的合成而发挥速效杀菌作用，抗菌谱可以全面覆盖各类别的革兰氏阳性菌（最常见为葡萄球菌等），第三代或第四代头孢菌素以及碳青霉烯类中的美罗培南可以覆盖常见的需氧革兰氏阴性菌。万古霉素与第三代以上头孢菌素或美罗培南联合应用，可以覆盖常见的绝大多数革兰氏阳性菌和革兰氏阴性菌，避免或最小化由经验性抗菌治疗带来的诊治风险。由于万古霉素治疗窗狭窄、剂量过高时可产生毒性，肾功能正常者应用万古霉素时，建议首次给药48h后（慢性肾功能不全者由于代谢减慢，建议在72h后）常规监测万古霉素的血清谷浓度（通常在给药前1/2h的时间点取样），理想水平为15～20μg/mL。

病情严重的化脓性脑膜脑炎和脑室炎患者，若存在对头孢药物过敏或对美罗培南有使用禁忌，可应用针对革兰氏阴性菌的氨曲南或喹诺酮类中的环丙沙星替代，进而确保抗菌谱覆盖革兰氏阴性菌。

❷ 一旦明确致病微生物后，应根据病原菌的具体类别、微生物培养报告中的药敏结果［杀菌或抑菌状态 S（敏感）/R（耐药）/M（中介）、MIC 值］，结合浓度依赖型和时间依赖型抗菌药物的特点（表 2-2），合理选择抗菌药物进行针对性抗菌治疗。

表 2-2　抗菌药物按时间依赖型、浓度依赖型分类

时间依赖型（短）	青霉素类、头孢菌素类、氨曲南、碳青霉烯类、红霉素、克林霉素、伊曲康唑、氟胞嘧啶
时间依赖型（长）	四环素、糖肽类（包括万古霉素）、唑类抗真菌药、恶唑烷酮类、阿奇霉素、链霉素
浓度依赖型	氨基糖苷类、氟喹诺酮类、达托霉素、酮内酯、甲硝唑、制霉菌素、两性霉素 B

革兰氏阳性菌相关感染：a. 当金黄色葡萄球菌未产生耐药性时，对甲氧西林敏感且反应较好，可用氨苄西林、舒巴坦治疗。b. 当金黄色葡萄球菌对甲氧西林耐药时，推荐万古霉素作为耐甲氧西林金黄色葡萄球菌感染的一线用药。肾功能肌酐清除率增高者，万古霉素应给予负荷剂量（20～35mg/kg），而后以维持剂量（15～20mg/kg，每8～12h 1 次），通过检测药物浓度，使万古霉素的血清谷浓度维持在 15～20mg/L，充分保证临床疗效，减少药物不良反应。c. 当病原菌对万古霉素耐药或万古霉素疗效不佳时，可采用具有血脑屏障高通透性的利奈唑胺作为替代药物。d. 除万古霉素和利奈唑胺外，当葡萄球菌导致的脑膜脑炎和脑室炎无法使用上述药物或疗效不佳时，常应用达托霉素或磺胺类药物甲氧苄啶替代治疗。

革兰氏阴性菌相关感染：a. 当革兰氏阴性杆菌感染且病原菌不存在耐药性时，可考虑应用第三代头孢菌素药物中的头孢曲松、头孢他啶或头孢噻肟进行治疗；当存在产广谱 β-内酰胺酶的革兰氏阴性杆菌感染时，如病原菌对碳青霉烯类敏感可使用美罗培南治疗；美罗培南还可用于鲍曼不动杆菌相关感染的治疗；由于美罗培南为时间依赖型抗菌药物，建议采取延长静脉输注时间（每次静脉输注 3h 以上）的方法，提高美罗培南抗感染的治疗效率。b. 当存在耐碳青霉烯类病原菌时，可考虑使用多黏菌素替代，通过静脉和脑室内途径给药，提高化脓性颅内感染的治疗效率。对静脉用药 2～3d 仍无疗效的耐碳青霉烯类革兰氏阴性杆菌（如鲍曼不动杆菌、铜绿假单胞菌等）所致的化脓性脑膜脑炎或脑室炎，可应用多黏菌素 5mg/d 脑室内或鞘内注射。c. 第三代或第四代头孢菌素以及美罗培南均可用于治疗假单胞菌导致的细菌性感染；当无法应用上述药物时，可考虑选用氨曲南或氟喹诺酮类药物。d. 替加环素抗菌谱广，覆盖革兰氏阳性菌、革兰氏阴性菌和厌氧菌等，对产超广谱 β-内酰胺酶的肠杆菌、耐碳青霉烯类鲍曼不动杆菌均有良好的抗菌活性，可用于第三代以上头孢菌素或美罗培南无法有效治疗的耐药菌感染。单用替加环素或联用其他抗菌药物，全面覆盖革兰氏阳性菌和革兰氏阴性菌，可有效治疗鲍曼不动杆菌导致的脑膜脑炎和脑室炎。e. 常规剂量的头孢哌酮舒巴坦在脑脊液中无法达到有效治疗浓度，随着舒巴坦给药剂量的增加，其在脑脊液中的浓度也明显增加，同时舒巴坦对鲍曼不动杆菌有较好的体外抗菌活性，因此治疗鲍曼不动杆菌导致的化脓性脑膜脑炎，应使用高剂量舒巴坦治疗（8g/d 以上）。

f. 由于磷霉素有较好的血脑屏障通透率，对包括多重耐药和泛耐药致病菌在内的多种革兰氏阴性菌和革兰氏阳性菌具有杀菌活性，可用于泛耐药、全耐药革兰氏阴性菌引起的感染。

严重的化脓性颅内感染，在静脉用药 48 ～ 72h 后效果不佳时，可考虑选用合适的抗菌药物行脑室内或鞘内注射，药物直接进入蛛网膜下腔，从而提高药物的有效治疗浓度和抗菌疗效。脑室或鞘内注射多黏菌素可有效治疗鲍曼不动杆菌相关的脑室炎，但青霉素和头孢菌素类抗菌药物等均禁忌通过鞘内途径给药。

临床具体操作也可参照霍普金斯医院推荐的脑脓肿经验治疗方案（表 2-3）。

表 2-3　脑脓肿经验治疗方案

感染源	病原体	推荐方案	对青霉素过敏可选
不明	金黄色葡萄球菌、链球菌、革兰氏阴性菌、厌氧菌	万古霉素 + 头孢曲松 + 甲硝唑	万古霉素 + 环丙沙星 + 甲硝唑
鼻窦炎	链球菌、厌氧菌	青霉素或头孢曲松 + 甲硝唑	万古霉素 + 甲硝唑
慢性中耳炎	革兰氏阴性菌、链球菌、厌氧菌	头孢吡肟 + 甲硝唑	氨曲南 + 万古霉素 + 甲硝唑
脑手术后	葡萄球菌、革兰氏阴性菌	万古霉素 + 头孢吡肟	万古霉素 + 环丙沙星
心脏	链球菌（特别是草绿色链球菌）	青霉素或头孢曲松	万古霉素

❸ 化脓性颅内感染腰椎穿刺脑脊液压力常大于 200mmH$_2$O，脑脊液的外观浑浊或呈脓性表现。脑脊液常规中，白细胞计数常大于 1000×10^6/L，多在（6000 ～ 10000）$\times 10^6$/L，多核细胞百分比大于 70%，中性粒细胞占绝对优势。当白细胞计数低于 1000×10^6/L，尚不能完全排除细菌性感染的可能，需结合患者罹患化脓性颅内感染的危险因素、疾病病程发展、临床症状和体征、是否使用抗菌药物治疗、脑脊液中多核细胞比例的动态变化以及脑脊液和外周血中葡萄糖水平比值等情况，进行综合考虑和分析。

脑脊液生化中，脑脊液葡萄糖水平是血清葡萄糖水平的 2/3（66%）左右，通常为 2.5 ～ 4.5mmol/L，故在检测脑脊液中葡萄糖含量的同时，应检测血清中的葡萄糖含量，并简单计算比值和分析。如脑脊液中葡萄糖与同期血清中葡萄糖含量的比值低于 40% 则被认为异常。化脓性脑膜脑炎患者脑脊液中的蛋白质含量明显增多（多 > 1g/L），氯化物水平降低，乳酸多高于 0.3g/L，乳酸脱氢酶含量也明显增高，且其变化可作为判断化脓性脑膜炎疗效和预后的指标。

怀疑化脓性脑膜脑炎时，应在经验性用药前或更换抗菌药物之前，收集血清和脑脊液样本（若已给药，应选取药物谷浓度时间点取标本），行脑脊液的革兰氏染色涂片、脑脊液微生物培养 + 药敏；在留取脑脊液培养病原微生物的同时，并行 2 ～ 4 次血培养。如存在颅脑外伤手术或颅脑分流手术患者，应对外科手术后的切口脓性分泌物、怀疑可能是细菌性感染来源的引流管头端、外科手术已取出的植入物等标本，及时送检脑脊液涂片、进行病原微生物培养。在临床实践中，脑脊液病原微生物培养的阳性率不高，1 次送检时可能无法获得阳性结果，建议连续进行 2 ～ 3 次腰椎穿刺 + 化验，获取标本送脑脊液微生物培养。

mNGS 技术是一种不依赖于病原微生物培养的新方法。通过病原菌的核酸提取和标本预处理，在测序平台上直接进行高通量测序，然后通过生信分析、与病原菌基因数据库进行比对，根据获得的基因序列信息判断临床送检标本中的具体病原微生物。该方法可迅速检测标本中的病原微生物 DNA 或 RNA 序列，对临床急需获得病原菌类别的危急重症或抗菌治疗效果不佳、病原菌无法完全明确的患者，具有传统微生物培养方法不可比拟的优点。如临床病情危重患者、特殊免疫抑制宿主、反复住院的重症感染患者，无法通过微生物培养尽快明确病原菌时可采用 mNGS 技术；对于反复微生物培养阴性且治疗效果不佳或出现新发未知的病原微生物并具有传染性、必须尽快明确新发的病原微生物种属或存在长期不明原因发热的病原微生物感染者可采用 mNGS 技术。

注意，在采集脑脊液标本时，应严格无菌操作下，采集 3 管标本，第 1 管标本送检脑脊液生化，第 2 管和第 3 管标本送检脑脊液常规、病原微生物培养 + 药敏或 mNGS。对于普通细菌培养，留取 2mL 脑脊液即可，应同时送检脑脊液革兰氏染色涂片，因脑脊液涂片报告结果速度明显快于微生物培养，可用于及时指导治疗和抗菌用药调整。

❹ 头颅 CT 检查在病变早期多无阳性发现，进展期可出现基底池、脉络膜丛、半球沟裂等部位密度增高，增强可见脑膜呈带状或脑回状强化。后期由于蛛网膜粘连，出现继发性脑室扩大和阻塞性脑积水，并发硬膜下积液。CT 骨窗对发现颅底骨折有帮助。头颅 MRI 在发现病变、明确病变范围及受累程度明显优于 CT，增强 MRI 是诊断和定位的首选检查。仅有脑膜受累的患者，MRI 增强后仅见脑膜和近皮质部位的强化。累及脑实质的患者出现 T2、DWI 序列上的异常信号改变。对于脑脓肿患者，DWI 和 ADC 值匹配分析对脑脓肿与脑肿瘤的囊变或坏死有鉴别意义。脑脓肿的 DWI/ADC 信号为高 / 低，而脑肿瘤的囊变或坏死区在 DWI/ADC 信号为低 / 高。化脓性颅内感染脑膜脑炎、脑脓肿和脑室炎的影像学鉴别要点详见表 2-4。

影像学技术不仅可很好地显示脑膜脑炎的影像学改变，还可以很好地显示并发病变，如颅内积脓、缺血、脑积水、脑炎改变；T1 延迟增强扫描是检查软脑膜疾病的最敏感序列，除了化脓性脑膜炎，也可出现在结核、新型隐球菌感染、神经梅毒、结节病、淋巴瘤等疾病。脑脓肿分 4 个病理阶段：脑炎期早期、脑炎期晚期、包膜期早期、包膜期晚期。在脓肿发展的不同阶段，患者的影像学表现不同，包膜期早期呈边界清楚、薄壁环形增强，环形增强病灶在 DWI 上呈高信号、ADC 值降低，T2 环形低信号，伴

表 2-4　化脓性颅内感染中脑膜脑炎、脑脓肿和脑室炎的影像学
鉴别要点

影像学序列	脑膜脑炎	脑脓肿	脑室炎
DWI	DWI 高信号，可鉴别包膜期脑脓肿与颅内肿瘤坏死囊变	包膜期早期边界清楚的薄壁病灶在 DWI 上呈高信号	分层的碎片 DWI 弥散受限
FLAIR	病灶、脑沟、脑池内呈高信号	脑炎期和包膜期信号有差异	脑室旁异常高信号
T1 增强	病灶、渗出液和脑表面（软脑膜）强化	显著不规则环形增强	明显室管膜增强伴脑室扩大

环绕的水肿，是较典型的脑脓肿影像学改变。脑室炎影像学上特点是脑室扩大伴碎片，室管膜异常，T2WI 或 FLAIR 序列上脑室周围高信号。

❺ 当颅内幕上或幕下脑脓肿直径较大、有明显占位效应、出现神经功能缺损症状，并随时可能破入脑室，导致脑室炎、脑室内积脓或继发严重脑水肿，形成颅高压甚至诱发脑疝，经合理抗菌药物治疗无效时，需考虑行神经外科手术辅助治疗，解除患者的危急症状并挽救生命。当已生成多房性脓肿时，有骨窗的患者可考虑在 B 超引导下行脓肿穿刺治疗。

严重化脓性颅内感染时，蛛网膜下腔内常沉积大量渗出物，脑脊液富含炎性因子损伤蛛网膜颗粒，此时可考虑行脑室外或腰大池引流术，以有效清除脑脊液中的细菌载量、降低脑脊液循环中的炎性因子浓度、提高脑脊液循环速度、防止蛛网膜下腔粘连，可达到有效减少交通性脑积水发生的目的。脑室积脓时可行脑室内手术治疗，清除积脓。注意，如果存在明显的颅内占位性病变或严重颅高压时，禁用腰椎穿刺术和腰大池外引流术。

注：1. 化脓性脑膜脑炎是由于化脓性细菌感染导致急性脑和脊髓及其软膜、蛛网膜下腔和脑脊液的炎症，该类炎症在急性期还

可形成脑脓肿、脑室炎，是一种临床表现较严重、诊治耗费较大、预后较差的颅内感染性疾病。引发化脓性脑膜脑炎的致病因素包括内源性因素和外源性因素。内源性因素是指继发于神经内科疾病或主要由神经内科诊治处理的颅脑或脊髓内感染，感染途径包括：①血行感染，如继发于菌血症、败血症或其他部位化脓性感染病灶循脉管系统所致；②邻近病灶直接侵犯，如在鼻窦炎、中耳炎、牙周脓肿或颅骨骨髓炎等情况下，病原菌直接侵袭病灶相邻部位；③颅内病灶直接蔓延，如幕上或幕下脑脓肿破溃进入蛛网膜下隙或脑室系统内，感染逐渐扩散。外源性因素是指继发于神经外科疾病或需要由外科处理的颅内感染，包括颅脑创伤引起的颅内感染，神经外科手术后颅内积脓、化脓性脑室炎或继发性脑脓肿，脑室-腹腔分流或腰大池引流术后因逆行性细菌感染导致的脑膜炎或脑室炎。

2. 化脓性脑膜脑炎按其常见的病原菌可分类为革兰氏阳性菌感染所致化脓性脑膜脑炎和革兰氏阴性菌所致化脓性脑膜脑炎两大类。内源性或外源性因素引起的化脓性脑膜脑炎（表2-5），均可由革兰氏阳性菌或革兰氏阴性菌的细菌性感染所导致。相对而言，内源性因素引发感染时，革兰氏阳性菌更为常见；外源性因素引发感染时，革兰氏阴性菌更为常见。

3. 内源性因素引起的化脓性脑膜脑炎，其常见病原菌有一定的致病特点：a.肺炎链球菌好发于存在邻近及远隔部位感染的患者及免疫力低下或缺陷者。b.脑膜炎双球菌感染好发于儿童或青年人。c.流感嗜血杆菌脑膜脑炎好发于6岁以下婴幼儿。上述3种细菌（肺炎链球菌、脑膜炎双球菌、流感嗜血杆菌）引起的化脓性脑膜脑炎占罹患群体的80%以上。d.大肠埃希菌、B族链球菌是新生儿脑膜脑炎最常见的致病菌。e.李斯特菌可导致单核细胞增生，可引起约1/3的革兰氏染色阳性化脓性脑膜脑炎。f.其他常见致病菌还有金黄色葡萄球菌、变形杆菌、厌氧杆菌、沙门菌以及铜绿假单胞菌。

外源性因素引起的化脓性脑膜脑炎，其常见病原菌包括革兰氏阴性菌、革兰氏阳性菌或混合存在：a.革兰氏阴性菌多见于外源性因素导致的感染，常见病原菌包括鲍曼不动杆菌、铜绿假单胞菌、大肠埃希菌、肺炎克雷伯菌等；总体上，革兰氏阴性菌的感染率近

表 2-5 内源性或外源性因素致病的化脓性脑膜脑炎的病原菌分类和感染途径

项目	内源性因素引起的化脓性脑膜脑炎	外源性因素引起的化脓性脑膜脑炎
常见病原菌类别	革兰氏阳性菌	革兰氏阴性菌
常见病原菌种类	肺炎链球菌、脑膜炎双球菌、流感嗜血杆菌	不动杆菌、肺炎克雷伯菌、大肠埃希菌及铜绿假单胞菌
其他病原菌种类	大肠埃希菌、B族链球菌、李斯特菌、金黄色葡萄球菌、变形杆菌、厌氧杆菌、沙门菌以及铜绿假单胞菌	金黄色葡萄球菌、肺炎链球菌、肠球菌、溶血葡萄球菌、人葡萄球菌、表皮葡萄球菌
感染途径	血行感染、邻近病灶直接侵犯、颅内病灶直接蔓延	颅脑创伤引起、颅内手术后引起
典型举例	菌血症、败血症、鼻窦炎、中耳炎	开颅手术后的脑膜炎、脑脓肿或脑室炎

50%，且有逐渐上升的趋势，部分患者可合并2种以上革兰氏阴性菌感染。b.外源性因素引起的化脓性脑膜脑炎也可出现革兰氏阳性菌感染，常见病原菌包括金黄色葡萄球菌、肺炎链球菌、溶血葡萄球菌、表皮葡萄球菌、肠球菌等。

4.化脓性脑膜脑炎根据解剖部位可分为脑炎（侵犯脑实质）、脑膜炎（侵犯软膜）、脑膜脑炎（脑膜和实质同时受累）、脑脓肿（多为局灶性）和脑室炎（脑室系统内）。

化脓性脑膜脑炎的主要症状包括以下几种。a.细菌性感染症状：持续性高热、寒战，上呼吸道感染，患者表现为体温升高，可有心率和呼吸频次加快、全身炎性反应表现；如出现血压降低或乳酸水平增高，常提示预后不良。b.意识障碍和精神改变：躁动谵妄、嗜睡、昏睡或昏迷等进行性意识障碍；老年患者更易出现意识障碍。c.颅内压增高：表现为剧烈头痛、恶心呕吐、视盘水肿等。d.局灶症状：以皮质定位为主的局部神经功能障碍，出现对应症状，如癫痫、单瘫等。e.其他症状：如皮疹、皮肤瘀点瘀斑、红色斑丘疹，主要见于躯干、下肢、黏膜及结膜，偶可见于手掌或足底；部分患者出现下丘脑或垂体功能下降。

化脓性脑膜脑炎的主要体征包括以下2种。a.脑膜刺激征阳性：表现为明显颈抵抗、克尼格征阳性等。新生儿、老年人或昏迷患者脑膜刺激征常不明显。颈抵抗显著是最有意义的体征。b.腹腔感染体征：脑室-腹腔分流术、腰大池-腹腔分流术后，存在腹腔感染的患者可表现为腹部压痛、反跳痛，并在分流管沿皮下走行的部位附近出现局部红肿压痛等。

5.临床诊断化脓性脑膜脑炎的必要条件包括以下几点。

（1）临床表现　a.全身炎性反应或全身感染的表现：急性起病，出现高热（体温＞38℃）或低体温（体温＜36℃）、心率增快（＞90次/min）、呼吸增快（＞20次/min）以及其他全身感染表现。b.颅高压表现：头痛、呕吐、视乳头水肿等症状或体征。c.意识或精神改变：嗜睡、昏睡或昏迷，不同程度的意识水平下降或出现意识内容障碍、谵妄等症状。d.脑膜刺激征：出现颈强直、克尼格征和布鲁津斯基征阳性。e.伴随症状：癫痫、单瘫等局灶性神经功能缺失或障碍。f.继发症状：出现水电解质平衡紊乱、蛛网膜颗粒吸收障碍导致的脑脊液循环障碍、内分泌代谢功能异常等。

（2）血液感染指标　血常规中的白细胞和中性粒细胞比值增高，白细胞计数大于 $10×10^9$/L，中性粒细胞比例大于80%；C反应蛋白、降钙素原水平可增高超出正常范围。

（3）颅内压检测和脑脊液实验室检查　化脓性脑膜脑炎患者腰穿脑脊液压力常大于200mmH$_2$O，脑脊液多呈浑浊或脓性，脑脊液白细胞数常超过 $100×10^6$/L，中性粒细胞百分比常在70%以上，脑脊液中葡萄糖含量的绝对值常低于2.2mmol/L，脑脊液葡萄糖含量/血清葡萄糖含量低于40%。

（4）影像学改变 头颅 MRI 成像 DWI、FLAIR、T1 增强序列上，可见化脓性脑膜脑炎的病灶、渗出、脑实质或软脑膜异常强化；化脓性脑室炎患者中可出现脑室系统扩张、脓性液平面、液气平面伴坏死组织和碎片；脑脓肿在包膜形成期可见明显环形异常强化。

若排除标本污染和细菌定植的特殊情况，从涂片、脑脊液、组织标本、引流液等标本来源培养出种属明确的阳性病原微生物，是诊断化脓性颅内感染的"金标准"。在某些情况下，病原微生物 mNGS 也能协助诊断。

6. 化脓性脑膜脑炎的常见并发症

（1）癫痫发作 脑实质内的炎性渗出物、细菌毒素、化学介质和神经化学反应等，均可导致癫痫发作，且可在起病后任何时间内发生。癫痫发作可为全面性或局灶性，在病程早期出现的癫痫发作经药物治疗后较易控制。

（2）硬膜下积液 硬膜下积液是化脓性脑膜脑炎的常见并发症之一，在大多数情况下，硬膜下积液通常无症状，呈良性并有自限性，轻者一般多会自行消退，无须干预。如存在持续或反复发热、颅内压增高体征、局灶性神经系统定位体征、头颅 CT 示硬膜下积脓时，则需行硬膜下穿刺引流术。

（3）脑积水 脑积水是急性化脓性脑膜脑炎的常见并发症，通常与未经有效治疗或仅部分有效治疗的化脓性脑膜脑炎有关。脑积水常见于 B 型链球菌感染的婴幼儿。重度脑积水应行外科分流手术治疗。

（4）脑神经麻痹 当脑神经被蛛网膜内的渗出物（神经周围炎）包裹时，可发生相应脑神经麻痹。展神经最易受累，视神经、动眼神经、滑车神经、面神经、听神经等也可能受到影响。视神经受累可导致暂时性或永久性视力丧失。肺炎球菌可通过内耳道侵入耳蜗，对前庭耳蜗神经、耳蜗和迷路造成渗出性和炎性损伤，导致感音神经性听力下降。

（5）罕见并发症 严重的横贯性脊髓炎、皮质型视觉障碍、视神经萎缩所致不可逆完全失明、局灶性颅内血管动脉瘤、失语症和失读症、共济失调等，是化脓性脑膜脑炎的罕见并发症。

第三节 结核性脑膜炎

长期医嘱	临时医嘱
神经内科护理常规	鞘内注射抗结核病药 prn❸
一级护理	血常规、尿常规、粪常规 + 隐血试验
普通饮食 或 鼻饲流质饮食	血清生化全套
病重通知 或 病危通知 prn	凝血功能
吸氧 prn	血沉、C 反应蛋白（CRP）
心电监测 prn	血清囊虫抗体、琥红试验 prn
测瞳孔	肿瘤标志物
0.9% 氯化钠注射液 250mL　　iv gtt❶ qd 异烟肼（H） 600mg	血培养 + 药敏、痰培养 + 药敏、痰结核菌培养
利福平（R） 450mg po qd	血液传染病学检查（包括乙型肝炎、丙型肝炎、梅毒、艾滋病等）❹
吡嗪酰胺（Z） 500mg po tid	血气分析
乙胺丁醇（E） 750mg po qd	腰椎穿刺（脑脊液常规、生化、脑脊液革兰氏 / 抗酸 / 墨汁染色、细胞病理学、隐球菌夹膜多糖抗原检测、脑脊液培养 + 药敏、脑脊液结核分枝杆菌快速酸检测或宏基因组高通量测序）❺
左氧氟沙星 600mg po qd	
维生素 B_6 10mg po qn	
0.9% 氯化钠注射液 250mL　　iv gtt qd❷ 地塞米松注射液 10mg	
20% 甘露醇 125 mL iv gtt q8h	结核菌素试验（PPD）、抗结核抗体、T-SPOT 试验（T 细胞斑点试验）❻
左乙拉西坦 500mg po bid prn	心电图
	胸部正侧位 X 线片或胸部 CT
	脑电图

续表

长期医嘱	临时医嘱
	腹部超声 / 泌尿系超声 / 心脏超声 / 浅表淋巴结超声 / 妇科多系统超声
	支气管检查（合并肺结核时）
	头颅 MRI 平扫 + 增强扫描 ❼
	头颅 CT 平扫 + 骨窗 + 增强
	脊髓 MRI 增强　prn
	神经外科会诊　prn ❽
	传染病科会诊

❶ 结核性脑膜炎的治疗原则是早期给药、合理选药、联合治疗和系统治疗，只要患者临床症状、体征、辅助检查高度提示本病，即使抗酸染色阴性亦应立即开始试验性抗结核治疗。抗结核治疗一旦启动，除非诊断变更，否则建议完成整个抗结核治疗疗程。结核性脑膜炎的治疗分为强化期和巩固期，强化期疗程不少于 2 个月，全疗程不少于 12 个月。强化期的抗结核治疗方案应包括不少于 4 个有效的抗结核病药，异烟肼、利福平、吡嗪酰胺被推荐作为优先选择的药物，乙胺丁醇、二线注射类药物为可选的初始抗结核病药。巩固期的抗结核治疗方案包括不少于 2 个有效的抗结核病药，推荐使用异烟肼和利福平。重症患者强化期采用高剂量利福平（静脉使用）、利奈唑胺（静脉使用）和氟喹诺酮可能获益。异烟肼（H）可抑制结核分枝杆菌的 DNA 合成，破坏菌体内酶活性，干扰分枝菌酸合成，对细胞内、外结核分枝杆菌均有杀灭作用，且易于透过血脑屏障，推荐作为联合治疗方案的基础用药。为预防大量异烟肼所致的多发性周围神经病，可同时合用维生素 B_6；利福平（R）与细菌的 RNA 酶结合，干扰 mRNA 及蛋白质合成，抑制细菌的生长繁殖导致细菌死亡。对细胞内外的结核分枝杆菌均有杀灭作用，但利福平不能透过正常脑膜，只能部分透过炎性脑膜，作为强化期的基础用药，最大剂量 600mg/d。吡嗪酰胺（Z）口服吸收率高，易透过

血脑屏障，在酸性环境中对细胞内结核分枝杆菌具有杀灭作用，特别是对半休眠状态的菌群更有效，对胞外细菌无效。乙胺丁醇通过抑制细菌的 RNA 合成而抑制结核分枝杆菌的生长。乙胺丁醇在脑膜炎患者脑脊液中的浓度可达同期血药浓度的 $10\% \sim 50\%$。主要不良反应有视神经损害、末梢神经炎、过敏反应等。链霉素为氨基糖苷类抗生素，仅对吞噬细胞外的结核分枝杆菌具有杀灭作用，为半效杀菌剂，能够透过部分炎性脑膜，主要不良反应有耳毒性和肾毒性，近年来应用渐少。卡那霉素、阿米卡星、卷曲霉素的血脑屏障通透性亦较差，在早期脑膜炎症较明显时可作为替代药物选择。喹诺酮类药物包括左氧氟沙星、莫西沙星、环丙沙星和加替沙星等。左氧氟沙星透过血脑屏障的能力最强，环丙沙星透过血脑屏障能力最弱。有研究证实，给予大剂量莫西沙星（800mg/d）时，脑脊液中药物浓度良好，毒性低，强化治疗期添加莫西沙星可明显改善患者预后。利奈唑胺是人工合成的噁唑烷酮类抗生素，可抑制细菌蛋白质合成，脑脊液穿透率高，可作为抗结核治疗的潜在药物选择。有文献报道，在重症结核性脑膜炎及儿童结核性脑膜炎的治疗方案中添加利奈唑胺可降低患者的病死率。乙硫/丙硫异烟胺的血脑屏障通透性较好，强化期抗结核治疗可降低病死率。环丝氨酸与其他结核药物不易发生交叉耐药，血脑屏障通透性较好，但可引起部分神经、精神相关不良反应。各种结核病治疗药物常规剂量推荐见表 2-6。

❷ 结核性脑膜炎患者常伴有明显的脑脊液炎症反应。糖皮质激素作为抗结核治疗的辅助药物，可以缓解蛛网膜下腔的炎症，减轻脑和脊髓水肿，降低颅内压力，减轻小血管炎症，从而减少血流减慢对脑组织的损伤。因此推荐结核性脑膜脑炎尤其是重症患者，以及抗结核治疗中出现矛盾现象（抗结核治疗启动后，脑脊液炎症反应继续加重或颅内结核球扩大继发的症状加重，被称为矛盾现象）、有脊髓压迫症状的患者接受辅助糖皮质激素治疗。推荐地塞米松每日剂量从 $0.3 \sim 0.4$mg/kg 起始，1 周后逐渐减量，通常疗程为 $4 \sim 8$ 周（儿童＜14 岁患者一般使用泼尼松龙 $2 \sim 4$mg/kg——通常小于 45mg，1 个月后逐渐减量，疗程 $2 \sim 3$ 个月）。脑内结核瘤患者接受辅助糖皮质激素治疗可能获益，疗程可酌情延长。糖皮

表 2-6 中枢神经系统结核病治疗药物的常规剂量推荐

药物	成人每日剂量	儿童每日剂量	血脑屏障通透性
异烟肼	300～600mg	10～20mg/kg，最大 600mg	80%～90%
利福平	450～600mg	10～20mg/kg，最大 600mg	10%～20%
吡嗪酰胺	25mg/kg	30～35mg/kg	90%～100%
乙胺丁醇	15mg/kg	10～15mg/kg，最大 1g	20%～30%
左氧氟沙星	10～15mg/kg	16 岁以下儿童慎用	70%～80%
莫西沙星	400～800mg	16 岁以下儿童慎用	70%～80%
阿米卡星	15mg/kg，最大 800mg	10～30mg/kg，最大 800mg	10%～20%
卡那霉素	15mg/kg，最大 800mg	10～30mg/kg，最大 800mg	10%～20%
卷曲霉素	15mg/kg，最大 800mg	10～30mg/kg，最大 800mg	较差
丙硫异烟胺	500～750mg	4～5mg/kg	80%～90%
环丝氨酸	10～15mg/kg，最大 1g	10～20mg/kg，最大 1g	80%～90%
利奈唑胺	600mg，最大 1200mg	10mg/kg，8～12h 1 次，最大 600mg	40%～70%
对氨基水杨酸	200～300mg/kg	200～300mg/kg	通透性差

质激素应在足量抗结核病药的基础上应用。需注意，激素抗炎同时也会抑制免疫，导致结核分枝杆菌负荷增加，脑膜炎症减轻后会造成部分抗结核病药渗入蛛网膜下腔的能力减弱，并引起胃肠道出血、电解质失衡、高血糖和真菌或细菌感染等不良作用。对于激素治疗症状改善不明显患者，也可使用沙利度胺、抗肿瘤坏死因子 α 单抗英夫利昔单抗等药物添加治疗。

❸ 对于结核性脑膜炎，不推荐常规进行抗结核病药鞘内注射。但对于椎管阻塞、脑脊液蛋白质显著增高、肝功能异常致使部分抗结核病药停用、复发或耐药的患者，可在全身药物治疗的同时酌情辅以鞘内注射，提高疗效。具体方法为常规腰穿成功后，先测脑脊液压力，然后放出脑脊液 4～5mL 后，注入等量 0.9% 氯化钠注射液作为置换液，如此重复置换 3～4 次，每次间隔 10min，置换完后缓慢注入异烟肼 50mg 和地塞米松 1～2mg（也可加入 α-糜蛋白酶 4000U、透明质酸酶 1500U），每周 2～3 次，直至脑脊液检测结果正常或接近正常并稳定 2 周以上。曾有报道耐多药患者鞘内注射左氧氟沙星和阿米卡星取得较好的效果。注意，脑脊液压力较高的患者慎用，反复鞘内注射会增加医源性感染风险。

❹ 所有怀疑结核性脑膜炎的患者都应进行 HIV 感染检测。若合并 HIV 感染，不论 CD4+T 淋巴细胞计数多少，均应进行抗反转录病毒治疗（ART），通常在抗结核治疗后 2～8 周内开始 ART（严重免疫抑制如 CD4+T 淋巴细胞计数＜100/μL 的患者，应尽早开始 ART，对于 CD4+T 淋巴细胞计数较高的患者，需要推迟一段时间）。对于合并 HIV 感染的结核病患者，推荐使用含利福平的抗结核治疗方案及含有非核苷类反转录酶抑制剂的 ART，也可使用含整合酶抑制剂的 ART，但需调整后者的剂量。使用含整合酶抑制剂的 ART 时，可考虑用利福布汀替代利福平，且无须调整剂量。如使用利福布汀的抗结核方案，也可选择含蛋白酶抑制剂的 ART。

❺ 结核性脑膜炎患者腰穿脑脊液压力增高，多为 200～400mmH$_2$O 或以上。对于颅内压正常或降低的患者，需考虑是否存在中脑导水管和（或）第四脑室中、侧孔部位的脑脊液循环障碍。脑脊液外观多呈无色透明或微黄，部分标本静置后可有薄膜形成。脑脊液细胞数中度增高，多为（50～500）×10^6/L，早期以中性粒细

胞为主，随后表现为以淋巴细胞、单核细胞、浆细胞和中性粒细胞并存的混合型细胞反应，1～2周后以淋巴细胞为主。脑脊液生化提示葡萄糖和氯化物含量降低，而氯化物的降低程度比其他性质脑膜炎更显著。脑脊液葡萄糖常＜2.2mmol/L，与同步血糖比例通常低于0.5。脑脊液蛋白质含量呈中度增高，通常为1～2g/L。对于临床表现和脑脊液检查疑似结核性脑膜炎的患者，应尽可能获取病原学依据进行确诊。脑脊液抗酸染色阳性和结核分枝杆菌培养阳性是诊断结核性脑膜炎的"金标准"。然而，脑脊液抗酸染色阳性率低（通过去垢剂聚乙二醇辛基苯基醚预处理提高细胞膜通透性的改良抗酸染色可提高抗酸杆菌的检出率），脑脊液中结核分枝杆菌培养费时费力，需要数周时间，不适合早期诊断。目前普遍应用聚合酶链反应（PCR）进行结核分枝杆菌核酸检测。近年来，宏基因组高通量测序（mNGS）技术能够非靶向地检测临床标本中的病原体核酸，因而成为中枢神经系统感染病原学鉴定的重要实用技术之一。此外，怀疑结脑的患者，推荐常规行脑脊液革兰氏染色、墨汁染色、隐球菌荚膜抗原检测、细菌和真菌培养、梅毒血清学检测、囊尾蚴虫和布鲁菌血清学试验、脑脊液细胞形态学等检查协助鉴别诊断。

❻ 结核菌素试验又称PPD试验，是通过皮内（前臂屈侧）注射结核菌素［结核分枝杆菌的菌体成分，包括纯蛋白衍生物（PPD）和旧结核菌素（OT）］，48～72h后根据注射部位的皮肤状况诊断结核分枝杆菌感染所致Ⅳ型超敏反应的皮内试验，其特异度（受接种卡介苗影响）及敏感度较低，仅作为临床诊断的参考依据（受试部位无红晕硬结为 −，有针眼大小的红点或稍有红肿，硬结直径＜0.5cm为 ±，红晕及硬结直径为0.5～0.9cm为 +，红晕及硬结直径为1.0～1.9cm为 ++，红晕及硬结直径≥2cm为 +++，除出现红晕硬结外，局部出现水疱或坏死为 ++++）。抗结核抗体IgM水平多于疾病早期升高，中后期以IgG升高为主，并且IgG升高可长期存在。一般认为，急性期TBM患者脑脊液中的IgM水平升高且此后IgG水平升高4倍可具有临床诊断价值。T细胞斑点试验又称T-SPOT，是用结核分枝杆菌做抗原，刺激机体产生T淋巴细胞释放干扰素-γ，根据产出量多少来判定是否感染结核分枝杆菌，

阳性结果提示存在结核分枝杆菌感染。在阳性结果里应排除感染非结核分枝杆菌的情况,包括堪萨斯分枝杆菌、海分枝杆菌、戈登分枝杆菌和苏氏分枝杆菌,这四种细菌感染也可导致斑点试验为阳性。

❼ 对于怀疑结核性脑膜炎的患者,推荐在治疗开始前或治疗后 48h 内行头颅 MRI 增强或 CT 增强检查,作为诊断疾病、评估手术适应证和监测治疗应答的依据。基底池脑膜强化、脑积水、脑梗死和结核瘤是中枢神经系统结核病的主要影像学特征,可单独或联合发生。颅底脑膜强化伴或不伴结核瘤是结核性脑膜炎最常见的征象,其诊断特异性高。约 20% 的患者因闭塞性血管炎出现脑梗死,最常累及基底节、内侧豆纹动脉和丘脑动脉的供血区域。DWI 有助于发现新近的梗死,特别是基底节区的新近梗死提示结核性脑膜炎。早期结核性脑膜炎可见脑室缩小等脑水肿征象,晚期可见脑室普遍性扩大等脑积水征象。脑实质结核的表现包括结核瘤、脑脓肿、结核性脑病和结核性脑炎,其中结核瘤受累区域多为皮质、髓质交界区和脑室周围区域,常合并结核性脑膜炎。结核瘤增强扫描可见环形、靶形或不规则的团块阴影。脊膜炎和脊髓蛛网膜炎的表现与结核性脑膜炎几乎完全相同,MRI 检查是诊断脊髓蛛网膜炎的首选检查,特征包括脑脊液增多、脊髓蛛网膜下腔闭塞和硬脑膜粘连,以 T2 加权序列显示最佳,在矢状位表现为不规则的波浪状。结核性脊髓炎在 T2W 像上呈高信号,增强后显示病灶边缘强化。头颅 CTA、MRA 可显示颈内动脉远端及大脑前、中动脉近端血管狭窄。

❽ 结核性脑膜炎患者 70% ~ 80% 可能发生交通性脑积水,可给予口服乙酰唑胺或醋甲唑胺治疗。治疗无效的重症患者应尽早考虑脑室-腹腔分流治疗,内镜下第三脑室引流可作为替代方案。对于产生阻塞性脑积水或压迫脑干的结核瘤,以及导致瘫痪的硬膜外病变,应考虑采取紧急手术减压。结核瘤液化导致结核性脑脓肿发生的可能性很小,但必要时需手术治疗。

注:1. 结核性脑膜炎(tuberculous meningitis, TBM)是由结核分枝杆菌(Mycobacterium tuberculosis, MTB)侵入蛛网膜下腔引起的一种弥漫性非化脓性软脑膜和脑蛛网膜的炎性疾病,也可侵及脑

实质和脑血管。高风险人群主要包括5岁以下儿童、HIV合并感染者和免疫功能低下者。TBM仍然是世界上最严重的致死性疾病之一，尽管给予积极抗结核治疗，其病死率仍处于较高水平（成人高达50%、儿童达20%）。根据改良的英国医学研究委员会的分期标准，TBM分为Ⅲ期：Ⅰ期，Glasgow昏迷量表评分（GCS）为15分且无局灶性神经功能缺损；Ⅱ期，GCS为11～14分，或GCS为15分伴局灶性神经功能缺损；Ⅲ期，GCS为10分或以下。

2. 结核性脑膜炎的发病机制目前仍然存在争议。一般认为，MTB经呼吸道传入后经血行播散到全身各器官，如脑膜和邻近组织，并激活细胞免疫反应，病原体可以被激活的巨噬细胞消灭，形成结核结节，可休眠数年。当人体免疫力降低时，结核结节中心形成干酪样坏死，病原体迅速繁殖，并导致结核结节破裂，释放MTB至蛛网膜下腔，导致TBM。多数情况下，TBM由血液播散所致；部分TBM还可以由颅骨、脊椎骨、乳突等邻近组织的结核病灶直接向颅内或椎管内侵入引起。

3. 结核性脑膜炎的病理改变包括脑膜、脑血管和脑实质受累。首先蛛网膜下腔产生一层厚的结核性渗出物（主要由单核细胞、淋巴细胞和纤维素所组成），以脑底、脑干周围及脑沟、脑裂处更为多见。结核性渗出物侵犯脑血管后可导致血管壁水肿，动、静脉内膜炎，进而引起脑血栓形成、脑梗死和脑软化，多见于大脑中动脉受累。结核性渗出物引起蛛网膜下腔粘连、闭锁，或因第四脑室中孔和侧孔闭塞致使脑脊液循环通路受阻，继发脑室扩大和脑积水。除此之外，炎性渗出物还可引起面神经、展神经及后组脑神经粘连。炎性渗出物侵入脑实质时可形成大小不等的干酪样结节，干酪样坏死组织周围可见散在朗格汉斯巨细胞、上皮样细胞、淋巴细胞、少数浆细胞和成纤维细胞。

4. 结核性脑膜炎以青年人多见，起病隐匿，多呈慢性病程，亦可以急性或亚急性发病，部分患者无明确的结核接触史，临床症状轻重不一，表现如下。

（1）结核中毒症状　前驱期表现为低热、盗汗、食欲减退、全身乏力及精神萎靡等，合并其他部位结核病时可出现相应症状，如肺结核表现为咳嗽、咳痰，亦可伴电解质紊乱，尤以低钠血症多见。

（2）脑膜刺激征 脑膜受累时可出现不同程度的头痛、颈项强直、Kernig 征和 Brudzinski 征阳性。

（3）颅内压增高 半数以上患者伴头痛，轻重程度不一。颅高压的典型症状包括剧烈头痛和喷射状呕吐、视乳头水肿等。严重者可形成脑疝，表现为双侧瞳孔大小不等、呼吸节律变化、血压升高或意识障碍等。

（4）脑实质损害 若早期未及时治疗，随着病情进展，患者可出现脑实质损害症状，如精神萎靡、淡漠、谵妄或妄想等。10%～15% 的患者出现轻偏瘫、视乳头水肿和癫痫发作。严重者可出现去大脑强直发作或去皮质状态。

（5）脑神经损害 颅底炎性渗出物刺激、粘连、压迫或颅内压升高可导致脑神经损害。大约 1/4 的患者出现脑神经麻痹，展神经受累最常见，动眼神经、滑车神经、面神经及前庭蜗神经等次之。

（6）脊髓损害 脊膜、脊神经根和脊髓受累可出现神经根性疼痛，受损平面以下感觉和运动障碍，马尾神经损害患者可出现尿潴留、尿失禁及大便秘结和失禁等。

（7）老年人 TBM 特点 老年患者头痛、呕吐症状较轻，颅内压增高及脑脊液异常不明显，但合并脑积水和脑梗死较为常见。

5. 结核性脑膜炎诊断依据 a. 病史：患者既往存在结核病病史或接触史。b. 典型临床表现：包括头痛、低热、呕吐、脑膜刺激征等。c. 脑脊液检查：白细胞计数中度增多，蛋白质水平增高，葡萄糖和氯化物水平降低等。d. 影像学检查：胸部 X 线、胸部 CT、头颅 CT 及头颅 MRI 等检查有助于诊断。e. 微生物检测：脑脊液抗酸染色、MTB 培养及核酸检测等有助于确定诊断（高通量测序在诊断病毒、细菌、真菌和寄生虫感染方面具有一定的优势，常规方法未检测到病原体且怀疑为中枢神经系统感染者，行高通量测序检测可进一步提高病原学检出率）。在缺乏颅内病原学诊断依据的情况下，符合列表 2-7 中诊断评分标准的相应分值，可诊断为很可能或可疑的中枢神经系统结核病。

由于临床表现和脑脊液细胞学、生物化学等检查难以区分中枢

表 2-7 中枢神经系统结核病的临床诊断评分标准

临床诊断项目		评分标准 / 分
临床表现（最高计6分）	症状持续 ≥ 5d	4
	包含 1 个或多个结核中毒症状（体重减轻、盗汗、持续咳嗽 ≥ 2 周）	2
	1 年内有结核病患者密切接触史（仅限于 10 岁内儿童）	2
	脑神经以外的局部神经功能缺损	1
	脑神经麻痹	1
	意识状态改变	1
脑脊液（最高计4分）	外观透明	1
	细胞数为 10 ～ 500 个 /μL	1
	淋巴细胞占比 > 50%	1
	蛋白质 > 1g/L	1
	糖 < 2.2mmol/L 或低于血糖的 50%	1
脑影像学检查（最高计6分）	脑积水	1
	颅底脑膜强化	2
	结核瘤	2
	脑梗死	1
	增强前颅底高密度 / 高信号	2
其他结核病证据（最高计4分）	肺部活动性结核	2
	粟粒性肺结核	4
	CT/MRI/ 超声检查提示存在颅外结核	2
	痰、淋巴结、胃呕吐物、尿、血的抗酸染色或结核分枝杆菌培养阳性	4
	脑脊液以外的结核 PCR 阳性	4

说明：评分 ≥ 12 分或 ≥ 10 分（无法进行影像学检查时）为高度疑似病例，评分在 6 ～ 11 分或 6 ～ 9 分（无法进行影像学检查时）为疑似病例。

神经系统结核病和下述疾病，所以临床评分为高度疑似病例和疑似病例时，需结合年龄、机体免疫状态，以及地理位置、季节进行鉴别诊断，尽可能排除以下疾病：治疗不彻底的化脓性脑膜炎、隐球菌性脑膜炎、病毒性脑膜脑炎、梅毒性脑膜炎、脑型疟疾、布鲁菌脑膜炎、寄生虫（血管圆线虫、棘颚口线虫、弓蛔虫、囊尾蚴）引起的或嗜酸细胞性脑膜炎、脑弓形体病和细菌性脑脓肿（脑成像表现为占位性损伤）、恶性肿瘤（如脑膜瘤、胶质瘤、淋巴瘤、肺癌、乳腺癌等肿瘤引起的癌性脑膜炎）、自身免疫性脑炎等。

6.结核性脑膜炎患者常见的神经系统并发症包括癫痫发作、颅内压增高、脑积水、脑梗死、低钠血症。癫痫发作可由中枢神经系统结核病累及脑实质、严重的颅内压升高和低钠血症等引起，也可能因抗结核病药的中枢神经系统不良反应引起，如环丝氨酸、氟喹诺酮类和异烟肼。出现癫痫发作时，应及时予抗癫痫药物终止发作，同时排查导致癫痫发作的因素，并进行血钾、血钠、血镁和氯化物等电解质检测，必要时行神经影像学与脑电图等检查。静脉注射地西泮主要用于控制急性发作，常用口服抗癫痫药物包括卡马平、丙戊酸、左乙拉西坦和苯妥英钠。结核性脑膜炎感染中的脑梗死、血管炎和血管痉挛可能导致结核性脑膜炎患者的不良预后，有研究表明结核性脑膜炎患者应用阿司匹林 80～150mg 治疗 2～3 个月在减少并发的脑梗死方面有潜在获益。怀疑颅内压增高时应尽早进行头颅 CT 或 MRI 检查，以明确是否存在脑积水、脑组织移位，甚至脑疝。顽固颅内压增高者应检查磁共振静脉造影（MRV）排除颅内静脉窦血栓。使用渗透剂（如甘露醇）和利尿药是降低颅内压增高的常用内科治疗方案。急性颅内压增高可行腰大池引流，降低脑疝风险。低钠血症是中枢神经系统结核病常见的并发症之一，严重的低钠血症（血清钠＜120mmol/L）可能导致昏迷加深和癫痫发作。在结核性脑膜炎中主要由于抗利尿激素分泌失调综合征（SIADH）和脑性盐耗综合征导致低钠血症。SIADH 患者低钠血症为稀释性。脑性盐耗综合征患者尿量增多，尿钠排泄增多，血容量通常减低。液体限制对脑性盐耗综合征患者有害，对 SIADH 患者有益，因此应密切监测低钠血症患者的电解质和容量负荷，需明确病因，并采用不同纠正措施。

7.肝功能损伤是抗结核病药最常见的不良反应，若仅出现血清转氨酶＜3倍正常值上限（ULN），并且患者无明显症状，无黄疸，可在密切观察下进行保肝治疗，酌情停用肝损伤发生率高的抗结核病药。若 ALT ≥ 3 倍 ULN，或总胆红素 ≥ 2 倍 ULN，应停用有关抗结核病药，进行保肝治疗，并密切观察。ALT ≥ 5 倍 ULN，或虽 ALT ＜ 3 倍 ULN 但伴有黄疸、恶心、呕吐、乏力等症状，或总胆红素 ≥ 3 倍 ULN，应立即停用所有抗结核病药。治疗中断是中枢神经系统结核病患者死亡的独立危险因素，一旦停用肝损伤药物后可考虑更换阿米卡星、卷曲霉素、环丝氨酸、利奈唑胺等肝毒性相对较小的药物，还可添加氟喹诺酮类药物（莫西沙星或左氧氟沙星）进行替代治疗。由于异烟肼和利平是结核病治疗中的关键药物，所以当转氨酶降至正常水平时应密切监测肝功能，并将异烟肼和利福平逐渐添加到治疗方案中。抗结核病药的其他不良反应包括胃肠道反应、肾损伤、过敏反应、周围神经病变和精神症状等。

8.耐多药结核病（MDR-TB）指的是结核分枝杆菌至少同时耐异烟肼和利福平或者结核分枝杆菌同时对一线抗结核病药中的 3 种或 3 种以上药物产生耐药性。贫困、健康水平低下、不规则或不合理化疗、疾病监测和公共卫生监督力度的削弱是引起结核分枝杆菌耐药产生的主要原因。对于耐药结核性脑膜炎，应确保强化期初始方案包含至少 4 种有效药物。莫西沙星、左氧氟沙星、利奈唑胺可作为优先选择药物替代利福平和（或）异烟肼。环丝氨酸、阿米卡星、卡那霉素、卷曲霉素、丙硫异烟胺、对氨基水杨酸、美罗培南亦可选用。参照耐多药肺结核治疗中的疗程建议，治疗时间不少于20 个月，其中强化期为 8 个月。

9.抗结核治疗不必等待确诊之后再开始，只要有典型的临床表现和脑脊液改变，有明显的脑膜刺激征或其他部位结核病的证据而不能排除结脑，即使暂时尚未查到病原菌也应先作出结核性脑膜炎的临床诊断，尽早抗结核治疗。抗结核治疗原则：一方面要遵循早期、联合、足量、规律、全程的化疗原则；另一方面要选择具有杀菌作用且能透过血脑屏障，在脑脊液中有较高浓度的药物。抗结核病药早期应用，会使结核分枝杆菌对药物敏感性增高，药物容易渗入病灶。三种以上的联合用药可增强疗效并防止和延缓细菌产生耐药性。而足量用药则能使血液和病灶中有较高的药物浓度。坚持长期规律性用药可保证和巩固抗结核治疗效果。异烟肼（H）、利福平（R）、吡嗪酰胺（Z）、链霉素（S）、乙胺丁醇（E）为抗结核一线药物。因乙胺丁醇对儿童视神经易产生毒性作用，故儿童尽量不选择乙胺丁醇。因链霉素易对胎儿的前庭听神经产生不良影响，故孕妇不选用链霉素。异烟肼（H）可抑制结核分枝杆菌DNA合成，破坏菌体内酶活性，对细胞内外、静止期或生长期的结核分枝杆菌均有杀灭作用，且容易通过血脑屏障，为治疗结核病的首选药物。由于中国人多为异烟肼快代谢型，因此治疗结核性脑膜炎时，异烟肼每日用量可达900mg以保证脑脊液中有效的药物浓度（可静脉用600mg，口服300mg）。异烟肼单用易产生耐药性，联合用药可延缓耐药性产生，并增强疗效。异烟肼与其他抗结核病药无交叉耐药性。该药主要不良反应有末梢神经炎、肝损害等。利福平（R）与细菌的RNA多聚酶结合，干扰mRNA的合成，抑制细菌的生长繁殖，导致细菌死亡，对细胞内外结核分枝杆菌均有杀灭作用，但利福平不能透过正常的脑膜，只部分透过炎性脑膜。该药一般成人口服每日0.45～0.6g，空腹顿服。主要不良反应为消化道反应和肝毒性及过敏反应。吡嗪酰胺（Z）能自由通过血脑屏障，对处于酸性环境中缓慢生长的吞噬细胞内的结核分枝杆菌来说，是目前最佳杀菌药物，特别对半休眠状态的菌群更有效，对细胞外细菌无效。对于体重50kg以下者，每日1.5g；50kg以上者，每日可2g；主要不良反应为肝脏损害、关节痛、胃肠道反应等。链霉素（S）对碱性环境下细胞外结核分枝杆菌有杀灭作用，不易透过血脑屏障，脑膜炎时CSF是血中浓度的20%。成人0.75～1.0g/d，肌内注射。主要不良反应为听神经及肾脏损害。乙胺丁醇（E）能抑制细菌RNA合成而抑制结核分枝杆菌的生长，对生长繁殖状态的结核分枝杆菌有作用，对静止状态的细菌几无影响。该药常与其他抗结核病药联合应用，以增强疗效并延缓细菌耐药性的产生。一般口服按体重15mg/kg，一日1次。主要不良反应为视神经损害、末梢神经炎和过敏反应等。临床常用的抗结核病药分类见表2-8。

表 2-8 临床常用的抗结核病药分类

组别	组名	药物
第 1 组	一线口服抗结核病药	异烟肼（H）、利福平（R）、乙胺丁醇（E）、吡嗪酰胺（Z）、利福布汀（Rfb）
第 2 组	注射用抗结核病药	链霉素（S）、卡那霉素（Km）、阿米卡星（丁胺卡那霉素、Am）、卷曲霉素（Cm）
第 3 组	氟喹诺酮类病药	环丙沙星（Cfx）、氧氟沙星（Ofx）、左氧氟沙星（Lfx）、莫西沙星（Mfx）、加替沙星（Gfx）
第 4 组	口服抑菌二线抗结核病药	乙硫异烟胺（Eto）、丙硫异烟胺（Pto）、环丝氨酸（Cs）、特立齐酮（Trd）、对氨水杨酸（PAS）
第 5 组	疗效不确切的抗结核病药	氯苯吩嗪（Cfz）、阿莫西林/克拉维酸（Amx/Clv）、克拉霉素（Clr）、利奈唑胺（Lzd）、亚胺培南（Lpm）、氨硫脲（Th）

第四节 隐球菌性脑膜脑炎

长期医嘱	临时医嘱
神经内科护理常规	血常规、尿常规、粪常规 + 隐血试验
一级护理	
普通饮食 或 鼻饲流质饮食	血清生化全套
	凝血功能
病重通知 或 病危通知 prn	血气分析
	血沉、C反应蛋白（CRP）
吸氧 prn	血培养 + 药敏、痰培养 + 药敏
心电监测 prn	血液传染病学检查（包括乙型肝炎、丙型肝炎、梅毒、艾滋病等）
测生命体征（T、P、R、BP、瞳孔）	
20% 甘露醇 125 ~ 250mL iv gtt q8h[1]	腰椎穿刺（测颅内压，脑脊液常规、生化、革兰氏 / 抗酸 / 墨汁染色涂片，隐球菌培养、隐球菌荚膜多糖抗原检测）[3]
5% 葡萄糖注射液 500mL 地塞米松 5mg iv gtt[2] 两性霉素 B 1 ~ 2mg qd（6 ~ ［每天增加 5mg， 8h 滴完） 直到 0.5 ~ 0.75mg/（kg·d）］	血清隐球菌荚膜多糖抗原检测
	心电图、超声心电图
	胸部正侧位 X 线片及胸部 CT
5-氟胞嘧啶 1.5g po qid 和（或）氟康唑 400mg po qd	脑电图
	腹部超声 / 泌尿生殖系超声 / 浅表淋巴结超声
	支气管检查（合并肺隐球病时）
	头颅 CT 平扫 + 骨窗 + 增强
	头颅 MRI 平扫 + 增强[4]
	神经外科会诊 prn
	传染科会诊

❶ 隐球菌性脑膜脑炎患者多伴有颅内压增高或合并脑积水，约60%～80%的患者颅内压在250mmH₂O以上，25%的患者颅内压＞350mmH₂O。严重的颅内压增高是早期死亡的重要原因，有效控制颅内压，可以改善临床症状，并为抗真菌治疗争取足够时间。因此，控制颅内压是决定隐球菌脑膜脑炎结局的最关键因素之一。药物治疗，包括甘露醇、高渗盐水等高渗疗法均可有效短暂降低颅内压。常用20%甘露醇125～250mL或高张盐溶液（3%氯化钠注射液150mL、10%氯化钠注射液50mL等），每4～8h团注1次维持治疗。渗透疗法可能会导致急性肾功能不全及电解质紊乱，治疗期间需密切监测患者出入水量、肾功能、电解质。当出现肌酐＞120μmol/L并持续升高时，建议停用甘露醇；当血钠＞155mmol/L时，建议停用高张盐溶液。当出现急性颅高压发作（表现为突发意识丧失、瞳孔散大、去大脑强直发作、Cushing反应等）时，使用甘露醇250～500mL加压注射可快速降低颅内压，为脑脊液引流降压争取时间。

如果压力≥250mmH₂O或颅压增高症状一直存在，建议进行脑脊液引流，目标是将颅内压降至200mmH₂O以下或压力降低50%（若压力极高）。在没有阻塞性脑积水或脑疝风险的情况下，每日连续腰椎穿刺可以缓解高颅压，每次最多引流脑脊液20～30mL。对于不能耐受反复腰椎穿刺的患者，应考虑腰大池引流或侧脑室引流作为过渡性治疗，引流速度以5～10mL/h为宜，每日引流150～300mL。在有效抗真菌治疗的前提下，也可以考虑脑室腹腔分流术。

❷ 隐球菌性脑膜脑炎需要长期使用抗真菌治疗，最佳的治疗方案包括完整的诱导、巩固和维持3个阶段。常用药物包括：静脉用两性霉素B（两性霉素B去氧胆酸盐、两性霉素B脂质制剂等）、氟胞嘧啶口服制剂、唑类药物的静脉或口服制剂（氟康唑、伏立康唑、伊曲康唑等）。两性霉素B杀菌活性强（作用机制是与真菌细胞膜中的麦角固醇结合，干扰细胞代谢、增加细胞膜通透性，导致细胞死亡。其具有最好的早期杀菌活力），氟康唑则仅有抑菌作用。氟胞嘧啶为抑菌药（可干扰真菌DNA的合成，从而抑制细胞分裂。单独使用时活性低且易产生耐药，临床多与两性霉素B联合应用），

高浓度时具有杀菌活性，但易耐药，故需要与其他抗真菌药合用。

诱导期推荐低剂量（每日 0.5 ～ 0.7mg/kg）两性霉素 B［国外推荐 0.7 ～ 1.0mg/（kg·d）］联合氟胞嘧啶（每日 100mg/kg，分 4 次服用）治疗（两性霉素 B 可破坏隐球菌的细胞膜，有利于氟胞嘧啶的渗入，继而抑制隐球菌的核酸合成，达到杀灭隐球菌的目的，两药合用有协同杀菌的作用，可减少两性霉素 B 的用量以减少其严重的毒副作用，防止氟胞嘧啶耐药菌株的产生），也可以联合氟康唑（通过抑制细胞色素 P450 活性，从而抑制真菌细胞膜麦角固醇的合成，破坏细胞膜，达到抑制真菌的效果。氟康唑极易透过血脑屏障，在脑脊液中浓度较高）治疗，优于两性霉素 B 或氟康唑单用。两性霉素 B 脂质制剂的肾毒性、输液反应（发热、静脉炎等）、贫血等不良反应更少，且与钙调磷酸酶抑制剂（环孢素、他克莫司等）联用不增加肾毒性，对两性霉素 B 不耐受或者器官移植受者可作为首选（两性霉素 B 脂质体每日 3 ～ 4mg/kg 或两性霉素 B 脂质复合物每日 5mg/kg，静脉滴注）。氟康唑建议每日 600 ～ 800mg（肾功能不全者，推荐用量 400mg/d），也可选用伊曲康唑（第 1 ～ 2d 负荷剂量 200mg，每 12h 1 次；第 3d 起维持剂量 200mg/d，静脉滴注），或选用伏立康唑静脉滴注（第 1d 负荷剂量每次 6mg/kg，每 12h 1 次；第 2d 起维持剂量每次 4mg/kg，每 12h 1 次），对于肾功能不全患者（内生肌酐清除率＜ 30 ～ 50mL/min）不推荐静脉滴注。对于 HIV 感染和器官移植受者，推荐至少 2 周的诱导治疗，对于非 HIV 感染非移植受者症状往往较重，推荐至少 4 周的诱导治疗。

经诱导治疗病情稳定后，可进入巩固期治疗。巩固期治疗首选氟康唑，若诱导期为两性霉素 B+ 氟胞嘧啶，则巩固期推荐低剂量氟康唑（400mg/d，至少 8 周）；若诱导期为两性霉素 B+ 氟康唑，则推荐高剂量氟康唑（800mg/d，至少 8 周）。若诱导治疗后症状缓解，脑脊液培养阴性，则可选择低剂量方案。

对于 HIV 感染患者，除了诱导期和巩固期外，还需要维持期治疗，目的是避免复发。首选氟康唑 200mg/d，也可选择伊曲康唑 400mg/d，至少需要 12 个月疗程；非 HIV 感染或器官移植受者需要 6 ～ 12 个月疗程。但长期服用高剂量免疫抑制剂者、存在隐球菌瘤者可能需要延长治疗。

❸ 隐球菌性脑膜脑炎患者脑脊液外观通常清晰透明，如果有大量隐球菌，则可能轻微浑浊。白细胞计数通常＜ $500×10^6/L$，多为（$10 \sim 15$）$×10^6/L$，且以单个核细胞为主。蛋白质轻微升高（$0.5 \sim 1.0g/L$），葡萄糖水平偏低（$2.0 \sim 2.5mmol/L$），葡萄糖降低程度较结核性脑膜炎、化脓性脑膜炎轻。$10\% \sim 17\%$ 的患者脑脊液检查正常，尤其是 HIV 患者。脑脊液常规结果正常，不能排除隐球菌性脑膜脑炎。墨汁染色（或迈-格-姬染色或阿尔辛蓝染色）涂片可见新型隐球菌酵母细胞周围有一圈透亮的厚荚膜，约 75% 的 HIV 感染者及 50% 的非 HIV 感染者可出现阳性结果。当真菌负荷＜ 1000 菌落形成单位 /mL 时，其敏感度仅为 42%，容易漏诊。隐球菌培养被认为是诊断隐球菌性脑膜炎的"金标准"，超过 90% 的患者培养呈阳性，当真菌负荷较低时也可能出现假阴性。在实验室，通常 $3 \sim 7d$ 才可以看到隐球菌生长，若经抗真菌治疗，最迟可在第 3 周开始生长。隐球菌荚膜抗原（CrAg）检测通常采用侧流免疫层析法（lateral flow assay，LFA）等，该法使用胶体金做标记，是一种快速、低成本诊断方法，目前成为全世界检测脑脊液 CrAg 的主要办法，敏感度和特异度均达 99% 以上，可以作为确诊的依据。LFA 也可用于检测血清 CrAg，对于 HIV 感染者，敏感度为 100%，非 HIV 感染者中，敏感度为 82.6%。应用 LFA 可以在 HIV 感染者出现症状前 $6 \sim 7$ 个月即可检测出血液中的 CrAg，基于血清 CrAg 的筛查和抗真菌治疗可将启动高效抗逆转录病毒治疗（HAART）的晚期 HIV 患者的病死率降低 28%。

❹ 隐球菌性脑膜脑炎的影像学表现包括：软脑膜和硬脑膜强化、胶状假性囊肿和扩大的血管周围间隙（多见于基底节区）、隐球菌瘤、肉芽肿、脑积水、脑萎缩、血管炎等，但仅有 $21\% \sim 27\%$ 的病例在 MRI 上有典型影像学表现。影像学表现受患者免疫状态和治疗反应的影响，免疫功能低下者，炎性反应较轻或不存在，影像学可无特殊表现，当通过抗真菌和 HAART 治疗，患者免疫力得到恢复，机体出现炎性反应以限制感染，形成脓肿或肉芽肿。因此，胶状假性囊肿、隐球菌瘤或脑膜强化等在免疫功能低下者中相对少见，而更多见于免疫功能正常的患者。

注：1. 隐球菌性脑膜脑炎是由隐球菌侵犯脑膜和（或）脑实质

所导致的中枢神经系统感染，以严重的颅内压增高、脑实质损害为特征，起病隐匿。这种机会性感染常见于人类免疫缺陷病毒（HIV）感染者、器官移植受者或其他免疫抑制情况，也见于少部分免疫功能正常人群。绝大多数隐球菌性脑膜炎的病原菌为新型隐球菌和格特隐球菌，其中格特隐球菌有明显的地域性，在我国少见。新型隐球菌有很强的侵袭性，几乎总是累及脑实质，可导致脑膜炎、脑膜脑炎、脑脓肿或脑和脑膜的肉芽肿等，病死率和致残率均很高，造成严重的疾病负担。

2. 隐球菌病是一种机会性感染，隐球菌的病原体常见于鸽子的巢穴和粪便中，通过呼吸进入肺部。在免疫正常的宿主中，吸入的隐球菌会被有效地清除，但是在免疫功能低下的个体中，隐球菌可以增殖并播散到中枢神经系统，从而跨越血脑屏障，导致脑膜脑炎。隐球菌病高发于3类人群：人类免疫缺陷病毒（HIV）感染者、器官移植受者、非HIV感染和非移植宿主。90%的隐球菌脑膜脑炎病例见于CD4+T细胞计数＜100个/μL的HIV感染者。对于器官移植受者，隐球菌感染见于2.8%的患者，其中52%～61%有中枢神经受累和播散性感染。其他非HIV感染者的隐球菌性脑膜炎患者，多数存在各种原因导致的免疫抑制，包括：糖皮质激素治疗、恶性肿瘤、自身免疫性疾病、糖尿病、终末期肾衰竭及肝硬化等。在中国，大多数隐球菌性脑膜炎无HIV感染，且25%～68%的感染发生在免疫功能正常的个体，这种独特的现象可能是由于中国汉族人群中甘露聚糖结合凝集素基因和Fc-γ受体2B基因多态性所致。

3. 隐球菌性脑膜脑炎的临床表现多样，不具有特异性。大部分呈慢性病程，起病隐匿，表现为亚急性或慢性脑膜炎的症状或体征，在诊断前症状可长达数月，也可在数日内暴发起病。HIV感染者一般感染隐球菌后2周左右出现症状，非HIV感染者则在6～12周后出现症状。患者常表现为进展性头痛、低热，少数可不发热或达40℃。顽固颅内压增高是突出表现，引起剧烈恶心、呕吐、视盘水肿及出血、视力减退、意识障碍等。当出现颅底粘连可引起脑神经麻痹（复视、面瘫、听觉异常、视觉障碍等）。隐球菌进入脑实质，可形成脑脓肿或肉芽肿，出现意识障碍、癫痫发作、精神症状、偏瘫等症状。HIV感染者与非HIV感染者相比，虽临床表现相似，但症状持续时间更长，更不典型。免疫功能正常者与免疫功能低下者相比，会出现更强烈的炎性反应和更严重的神经系统并发症，但真菌负荷和播散性感染较少。

4. 隐球菌性脑膜脑炎的临床表现、脑脊液改变及影像学均缺乏特异性。当临床遇到存在头痛、发热、颈项强直等脑膜炎表现同时合并以下情况，无论患者是否存在免疫功能缺陷，都需特别注意隐球菌感染的可能：a.存在神经功能缺损的相关症状或体征；b.腰椎穿刺提示显著颅内压增高或眼底照相提示急性或慢性视盘水肿；c.影像学显示交通性脑积水或有颅内占位性病变；d.临床拟诊为结核性脑膜炎，但规范抗结核治疗效果不佳。隐球菌性脑膜脑炎的确诊依赖于脑脊液微生物鉴定及免疫学检查。脑脊液墨汁染色或培养阳性均可确诊隐球菌感染，但微生物鉴定的敏感度低，且耗时较长。推荐LFA检测脑脊液CrAg作为快速诊断的主要依据，避免延误治疗。后续根据培养结果来判断治疗反应及疗程。

5. 两性霉素B是治疗隐球菌性脑膜炎的重要药物，自从应用于临床以来，耐药较少，但其不良反应较多，建议成人首剂 1～2mg/d 加入 5% 葡萄糖注射液 500mL 内避光缓慢滴注（静脉滴注前可同时给予地塞米松 2～5mg，以减轻副作用），滴注时间要求大于 6～8h，不宜用 0.9% 氯化钠注射液稀释药品，以免发生沉淀，由于该药性质不稳定，易氧化，故应用时需新鲜配制，24h 内使用，避光避热保存。首剂量后可视患者情况逐日加量，一般第 2d 和第 3d 剂量分别为 2mg 和 5mg，若无严重反应，第 4d 起可每日增加 5mg，逐渐达到每日 0.5～0.7mg/kg 的治疗量。对于不能耐受大剂量静脉滴注两性霉素 B 的患者，可采用鞘内注射方案。诱导期鞘内注射首次剂量为 0.05～0.1mg，鞘内给药前宜添加 5mg 地塞米松。每周进行 2～3 次，依据患者耐受情况逐渐加大剂量至 0.5mg，最高剂量不超过 1mg，用药总量≤15mg。鞘内注射两性霉素 B 可以提高抗真菌治疗的疗效，但需要注意避免并发症的发生。注意事项：a.影像学检查无腰穿绝对禁忌证者方可进行鞘内注射治疗；b.鞘内注射前静脉滴注 20% 甘露醇 250mL；c.注射前释放等量的脑脊液（半梗阻状态缓慢流出），注射时用 CSF 反复稀释，推注速度要均匀缓慢；d.注射两性霉素 B 前鞘注地塞米松以减少副作用。

　　静脉滴注或鞘内注射给药时，均先以灭菌注射用水10mL配制本品50mg，或5mL配制25mg，然后用5%葡萄糖注射液稀释（不可用氯化钠注射液，因可产生沉淀），滴注液浓度不超过10mg/100mL，避光缓慢静脉滴注，每次滴注时间需6h以上，稀释用葡萄糖注射液的pH应在4.2以上。鞘内注射时可取5mg/mL浓度的药液1mL，加5%葡萄糖注射液19mL稀释，使最终浓度为25μg/mL。注射时取所需药液量以脑脊液5～30mL反复稀释，并缓慢注入。鞘内注射液药物浓度不可高于25mg/100mL，pH应在4.2以上。

　　6. 两性霉素B的不良反应较多，包括以下几方面。

　　（1）静脉滴注过程中或静脉滴注后数小时发生寒战、高热、严重头痛、恶心和呕吐，有时还可出现血压下降、眩晕等。

　　（2）几乎所有患者均可出现不同程度的肾功能损害，尿中可出现红细胞、白细胞、蛋白质和管型，血尿素氮及肌酐升高，肌酐清除率降低，也可引起肾小管性酸中毒。定期检查发现尿素氮或肌酐持续升高时，应采取措施，停药或降低剂量。

　　（3）由于大量钾离子排出所致的低钾血症。应高度重视，及时补钾。

　　（4）血液系统毒性反应，可发生正常红细胞性贫血，血小板减少也偶可发生。

　　（5）肝毒性较为少见，由本品所致的肝细胞坏死、急性肝衰竭亦有发生。

　　（6）心血管系统反应，静脉滴注过快时可引起心室颤动或心脏骤停。本品所致的电解质紊乱亦可导致心律失常的发生。两性霉素B刺激性大，注射部位可发生血栓性静脉炎。

　　（7）神经系统毒性，鞘内注射本品可引起严重头痛、发热、呕吐、颈项强直、下肢疼痛、尿潴留等，严重者下肢截瘫。

　　（8）偶有过敏性休克、皮疹等发生。

　　（9）尚有白细胞下降、贫血、血压下降或升高、复视、周围神经炎等反应。

　　7. 在有效抗真菌药物及有效剂量抗真菌治疗4周后脑脊液培养持续阳性，且临床症状和体征持续无改善的患者称为难治性隐球菌性脑膜脑炎，也包括经过治疗脑脊液培养已经转阴性，再次出现培养阳性的复发患者。多见于初始治疗不足、氟康唑耐药、依从性不好、新的 CNS 隐球菌感染（新的获得性感染、身体其他部位感染播散）等。其中诱导期单药使用低剂量氟康唑是氟康唑耐药性产生的最主要危险因素，且易导致复发率增高。无论是持续感染还是复发患者，一旦诊断，均需立即重新开始更长时间（4～10 周）的诱导治疗，推荐联合抗真菌治疗，且药物剂量需加大。联合治疗仍首选两性霉素 B 和氟胞嘧啶，在资源缺乏或两性霉素 B 不能耐受时，可选择高剂量氟康唑联合氟胞嘧啶，氟康唑剂量 800～1200mg/d。也有报道采用高剂量氟康唑、氟胞嘧啶和两性霉素 B 三药联用，或新的三唑类药物与两性霉素 B 或氟胞嘧啶联合，如伊曲康唑、伏立康唑、泊沙康唑。针对难治性病例，全身静脉抗真菌治疗失败时，鞘内或脑室内注射可用于补救治疗。当完成再次诱导治疗后，考虑使用高剂量氟康唑（800～1200mg/d）或伏立康唑（200～400mg，2 次/d）或泊沙康唑（200mg，4 次/d 或 400mg，2 次/d）补救性巩固治疗 10～12 周。此外，国外指南推荐使用重组 IFN-γ（100μg/m²，每周 3 次，共 10 周。若体重＜50kg，给予 50μg/m²）进行免疫调节辅助治疗。

8. 隐球菌性脑膜脑炎常呈进行性加重，预后不良，病死率较高。未经治疗者常在数月内死亡，平均病程为 6 个月。影响预后的关键在于治疗要及时，疗程要足，总剂量要够，停药要慎重。脑脊液涂片、培养及生化指标的变化是判断是否可以停药的重要参考指标，此外，还应包括临床症状的消失、常规生化检查指标的恢复正常等情况。脑脊液压力的恢复不作为停药的重要指标。隐球菌性脑膜脑炎的治愈标准（脑脊液蛋白质超过正常值不影响临床治愈判断）：a. 每月 1 次脑脊液常规、生化检查显示脑脊液中的细胞数、糖和氯化物连续 3 次正常；b. 脑脊液隐球菌乳胶凝集试验结果显示滴度进行性下降（由于死亡的隐球菌菌体仍持续释放荚膜多糖抗原，而机体清除此类抗原相对较慢，即使在有效治疗数月后，患者体液多次真菌涂片及培养转阴后，体液的抗原检测仍呈阳性，所以隐球菌荚膜多糖抗原检测是否转阴不能作为隐球菌病是否治愈的指标）；c. 脑脊液的隐球菌涂片计数连续 3 次阴性。一般停药后 1～3 个月做脑脊液复查，以后可根据患者情况每半年复查 1 次。

第五节　脑囊虫病

长期医嘱	临时医嘱
神经内科护理常规	血常规、尿常规
一级护理 ❶	粪常规＋隐血试验＋找绦虫卵 ❺
普通饮食 　或 鼻饲流质饮食	血清生化全套
病重通知 　或 病危通知　prn	凝血功能
吸氧　prn	血沉、C 反应蛋白（CRP）
心电监测　prn	血液传染病学检查（包括乙型肝炎、丙型肝炎、梅毒、艾滋病等）
测瞳孔	
吡喹酮　200mg po tid❷ 　或 阿苯达唑　400mg po bid	腰椎穿刺（脑脊液常规、生化、涂片、免疫、细胞学、脑脊液/血猪囊尾蚴 IgG 抗体或脑脊液 mNGS）❻
20% 甘露醇　125 mL iv gtt q8h	
5% 葡萄糖氯化钠注射液 　500mL　　　　　　iv gtt 地塞米松注射液　　　qd❸ 　10mg	心电图
	胸部正侧位 X 线片
卡马西平　0.2g po bid 　或 丙戊酸钠　500mg po bid pm❹	双侧小腿胫腓骨正侧位 X 线片 ❼
	脑电图
	头颅 CT
	头颅 MRI 平扫＋增强扫描 ❽
	眼科会诊 ❾
	神经外科会诊 ❿

　❶ 脑囊虫病在驱虫治疗过程中，由于囊尾蚴大量死亡会引起剧烈的炎症反应，导致患者症状加剧，出现频繁的癫痫发作、颅内压增高，甚至出现脑疝而危及生命，因此，驱虫治疗患者必须住院，驱虫治疗过程中应予以心电监测、吸氧等，并书面告知家属病重或

病危。

❷ 驱虫治疗的常用药物为吡喹酮和阿苯达唑。吡喹酮主要是增加囊虫细胞膜对钙离子的通透性，导致头节结构破坏，从而使虫体死亡，临床常用于脑实质型囊虫的治疗。该药难以通过血脑屏障进入脑脊液，对脑室型和蛛网膜下腔型疗效较差。通常吡喹酮总剂量为 120 ～ 180mg/kg，分 3 ～ 4d 服用，间隔 3 ～ 4 个月进行下 1 个疗程，共 2 ～ 3 个疗程。如脑囊虫为多发性、病情重者、合并颅内压增高或精神障碍，宜采用小剂量长疗程疗法（如初始剂量 200mg bid，第一周隔日增加 100mg/d，第 2 周每天加 100mg，直至服完总量）。

阿苯达唑（丙硫咪唑）为一高效低毒的广谱驱虫药，在体内代谢为亚砜类或砜类后，通过抑制虫体对葡萄糖的吸收，导致虫体糖原耗竭，或抑制延胡索酸还原酶，从而抑制 ATP 生成，使寄生虫无法存活和繁殖。有研究证实阿苯达唑对于脑实质型脑囊虫作用优于吡喹酮。此外，该药可通过血脑屏障并渗透到脑脊液中杀灭蛛网膜下腔和脑室囊虫，因此可用于治疗蛛网膜下腔型或脑室型囊虫。通常，阿苯达唑用法为 15 ～ 20mg/（kg·d），分 2 次口服，10d 为 1 个疗程，1 个月后再服第 2 个疗程，通常 3 ～ 5 个疗程。

❸ 驱虫治疗过程中，囊尾蚴大量死亡后大量异体蛋白质释放可导致剧烈的炎性反应，引起所谓囊虫性脑炎，主要表现为弥漫性脑水肿、颅内压增高、意识障碍等，此时需应用甘露醇和皮糖质激素等减轻脑水肿，抑制炎症反应。2017 年美国感染病学会联合美国热带医学和卫生学会联合发布了《2017 IDSA/ASTMH 临床实践指南：神经囊虫病的诊断和治疗》，推荐所有类型的脑囊虫病患者启动抗虫治疗，需联合糖皮质激素减少炎症反应。

❹ 脑囊虫病患者大部分以癫痫为首发或主要表现，对于存在癫痫发作患者，建议给予抗癫痫治疗。另外，驱虫治疗过程中，癫痫发作机会也大大增加，可预防性应用抗癫痫药物。药物可选用卡马西平、丙戊酸钠、苯妥英钠等。其中以卡马西平最为常用及有效，抗癫痫时长一般为囊虫治愈后缓慢减药并停用，并注意监测脑电图情况。因卡马西平和苯妥英钠能降低吡喹酮的生物利用度，故也经常选用广谱抗癫痫药如丙戊酸钠等。

❺ 脑囊虫病患者血常规检查有时可出现嗜酸性粒细胞增高。粪检查发现绦虫卵提示存在绦虫病,是脑囊虫诊断的间接证据。

❻ 腰穿及脑脊液的检查很重要,可监测颅内压及脑脊液变化情况,给诊断及治疗提供依据。脑囊虫患者颅内压力可正常或升高,有核细胞数正常或轻度增高,一般为（10 ～ 100）×10⁶/L,以淋巴细胞为主,嗜酸性粒细胞可增高,蛋白质含量正常或轻度增高,糖含量一般正常或轻度降低,氯化物正常,脑室型和蛛网膜型脑脊液变化一般较脑实质型明显。脑脊液免疫学检查对脑囊虫病的诊断有重要意义,酶联免疫吸附试验（ELISA）对脑脊液囊尾蚴的特异性抗体进行检测,其阳性率达90%,特异度达95%,脑脊液囊虫抗体阳性提示患有该病并处于活动期（囊虫抗体通常在虫卵感染后数周出现,ELISA法检测血清囊虫抗体灵敏度为60% ～ 90%）。近年来,脑脊液mNGS在中枢神经系统感染性疾病的应用越发广泛,通过检测链状带绦虫的遗传物质DNA,可快速灵敏地诊断脑囊虫病,相较于脑实质型囊成病,蛛网膜型和脑室型囊虫病更容易检出。

❼ 脑囊虫病患者常伴有皮下或肌肉（特别是腓肠肌）囊尾蚴结节,因此,对于临床疑诊脑囊虫的患者应拍小腿正侧位X线片,小腿X线片能显示已经钙化的囊尾蚴结节。

❽ 头颅影像学检查对于脑囊虫病的诊断是必须的。囊虫在颅内寄生可分为三个时期:存活期、变性死亡期、钙化期。CT可显示囊虫的各期表现,存活期表现为脑实质内大小为0.5 ～ 10cm的圆形或卵圆形低密度灶,密度与脑脊液类似,病灶边界清楚,其中一部分病灶内可见一点状高密度灶,为囊虫的头节,可强化;变性死亡期可见脑水肿明显,病灶边界不清,小囊病灶内无头节,增强后出现环状强化但无头节强化;钙化期是CT检查突出的优势之一,可见灰白质交界区单发或多发小钙化灶,无强化。通常各期病灶并存。头颅MRI可显示囊虫的存活期、死亡早期、死亡中期、死亡后期及吸收钙化期。存活期表现为小囊状长T1长T2信号,囊液信号同脑脊液,囊壁及偏心头节为等信号,虫体周围无脑组织水肿,头节可强化。死亡早期为囊周指状或脑回状水肿病灶,头节仍可见,无强化,而囊壁呈厚壁明显强化;死亡中期囊内出现混杂信号,头

节消失，厚壁强化；死亡后期囊壁塌陷萎缩，水肿明显消退；钙化期则多表现为长 T1，而 T2 信号可长可短，此期 CT 表现更具特征。FLAIR 像使囊泡、头节、水肿病灶及正常脑组织显示更清晰。在 DWI 像上囊液为低信号，ADC 像上为高信号，头节为等信号，水肿带在 DWI 像上为稍高信号，在 ADC 上明显高信号，提示囊虫异体蛋白质所致的炎性水肿为血管源性。同时囊囊虫各期共存，且多寄生于白质与灰质的交界处亦是其特征之一。

❾ 眼部亦是囊虫的常见寄生部位，眼科会诊检查目的在于发现眼内囊虫体，如眼内有囊虫务必先行眼科手术治疗摘除囊虫体，因杀虫治疗过程中囊虫死亡所致的眼内激烈炎症反应可致失明。

❿ 对于有明显占位症状、蛛网膜下腔型脑囊虫病、囊虫位于脑室或脑池中并阻断了脑脊液的循环通路等患者，或因为囊虫坏死诱发脑室炎或蛛网膜炎症合并脑积水的患者建议请神经外科会诊协助手术治疗。手术方式主要根据囊虫的寄生部位及所致的病变情况而定。因占位症状明显的可开颅显微手术切除脑实质型脑囊虫，脑室囊虫可行脑室镜手术摘除，大多数专家建议术前不要使用抗虫药物，因为抗虫治疗可能会导致寄生虫完整性的破坏及炎症反应，从而影响囊虫的成功切除。对于合并脑积水而不能摘除囊虫者可行脑室-腹腔分流手术等。术后均应常规给予药物驱虫治疗。神经外科手术适应证：a. 脑内直径＞ 4cm 的单发大囊泡型；b. 脑内直径＜ 4cm 单发或有限多发囊虫，伴局灶性神经损害症状，切除病变不影响重要神经功能者；c. 弥漫性多发脑囊虫病引起广泛脑水肿及颅内高压，非手术治疗无效者；d. 梗阻性脑积水；e. 交通性脑积水。

注：1. 脑囊虫病（cerebral cysticercosis）是中枢神经系统（CNS）最常见的寄生虫病。患者摄入被虫卵污染的食物后，虫卵在十二指肠内发育成六钩蚴，穿过肠壁经血液循环感染全身并发育为囊尾蚴，进入 CNS 形成脑囊虫病。患者临床表现的严重程度与虫体的数量、大小、感染部位和发育程度有关。部分患者有流行地区旅居及食用生猪肉史。常见影像表现包括有头节的囊性病灶、无头节的囊性病灶、环形或结节性强化病灶、蛛网膜下腔分叶状囊肿、脑实质钙化等。此外，神经外组织（皮下、腿及眼前房等）发现囊虫、血清 ELISA 法在血清或脑脊液中检出囊虫抗体也可支持脑囊虫病的

诊断。囊尾蚴引起脑病变的发病机制主要有：a. 囊尾蚴对周围脑组织的压迫和破坏；b. 作为异种蛋白质引起的脑组织变态反应与炎症；c. 囊尾蚴阻塞脑脊液循环通路引起颅内压增高。

2. 脑囊虫病多见于青壮年。根据包囊存在的位置不同，临床分为脑实质型、脑室型、蛛网膜下腔型、脊髓型、混合型。依据患者症状，可以分为：癫痫型、高颅压型、精神障碍型、脑炎脑膜炎型、混合型。各型表现如下。a. 脑实质型：临床表现与包囊的位置有关。皮质的包囊引起全身性和部分性痫性发作，可突然或缓慢出现偏瘫、感觉缺失、偏盲和失语；小脑的包囊引起共济失调；血管受损后可引发卒中，出现肢体无力、瘫痪、病理反射阳性。极少数患者包囊的数目很多，并分布于额叶或颞叶等部位可发生精神症状和智能障碍。罕见的情况是，在感染初期发生急性弥漫性脑炎，引起意识障碍直至昏迷。b. 蛛网膜型：脑膜的包囊破裂或死亡可引起脑膜刺激症状、交通性脑积水和脑膜炎等表现；包囊在基底池内转化为葡萄状后不断扩大，引起阻塞性脑积水。c. 脊髓蛛网膜受累出现蛛网膜炎和蛛网膜下腔完全阻塞。d. 脑室型：在第三和第四脑室内的包囊可阻断循环，导致阻塞性脑积水。包囊可在脑室腔内移动，并产生一种球状活瓣作用，可突然阻塞第四脑室正中孔，导致颅内压突然急骤增高，引起眩晕、呕吐、意识障碍和跌倒，甚至死亡，即布龙征（Brun sign）发作，少数患者可在没有任何前驱症状的情况下突然死亡。e. 脊髓型：由于囊虫侵入脊髓产生的脊髓受压症状，临床表现为截瘫、感觉障碍、大小便失禁等。2017 年美国指南在上述分型的基础上，新增了无存活钙化型和单个病灶增强型。无存活钙化型不推荐驱虫治疗。单个病灶增强型推荐阿苯达唑单药驱虫治疗。

3. 脑囊虫病的感染方式有三种，具体见表 2-9。

4. 脑囊虫病的诊断依据有以下几点。

（1）有相应的临床症状和体征，如癫痫发作、颅内压增高、精神障碍等脑部症状和体征，基本上排除了需与之鉴别的其他疾病。

（2）免疫学检查阳性［血清和（或）脑脊液囊虫 IgG 抗体］；脑脊液常规生化正常，或有炎性改变，白细胞增高，特别是嗜酸性粒细胞增多。

表 2-9　脑囊虫病的感染方式

感染方式	简介
内在自身感染	绦虫病患者呕吐或肠道逆蠕动使绦虫妊娠节片回流到胃内，虫卵在十二指肠内孵化逸出六钩蚴，钻过肠壁进入肠系膜小静脉与淋巴循环而输送至全身，发育成囊尾蚴
外源自身感染	绦虫病患者的手沾染了绦虫卵，经口感染
外源异体感染	患者自身无绦虫病，因吃了生或半生的感染了绦虫的肉类，或被绦虫卵污染的水果、蔬菜而感染囊虫

（3）头颅 CT 或 MRI 显示囊虫影像改变。

（4）皮下、肌肉或眼内囊虫结节，经活检病理检查证实为囊虫者。

（5）患者来自绦虫囊虫病流行区，粪便有排绦虫节片或食"米猪肉"史，可作为诊断的参考依据。

凡具备 4 条以上者即可确诊；或者具备（1）、（2）、（3）或（1）、（2）、（5）或（1）、（3）、（5）条者亦可确诊。

5. 2017 年 Del Brutto 团队修订的脑囊虫病诊断标准介绍见表 2-10。

6. 对于颅内多发病灶患者，驱虫治疗过程中可能出现严重的脑水肿，严重者甚至可能出现脑疝，危及生命，对于这类患者，治疗应遵循以下原则：a. 驱虫药从小剂量开始，根据患者对药物的反应，逐步增加每日用量；b. 可给予甘露醇静脉滴注，脱水降颅压；c. 可经静脉给予糖皮质激素，抑制由囊尾蚴死亡引起的免疫反应。常用地塞米松，每日 10 ~ 20mg，疗程 5 ~ 7 日，之后换用泼尼松 1 ~ 1.5mg/（kg•d）口服，递减用量。应用激素的同时，给予抑酸、补钾和补钙治疗；若药物控制脑水肿无效，尽快请神经外科会诊，行去骨瓣减压术。

7. 对肠道仍有绦虫寄生者，为防止自身再次感染，应行驱绦虫治疗。肠道驱虫治疗方案：生南瓜子 120g，去皮顿服，1h 后口服槟榔 120g 煎剂，1h 后口服 50% 硫酸镁溶液 60mL 导泻，观察是否排出绦虫，特别注意时候排出头节。

表 2-10　脑囊虫病的诊断标准

绝对标准		脑或脊髓病变组织活检证实囊虫
		眼底镜直接看到视网膜下囊尾蚴
		神经影像学检查发现带有头节的囊性病灶
神经影像学标准	主要标准	囊性病变，无可辨别的头节
		增强的病灶（环形或结节样）
		蛛网膜下腔多叶状囊性病变
		典型的脑实质钙化（多均匀分布于大脑半球，为实心小圆点，直径＜10mm）
	确认标准	驱虫药物治疗后囊性病灶消退
		单个小增强病灶的自发消退
		连续影像学检查显示脑室囊肿移位
	次要标准	阻塞性脑积水（对称或不对称）或基底软脑膜异常强化
临床/流行病学标准	主要标准	免疫诊断试验检测特异性抗囊虫抗体或囊虫抗原阳性
		中枢神经系统外存在囊尾蚴病（皮下、腿和眼等）
		家庭成员中绦虫感染的证据
	次要标准	临床表现提示脑囊虫病
		来自或生活在囊虫病流行地区的个人

说明：

（1）确诊脑囊虫病　①存在1个绝对标准；②2个神经影像学标准的主要标准＋任何临床/流行病学标准；③1个神经影像学标准的主要标准和1个确认标准＋任何临床/流行病学标准；④1个神经影像学标准的主要标准＋2个临床/流行病学标准，排除产生类似神经影像学表现的其他疾病。

（2）很可能脑囊虫病诊断　①1个神经影像学标准的主要标准＋任何2个临床/流行病学标准；②1个神经影像学标准的次要标准＋至少1个临床/流行病学标准主要标准。

第六节 神经系统莱姆病

长期医嘱	临时医嘱
神经内科护理常规	血常规、尿常规、粪常规+隐血试验
一级护理	
普通饮食 或 鼻饲流质饮食	血清生化全套
	凝血功能
0.9% 氯化钠注射液 100mL ⎤ iv gtt❶ 头孢曲松钠 2.0g ⎦ qd	血沉、C 反应蛋白（CRP）
	血液传染病学检查（包括乙型肝炎、丙型肝炎、梅毒、艾滋病等）
或 0.9% 氯化钠注射液 100mL ⎤ iv gtt 青霉素 G 500 万 IU ⎦ q6h 或 多西环素 100mg po bid	心电图或 Holter❷
	超声心动图
	胸部正侧位 X 线片或胸部 CT
	腰椎穿刺（脑脊液常规、生化、涂片染色、螺旋体培养、血和脑脊液莱姆抗体检测❸、PCR检测或 mNGS，有条件检测 CXC13）❹
	神经电生理（针极肌电图+神经传导速度+诱发电位等）
	脑电图
	头颅 CT
	头颅 MRI 平扫+增强（或臂丛/腰骶丛 MRI）
	青霉素皮试
	皮肤科会诊❺
	眼科会诊

❶ 莱姆病（Lyme disease）相关的脑膜炎、脑神经病变、神经根病变或有其他周围神经表现的患者建议静脉滴注头孢曲松，亦可选用头孢噻肟或青霉素 G，对于不能耐受 β-内酰胺类抗生素的患者（包括 8 岁以上儿童），可以口服多西环素替代（若莱姆病早期单独皮肤损害，如游走性红斑，可口服多西环素 10d 或阿莫西林、头孢呋辛酯治疗 14d）。首选抗生素持续时间为 14 ～ 21d。如应用头孢曲松 2g/d 静脉滴注，或青霉素 G 每日 2000 万 U，分次静脉输注。应用抗生素治疗 24h 内部分患者可出现赫氏反应，表现为患者症状反应加重，出现寒战、高热、头痛、呕吐、全身不适、多汗，甚至休克，这是由于抗生素杀死了大量螺旋体而释放大量异性蛋白质以及内毒素导致机体的过敏反应。在应用抗生素之前先使用糖皮质激素能减少赫氏反应的发生，具体方法为：在青霉素等药物治疗前 3d，口服泼尼松，每次 20mg，每日 1 次，连续 3 日。

❷ 莱姆病约 10% 的患者有心脏受累，主要表现为胸闷、心悸、气短，也可出现心肌炎和心包炎等，故应行心脏相关检查，包括心肌酶、心电图、超声心动图等。通常心动图改变为窦性心动过速、室性期前收缩和房室传导阻滞等。

❸ 血清学检查是公认的莱姆病实验室诊断手段。建议疑似莱姆病患者采用两步血清法检测，第一步使用酶免疫测定法或者间接免疫荧光法进行初筛，若检测阳性或者可疑，须进行第二步确证，即免疫印迹法。免疫印迹法采用重组伯氏疏螺旋体蛋白或人工合成的多肽作为抗原靶标，大大提高了抗原抗体反应的特异性。感染伯氏疏螺旋体 3 周后可以在患者的血液中检测到伯氏疏螺旋体特异性 IgM 抗体，6 周后可检测到伯氏疏螺旋体特异性 IgG 抗体，晚期患者（6 个月以上）的血液中可检测到高水平的伯氏疏螺旋体特异性 IgG 抗体。但是血清抗体检测的诊断特异度很低，正常人群的伯氏疏螺旋体特异性抗体的血清阳性率为 5% ～ 20%，而且患者痊愈后 IgG 和 IgM 抗体仍可持续数年，故仅有血清抗体阳性并不能确定感染。

❹ 莱姆病腰穿压力多正常或轻度升高，脑脊液常规检查可见淋巴细胞增多，为 100 ～ 200 个 /μL，蛋白轻度增高，葡萄糖、氯化物正常。莱姆病可有血脑脊液屏障功能障碍和鞘内免疫球蛋白合成，早期主要为鞘内 IgM 合成，约 60% 的患者 IgG 合成，70% ～ 80%

的患者寡克隆 IgG 条带阳性。晚期莱姆病鞘内 IgG 和 IgA 的合成率更高。伯氏疏螺旋体特异性抗体可在脑脊液中持续存在多年，不能作为急性感染需要治疗的标志，除非脑脊液中同时出现细胞增多。近年来研究发现 CXC 亚家族趋化因子 13（CXCL13）可以作为莱姆病一种早期诊断的标志物，且脑脊液中的 CXCL13 浓度在抗生素治疗开始后迅速下降，这表明检测 CXCL13 对神经系统莱姆病治疗效果的评估也有意义，特别是对急性神经系统莱姆病具有很高的敏感性。该方法限于诊断累及中枢神经系统的莱姆病，特别适用于临床上不明诊断病例的排除诊断。但要注意神经梅毒或脑淋巴瘤患者的脑脊液中 CXCL13 也可以显著增加。在莱姆病复发或治疗后，患者体内 CXCL13 水平的波动被认为是衡量治疗结果的有效指标。

❺ 莱姆病的首发症状和主要症状是皮肤的慢性游走性红斑，也是本病独特的临床特征。以环形红斑多见，典型者中心浅淡，呈绯红色或苍白色硬块；非典型者，中心可起水疱或坏死。患者常伴发热、畏寒等非特异性症状。一般皮损约持续 3 周，不经治疗也会自行改善或消散。莱姆病晚期可出现慢性萎缩性肢端皮炎的皮肤表现，好发于 40～70 岁的女性患者，多发于肢体末端的伸肌表面，如一侧手背或足背、膝关节或尺骨鹰嘴处，表现为纤维性带线纹，在关节附近可形成纤维性结节。

注：1. 莱姆病（Lyme disease，LD）是由伯氏疏螺旋体引起的，经中间媒介——蜱叮咬传播的，可引起人体多系统、多器官损害（神经、心脏、皮肤、关节等）的一种自然疫源性疾病。伯氏疏螺旋体主要有 3 种致病性基因型：狭义伯氏疏螺旋体、伽氏疏螺旋体和阿弗西尼疏螺旋体。3 种基因型的致病性差异较大，感染后的临床表现也互不相同。我国的莱姆病病原体以伽氏疏螺旋体为主，其次为阿弗西尼疏螺旋体和狭义伯氏疏螺旋体。该病发病有一定的地域性特点，多为潮湿的山区、林区或湿润的草地。人类对伯氏螺旋体普遍易感，好发于 5～15 岁的儿童和 45～55 岁的成年人。主要见于林业工人、山林地区居民、野外工作者及旅游者。人体被带菌蜱叮咬时，伯氏包柔螺旋体随唾液进入皮肤，经过 3～30d 的潜伏期后进入血液，此时机体产生针对螺旋体鞭毛蛋白的 IgG 和 IgM 抗体，进而诱发机体的特异性免疫反应，并对人体等多系统造成损害。

2. 莱姆病是一种全身感染性疾病，其临床表现常涉及皮肤、关节、神经系统和心脏，经一段时间的潜伏期后进入临床期。潜伏期：指蜱叮咬至出现早期特异性皮肤损害或其他首发症状的时间。国内患者的潜伏期为1～180d不等。临床期：未经治疗的莱姆病患者，根据其临床表现，一般分为3期，即局部皮肤损害（皮损）期（Ⅰ期）、感染扩散期（Ⅱ期）和感染持续期（Ⅲ期）。各期症状多单独出现，但也有3期症状一起出现的病例。局部皮损期以慢性游走性红斑为特征，可有发热、头痛、全身肌肉酸痛等，约持续3周。然后伯氏疏螺旋体可通过血液或淋巴扩散至全身其他器官，发展到感染扩散期，以面神经麻痹、脑神经病为首发症状。伽氏疏螺旋体具有嗜神经性，感染后可引起神经系统莱姆病。早期神经系统损害常表现为淋巴细胞性脑膜炎、神经根炎及脑神经病。晚期多表现为进行性螺旋体脑脊髓炎或脑病，少数患者可表现为小脑运动失调。该期可出现心脏损害，表现为不同程度的房室传导阻滞。如不经抗生素治疗，病原体可逐渐扩散至关节、骨骼和肌肉，出现慢性风湿症状（病程6个月以上），如间歇性的关节肿胀和疼痛等关节炎表现，感染主要侵犯大关节尤其是膝关节（Ⅲ期）。病症反复发作，迁延不愈，最后发展至关节变形致畸、活动受限。部分莱姆病晚期可出现慢性萎缩性肢端皮炎，以阿弗西尼疏螺旋体感染为主。

3. 神经系统莱姆病表现为中枢神经系统和周围神经系统损害，其中以脑膜、脑神经、神经根和周围神经表现最常见。约60%患者会出现脑神经受累，其中面神经受累最为常见，表现为典型的周围性面瘫（1/3为双侧），大多数面神经麻痹可在1～2个月内痊愈。此外，莱姆病可能累及展神经，很少累及前庭耳蜗神经、视神经（视神经炎、视盘水肿）、动眼神经、滑车神经、三叉神经、舌咽神经等。约50%的患者周围神经受累，表现为多发性神经病，感觉轴索变性为主，也可表现为单神经病或多灶单神经炎。少数成人莱姆病患者早期神经根受累，出现肢体无力和严重的带状疱疹样节段性根性疼痛，夜间加重，称为Bannwarth综合征。儿童和青少年莱姆病早期可出现淋巴细胞性脑膜炎，表现为发热、头痛、呕吐、脑膜刺激征等，极少数出现脑炎和脊髓炎。晚期中枢神经受累最常见的是脊髓炎，表现为痉挛-共济失调步态和膀胱功能障碍。一些患者可有严重的四肢瘫或截瘫。

4. 根据临床症状和实验室检测，将神经系统莱姆病的诊断分为可疑、高度可疑和确诊三个层级。可疑的诊断标准：a. 典型的神经症状；b. 血清中检测到伯氏疏螺旋体特异性 IgG 或 IgM 抗体；c. 脑脊液检查结果不可用或未进行检查。高度可疑的诊断标准：可疑的诊断标准 + 脑脊液有炎性改变。确诊的诊断标准：高度可疑的诊断标准 + 鞘内伯氏疏螺旋体特异性抗体阳性或通过培养/PCR 检测到伯氏疏螺旋体。

5. 治疗神经系统莱姆病的抗生素主要有头孢曲松、头孢噻肟、青霉素 G、多西环素、阿莫西林、头孢呋辛酯，最常用的是头孢曲松、多西环素，大量研究表明口服多西坏素与静脉滴注头孢曲松的疗效相当。早期神经系统莱姆病主要表现为 Bannwarth 综合征，可通过口服多西环素 14d 来治疗，早期神经系统莱姆病很少累及中枢神经系统，主要表现为淋巴细胞性脑膜炎，累及中枢神经系统时应静脉滴注头孢曲松 14d。晚期莱姆病主要表现为伴有慢性萎缩性肢端皮炎的多发性神经病，可通过口服多西环素 21d 来治疗，当其累及中枢神经系统时如脑炎，应静脉滴注头孢曲松 21d。实际上最佳治疗时间并未确定，但是延长治疗时间没有益处。

第七节　神经梅毒

长期医嘱		临时医嘱
神经内科护理常规		血常规、尿常规、粪常规 + 隐血试验
一级护理		
普通饮食 或 鼻饲流质饮食		血清生化全套
		凝血功能
测瞳孔		血气分析
0.9% 氯化钠注射液 100mL 注射用青霉素钠 400U	iv gtt❶ q4h	血沉、C 反应蛋白（CRP）
		血液传染病学检查（包括乙型肝炎、丙型肝炎、梅毒、艾滋病等）

续表

长期医嘱	临时医嘱
或 0.9% 氯化钠注射液 100mL ⎫ iv gtt 头孢曲松钠 2g ⎬ qd 或 多西环素 100mg po bid prn	血清梅毒特异性抗体测定
	快速梅毒血清反应素试验（RPR）❸
泼尼松片 10mg po bid❷	腰椎穿刺（脑脊液常规、生化、涂片染色、免疫、乳酸、PCR 检测梅毒螺旋体，脑脊液 RPR 试验）❹
丙磺舒片 0.5 po qid	
	心电图或 Holter 或超声心动图
	胸部正侧位 X 线片或胸部 CT
	腹部超声、泌尿生殖系超声、妇科多系统超声
	脑电图
	神经电生理检查（针极机电图 + 神经传导速度 + 诱发电位等）
	脊髓 MRI+ 增强和（或）头颅 MRI+MRA+ 增强
	青霉素皮试
	皮肤科会诊
	眼科会诊

❶ 神经梅毒的治疗首选大剂量青霉素，应及时、足量、足疗程。驱梅治疗方案为：青霉素 1800 万～ 2400 万 U/d 静脉滴注（300 万～ 400 万 U，每 4h 1 次），连续 10 ～ 14d。必要时，继以苄星青霉素 240 万 U，每周 1 次肌内注射，共 3 次。或普鲁卡因青霉素 240 万 U/d 单次肌内注射，同时口服丙磺舒，每次 0.5g，每日 4 次，共 10 ～ 14d。必要时，继以苄星青霉素 240 万 U，每周 1 次肌内注射，共 3 次。替代方案：头孢曲松 2g，每日 1 次静脉给药，

连续 10 ~ 14d。对青霉素过敏者用多西环素 100mg，每日 2 次，连服 30d；或盐酸四环素 500mg，每日 4 次，连服 30d（肝、肾功能不全者禁用）。在治疗后的第 1、第 3、第 6、第 12、第 18 和第 24 个月，复查血和脑脊液。2 年后每年复查 1 次，若出现阳性结果，仍需重复治疗，直至连续 2 次脑脊液常规、生化检查正常，梅毒试验阴性。

❷ 梅毒治疗后可发生吉海反应，又称疗后剧增反应，常发生于首剂抗梅毒药物治疗后数小时，并在 24h 内消退。全身反应似流感样，包括发热、畏寒、全身不适、头痛、肌肉及骨骼疼痛、恶心、心悸等。此反应常见于早期梅毒，在晚期梅毒中发生率虽不高，但反应较严重，特别是在心血管梅毒和神经梅毒患者中，尤其是有症状的神经梅毒患者可出现癫痫持续状态等严重反应。为减轻吉海反应，可在治疗前 1d 口服泼尼松，每日 20 ~ 30mg，分 2 次给药，2 ~ 3d 后停用。

❸ 梅毒血清学检查包括非梅毒螺旋体试验和梅毒螺旋体试验。非螺旋体试验包括快速血浆反应素试验（RPR）或性病研究实验室试验（VDRL）；螺旋体试验包括荧光螺旋体抗体吸收试验（FTA-ABS）、梅毒螺旋体血凝试验（TPHA）、梅毒螺旋体颗粒凝集试验（TPPA）等。血清试验阳性只表明以前接触过梅毒螺旋体，而脑脊液试验阳性，则提示可能为神经梅毒。脑脊液 VDRL 用于诊断神经梅毒的特异性为 100%，但敏感性低（30% ~ 85.7%），目前基本上被 RPR 取代，脑脊液 RPR 阳性则神经梅毒诊断成立。TPPA 敏感性高，但有假阳性，因此脑脊液 TPPA 阳性（滴度大于 1∶80）对诊断神经梅毒有帮助，脑脊液 TPPA 阴性基本可排除神经梅毒。非螺旋体试验抗体滴度与梅毒活动期相关，可以用于评价疗效。治疗后抗体滴度可以下降甚至转阴，有些患者规范治疗后抗体可以持续存在，称为"血清固定"。大部分梅毒患者螺旋体试验可以终生持续阳性。螺旋体试验抗体滴度与疗效无关。部分临床实验室将螺旋体试验用作梅毒初筛试验。梅毒初筛试验阳性的患者需进行标准的非梅毒螺旋体试验。

❹ 诊断神经梅毒主要靠脑脊液检查来判断。常规检查中，白细胞计数 ≥ $5 \times 10^6/L$（合并 HIV 感染者，白细胞计数常 > $20 \times 10^6/L$），

蛋白质含量＞500mg/L，FTA-ABS和（或）VDRL阳性。如果没有条件做FTA-ABS和VDRL的情况下，可以用TPPA和RPR。只要脑脊液VDRL阳性即可诊断神经梅毒，但是如果FTA-ABS阳性，则脑脊液必须有炎症反应的提示：①脑脊液细胞数增高；②脑脊液蛋白质增高才能诊断神经梅毒。但如果对仅累及眼/听力系统的患者，只要有快速血浆反应素试验（RPR）≥1：32阳性即可诊断。另外，近年研究显示，脑脊液中趋化因子CXCL13升高可以作为神经梅毒的参考诊断依据（注：CXCL13明显升高也见于B细胞介导的其他中枢神经系统疾病如神经系统莱姆病和中枢神经系统淋巴瘤）。

注：1. 梅毒（syphilis）是由苍白密螺旋体感染引起的一种慢性、系统性的性传播疾病。主要通过性行为传播，也可通过胎盘垂直传播。可分为后天获得性梅毒和胎传梅毒（先天梅毒）。获得性梅毒又分为早期和晚期梅毒。早期梅毒指感染梅毒螺旋体在2年内，包括一期、二期和早期隐性梅毒（又称早期潜伏梅毒），一二期梅毒也可重叠出现。晚期梅毒的病程在2年以上，包括晚期良性梅毒、心血管梅毒、晚期隐性梅毒（又称晚期潜伏梅毒）等。一般将病期不明的隐性梅毒归入晚期隐性梅毒。神经梅毒在梅毒早晚期均可发生。胎传梅毒又分为早期（出生后2年内发现）和晚期（出生2年后发现）胎传梅毒。梅毒在《中华人民共和国传染病防治法》中列为乙类防治管理的病种。

2. 神经梅毒可侵犯脑膜、脊髓膜、血管、脑实质、脊髓实质以及眼、耳等器官，其临床表现因累及部位不同多种多样，症状体征可以重叠或复合。具体表现如下。

（1）无症状神经梅毒　当梅毒血清学呈阳性，脑脊液中发现淋巴细胞增多和蛋白质升高，和（或）脑脊液中VDRL阳性，但无临床症状时。

（2）脑脊膜神经梅毒　主要发生于感染后数周或数月的早期梅毒，可出现发热、头痛、恶心、呕吐、视盘水肿、颈项强直、脑膜刺激征阳性等脑膜炎症状和视力下降、复视、上睑下垂、面瘫、听力下降等脑神经（常见Ⅲ、Ⅶ、Ⅷ和Ⅱ）受损症状，累及脊膜、神经根出现肢体无力、感觉异常、二便障碍、肌肉萎缩等。

（3）脑膜血管梅毒　可发生于早期或晚期梅毒，但多见于晚期梅毒。表现为闭塞性脑血管综合征，若侵犯脑可出现偏瘫、失语、癫痫样发作等；若侵犯脊髓可出现脊髓梗死，表现为受累神经支配部位弥漫性疼痛、弛缓性瘫痪、痉挛性瘫、截瘫、尿便障碍、病变水平以下深感觉缺失和感觉性共济失调，相应节段下运动神经元瘫痪、肌张力减低、肌萎缩等。

（4）脑实质梅毒　常见于晚期，是由螺旋体感染引起的慢性脑膜脑炎导致的脑实质器质性病变，可出现进行性恶化的精神和神经系统损害。a.麻痹性痴呆：表现为精神和行为异常，可出现注意力不集中、健忘、判断力与记忆力减退、认知障碍、痴呆、情绪变化、抑郁、人格改变、妄想、躁狂或精神错乱等，亦可出现瞳孔异常、构音障碍、面部及四肢张力减退、面部和舌及双手不自主运动、癫痫发作、卒中症状、营养障碍等。b.脊髓痨：病变累及脊髓后索和脊神经后根，常见症状为感觉性共济失调和刺痛，可出现阿-罗瞳孔、下肢闪电样疼痛、感觉异常或减退、腱反射减退甚至消失、下肢肌张力低、尿潴留、夏科（Charcot）关节病等，并可出现视神经萎缩、内脏危象等。c.树胶肿性神经梅毒：脑树胶肿表现为颅内肿瘤样症状，可出现头痛、恶心、呕吐、视盘水肿、颈项强直等高颅压症状及癫痫发作；脊髓树胶肿可出现截瘫、大小便失禁、受损平面以下感觉消失等。

（5）眼梅毒　见于梅毒感染各期，可累及眼部所有结构如角膜、巩膜、虹膜、脉络膜、玻璃体、视网膜及视神经等，常双眼受累。眼梅毒可单独发生，也可以与脊髓痨或麻痹性痴呆同时发生，表现为眼睑下垂、眼球活动受限、球结膜充血、视野缺损、视物变形、视物变色、视野变暗、眼前闪光、眼前有漂浮物、复视、视力下降、失明等。

（6）耳梅毒　表现为听力下降、失聪，可伴或不伴耳鸣，为神经梅毒神经系统症状或体征的一部分，听力丧失可伴梅毒性脑膜炎。

3. 神经梅毒的诊断

（1）流行病学史　有不安全性行为，多性伴侣或性伴侣感染史，或有输血史。

（2）临床表现　同上。

（3）实验室检查　a.非梅毒螺旋体血清学试验阳性，极少数晚期患者可显阴性；b.梅毒螺旋体血清学试验阳性；c.脑脊液检查示白细胞计数 $\geqslant 5 \times 10^6/L$，蛋白质含量 $> 500mg/L$，且无引起异常的其他原因。FTA-ABS 和（或）VDRL 试验阳性。在没有条件做 FTA-ABS 和 VDRL 的情况下，可以用 TPPA 和 RPR 替代。

说明：疑似病例应同时符合流行病学史、临床表现、实验室检查第 a.b. 和 c. 项中的脑脊液常规检查异常（排除其他引起这些异常的原因）。确诊病例：应同时符合疑似病例的要求和实验室检查 c. 项中的脑脊液梅毒血清学试验阳性。

4.神经梅毒诊断流程可参照德国的指南进行，见图 2-1。

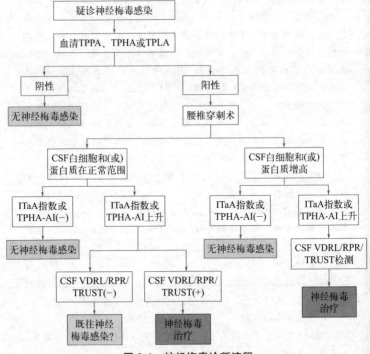

图 2-1 神经梅毒诊断流程

TPLA—梅毒螺旋体乳胶凝集试验；ITaA—鞘内梅毒螺旋体抗体；
AI—脑脊液/血清抗体指数；VDRL—性病研究实验室

第八节 神经型布鲁氏菌病

长期医嘱	临时医嘱
神经内科护理常规	血常规、尿常规、粪常规＋隐血试验
一级护理	
高蛋白质饮食	血清生化全套
持续低流量吸氧　prn	凝血功能
多西环素　100mg po bid❶	血液传染病学检查（包括乙型肝炎、丙型肝炎、梅毒、艾滋病等）
利福平　600mg po qd	
左氧氟沙星　200mg po bid	血沉、C反应蛋白
或 0.9% 氯化钠注射液　100mL　iv gtt qd 头孢曲松钠　2g	免疫全套、类风湿因子、抗链球菌溶血素O、甲状腺功能及相关抗体
20% 甘露醇　125 mL iv gtt q8h prn❷	血清莱姆、囊虫抗体
	PPD皮肤试验和TB-SPOT试验
	库姆斯（Coombs）试验
	血虎红平板凝集试验 ❸
	血液细菌培养
	腰穿（脑脊液常规、生化、免疫、细胞学检查，涂片染色、脑脊液布氏杆菌抗体、脑脊液培养或 mNGS）❹
	胸部正侧位X线片或胸部CT
	心电图、超声心动图
	腹部超声检查、浅表淋巴结超声
	头颅MRI+MRA+增强和（或）脊髓MRI+增强 ❺

续表

长期医嘱	临时医嘱
	神经电生理（针极肌电图＋神经传导速度＋诱发电位等）⑥
	耳科会诊
	眼科会诊

❶ 神经型布鲁氏菌病（neurobrucellosis，NB）主要采用抗生素治疗。由于布鲁氏菌主要在细胞内繁殖生存，一般药物难以杀死细胞内细菌，故应选择有较强的细胞内和中枢神经系统渗透作用的抗生素联合应用，以长疗程或多疗程治疗。可选药物包括利福平（600～900mg，每日1次）、左氧氟沙星（200mg，每日2次）、多西环素（100mg，每日2次）、头孢曲松（2～4g/d静脉滴注）、链霉素等，一般利福平＋多西环素联合治疗能取得良好效果；对于难治性或重症患者可在原治疗方案基础上加用头孢曲松或左氧氟沙星。神经型布鲁氏菌病急性期治疗可参照重症患者使用三种抗生素的组合，头孢曲松静脉滴注，加上利福平和多西环素口服至少6周（有专家建议12周）被认为是一线治疗，多西环素＋利福平和甲氧苄啶/磺胺甲噁唑（复方新诺明2片，日2次）的组合是另一种实用的方案，可以使用至少6周。由于可能复发，患者必须每3个月进行一次随访。如果CSF仍然异常或临床症状未消退，治疗通常持续6个月。很多治疗失败患者与抗生素疗程较短有关。

❷ 布鲁氏菌脑炎可导致颅内压增高、视盘水肿、展神经病变。可给予甘露醇降低颅压治疗，随病情好转减量，注意预防电解质失衡。类固醇激素可减轻炎症反应，减轻水肿，似乎可以保护组织免受细菌毒素的影响，可在抗生素治疗基础上加用，多用于临床症状严重的病例，例如蛛网膜炎、脑神经受累、脊髓病、颅内高压、视神经炎或视盘水肿等。

❸ 布鲁氏菌病的实验室检查主要有血清免疫学检测（虎红平板凝集试验、血清凝集试验、ELISA、布鲁氏菌病Coombs试验）、分子生物学检测以及细菌培养等。血清学检测较为简单快速，但不能

区分现症感染还是既往感染。虎红平板凝集试验可在 5 ~ 10min 内获得结果，推荐用作快速筛查试验，但阳性结果须由其他血清学试验确认。血清凝集试验是一种血清学定量试验，阳性检出的符合率为 93.8%，滴度为 1 : 80 或更高提示布鲁氏菌病诊断；抗菌药物治疗 4 个月后滴度为 1 : 160 或更高，说明感染复发或耐药，其敏感度在急性期高于慢性期，但阴性者也不能排除布鲁氏菌病。ELISA 和胶体金免疫层析法敏感度和特异度较高，可以针对性地检测不同抗体，包括非凝集性抗体。布鲁氏菌病 Coombs 试验可同时检测凝集或非凝集性抗体，由此能更早产生阳性结果，敏感度高，判断标准定为效价 1 : 400 以上并出现显著凝集。PPD 皮肤试验和 TB-SPOT 可为排除结核病感染提供一定的线索。从血液、脑脊液等分离培养出布鲁氏菌是诊断布鲁氏菌病的金标准，但体外培养生长繁殖缓慢（约需 6 周），且阳性率低（血培养阳性率仅为 28%，脑脊液培养阳性率甚至低于 20%），所以不是诊断的最佳选择。PCR 对布鲁氏菌病的诊断具有一定价值，但每次反应的检测核酸序列有限。宏基因组高通量测序（mNGS）技术具有高敏感度与特异度，不受布鲁氏菌死活的影响，因此指南推荐对于脑炎和脑膜炎经过脑脊液传统微生物学检查未获得明确的病原学证据且经验性抗感染治疗无效，应送检脑脊液 mNGS，而重症患者建议首次脑脊液检查即送检mNGS。

❹ 神经型布鲁氏菌病腰穿检查，早期脑脊液表现与病毒性脑膜炎类似，脑脊液细胞数及蛋白质轻度升高，葡萄糖和氯化物正常；晚期或严重期表现类似结核性脑膜炎或细菌性脑膜炎，可出现颅内压升高，细胞数增多，以单核淋巴细胞升高为主，蛋白质浓度升高，葡萄糖降低，氯化物也可降低，容易误诊。

❺ 神经型布鲁氏菌病的影像学表现无特异性，主要表现为炎症反应、白质损害、血管损伤等。炎症反应表现为肉芽肿形成，脑脊髓膜或神经根强化，脑膜强化常见为桥池及外侧裂周围脑膜，呈线样，少见结节状强化。白质病变有三种表现形式，分别是影响弓状纤维的弥散性表现、脑室旁病变及局灶性点片状脱髓鞘表现，常伴轻度脑室扩张及轻度间质性水肿。白质病变的性质和病因不明，可能是自身免疫反应所致。有时头颅 MRA 或 CTA 检查有烟雾病样表

现，推测可能与布鲁氏菌感染引发的变态反应性脑血管炎有关。脊髓检查可发现脊髓肿胀，或髓内异常信号。

❻ 周围神经病（或神经根病）多为布鲁氏菌病的慢性期表现，症状包括背痛、肢体麻木和反射消失。多以脊神经（正中神经、胫神经及腓浅神经）受损为主；另外基底部脑膜炎可致一个或多个脑神经受累，其中位听神经受累最常见，一般认为是中枢听觉传导通路受累所致；其次是展神经，可能由于其颅内走行最长，易于受到直接和间接损伤；再者是面神经；NB 还可引起视神经损害。NB 脑神经损害表现与结核性或真菌性脑膜炎有时不易鉴别，其 CSF 表现也相似，所以 NB 误诊为结核性脑膜炎并不少见。

注：1. 布鲁氏菌病（简称布病）是由布鲁氏菌（细胞内革兰氏阴性菌）感染引起的一种人畜共患疾病，该病主要流行于内蒙古自治区、吉林省、黑龙江省和新疆维吾尔自治区等地。患病的羊、牛等疫畜是布病的主要传染源，布鲁氏菌可以通过破损的皮肤黏膜、消化道和呼吸道等途径传播。人类感染布鲁氏菌病的典型途径是食用流行地区未高温消毒的牛奶或者奶制品，在发展中国家主要是职业接触，饲养牲畜、屠夫、畜牧及兽医等。布鲁氏菌可侵犯全身器官，常累及肝、脾、骨髓、淋巴结，还可累及骨、关节、血管、神经、内分泌和生殖系统等。临床表现复杂，急性期病例以发热、乏力、多汗、肌肉、关节疼痛及肝、脾、淋巴结肿大为主要表现。慢性期病例多表现为关节损害等。布病是我国《传染病防治法》规定的乙类传染病。

2. 神经型布鲁氏菌病（Neurobrucellosis，NB）是布鲁氏菌病少见的并发症，可发生在布鲁氏菌感染的任何时期（急性期、亚急性期、慢性期），病程小于 3 个月为急性期，3 ~ 6 个月为亚急性期，大于 6 个月为慢性期。布鲁氏菌侵犯中枢神经系统的机制尚不清楚，一般认为病原菌进入机体后先侵入网状内皮系统，随后进入血流引起菌血症，然后到达脑膜，当宿主的免疫力下降时，布鲁氏菌开始增殖并侵入其他神经系统结构。NB 可以是布鲁氏菌病的唯一表现，也可以是慢性布鲁氏菌病的系统症状之一。最常见表现为脑膜炎、脑膜脑炎或脑脊髓膜炎，在疾病早期即可出现；其他常见神经系统损伤包括多脑神经病、多发神经根神经炎、脊髓炎等，另外可表现为脑脓肿、硬脑膜外脓肿、短暂性脑缺血发作、脑梗死、蛛网膜下腔出血、颅内静脉血栓、单纯颅高压综合征、吉兰-巴雷综合征、神经型尿崩症、垂体脓肿、不可逆性视神经乳头炎、认知障碍和情感障碍等。脑神经受累是最常见的神经系统并发症，听神经和展神经最易受累，其次为面神经。有研究者将 NB 分为 5 种形式：脑膜脑炎、脑膜血管受累、中枢神经系统脱髓鞘、周围神经病和颅内压升高。

3. 布鲁氏菌病的诊断标准：a. 具备流行病学接触史，密切接触家畜、野生动物（包括观赏动物）、畜产品、布鲁氏菌培养物等或生活在疫区的居民；b. 临床表现为发热、乏力、多汗、肌肉疼痛和关节疼痛，或伴有肝、脾、淋巴结和睾丸肿大等表现，排除其他疑似疾病；c. 实验室检查病原分离、布鲁氏菌血清凝集试验、补体结合试验、Coombs 试验阳性。凡同时具备 a. 项和 b. 项，以及 c. 项中的任何一项检查阳性即可确诊为布鲁氏菌病。

4. 神经型布鲁氏菌病的诊断标准：a. 流行病学接触史；b. 神经系统的相关临床表现；c. 脑脊液改变早期类似病毒性脑膜炎，蛋白质和细胞数轻度升高，以淋巴细胞为主，葡萄糖和氯化物正常，后期类似于结核性脑膜炎，细胞数中度升高，以淋巴细胞为主，葡萄糖和氯化物降低；d. 从患者血、骨髓或脑脊液中分离出布鲁氏菌，或者血清学凝集试验效价 > 1 : 160，或者脑脊液布鲁氏菌抗体阳性；e. 针对布鲁氏菌治疗有效、病情好转；f. 除外其他类似疾病。该标准由原卫生部于 2007 年制定，目前可借助 mNGS 技术确诊。

5. 慢性布鲁氏菌脑膜炎诊断标准：a. 临床神经症状的表现超过4 周；b. 典型的脑脊液改变（蛋白质浓度超过 50mg/dL、脑脊液细胞数超过 10 个 /μL、以单核细胞增多为主、脑脊液葡萄糖与血清葡萄糖比值小于 0.5）；c. 在脑脊液或血液（布鲁氏菌血清凝集试验效价 > 1 : 160）或血、骨髓或脑脊液中分离出布鲁氏菌；d. 排除其他疾病。

6. 布鲁氏菌病临床治愈标准为：a. 体温恢复正常，其他临床症状消失；b. 体力和劳动力恢复；c. 原布鲁氏菌培养阳性患者，2 次细菌培养均转阴，临床实验室检查均正常。

第三章 中枢神经系统脱髓鞘疾病

第一节 多发性硬化

长期医嘱	临时医嘱
神经内科护理常规	血常规、尿常规、粪常规+隐血试验
一级护理	
普通饮食	血清生化全套
或 鼻饲流质饮食	凝血功能
病重通知	血气分析（必要时）
或 病危通知　prn	血沉、C反应蛋白（CRP）
吸氧　prn	抗磷脂抗体
心电监测　prn	免疫全套、抗链球菌溶血素O、类风湿因子、甲状腺功能及抗体、抗中性粒细胞胞质抗体谱（ANCA）
测瞳孔	
0.9%氯化钠注射液　500mL　甲泼尼龙　1000mg　｜ iv gtt[①] qd	
	血液传染病学检查（包括乙型肝炎、丙型肝炎、梅毒、艾滋病等）
0.9%氯化钠注射液　100mL　注射用奥美拉唑　40mg　｜ iv gtt qd	血药浓度（如特立氟胺）监测　prn
碳酸钙D3片　600g po qd	腰椎穿刺［脑脊液常规、生化、细胞学、免疫学（24h鞘内IgG合成率）、脑脊液寡克隆区带（OCB）、血清或脑脊液NfL、抗MOG-IgG、抗AQP4-IgG、抗GFAP等检测等］[④]
氯化钾缓释片　500mg po tid	
特立氟胺　14mg po qd[②]	
加巴喷丁　300mg po tid prn[③]	
文拉法辛　75mg po qd prn	

续表

长期医嘱	临时医嘱
	胸部正侧位 X 线片或胸部 CT
	心电图、超声心动图
	下肢静脉系统超声
	神经电生理检查（视觉、听觉及体感诱发电位，脑电图等）
	头颅或脊髓 MRI 平扫＋增强 ❺
	EDSS 评分 ❻
	眼科会诊［视力、视野、眼底、光学相干断层成像（OCT）］
	神经心理评价
	康复科会诊、神经外科会诊

❶ 多发性硬化（MS）的治疗分为急性期治疗、缓解期治疗即疾病修正治疗（disease modifying therapy，DMT）、对症治疗和康复治疗。急性期治疗适用于有客观神经缺损证据的功能残疾症状，如视力下降、运动障碍和小脑/脑干症状等，轻微感觉症状无须治疗，一般休息或对症处理后即可缓解。一线治疗药物为糖皮质激素，建议大剂量、短疗程应用（延长激素用药时间对神经功能恢复无长期获益），成人从 1g/d 开始，静脉滴注 3～4h，共 3～5d，如临床神经功能缺损明显恢复可直接停用。如临床神经功能缺损恢复不明显，可改为口服醋酸泼尼松（或泼尼松龙）60～80mg/d，此后每 2d 减 5～10mg，直至减停，原则上总疗程不超过 3～4 周。若在减量的过程中病情明确再次加重或出现新的体征和（或）出现新的 MRI 病变，可再次给予甲泼尼龙冲击治疗或改用二线治疗。儿童按每日 20～30mg/kg 起始，静脉滴注 5d，症状完全缓解者，可直接停用，否则可继续给予口服醋酸泼尼松每日 1mg/kg，此后每 2d 减少 5mg，直至停用。口服激素减量过程中，若出现新发症状，可再次进行甲泼尼龙冲击治疗或给予 1 个疗程免疫球蛋白治疗

（IVIG）。对于 MS 急性重症或对激素治疗无效者，可于起病 2 ～ 3 周内应用 5 ～ 7d 的血浆置换作为二线治疗方案。妊娠或哺乳期妇女不能应用激素治疗的成人患者或对激素治疗无效的儿童患者可试用 IVIG 作为备选治疗手段，建议静脉滴注每日 0.4g/kg，连续用 5d 为 1 个疗程，5d 后如果无效，则不建议患者继续使用，如果有效但疗效不是特别满意，可继续每周用 1d，连用 3 ～ 4 周。

❷ MS 的缓解期治疗以控制疾病进展为主要目标，推荐应用 DMT 药物。国际上已经批准上市的 DMT 药物共有 10 种：包括注射剂（干扰素 β-1b、干扰素 β-1a、醋酸格列默、那他珠单抗、阿仑单抗、奥瑞珠单抗、米托蒽醌）和口服制剂（芬戈莫德、特立氟胺、富马酸二甲酯）。目前国内批准上市的 DMT 药物有口服特立氟胺（teriflunomide）和注射用重组人干扰素 β-1b。对于已确诊的复发型 MS 患者（RRMS 和有复发的 SPMS 患者）可给予特立氟胺治疗，推荐 14mg/d 口服，早期、长期应用。开始治疗前，应检测患者 ALT 和胆红素水平，开始治疗后，应每月监测 ALT 水平，至少持续 6 个月。重度肝损伤患者不应给予特立氟胺治疗。因特立氟胺具有潜在致畸性，因此妊娠或正在计划妊娠患者禁用特立氟胺。特立氟胺可以通过药物（考来烯胺或活性炭粉）加速清除，在 11d 内达到风险最小的血药浓度（0.02mg/L）。若开始治疗后，发现妊娠或者计划妊娠的女性和男性患者应停用特立氟胺，并连续 11d 采用药物治疗，以加速药物清除，血清特立氟胺浓度＜ 0.02mg/L 之前应避免妊娠。

对于有可能发展为 MS 的高危临床孤立综合征（CIS，即不满足 MS 诊断标准但 MRI 病灶高度提示 MS）或已确诊的 RRMS 或仍有复发的 SPMS 患者可给予注射用重组人干扰素 β-1b 治疗。治疗原则：早期、序贯、长期。用法：推荐剂量为 250μg，皮下注射，隔日 1 次。起始剂量为 62.5μg，皮下注射隔日 1 次，以后每注射 2 次后，增加 62.5μg，直至推荐剂量。应注射前 30min 将药物从冰箱取出、用药前后冰敷、变更注射部位、注射部位皮肤避免直接日照和加强无菌注射技术等可有效改善注射部位反应。

此外，已确诊的复发型 MS 患者（RRMS 和有复发的 SPMS 患者）可给予阿仑单抗治疗。用法：12mg/d，静脉输注，连续 5d（总剂量 60mg），12 个月后，再给予 12mg/d，连续 3d（总剂量 36mg）。

应定期检测血常规，肝肾功能和甲状腺功能，并每年皮肤检查，以监测黑色素瘤。米托蒽醌（mitoxantrone）是第一个被 FDA 批准用于治疗 MS 的免疫抑制剂，可以减少 RRMS 患者的复发率，延缓 RRMS、SPMS 和 PRMS 患者的疾病进展，但由于其严重的心脏毒性和白血病等不良反应，建议用于快速进展、其他治疗无效的患者。推荐用法：$8 \sim 12mg/m^2$，静脉注射，每 3 个月 1 次，终身总累积剂量限制在 $104mg/m^2$ 以下，疗程不宜超过 2 年。建议每次注射前应检测左心室射血分数（LVEF），若 LVEF < 50% 或较前显著下降，应停用米托蒽醌。此外，2022 年抗 CD20 单克隆抗体——优必妥昔单抗（Ublituximab）治疗多发性硬化的Ⅲ期临床试验（ULTIMATE Ⅰ和 ULTIMATE Ⅱ）也取得了良好结果，相较于特立氟胺，静脉注射优必妥昔单抗（第 1d 150mg，第 15d、第 24 周、第 48 周、每 72 周为 450mg）的多发性硬化患者年复发率更低，MRI 脑损伤更少。其他的抗 CD20 单抗（如 rituximab、ocrelizumab 和 ofatumumab）也有类似的效果。

❸ MS 患者的对症治疗对减轻痛苦，提高生活质量非常重要。痛性痉挛可应用卡马西平、替扎尼定、加巴喷丁、巴氯芬等药物治疗。慢性疼痛、感觉异常等可用阿米替林、普瑞巴林、选择性 5-羟色胺和去甲肾上腺素再摄取抑制剂（SNRI）及去甲肾上腺素和特异性 5-羟色胺能抗抑郁药（NaSSA）治疗。抑郁、焦虑可应用选择性 5-羟色胺再摄取抑制剂、SNRI、NaSSA 类药物以及心理辅导治疗。乏力、疲劳（MS 患者较明显的症状）：可用莫达非尼、金刚烷胺治疗。震颤可应用盐酸苯海索、盐酸阿罗洛尔等药物治疗。膀胱直肠功能障碍可配合药物治疗或借助导尿等处理。性功能障碍者可应用改善性功能药物等治疗。有认知障碍可应用胆碱酯酶抑制剂等治疗。

❹ 拟诊为 MS 的非典型患者应进行脑脊液检查，有助于 MS 的诊断与鉴别诊断，主要包括下列人群：临床和 MRI 证据不足以支持 MS 的诊断；考虑是否开始疾病修正治疗时；发病症状不典型，包括进展性病程（PPMS）；临床、影像学和实验室检查不符合典型的 MS；MS 少见人群（如儿童、老年人和非白种人）。多发性硬化腰穿压力多正常，细胞数正常或轻度升高，一般不超过 $15 \sim 50$ 个 /μL

（如超过 50 个 /μL，则 MS 的可能性很小）。蛋白质含量正常或轻度升高。细胞病理学检查可发现免疫活性细胞，急性期常以小淋巴细胞为主，伴有激活型淋巴细胞和浆细胞，偶见多核细胞，是疾病活动的标志，缓解期主要为激活的单核细胞和巨噬细胞。脑脊液免疫学检查可见 IgG 指数或鞘内 24h IgG 合成率升高，并存在脑脊液寡克隆区带（oligoclonal band，OCB）。MS 患者脑脊液 OCB 阳性率可达 95% 以上，应同时检测血清和脑脊液，只有 CSF 中存在 OCB 而血清中缺如时才支持 MS 诊断。2017 年，McDonald MS 诊断标准提高了脑脊液 OCB 在 MS 诊断中的地位，推荐脑脊液 OCB 可以作为时间多发性（disseminated in time，DIT）的替代指标。因此，对于具有典型临床孤立综合征且符合临床或 MRI 的空间多发性（disseminated in space，DIS）标准且对临床表现没有更好解释的患者，患者存在脑脊液 OCB 时，即可诊断为 MS。另外，MS 的临床、影像学和脑脊液特征易与 NMOSD 重叠。血清 AQP4 抗体阴性的 NMOSD 患者可能存在 MOG 抗体阳性，因为 MS 和 NMOSD 的治疗不同，所以建议对于任何怀疑为 MS 的患者，均应接受血清 AQP4 抗、MOG 抗体和 GFAP 抗体检测（采用 CBA 法）。

❺ MRI 是 MS 诊断最重要的辅助检查手段。目前 MS 的诊断标准均纳入了 MRI 的相关证据。应根据临床需要对患者进行头颅、脊髓和视神经 MRI 检查。头颅 MRI 表现为白质内多发长 T1、长 T2 异常信号，散在分布于脑室周围、胼胝体、脑干与小脑，少数在灰白质交界处或皮质处，急性期病灶可强化。脑室旁病灶呈椭圆形或线条形，垂直于脑室长轴，与病理上病灶沿脑室周围的小静脉放射状分布相符合。脊髓 MS 病灶以颈胸段多见，多为散在小点状、斑块状、圆形或椭圆形，多分布在脊髓外周的白质部分，横断面上 < 1/2 脊髓面积，长度一般不超过 2 个椎体节段，脊髓肿胀不明显。MS 的视神经 MRI 表现为 T2 高信号，范围较短，一般不累及视交叉，急性期视神经增粗，打药后增强，如既往视神经炎病史，可见视神经萎缩。除了多序列 MRI 平扫＋增强所示病灶外（表 3-1），近年来 T2* 或 SWI 序列上的"中央静脉征"也成为 MS 诊断的影像学标志物。

❻ EDSS（expanded disability status scale，EDSS）即临床扩展

表 3-1　多发性硬化的空间多发性和时间多发性 MRI 标准

项目	2017 年 McDonald MS 诊断标准	2015 年 MAGNIMS[d] MS MRI 诊断标准
空间多发性	在下述 4 个 CNS 部位中的 2 个或更多部位，存在 1 个或更多 MS 特征性的 T2 高信号病灶	可通过以下 5 个 CNS 区域中至少 2 个区域的参与[b] 来证明
	脑室旁[a]	≥ 3 个脑室旁病灶
	皮质或皮质下	≥ 1 个皮质 / 近皮质病灶[c]
	幕下脑区	≥ 1 个幕下病变
	脊髓	≥ 1 个脊髓病灶
		≥ 1 个视神经病灶
时间多发性	任何时候同时存在钆增强和非增强病灶或与基线 MRI 的时间无关，与基线扫描相比，随访 MRI 上发现新的 T2 高信号病灶或钆增强病灶

　　a. 对于年龄 > 50 岁或有血管性危险因素的患者，临床医师需要谨慎寻找更多数量的脑室旁病灶。

　　b. 如果受试者患有脑干或脊髓综合征或视神经炎，症状性病变不排除在标准之外，并有助于病变计数。

　　c. 表示皮质旁的白质受累和（或）皮质受累，从而扩展了"皮质旁"病变这一术语。

　　d. MAGNIMS：多发性硬化磁共振成像研究组。

致残量表，是临床普遍应用于评价多发性硬化的评估量表。DSS 评分以中枢神经系统八个功能系统（锥体运动、小脑、脑干、感觉、直肠和膀胱、视觉、大脑、其他）的评价为基础，主要评价患者神经功能障碍和疾病的严重程度，评分范围为 0 ～ 10 分，得分越高表明神经功能缺损程度越严重，EDSS 评分≤ 2.5 分为低分组，介于 3 ～ 6 分为中分组，EDSS 评分≥ 6.5 分为高分组。低级别的得分侧重于评价下列系统的功能障碍，如面部或手指的麻木、视觉障碍；高级别的得分侧重评价运动系统的功能障碍，主要是行走困难。

注：1. 多发性硬化（multiple sclerosis，MS）是一种以中枢神经系统（CNS）炎性脱髓鞘病变为主要特点的免疫介导性疾病，病变主要累及白质。其病因尚不明确，可能与遗传、环境、病毒感染等多种因素相关。MS 好发于青壮年，女性更为多见，CNS 各个部位均可受累，临床表现多样。其常见症状包括视力下降、复视、肢体感觉障碍、肢体运动障碍、共济失调、膀胱或直肠功能障碍等。MS 病理上表现为 CNS 多发髓鞘脱失，可伴有神经细胞及其轴索损伤，MRI 上病灶分布、形态及信号表现具有一定特征性。MS 病变具有时间多发（DIT）和空间多发（DIS）的特点。

2. MS 的临床分型如下。

（1）复发缓解型 MS（RRMS）　表现为明显的复发和缓解过程，每次发作后均基本恢复，不留或仅留下轻微后遗症。MS 患者 80% ~ 85% 最初病程中表现为本类型。

（2）继发进展型 MS（SPMS）　约 50% 的 RRMS 患者在患病 10 ~ 15 年后疾病不再有复发缓解，呈缓慢进行性加重过程。

（3）原发进展型 MS（PPMS）　此型病程大于 1 年，疾病呈缓慢进行性加重，无缓解复发过程。约 10% 的 MS 患者表现为本类型。

（4）其他类型　根据 MS 的发病及预后情况，有以下 2 种少见临床类型作为补充，其与前面国际通用临床病程分型存在一定交叉。a. 良性型 MS：少部分 MS 患者在发病 15 年内几乎不留任何神经系统残留症状及体征，日常生活和工作无明显影响。目前对良性型 MS 无法做出早期预测。b. 恶性型 MS：又名爆发型 MS，疾病呈暴发起病，短时间内迅速达到高峰，神经功能严重受损甚至死亡。

3. MS 的诊断，首先应以客观病史和临床体征为基本依据；其次，应充分结合各种辅助检查特别是 MRI 与脑脊液（CSF）特点，寻找病变的空间多发与时间多发证据；第三，还需排除其他可能疾病。此外，除满足以上 3 项条件外，应尽可能寻找电生理、免疫学等辅助证据。成人 MS 推荐使用 2017 年 McDonald MS 诊断标准（表 3-2），其适合于典型发作 MS 的诊断，对于存在视神经脊髓炎谱系疾病（NMOSD）可能的人群，如脊髓受累超过 3 个椎体节段、典型第三脑室周围器官受累症状、颅内缺乏典型 MS 病变、严重视神经炎、合并多项自身免疫疾病或相关抗体阳性者，包括复发性长

表 3-2　多发性硬化 2017 年 McDonald 诊断标准

临床发作次数	有客观临床证据的病变数	诊断为多发性硬化需要的附加数据
≥2 次	≥2 个	无①
≥2 次	1 个（并且有明确的历史证据证明以往的发作涉及特定解剖部位的一个病灶②）	无①
≥2 次	1 个	通过不同 CNS 部位的临床发作或 MRI 检查证明了空间多发性
1 次	≥2	通过额外的临床发作或 MRI 证明了时间多发性或具有脑脊液特异性寡克隆区带的证据
1 次	1 个	通过不同 CNS 部位的临床发作或 MRI 检查证明了空间多发性并且通过额外的临床发作或 MRI 证明了时间多发性或具有脑脊液特异性寡克隆区带的证据③
原发进展型 MS		无论临床是否复发，残疾进展 1 年（回顾性或前瞻性确定）同时具有下列 3 项标准的 2 项：①在下列区域（脑室周围、皮质或近皮质、幕下、脊髓）中≥1 个区域有≥1 个 T2 病灶；②在脊髓中有 2 个或更多 T2 病灶；③检测出脑脊液特异性寡克隆区带

说明：如果患者满足 2017 年 McDonald 标准，并且临床表现没有更符合其他疾病诊断的解释，则诊断为 MS；如有因临床孤立综合征怀疑为 MS，但并不完全满足 2017 年 McDonald 标准，则诊断为可能的 MS；如果评估中出现了另一个可以更好解释临床表现的诊断，则排除 MS 诊断。

① 不需要额外的检测来证明空间和时间的多发性。然而除非 MRI 不可用，否则所有考虑诊断为 MS 的患者均应该接受头颅 MRI 检查。此外，临床证据不足而 MRI 提示 MS，表现为典型临床孤立综合征以外表现或具有非典型特征的患者，应考虑脊髓 MRI 或脑脊液检查，如果完成影像学或其他检查（如脑脊液）且结果为阴性，则在做出 MS 诊断之前需要谨慎，并且应该考虑其他可替代的诊断。

② 基于客观的 2 次发作的临床发现做出诊断是最保险的。在没有记录在案的客观神经系统发现的情况下，既往 1 次发作的合理历史证据可以包括具有症状的历史事件，以及先前炎性脱髓鞘发作的演变特征；但至少有一次发作必须得到客观结果的支持。在没有神经系统残余客观证据的情况下，诊断需要谨慎。

③ 尽管脑脊液特异性寡克隆区带阳性本身并未体现出时间多发性，但可以作为这项表现的替代指标。

节段性横贯性脊髓炎（LETM）和复发性视神经炎（ON）等疾病，MS 应与其进行鉴别。建议 CBA 法检测血清水通道蛋白 4（AQP4）抗体。对于儿童患者，尤其是小于 11 岁的患儿，疾病首次发作类似于急性脑病或急性播散性脑脊髓炎（ADEM）过程，应完善血清髓鞘少突胶质细胞糖蛋白（MOG）抗体检测以排除 MOG 抗体相关疾病。

4. 需与 MS 鉴别的疾病　a. 其他炎性脱髓鞘病：NMOSD、MOGAD、ADEM、脊髓炎、脱髓鞘假瘤等。b. 脑血管病：常染色体显性遗传病合并皮质下梗死和白质脑病（CADASIL）、多发腔隙性脑梗死、烟雾病、血管畸形等。c. 感染性疾病：莱姆病、梅毒、脑囊虫病、热带痉挛性截瘫、艾滋病、Whipple 病、进行性多灶性白质脑病等。d. 结缔组织病：系统性红斑狼疮、贝赫切特综合征、干燥综合征、系统性血管炎、原发性中枢神经系统血管炎等。e. 肉芽肿性疾病：结节病、韦格纳肉芽肿病、淋巴瘤样肉芽肿等。f. 肿瘤类疾病：胶质瘤病、淋巴瘤等。g. 遗传代谢性疾病：肾上腺脑白质营养不良、异染性脑白质营养不良、线粒体脑肌病、维生素 B_{12} 缺乏、叶酸缺乏等。h. 功能性疾病：焦虑症等。

5. 放射学孤立综合征（RIS）　患者无神经系统表现或其他明确解释，MRI 中出现强烈提示 MS 的表现时，可考虑为 RIS。目前多数专家认为，需要临床受累才能诊断 MS，而一旦发生典型 RIS，既往时间和空间多发性的 MRI 证据即能够支持 MS 的诊断。大约 1/3 RIS 患者发病后 5 年内能够诊断 MS，通常为 RRMS。

6. 孤立性硬化　一些少见病例仅在脑白质、延髓颈髓连接处或脊髓存在一个炎性脱髓鞘病灶，这些患者的进展性残疾与进展型 MS 的临床表现很难区分，而且这些患者可出现脑脊液特异寡克隆区带，但临床或影像学无出现新病灶的证据，这种情况被称作进行性孤立性硬化。尽管病程进展，但这些患者无 DIS，因此不符合 McDonald MS 诊断标准。

7. 临床孤立综合征（clinically isolated syndrome，CIS）指患者首次出现中枢神经系统（CNS）炎性脱髓鞘事件，引起的相关症状和客观体征至少持续 24h，且为单相临床病程，类似于多发性硬化（MS）的一次典型临床发作，但尚不能诊断为 MS（约 60% ~ 70% 患者经过若干年可转归为 MS）。如果患者随后被诊断为 MS（符合空间和时间多发性，并排除其他诊断），CIS 就是该患者的第一次发作（高达 85% 的 MS 以 CIS 起病）。临床上典型的 CIS 可表现为幕上、幕下（脑干或小脑）、脊髓或视神经受累所引起的临床症候，可以是单部位或多部位受累。

8. CIS 好发于 20 ~ 50 岁，女性患病率是男性的 2 ~ 3 倍。常见的临床表现有视力下降、肢体麻木、肢体无力、尿便障碍等；临床发作表现为时间上的孤立（单次发作），并且临床症状持续 24h 以上。其临床表现取决于病变的解剖部位，可为单侧视神经炎、局灶性幕上综合征、局灶性脑干或小脑综合征以及非横贯性脊髓炎，可以单发，也可多种症状同时出现。这些症候有典型和非典型之分，典型者高度提示可能向临床确诊 MS 转归（表 3-3），而非典型者，则需要与其他脱髓鞘疾病相鉴别。

9. CIS 是由单次发作的 CNS 炎性脱髓鞘事件组成的临床综合征，临床表现多样且不典型。CIS 首先需与其他在临床表现及影像学上具有相似特点的疾病进行鉴别（表 3-4）。准确地诊断和鉴别诊断对于 CIS 患者管理及后续治疗决策选择至关重要。

10. CIS 的诊断应以病史、临床症状、体征为基本依据。当患者仅有主观改变的症状时，应积极寻找有无当前或既往发作的客观证据，即患者报告现有或既往症状所指向的神经系统受累部位需要有

表 3-3 临床孤立综合征的典型与非典型临床表现

临床表现	视神经	脑干和小脑	脊髓	大脑半球
典型临床表现	单眼视神经炎 眼球运动时轻度疼痛 视力下降，色觉减退 视盘正常或轻度肿胀 相对性传入性瞳孔障碍	核间性眼肌瘫痪 共济失调和凝视诱发的眼球震颤 展神经麻痹（20～40岁患者） 面部感觉减退 眩晕 症状至少持续24h	不完全横贯性脊髓炎 Lhermitte征 括约肌功能障碍 4h至21d内症状达到高峰	偏瘫或单肢瘫 偏身或单肢感觉异常
非典型临床表现	双眼同时视神经炎 无疼痛或剧烈疼痛 无光感 严重的眼底出血和渗出 玻璃体炎和视神经网膜炎	完全性眼外肌麻痹 病灶符合血管分布 三叉神经痛 肢体运动障碍或髓麻痹	完全横贯性脊髓炎 布朗-塞卡（Brown-Séquard）综合征 马尾神经综合征 神经根性疼痛 肢体痉挛性瘫痪 肢体痉挛性痉挛	脑病 癫痫 皮质盲

说明：传入性瞳孔障碍一般指的是光照射患眼时双侧瞳孔收缩迟钝或消失，而相对性传入性瞳孔障碍指的是仅一眼存在传入性瞳孔障碍而另一眼正常，或者两眼传入性瞳孔障碍程度不对称。

表 3-4　临床孤立综合征需要鉴别诊断的疾病

疾病种类	具体疾病
特发性炎性脱髓鞘疾病	NMOSD、MOGAD、ADEM、急性脊髓炎
其他炎性及感染性疾病	风湿结缔组织疾病中枢累及（SLE、干燥综合征、贝赫切特综合征、血管炎、变应性肉芽肿性血管炎、Sneddon 综合征等），神经结节病，原发性中枢神经系统血管炎，淀粉样脑血管病相关炎症，瘤样炎性脱髓鞘，病毒、细菌、螺旋体、寄生虫等感染
非炎性中枢神经系统疾病	脑小血管病（CADASIL、CARASIL、静脉胶原病、视网膜血管病伴脑白质病等），前庭性偏头痛，颅内肿瘤，Leber 遗传性视神经病，代谢性疾病（MELAS、亚急性联合变性、Wernicke 脑病等），视网膜病变，缺血性视神经病，副肿瘤综合征

体格检查或客观辅助检查的证据，包括影像学、神经电生理检查。其次，应充分结合各种辅助检查，特别是 MRI 影像学表现及脑脊液寡克隆区带（OCB）结果，其他辅助检查包括神经电生理检查、光学相干断层成像（OCT）、免疫学相关化验等。最后，还需排除其他可能疾病。

（1）脑脊液 OCB 常用的检测方法为等电聚焦电泳法，典型的 OCB 阳性是指在脑脊液中出现而血清中不出现的异常条带，提示鞘内有免疫球蛋白的异常合成。脑脊液 OCB 阳性可作为时间多发的替代证据，但 OCB 阴性不能排除 CIS 的诊断。

（2）CIS 患者的 MRI 检查必须包含头颅 MRI。如出现脊髓、视神经受累的症状或体征，或者有不典型症状、出现于低发年龄段者，可行脊髓及视神经 MRI 检查。MRI 检查发现的病变应与 CIS 的临床定位体征或症状相对应。典型的或具有 MS 转化高风险的 CIS 病灶应符合 MS 的病灶分布、形态特征，即：a. 3 个以上侧脑室旁病灶。b. 皮质及近皮质病灶。c. 脑干和小脑病灶。d. 短节段非横贯性脊髓病灶（病灶通常＞3mm且＜2个椎体节段，横断面上＜1/2脊髓面积，水肿较轻）。e. 一般不累及视交叉的单侧短节段视神经病灶（T2WI信号增高、钆对比增强和视神经增粗），病灶形态多为圆形或卵圆形，边界清晰。

（3）CIS应与其他的特发性炎性脱髓鞘疾病鉴别，建议CBA法行血清AQP4抗体检测，以资与NMOSD鉴别；进行MOG抗体检测，以资与MOG相关疾病鉴别。对于具有典型影像学表现或临床症状提示为自身免疫性胶质纤维酸性蛋白（GFAP）星形胶质细胞病者可选择检测GFAP抗体。

（4）如有临床证据提示视神经、脑干、脊髓等相应解剖部位累及，可选择以下检查：眼科检查（视力、视野、眼底、OCT，主要评估患者视神经受损情况）、神经电生理学检查（视觉诱发电位、体感诱发电位、脑干听觉诱发电位，主要评估患者视神经、脑干、脊髓受损情况）等以充分评估患者疾病累及的具体部位及严重程度。应用OCT技术可以显示MS患者的眼底视神经改变，视网膜神经纤维层厚度（RNFLT）可以在没有视神经炎的CIS或MS患者中显著减低。RNFLT被认为是MS轴索缺失的结构生物标志物，而且与脑萎缩有关。应用OCT测量的RNFLT有助于CIS的诊断以及CIS向MS转归的风险预测。

11. CIS被认为是具有转归为MS倾向的首次脱髓鞘发作事件。当CIS被确诊后，临床医师应关注患者是否会发展为MS或其他脱髓鞘疾病。根据目前的文献报道，CIS转归为MS的危险因素主要有以下几方面：人口学特征、基因与环境因素、临床表现、影像学表现、生物标志物等。其中，最具有特异性的预测因素仍为影像学表现和脑脊液OCB。

（1）人口学特征　青年女性（＜30岁）转归为MS的风险更高。

（2）基因与环境因素　基因（HLA-DRB1*1501；尤其是基线MRI异常的患者）、维生素D缺乏（血清维生素D水平＜50 nmol/L）、吸烟（尤其是基线MRI异常的患者）被认为是CIS向MS转归的确切危险因素。而发生于儿童期或青春期的感染（特别是EB病毒的感染）、MS高发地区、日照时间等，可能是CIS转归为MS的危险因素。

（3）临床表现 运动或多灶性症状、小脑症状、括约肌功能障碍、高 EDSS 评分、认知障碍、肥胖、疲劳等因素，可能是 CIS 向 MS 转归的危险因素。易向 MS 转归的 CIS 患者的典型临床表现见表 3-3。

（4）影像学表现（表 3-5）符合 MS 病灶特征的典型的 MRI 表现（尤其存在无症状病灶）是预测 CIS 转归为 MS 最重要的提示，这些病灶特征包括：直径＞3mm，形状偏规则，边界清晰；脑室旁病灶紧贴侧脑室；幕下病灶：常出现于脑干和小脑病灶，最常见于桥臂；脊髓病灶：病灶＞3mm 且＜2 个椎体节段，横断面上＜1/2 脊髓面积，水肿一般较轻；视神经病灶：受累长度较短，一般不累及视交叉，视神经萎缩或无症状的视神经炎性特征性影像（MRI 病灶或 RNFLT 变薄）；近皮质病灶紧贴灰质。除了病灶的特征，病灶的数目多也是 CIS 转为 MS 的危险因素，尤其是脑室旁病灶≥3 个是 CIS 转归为 MS 的危险因素。需要注意的是，诊断 CIS 半年和 2 年后，出现新的临床症状或活动性 MRI 病变的概率分别为 60%～70% 和 80%～90%，因此对 CIS 患者不仅需要随访有无新发神经系统症状，还建议定期随访增强 MRI，以早期发现疾病活动性或复发性证据。

表 3-5 临床孤立综合征在磁共振成像上的空间、时间多发性证据

多发性	诊断证据
空间多发性	在中枢神经系统的 4 个多发性硬化典型区域（脑室周围[①]、皮质或近皮质、幕下、脊髓）中至少有 2 个区域有≥1 个 T2 病灶[②]
时间多发性	在任何时间同时存在无症状的钆增强与非增强病变[②]；或无论基线磁共振成像的时间如何，与基线相比，随访磁共振成像检查可见新的 T2 和（或）钆增强病灶

① 对于某些患者（如年龄 50 岁以上或具有血管风险因素），临床医师寻找更多的脑室周围病灶时可能需谨慎。

② 与 2010 年 McDonald 标准不同，不要求区分有症状和无症状磁共振成像病灶。

（5）脑脊液 OCB　脑脊液 OCB 阳性是 CIS 转归为 MS 的强烈预测指标。部分存在空间多发证据的典型 CIS 如果 OCB 阳性，脑脊液其他指标符合 MS 表现，且无其他更合理的病因，可直接诊断 MS。如果患者存在符合 MS 的 MRI 病灶，但不符合空间多发性，如 OCB 阳性，提示转归为 MS 的可能性大。

（6）其他　CIS 患者中如存在视觉、体感、脑干诱发电位异常（尤其同时存在异常）、OCT 所示 RNFLT 降低，可能更容易发展为 MS。

建议根据现有证据，结合临床易操作性对 CIS 向 MS 转归的风险进行分层：a. 表现为典型的临床综合征；b. 具有典型的符合 MS 病灶特征的 MRI 病灶；c. MRI 显示病灶同时累及多个典型部位；d. 脑室旁病灶≥3个；e. 脑脊液 OCB 阳性。低危：同时符合 a. 和 b.；中危：同时符合 a.b. 和 d.；高危：同时符合 a. 和 b.，并且符合 c. 或 e. 中的任意一条。

值得注意的是，CIS 亦存在向其他脱髓鞘疾病转归的可能性。认为女性、首发部位累及视神经、血清 AQP4 抗体阳性、NMOSD 颅内典型病灶、脊髓病灶≥3个节段、视觉诱发电位和体感诱发电位异常是 CIS 转归为 NMOSD 的危险因素。CIS 是否会转归为 MOGAD 等其他脱髓鞘疾病，目前尚无相关证据。

12. CIS 的治疗　部分 CIS 患者的临床症状轻微，休息或对症处理后可自行缓解，几乎不需要治疗。而在患者表现为严重的视力减退、伴或不伴有疼痛的视神经炎、脊髓或脑干综合征导致的显著运动障碍、共济失调或眩晕时，往往需要积极治疗。CIS 的治疗和 MS 的治疗相似。急性期治疗以糖皮质激素为首选的一线治疗，原则为大剂量、短疗程。当激素治疗效果欠佳或患者无法耐受激素治疗时，可考虑二线治疗，包括血浆置换或静脉注射丙种球蛋白。缓解期治疗目标：延缓 CIS 转化成 MS 的时间，延缓后续 MS 的疾病进展。对于有向 MS 转归高危因素的患者，推荐早期给予 DMT。考虑到临床易操作性，尤其推荐对具有典型 MS MRI 病灶或脑脊液 OCB 阳性的 CIS 患者给予 DMT。国内现有 DMT 药物中，已批准用于 CIS 治疗的 DMT 药物包括特立氟胺（7mg 或 14mg，口服，每日1次）、西尼莫德（siponimod）和富马酸二甲酯（dimethyl fumarate），而有针对 CIS 人群的Ⅲ期临床研究证据的 DMT 药物仅有特立氟胺和注射用重组人干扰素β-1b 2种。西尼莫德（1 mg 或 2mg，口服，每日1次），禁用于 *CYP2C9*3*3* 基因型的患者。富马酸二甲酯：起始剂量为120mg，口服，每日2次。7d后，剂量增加至维持剂量240mg，每日2次。除上述4种药物外，可用于治疗 CIS 的 DMT 药物还有以下2种：重组人干扰素β-1a、醋酸格列默。应注意 DMT 初期，每隔1～3个月进行1次药物安全性评价，此后随着用药时间延长，评价间隔时间可适当延长。

13.诊断为 CIS 后，医师应和患者保持联系和定期随访，以监测疾病的活动性、给予药物治疗及支持。无论是否开始 DMT，建议每6～12个月复查1次头颅 MRI 平扫（推荐使用相同的序列及扫描参数），连续5年；对脊髓 MRI 随访不作强制要求。

14.2022年6月25日，Maria Pia Amato 教授在欧洲神经病学学会（EAN）上对多发性硬化药物治疗指南更新的一些指导意见进行了介绍，归纳要点如下，供临床参考。

（1）对于高度提示 MS 的临床孤立综合征（CIS）患者，以及尚不符合 MS 诊断标准但存在异常 MRI 病灶提示 MS 的患者提供干扰素或醋酸格拉替雷治疗。

（2）根据疾病活动程度（临床或 MRI 水平上）和患者的具体情况，考虑在早期选择更高疗效的 DMD。对于 RRMS，在众多中效到高效的可用药物中［干扰素β-1b、干扰素β-1a（皮下注射，肌内注射），聚乙二醇干扰素β-1a，醋酸格拉替雷，特立氟胺，富马酸二甲酯，克拉屈滨，芬戈莫德，那他珠单抗，阿仑单抗，奥瑞珠单抗，奥法妥木单抗，利安昔单抗，西尼莫德，奥扎莫德，珀奈莫德（ponesimod）]进行选择时，需考虑以下因素，并与患者进行讨论：是否存在潜在的残疾进展，疾病的严重程度，临床和（或）放射学活动，患者特征及共病情况，药物安全性，药物可及性，生育计划和患者的价值观和偏好。

（3）对于存在炎症活动证据［复发和（或）MRI 活动］的 SPMS 患者，建议西尼莫德治疗。也可使用 RRMS 的其他 DMDs 进行治疗。在没有其他治疗方法的情况下，可考虑使用米托蒽醌治疗。对于没有炎症活动证据的 SPMS 患者，尤其是年轻患者和近期开始进展的患者，可考虑使用西尼莫德或抗 CD20 单克隆抗体治疗。

（4）对于 PPMS 患者，可考虑使用奥瑞珠单抗治疗，尤其是对早期和存在活动性［临床和（或）放射学］的患者。

（5）对于接受 DMDs 治疗的患者，当有证据表明出现疾病活动时，建议应用疗效更强的药物。由于疗效不佳或不良事件风险而停止使用一种高效 DMD 治疗时，考虑启用另一种高效 DMD。对于病情稳定（临床和 MRI 水平上）的患者，如果没有显示出安全性或耐受性问题，可以考虑继续 DMDs 治疗。

（6）建议所有希望妊娠的女性提前计划。告知所有育龄期女性，除了醋酸格拉替雷和干扰素外，其他 DMDs 均未获批在妊娠期使用。在确认妊娠前可考虑使用富马酸二甲酯，但在妊娠期间停止使用。对于计划妊娠但疾病活动度高的女性患者，可考虑使用长效 DMDs（阿仑单抗或克拉屈滨）治疗，但从最后一次给药到受孕需分别至少间隔 4 个月和 6 个月。另外可考虑在妊娠前使用抗 CD20 的 DMDs 治疗，建议在最后一次给药后的 2～6 个月内避免妊娠，并在确认妊娠后避免继续给药。如果在妊娠期间使用过抗 CD20 单克隆抗体，应检查新生儿的 B 细胞水平，如有计划接种减毒活疫苗，应在确认 B 细胞计数恢复之后进行。

（7）对于接受那他珠单抗治疗的患者，如果可能的话，可考虑在妊娠期间使用 6 周的延长给药方案继续治疗，直到孕期结束或在必要时直到第 34 周，并在产后恢复治疗。对于接触那他珠单抗的新生儿，在出生后应检查血液学指标（包括肝功能）是否异常。

（8）目前仅干扰素和奥法妥木单抗被批准在哺乳期使用。人 IgG 可经人乳汁分泌，尚不清楚吸收奥法妥木单抗导致婴儿 B 细胞耗竭的可能性。

（9）使用那他珠单抗治疗时，当病情稳定一段时间后，考虑改用间隔 6 周的给药方案，以减小进行性多灶性白质脑病（PML）风险。

（10）对于需要快速治疗效果的高疾病活动度患者，可考虑使用包括那他珠单抗在内的高效 DMDs 治疗，在与患者讨论时需考虑到 JC 病毒（JCV）阳性患者的 PML 风险（特别是那他珠单抗）以及不同 DMDs 的疗效延迟时间。

（11）在开始免疫抑制性 DMDs 治疗之前应优先接种 COVID-19 疫苗，以达到尽可能高的保护率。

（12）使用长效药物（阿仑单抗和克拉屈滨）治疗MS患者时，如果在治疗完成前（即在第一个和第二个周期之间）出现疾病活动，可考虑等到治疗方案完成后再换用其他DMDs。当疾病活动没有完全缓解或在稳定一段时间后再次出现时，考虑在前两个周期后提供额外的阿仑单抗疗程，彼此之间至少间隔一年。

第二节　视神经脊髓炎谱系疾病

长期医嘱	临时医嘱
神经内科护理常规	血常规、尿常规、粪常规＋隐血试验
一级护理	
普通饮食	血清生化全套
或 鼻饲流质饮食	凝血功能
0.9% 氯化钠注射液　500mL　iv gtt❶ 甲泼尼龙　　　　qd（滴定减量） 1000mg 或 人免疫球蛋白　0.4g/kg 　　　iv gtt qd×5d	血气分析　prn
	血沉、C反应蛋白（CRP）
	抗磷脂抗体
	肿瘤标志物
0.9% 氯化钠注射液　100mL　iv gtt qd 注射用奥美拉唑钠　40mg	血液传染病学检查（包括乙型肝炎、丙型肝炎、梅毒、艾滋病等）
碳酸钙　1.5g po bid	免疫全套、抗链球菌溶血素O、类风湿因子、甲状腺功能及抗体、抗中性粒细胞胞质抗体谱（ANCA）❹
氯化钾缓释片　500mg po tid	
萨特利珠单抗　120mg ih（第0、2和4周各1次，之后每4周一次维持）❷	血清神经丝轻链（NfL）检测
	免疫用药基因检测　prn
或 吗替麦考酚酯　0.5g po bid	药物浓度检测（他克莫司、硫唑嘌呤）　prn
加巴喷丁胶囊　0.3g po tid❸	腰椎穿刺（脑脊液常规、生化、细胞学、免疫学）❺
盐酸舍曲林　50mg po qd	

长期医嘱	临时医嘱
	血 / 脑脊液抗 AQP4-IgG、抗 MOG 抗体 [5]
	血 / 脑脊液抗 Hu、Yo、Ri、CV2/CRMP5、Ma、amphiphysin 等 prn
	血 / 脑脊液抗 NMDAR、AMPAR、GABAR、LGI1、Caspr2、IgLON5、GFAP 等 prn [6]
	胸部正侧位 X 线片或胸部 CT
	双侧髋关节 X 线片、骨密度测定
	心电图、超声心动图
	下肢静脉系统超声
	头颅或脊髓 MRI 平扫＋增强 [7]
	PET-CT（prn）
	神经电生理检查（包括视觉、听觉及体感诱发电位等）
	眼科会诊（视力、视野、眼底、OCT）[8]
	神经心理评价
	康复科会诊、神经外科会诊

❶ 视神经脊髓炎谱系疾病（NMOSD）的治疗分为急性期治疗、序贯治疗（预防复发治疗）、对症治疗和康复治疗。对于急性发作或复发患者，甲泼尼龙静脉冲击（IVMP）治疗可迅速阻断病情进展，待病情稳定后，遵循先快后慢原则，逐渐阶梯减量，同时需视序贯药物起效时间，最终减至小剂量长期维持或停用。推荐用法：

甲泼尼龙 1g/d 静脉滴注，3～5d 后视病情减量至 500mg，静脉滴注 3d，然后 240mg/d 静脉滴注 3d，120mg 静脉滴注 3d，改为泼尼松 60mg/d 口服，5～7d 后减为 50mg，此后每隔 5～7d 顺序阶梯递减，至中等剂量 30～40mg/d 后，依据序贯免疫治疗药物起效时效快慢，逐步放缓减量速度，例如每 2 周递减 5mg，至 5～10mg/d，长期口服维持或停用。激素冲击治疗时应注意静脉滴注速度，推荐持续 3～4h 缓慢静脉滴注，同时应用质子泵抑制剂预防上消化道出血，注意补钾、补钙、补充维生素 D，较长时间应用激素可加用双磷酸盐类药物。尽可能减少中等剂量以上激素疗程，以预防骨质疏松、股骨头坏死等并发症。

对于中重度发作的 NMOSD 患者，如高 AQP4-IgG 抗体滴定度、重症、视觉功能损害严重、激素冲击疗效不佳或不耐受 IVMP 患者，建议早期血浆置换（PE）/免疫吸附（immunoadsorption，IA）或与 IVMP 联合应用，对促进临床功能恢复有益。单次血浆置换剂量以患者血浆容量的 1.0～1.5 倍为宜，隔日 1 次，2 周内重复 5～7 次。PE 的治疗机制是从血液循环中消除病理性 AQP4-IgG、补体和细胞因子。此外，还可引起抗体再分布的脉冲诱导和随后的免疫调节变化，改变细胞因子平衡和 Fc 受体活化的修饰。IA 作为 PE 的一种新型替代治疗方法，是将患者的血浆通过特定免疫吸附柱吸附去除抗体和免疫复合物后重新输回体内。IA 通过选择性吸附致病性抗体，起到类似 PE 的作用机制，同时无须血浆补充。另外，对激素冲击疗效不佳、合并感染、低免疫球蛋白血症及妊娠期患者可选择 IVIG 治疗，推荐用法：每日静脉滴注人免疫球蛋白 0.4g/kg，连续 5d 为 1 个疗程。

❷ 在激素冲击后，需衔接序贯治疗药物，以预防复发，减少疾病反复发作导致的神经功能障碍累积。对于复发病程的 NMOSD 患者，确诊后应尽早启动治疗，并坚持长程治疗。序贯治疗药物分为单克隆抗体药物及免疫抑制剂两大类。A 级推荐的单抗包括：萨特利珠单抗（satralizumab 或 enspryng）、利妥昔单抗（rituximab，RTX）、伊纳利珠单抗（inebilizumab 或 uplizna，前称 MEDI-551）和依库珠单抗（eculizumab 或 soliris），B 级推荐的单抗为托珠单抗（tocilizumab）。目前获得国家药品监督管理局批准的只有萨特利珠

单抗注射液（安适平）。该药是一种人源化 IgG2 亚型重组抗 IL-6R 单克隆抗体，可通过阻断 IL-6R 的信号传导达到抑制淋巴细胞炎症过程的作用。萨特利珠单抗单药或联合传统免疫抑制剂可显著延缓 AQP4-IgG 阳性 NMOSD 患者的疾病复发时间，适用于 12 周岁以上儿童及成人 AQP4-IgG 阳性的 NMOSD 患者。推荐用法：萨特利珠单抗 120mg 皮下注射，首先给予负荷剂量，第 0、2、4 周皮下注射，以后每 4 周一次皮下注射 120mg 作为维持剂量。在第一次用药前应进行乙型肝炎病毒（HBV）和结核病筛查。在开始治疗的 1 年内，每 4 周定期监测肝功能及中性粒细胞。托珠单抗也是针对 IL-6R 的单克隆抗体，通过抑制 IL-6 从而在阻断 T 细胞活化、浆细胞免疫球蛋白分泌、巨噬细胞活性等过程中发挥作用。推荐用法：8mg/kg，静脉输注，每 4 周重复 1 次。

利妥昔单抗（RTX）是一种人鼠嵌合性 CD20 单克隆抗体，通过 B 细胞耗竭最大程度减少浆细胞继而减少抗体产生，从而减少抗体依赖的细胞介导的细胞毒性作用（ADCC）。RTX 能显著减少 NMOSD 的复发和减缓神经功能障碍进展。推荐用法：国际方案按体表面积 375mg/m^2 静脉滴注，每周 1 次，连用 4 周；或 1000mg 静脉滴注，共用 2 次（间隔 2 周）。国内方案：单次 500～600mg 静脉滴注，或 100mg 静脉滴注，1 次 / 周，连用 4 周，6～12 个月后重复应用。大部分患者治疗后可维持 B 淋巴细胞耗竭约 6～8 个月。推荐监测 B 淋巴细胞亚群，若 CD19 或 CD20 阳性细胞比例 > 1% 或 CD27 阳性记忆性 B 淋巴细胞比例 > 0.05%，则建议重复进行 RTX 注射治疗。RTX 开始静脉滴注速度要慢，输注前可应用对乙酰氨基酚、泼尼松龙以减少不良反应。

依库珠单抗（Eculizumab）是一种重组人源化的 IgG2/4 单克隆抗体，为终端补体蛋白 C5 抑制剂，可以防止其分裂成 C5a 和 C5b 片段参与的补体级联反应，从而阻断炎症和膜攻击复合体形成，减少星形胶质细胞的破坏和神经元的损伤。依库珠单抗单药或联合传统免疫抑制剂可显著降低 AQP4-IgG 阳性患者的疾病复发。推荐用于 AQP4-IgG 阳性的 NMOSD 患者。用法：推荐方案为第 0、2、3、4 周 900mg，以后每 2 周 1200mg。采用静脉注射，输注时间控制在 25～45min（欧盟）或 35min（美国），每次注射后应继续监测患者 1h。因有增加脑膜炎球菌和包裹性细菌感染的风险，推荐首次用药前 2 周接种脑膜炎球菌疫苗。

伊纳利珠单抗（inebilizumab）是一种人源化的 IgG 亚型 CD19 单克隆抗体，可导致 B 细胞及表达 CD19 的浆细胞耗竭，从而抑制抗体及补体依赖性细胞毒性作用（类似 RTX）。伊纳利珠单抗可显著降低 NMOSD 患者的疾病复发和减缓残疾进展。适用于 AQP4-IgG 阳性的 NMOSD 患者。推荐用法：初始负荷剂量，第 0、2 周 300mg，静脉注射。以后每 6 个月重复静脉注射 300mg。在第一次用药前进行 HBV 和结核病筛查。治疗期间监测免疫球蛋白水平。

序贯治疗所推荐的免疫抑制剂包括吗替麦考酚酯（MMF，T 细胞免疫抑制剂，有强大的抑制淋巴细胞增殖的作用，每日 1.0 ～ 2.0g，分 2 次口服，B 级推荐）、硫唑嘌呤（广谱免疫抑制剂，抑制淋巴细胞的增殖，阻止抗原敏感淋巴细胞转化为免疫母细胞，每日 2 ～ 3mg/kg，B 级推荐）和甲氨蝶呤（广谱免疫抑制剂，是一种二氢叶酸还原酶抑制剂，15mg/ 周，B 级推荐），另外有他克莫司（通过抑制白介素-2 的释放，全面抑制 T 淋巴细胞发挥作用，2 ～ 3mg/d，分 2 次空腹口服，C 级推荐）和环磷酰胺（烷化剂，其他药物无效时的替代治疗，600mg 静脉滴注，1 次 /2 周，连续 5 个月；600mg 静脉滴注，每个月 1 次，共 12 个月。年总负荷剂量不超过 10 ～ 15g，C 级推荐）、米托蒽醌（抑制拓扑异构酶 Ⅱ，导致 B 细胞和 T 细胞计数减少。按体表面积 10 ～ 12mg/m² 静脉滴注，每个月 1 次，共 3 个月，后每 3 个月 1 次再用 3 次，总量不超过 100mg/m²。C 级推荐）。有条件者可行免疫药物基因检测（目前多通过第三方公司，如检测硫唑嘌呤、他克莫司、甲氨蝶呤、MMF、环磷酰胺、环孢素和甲泼尼松、泼尼松）和某些药物的血药浓度（如他克莫司谷浓度在 4 ～ 10 ng/mL），以指导合理、安全用药。

需注意的是，某些治疗多发性硬化的疾病修饰治疗（DMT）药物可能使 NMOSD 病情加重，如干扰素-β（interferon-beta）、那他珠单抗（natalizumab）、芬戈莫德（fingolimod）、阿仑单抗（alemtuzumab）和富马酸二甲酯（dimethyl fumarate），应避免使用。

❸ 疼痛或痛性痉挛可见于 80% 以上的 NMOSD 患者，可使用卡马西平、加巴喷丁、普瑞巴林、巴氯芬治疗；慢性疼痛和感觉异

常可使用阿米替林、普瑞巴林、选择性5-羟色胺和去甲肾上腺素再摄取抑制剂（SNRI）、去甲肾上腺素和特异性5-羟色胺能抗抑郁药（NaSSA）等；顽固性呃逆可使用巴氯芬；抑郁焦虑可应用SSRI、SNRI、NaSSA类药物以及心理治疗；乏力、疲劳可用莫达非尼、金刚烷胺、氨吡啶（钾通道阻滞剂）；震颤患者应用盐酸苯海索、盐酸阿罗洛尔等药物；尿失禁可应用丙咪嗪、奥昔布宁、哌唑嗪、盐酸坦索罗辛等；尿潴留应导尿，便秘可用缓泻药，重者可给予灌肠处理；性功能障碍者应用改善性功能药物等；认知障碍加用胆碱酯酶抑制剂等；肌张力增高可用巴氯芬、A型肉毒毒素。对于合并高胆固醇、高三酰甘油血症患者，推荐他汀类药物降脂治疗。

❹ 部分NMOSD患者伴有其他自身免疫性疾病，如系统性红斑狼疮、干燥综合征、混合性结缔组织病、重症肌无力、甲状腺功能亢进症、桥本甲状腺炎、结节性多动脉炎等，约50%的AQP4-IgG阳性患者血清可检出抗核抗体、抗SSA/SSB抗体、甲状腺过氧化酶抗体（TPO）、抗心磷脂抗体等。上述抗体阳性者更倾向于支持NMOSD的诊断。血清神经丝轻链（NfL）作为神经元损伤的生物标志物可在多种疾病中被观察到，尽管其特异度不高，但在动态反映神经元损伤程度上被认为是较好的生物学指标，有利于观察疾病的进展及不可逆性损伤，可以作为NMOSD残障进展和治疗评价的生物学指标。

❺ NMOSD患者腰穿压力多数正常，急性期脑脊液白细胞多大于10×10^6/L，约1/3患者大于50×10^6/L，少数病例可达500×10^6/L；可见中性粒细胞及嗜酸性粒细胞增多。脑脊液蛋白多明显增高，可大于1g/L，葡萄糖及氯化物多正常；约20%患者CSF特异性寡克隆区带（OCB）阳性，IgG指数明显增高。AQP4是水通道蛋白家族成员之一，能特异性通透水分子和某些特定的小分子。AQP4在中枢神经系统丰富表达，主要分布于大脑皮质、小脑、下丘脑、视神经、脊髓、室管膜细胞以及星形胶质细胞，尤其以邻近血管和软脑膜的星形胶质细胞足突表达最丰富。AQP4-IgG透过血脑屏障进入CNS后与星形胶质细胞足突表面AQP4结合，进而激活补体，引起细胞溶解，若损伤少突胶质细胞可导致髓鞘脱失。AQP4-IgG是NMOSD具有高度特异性的诊断标志物，特异度高达90%，敏感度

约 70%。推荐使用基于细胞转染的免疫荧光技术（CBA）或流式细胞技术进行血清检测。ELISA 较为敏感，但特异度有所降低，不推荐作为确立诊断的检测方法，但纵向监测抗体滴定度对疾病进展和治疗的评估有一定价值。注意 MOG-IgG 是 MOGAD 的生物诊断标志物，几乎不与 AQP4-IgG 同时阳性，具有重要鉴别诊断价值。推荐采用 CBA 法对血清及 CSF MOG-IgG 进行检测。需要注意的是，一些疾病急性期可表现为一过性 MOG-IgG 阳性，需结合临床进行解读。

❻ NMOSD 有时也伴发肿瘤，平均发生率在 4% ～ 5%，尤其在年龄偏大（平均 48.7 岁）的患者中肿瘤发生率是 15%。见于报道的肿瘤包括胸腺瘤、乳腺癌、肺癌、鼻咽癌、宫颈癌、膀胱癌、胃肠道肿瘤、甲状腺癌、前列腺癌、皮肤肿瘤、垂体腺瘤、类癌和血液恶性肿瘤等。然而，在肿瘤患者中检测到 AQP4-IgG 但无相应的神经系统症状并不能诊断为 NMOSD。近年来也有脑病患者血清中同时存在 AQP4 抗体和抗 NMDA 受体的报道，因此有条件者应积极筛查抗 NMDAR 等神经细胞表面抗体。

❼ NMOSD 主要有 6 组核心临床症候，各自的影像学特征见表 3-6。

❽ NMOSD 视神经损害多见，眼科检查视力多明显下降，严重患者残留视力小于 0.1，甚至全盲。视野可单眼或双眼受累，表现为各种形式的视野缺损。眼底慢性病变多有视神经萎缩，表现为视乳头苍白。视觉诱发电位（VEP）多有明显异常，P100 波幅降低及潜伏期延长，严重者诱发不出波形，听觉诱发电位中枢段异常提示脑干受累。光学相干断层成像（OCT）可作为以视神经炎为首发症状的 NMOSD 与 MS 早期鉴别的辅助手段。NMOSD 患者视网膜神经纤维层（RNFL）厚度比 MS 明显变薄，黄斑体积明显变小。单侧视神经炎患眼 RNFL 厚度较健侧减少 > 15μm 时则倾向于 NMOSD 的诊断。

注：1. 视神经脊髓炎谱系疾病（neuromyelitis optica spectrum disorders，NMOSD）是一组自身免疫介导的以视神经和脊髓受累为主的中枢神经系统（CNS）炎性脱髓鞘疾病。其发病机制主要与水通道蛋白 4（AQP4）抗体相关，是不同于多发性硬化（MS）的独

表 3-6 NMOSD 影像学特征

视神经炎	眼眶 MRI 可见病变节段多大于 1/2 视神经长度，视交叉易受累。急性期视神经增粗、强化，可合并视神经周围组织强化。缓解期视神经萎缩、变细，形成双轨征。也可为阴性
急性脊髓炎	脊髓病变长度多超过 3 个椎体节段，甚至可累及全脊髓。轴位多为横贯性，累及脊髓中央灰质和部分白质，呈圆形或 H 形，脊髓后索易受累。少数病变可小于 2 个椎体节段。急性期病变肿胀明显，可呈亮斑样、斑片样或线样强化，脊膜亦可强化。缓解期长节段病变可转变为间断、不连续信号，部分可有萎缩或空洞形成
极后区综合征	延髓背侧为主，轴位主要累及最后区域，矢状位呈片状或线状长 T2 信号，可与颈髓病变相连
急性脑干综合征	脑干背盖部、四脑室周边、桥小脑脚；病变呈弥漫性、斑片状，边界不清
急性间脑综合征	丘脑、下丘脑、三脑室周边弥漫性病变，边界不清
大脑综合征	不符合经典 MS 影像特征，幕上病变多位于皮质下白质，呈弥漫云雾状。可以出现点状、泼墨状病变。胼胝体病变纵向可大于 1/2 全长，多弥漫，边界模糊。病变可沿锥体束走行，包括基底节、内囊后肢、大脑脚。少部分可为急性播散性脑脊髓炎或肿瘤样脱髓鞘病变表现，有轻度占位效应等

立疾病实体。NMOSD 好发于青壮年，女性居多，临床上多以严重的视神经炎（ON）和纵向延伸的长节段横贯性脊髓炎（LETM）为主要临床特征，复发率及致残率高。NMOSD 中约 70%～80% 患者 AQP4-IgG 表达阳性。在 AQP4-IgG 阴性 NMOSD 患者中发现，约 20%～25% 患者的血清中存在髓鞘少突胶质细胞糖蛋白（MOG）抗体，其临床表现与 NMOSD 存在着一定的异质性。目前认为

MOG-IgG 是一种特异性致病抗体，并将其相关疾病命名为 MOG-IgG 相关疾病（MOGAD），独立于 MS 和 NMOSD。

2. NMOSD 有 6 组核心临床症候 ON、急性脊髓炎、极后区综合征、急性脑干综合征、急性间脑综合征和大脑综合征。其中 ON、急性脊髓炎、极后区综合征的临床及影像表现最具特征性。需要强调的是每组核心临床症候与影像同时对应存在时支持 NMOSD 的诊断特异性最高，如仅单一存在典型临床表现或影像特征，其作为支持诊断的特异性有所下降（ON 的 MRI 特征可以为阴性，后三组临床症候可为阴性）。

（1）视神经炎 急性起病，迅速达峰。多为双眼同时或相继发病，伴有眼痛，视功能受损，程度多严重：视野缺损，视力明显下降，严重者仅留光感甚至失明。

（2）急性脊髓炎 急性起病，多出现明显感觉、运动及尿便障碍。多有根性疼痛，颈髓后索受累可出现 Lhermitte 征。严重者可表现为截瘫或四肢瘫，甚至呼吸肌麻痹。恢复期易残留较长时期痛性或非痛性痉挛、瘙痒、尿便障碍等。

（3）极后区综合征 不能用其他原因解释的顽固性呃逆、恶心、呕吐，亦可无临床症候。

（4）急性脑干综合征 头晕、复视、面部感觉障碍、共济失调，亦可无临床症候。

（5）急性间脑综合征 嗜睡、发作性睡病、体温调节异常、低钠血症等，亦可无临床症候。

（6）大脑综合征 意识水平下降、高级皮质功能减退、头痛等，亦可无临床症候。

3. NMOSD 的诊断参照 2015 年国际 NMO 诊断小组（IPND）标准，以"病史＋核心临床症候＋影像特征＋生物标志物"为基本依据，以 AQP4-IgG 进行分层，并参考其他亚临床及免疫学证据，此外还需排除其他疾病可能。具体见表 3-7。

4. NMOSD 需与下列疾病鉴别

（1）CNS 炎性脱髓鞘病 MOGAD、MS、ADEM、肿瘤样脱髓鞘病变（TDLs）等。

（2）系统性疾病 系统性红斑狼疮、贝赫切特综合征、干燥综

表 3-7　NMOSD 诊断标准（IPND，2015）

核心临床特征	（1）ON （2）急性脊髓炎 （3）极后区综合征，无其他原因能解释的发作性呃逆、恶心、呕吐 （4）急性脑干综合征 （5）症状性发作性睡病、间脑综合征，头颅 MRI 有 NMOSD 特征性间脑病变 （6）大脑综合征伴有 NMOSD 特征性大脑病变
AQP4-IgG 阳性的 NMOSD 诊断标准	（1）至少 1 项核心临床特征 （2）用可靠的方法检测 AQP4-IgG 阳性（推荐 CBA 法） （3）排除其他诊断
AQP4-IgG 阴性或 AQP4-IgG 未知状态的 NMOSD 诊断标准	（1）在 1 次或多次临床发作中，至少 2 项核心临床特征并满足下列全部条件： ① 至少 1 项临床核心特征为 ON、急性 LETM 或延髓最后区综合征 ② 空间多发性（2 个或以上不同的临床核心特征） ③ 满足 MRI 附加条件（见下） （2）用可靠的方法检测 AQP4-IgG 阴性或未检测 （3）排除其他诊断
MRI 附加条件	（1）急性 ON　要求脑 MRI 有下列之一表现： ① 头颅 MRI 正常或仅有非特异性白质病变 ② 视神经长 T2 信号或 T1 增强信号 ≥ 1/2 视神经长度，或病变累及视交叉 （2）急性脊髓炎　要求长脊髓病变 ≥ 3 个连续椎体节段，或有脊髓炎病史的患者相应脊髓萎缩 ≥ 3 个连续椎体节段 （3）最后区综合征　要求有延髓背侧 / 最后区病变 （4）急性脑干综合征　要求伴发脑干室管膜周围病变

合征、结节病、系统性血管炎等。

（3）血管性疾病　缺血性视神经病、脑小血管病、脊髓硬脊膜动静脉瘘、脊髓血管畸形、亚急性坏死性脊髓病等。

（4）感染性疾病　结核、艾滋病、梅毒、布鲁氏菌感染、热带痉挛性截瘫等。

（5）代谢中毒性疾病　中毒性视神经病、亚急性联合变性、肝性脊髓病、Wernicke脑病、缺血缺氧性脑病等。

（6）遗传性疾病　Leber视神经病、遗传性痉挛性截瘫、肾上腺脑白质营养不良等。

（7）肿瘤及副肿瘤相关疾病　脊髓胶质瘤、室管膜瘤、淋巴瘤、淋巴瘤样肉芽肿、脊髓副肿瘤综合征等。

（8）其他　颅底畸形、脊髓压迫症等。

5. NMOSD与MS和MOGAD的鉴别诊断见表3-8。

表3-8　NMOSD与MS和MOGAD的鉴别诊断

特征	MS	NMOSD（AQP4-IgG阳性）	MOGAD
生物标志物	CSF特异性OCB阳性	血清AQP4-IgG阳性	血清MOG-IgG阳性
女∶男	3∶1	（8～9）∶1	（1～2）∶1
常见发病年龄	30岁	40岁	儿童期较成人常见
病程	复发缓解型或慢性进展型	复发型多见	复发缓解型多见
临床表现	ON、部分性脊髓炎、脑干或小脑症状、认知障碍和累及其他MS典型脑区的症状	较严重ON，LETM，极后区综合征，脑干综合征，急性间脑综合征，大脑综合征	复发性ON，ADEM，脑炎或脑膜脑炎，视神经-脊髓炎

续表

特征	MS	NMOSD（AQP4-IgG 阳性）	MOGAD
脑部 MRI	累及皮质 / 近皮质、脑室旁、幕下；病灶 3mm 至 2cm；呈卵圆形、圆形、Dawson 指征；急性期环形或开环强化；煎蛋征	无脑部病变，或不符合经典 MS 病变；累及极后区、四脑室、三脑室、中脑导水管、丘脑、下丘脑、胼胝体；病变弥漫、边界欠清	不符合经典 MS 病变；ADEM，累及皮质、丘脑、下丘脑、大脑脚、脑桥；急性期可伴有脑膜强化
脊髓 MRI	短节段病灶；偏侧部分性病变	长节段病变（多长于 3 个椎体节段）；颈段及颈胸段最多受累；轴位呈横贯性；急性期肿胀明显，亮斑样强化；慢性病变可见脊髓萎缩，病变可不连续，空洞	长节段病灶（长于 3 个椎体节段），部分短节段病灶，累及腰髓和圆锥；轴位呈横贯性
视神经 MRI	短节段或未见异常	病变长（长于视神经 1/2），视神经后段或视交叉易受累	病变长，视神经前段易受累
CSF 细胞增多	轻度（< 50% 患者）	常见（> 70% 患者）	常见（> 70% 患者）
治疗	免疫调节剂	免疫抑制剂	免疫抑制剂
预后	致残率高，与疾病进展相关	致残率高，与高复发率和发作时恢复不良相关	致残率低，发作后恢复较好

6. 不支持 NMOSD 诊断的警示征（Red Flag）见表 3-9。

表 3-9　不支持 NMOSD 诊断的警示征（IPND，2015）

临床表现或实验室检查	临床特征和实验室结果 ① 进展性临床病程（神经系统症候恶化与发作无关，提示 MS 可能） ② 不典型发作时间的低限：发作时间 < 4h（提示脊髓缺血或梗死） ③ 发病后持续恶化超过 4 周（提示结节病或肿瘤可能） ④ 部分性横贯性脊髓炎，病变较短（提示 MS 可能） ⑤ CSF 特异性 OCB 阳性（Ⅱ型，提示 MS 可能） 与 NMOSD 表现相似的疾病 ① 神经结节病：通过临床表现、影像和实验室检查诊断（肺门纵隔淋巴结肿大、发热、夜间出汗、血清血管紧张素转换酶或白细胞介素-2 受体增高） ② 恶性肿瘤：通过临床表现、影像和实验室检查排除淋巴瘤和副肿瘤综合征 ③ 慢性感染：通过临床表现、影像和实验室检查排除艾滋病、梅毒等
影像表现	脑 ① 影像特征（MRI T2 加权像）提示 MS 病变：侧脑室表面垂直（Dawson 指症状）；颞叶下部病变与侧脑室相连；近皮质病变累及皮质下 U-纤维 ② 影像特征不支持 NMOSD 和 MS：病变持续性强化（> 3 个月） 脊髓 支持 MS 的 MRI 表现：脊髓矢状位 T2 加权像病变 < 3 个椎体节段；横轴位像病变主要位于脊髓周边白质（> 70%）；T2 加权像示脊髓弥散性、不清晰的信号（可见于 MS 陈旧性病变或进展型 MS）

第三节 抗 MOG 抗体相关疾病

长期医嘱	临时医嘱
神经内科护理常规	血常规、尿常规、粪常规 + 隐血试验
一级护理	
普通饮食	血清生化全套
或 鼻饲流质饮食	凝血功能
0.9% 氯化钠注射液 500mL ⎱ iv gtt[1] qd（滴定减量） 甲泼尼龙 1000mg	血气分析 prn
	血沉、C 反应蛋白（CRP）
	抗磷脂抗体
	肿瘤标志物
或 人免疫球蛋白 0.4g/kg iv gtt qd×5d	血液传染病学检查（包括乙型肝炎、丙型肝炎、梅毒、艾滋病等）
0.9% 氯化钠注射液 100mL ⎱ iv gtt qd 注射用奥美拉唑钠 40mg	免疫全套、抗链球菌溶血素 O、类风湿因子、甲状腺功能及抗体、抗中性粒细胞胞质抗体谱（ANCA）
碳酸钙 1.5g po bid	免疫用药基因检测 prn
氯化钾缓释片 500mg po tid	药物浓度检测（硫唑嘌呤） prn
硫唑嘌呤 50mg po bid[2]	腰椎穿刺（脑脊液常规、生化、细胞学、免疫学）[3]
	血 / 脑脊液抗 AQP4-IgG、抗 MOG 抗体[4]
	血 / 脑脊液抗 NMDAR、AMPAR、GABAR、LGI1、Caspr2、IgLON5、GFAP 等 prn
	胸部正侧位 X 线片或胸部 CT
	双侧髋关节 X 线片、骨密度测定

续表

长期医嘱	临时医嘱
	心电图、超声心动图
	头颅或脊髓 MRI 平扫＋增强 ❺
	PET-CT（prn）
	脑电图
	神经电生理检查（包括视觉、听觉及体感诱发电位，神经传导等）
	眼科会诊（视力、视野、眼底、OCT）❻
	神经心理评价
	康复科会诊、神经外科会诊

❶ 抗髓鞘少突胶质细胞糖蛋白免疫球蛋白 G 抗体相关疾病（MOGAD）的治疗分为急性期治疗和缓解期治疗。急性期治疗采用激素、静脉注射大剂量免疫球蛋白（IVIG）和血浆置换（PE）。激素治疗有助于急性期 MOGAD 患者的神经功能恢复，有效率达 50%～90%。建议大剂量冲击，缓慢阶梯减量，小剂量维持。成人甲泼尼龙 1g/d 静脉注射（儿童按照每日 20～30mg/kg），共 3～5d；逐渐减量为泼尼松每日 60mg 口服，递减至中等剂量 30～40mg/d 时，衔接免疫抑制剂，逐步放缓减量速度，如每 2 周递减 5mg，至 10～15mg/d 口服，长期维持，一般维持 6 个月至 1 年。如患者在激素减量过程中病情再次加重，则减缓或重新加量，并可同时应用免疫抑制剂。对于儿童而言，为减少激素导致的不良反应，部分专家认为激素的使用应短于 4 周，提议可静脉注射免疫球蛋白（IVIG）3～6 个月。患者急性期症状严重如发生完全的视力丧失、偏瘫、需要重症监护支持的严重脑病，或在激素治疗后症状无缓解，可考虑治疗方案升级，如血浆置换（隔日进行 5～7 次，每次置换 1～2L）、免疫吸附、IVIG（2g/kg 在 2～5d 内完成）或血浆置换

后 IVIG。

❷ 对于已出现复发的 MOGAD 患者应进行缓解期预防复发的治疗，对于初次发作的 MOGAD 患者是否需要长期免疫调节治疗有待进一步观察，需要根据患者受累部位、病情轻重、MOG-IgG 滴度和阳性持续时间等综合评估。如专家建议以 ADEM 起病的 MOGAD 患者治疗后 MOG-IgG1 抗体阳性如持续 6 个月，应考虑应用免疫抑制治疗以预防疾病复发。MOGAD 缓解期的推荐治疗方案如下。a. 小剂量激素维持治疗：推荐口服泼尼松 10 ～ 15mg/d，持续超过 6 个月。b. 硫唑嘌呤：推荐每日 2 ～ 3mg/kg 单用或联合口服泼尼松每日 0.75mg/kg。硫唑嘌呤起效（4 ～ 5 个月）后，将硫唑嘌呤与泼尼松减量至起效的最小剂量长期维持。c. 吗替麦考酚酯：推荐 1.0 ～ 1.5g/d 单用或联合口服泼尼松。d. 利妥昔单抗：推荐剂量按体表面积 375mg/m² 进行计算，于第 1d、第 15d 进行静脉注射。注意，对 MS 有效的疾病修正治疗（DMT）药物，如干扰素-β、醋酸格拉替雷、那他珠单抗等对 MOGAD 均无效，并不能减少疾病的年复发率。

❸ MOGAD 患者 CSF 常规检查指标可正常，50% 患者 CSF 中白细胞计数 > 5×10^6/L。CSF 蛋白质水平也可升高。10% 的 MOGAD 患者 IgG 寡克隆区带阳性。

❹ 血清 MOG-IgG1 为 MOGAD 的生物学标志物，是诊断的关键。因该抗体具有识别 MOG 完整空间表位及糖基化的特性，为保证抗体检测的特异性，检测时应使用全长人 MOG α-1 亚型过表达的人胚肾细胞 293（HEK293）进行活细胞法的抗体检测（CBA），并且选用针对 IgG1 或 IgG-Fcγ 的第二抗体（避免与 IgM 和 IgA 抗体发生交叉反应），随后通过免疫荧光或流式细胞术进行定性定量分析。鉴于 NMOSD 与 MOGAD 临床症状的相似性，推荐对所有 AQP4-IgG 阴性的 NMOSD 患者进行血清 MOG-IgG1 检测。值得注意的是，MOG-IgG1 处于低滴度时，需要仔细排除其他可能病因，确认症候群符合 MOGAD 表现，否则会增加假阳性可能。另外，抗体的滴度在阳性患者病程中常因治疗方案的选择或个体自身免疫激活状态而产生波动，可能会造成某次检测结果的假阴性，故如有疑似患者检出抗体阴性，可随访复查抗体结果。尽管检出抗体有助于

MOGAD 疾病的诊断，抗体滴度的变化在预测复发及判断疾病严重程度方面的价值有限，即多年抗体阳性并不一定会复发，而抗体转阴也可能复发，且并不与疾病造成的残疾程度相关。

❺ 怀疑 MOGAD 推荐常规 MRI 平扫加增强扫描。MOGAD 常累及视神经、脑和脊髓。头颅 MRI 病灶可见于 50% 的 MOGAD 患者。表现为 ADEM 的患者常出现较大、模糊、边界不清的不对称双侧病灶，可位于皮质、皮质下、深白质及深灰质，以丘脑多见，且可高度强化。同时，在出现脑炎及癫痫的 MOGAD 患者中也可出现皮质或皮质周围的可逆性病灶，偶尔会有软脑膜的强化以及皮质下白质边界弥散的 T2 像信号灶，增强不明显，可能伴有皮质下灰质萎缩。除此之外，40% 的 MOGAD 患者可出现脑干病灶，尤其是位于脑桥以及小脑中脚的病灶。脊髓 MRI 可表现为类似 NMOSD 的长节段 T2 高信号灶，但其中也有 40% 为短节段脊髓病灶。MOGAD 的特征性病灶位于脊髓圆锥，局限于灰质与神经根（矢状位线样征与横断面 H 征），不伴 T1 强化。有时范围较大的病灶可伴有较轻的临床表现。视神经 MRI 可见位于前侧视神经或视交叉的 T2 高信号及钆增强灶，病灶较长，大于 1/2 视交叉前视神经长度，可伴周围强化。

❻ MOGAD 患者眼底检查，急性视神经炎可表现为显著的视盘肿胀、水肿及视乳头炎，严重者可出现视盘线状出血，可用于鉴别 NMOSD 或 MS。水肿消退后多数患者视盘苍白、视神经萎缩。视野检查，MOGAD 患者急性期视野缩小，如治疗及时，视力多恢复较好，甚至完全无视野损伤。但重症及治疗不及时的患者会有视野残余损伤。视觉诱发电位（VEP）示急性期 P100 波潜伏期延迟。光学相干断层成像（OCT）检查，急性 MOGAD 视神经炎患者常表现为患眼视盘周围视网膜神经纤维层（pRNFL）的增厚，随后进行性变薄，颞象限尤为显著，与 NMOSD 或 MS 不同的是，MOGAD 患眼视网膜节细胞-内丛状层复合体带（GCIPL）并无变薄，视网膜的损伤也较 NMOSD 患者更轻。另外，MOGAD 患者可出现隐匿性视神经萎缩，即尽管保留相当的视敏度，却可存在严重的视网膜神经纤维层萎缩，这一现象在 NMOSD-ON 患者中未见报道。

注：1. 髓鞘少突胶质细胞糖蛋白（myelin-oligodendrocyte

glycoprotein，MOG）为免疫球蛋白超家族的成员，特异地表达于少突胶质细胞膜表面以及髓鞘最外层，而其表达量能够反映髓鞘化的程度。MOG具有调节细胞间黏附、骨架蛋白以及介导髓鞘与免疫细胞间联系的作用。抗髓鞘少突胶质细胞糖蛋白免疫球蛋白G抗体（MOG-IgG）相关疾病（MOGAD）是一种免疫介导的中枢神经系统（CNS）炎性脱髓鞘疾病，以血清可检测出抗全长髓鞘少突胶质细胞糖蛋白IgG1为关键诊断标准，是不同于MS和NMOSD的独立疾病谱。MOGAD在儿童发病率较高，可为单相或复发病程，主要症状包括视神经炎（optic neuritis，ON）、脑膜脑炎、脑干脑炎和脊髓炎等。糖皮质激素治疗有效，但患者常出现激素依赖而反复发作。多数MOGAD患者预后良好，部分遗留残疾。

2. MOGAD起病前可有感染或疫苗接种等诱因，诱因出现后4d至4周内发病，MOGAD病灶可广泛累及CNS，临床表现多样，包括ON、脑膜脑炎、脑干脑炎、脊髓炎等，可为单一症状或以上症状的多种组合。MOGAD临床表现存在年龄相关性特征，儿童多表现为ADEM样表型（ADEM、ADEM相关性ON、多时相ADEM和脑炎），而成人多表现为视神经-脊髓表型（ON，脊髓炎）和脑干脑炎。各临床类型的表现如下。

（1）视神经炎　ON是MOGAD最常见的临床分型，在成年患者中视神经累及率可高达90%。患者常诉有比较明显的眼痛或眼球转动痛，常合并眼眶痛；急性期出现单眼或双眼视力急剧下降、视野缺损、色觉改变以及对比敏感度下降。发病部位可累及双侧视神经，特别是视神经前段，导致视盘水肿多见（90%）。MOGAD-ON常合并眼眶结缔组织受累，导致视神经周围炎。另外，MOGAD患者视神经本身水肿明显（MS、NMOSD相关的ON其视神经水肿轻，且极少出现眼眶结缔组织受累）。MOGAD-ON的另一特点是复发率高（64%），复发周期短。儿童患者复发低于成人。MOGAD-ON的视功能预后较好。

（2）脑膜脑炎　意识障碍、认知障碍、行为改变或癫痫发作是MOGAD的常见脑部症状，可伴随脑膜炎症状。部分MOGAD患者以癫痫为首发症状，或在病程中出现。脑膜受累出现头痛、恶心、呕吐和脑膜刺激征等。存在脑膜炎表现的MOGAD常合并颅内压升高，脑脊液白细胞可超过$100 \times 10^6/L$，并伴随CSF总蛋白水平上升。若行脑电图检查可有慢波表现。

（3）脑干脑炎 MOGAD脑干脑炎的症状包括呼吸衰竭、顽固性恶心和呕吐、构音障碍、吞咽困难、动眼神经麻痹和复视、眼球震颤、核间性眼肌麻痹、面神经麻痹、三叉神经感觉迟钝、眩晕、听力丧失、平衡障碍等。脑干脑炎必须有提示脱髓鞘病变的影像学证据。

（4）脊髓炎 MOGAD脊髓炎可为长节段性TM，也可见短节段脊髓炎，可出现肢体乏力、感觉障碍和二便障碍等自主功能症状。MOGAD脊髓炎累及腰髓和圆锥常见。脊髓炎后可残留括约肌和（或）勃起障碍。

（5）其他特殊类型 MOGAD可表现为炎性脱髓鞘假瘤。根据假瘤累及部位，患者可出现多种不同的临床表现。脑活组织检查显示，此型患者可有T细胞、巨噬细胞浸润和补体介导的脱髓鞘等病理改变。

3. MOGAD诊断应在血清MOG-IgG阳性基础上，以病史和临床表现为依据，结合辅助检查，尽可能寻找亚临床和免疫学证据，同时需要排除其他疾病可能。2020年《抗髓鞘少突胶质细胞糖蛋白免疫球蛋白G抗体相关疾病诊断和治疗中国专家共识》，提出诊断标准如下。

（1）用全长人MOG作为靶抗原的细胞法检测血清MOG-IgG1阳性。

（2）临床有下列表现之一或组合 a. ON，包括慢性复发性炎性视神经病变；b. 横贯性脊髓炎（TM）；c. 脑炎或脑膜脑炎；d. 脑干脑炎。

（3）与CNS脱髓鞘相关的MRI或电生理（孤立性ON患者的VEP）检查结果。

（4）排除其他诊断。

符合以上所有标准可确诊MOGAD。由于可能存在MOG-IgG短暂阳性或低MOG-IgG滴度的患者，因此对于存在非典型表现的患者，且在第2次采用不同细胞法检测后未确认MOG-IgG阳性的患者，应诊断为"可能MOGAD"。

4. MOG-IgG1的检测应在临床表现可疑的患者中实施，以减少假阳性发生的概率。专家建议对于存在以下表现，即表现为可疑自身免疫相关的急性 CNS 脱髓鞘疾病患者，应对其进行血清 MOG-IgG1 测定，具体需满足以下几点。

（1）病程单相或复发的急性视神经炎、脊髓炎、脑干脑炎、脑炎或任何以上组合。

（2）影像学，或对于视神经炎患者，电生理结果（如 VEP）符合 CNS 脱髓鞘。

（3）满足以下超过 1 个子项：

A. MRI：a. 长节段脊髓病灶（连续 ≥ 3 个节段）；b. 长节段脊髓萎缩（连续 ≥ 3 个节段），患者既往急性脊髓炎；c. 脊髓圆锥病灶，尤其是首次起病时出现的；d. 长节段视神经病灶（＞ 1/2 视交叉前视神经长度，T2 或 T1 强化）；e. 急性视神经炎期间视神经周围的强化；f. 急性视神经炎、脊髓炎和（或）脑干脑炎但幕上 MRI 正常；g. 头颅 MRI 异常，但无侧脑室旁病灶，无 Dawson 指征或皮质旁 U 型纤维灶；h. 提示 ADEM 大而融合性的 T2 像病灶。

B. 眼底镜：急性视神经炎期间视盘水肿、视乳头炎、视盘肿胀。

C. 脑脊液：脑脊液中性粒细胞过多或脑脊液白细胞数＞ 50 个 /μL。

D. 组织病理：a. 脱髓鞘，以及病灶内补体与 IgG 沉积；b. 曾被诊断为 II 型 MS。

E. 临床表现：a. 同时起病的双侧急性视神经炎；b. 异常高的视神经炎发作频率；c. 急性视神经炎后单眼或双眼非常严重的视力缺陷或失明；d. 急性脊髓炎与脑干脑炎异常严重或频繁发作；e. 脊髓炎后永久性的括约肌和（或）勃起功能障碍；f. 诊断为 "ADEM" "复发性 ADEM" "多相 ADEM" 或 "ADEM-视神经炎" 的患者；g. 急性呼吸功能不全、意识障碍、行为学改变或癫痫发作（需影像学脱髓鞘表现）；h. 疫苗接种后 4 d 至 4 周内起病；i. 其他原因不明的顽固性呃逆或顽固性打嗝（与极后区综合征类似）；j. 伴发畸胎瘤或抗 NMDAR 脑炎。

F. 治疗反应：a. 静脉滴注糖皮质激素后频繁复发或类固醇依赖性症状；b. 诊断为 MS 的患者经干扰素-β 或那他利珠单抗治疗后复发频率增加。

5. 对于抗体检测阳性但临床表现不符合 MOGAD 的患者（即

"红旗征"患者），需采用另一种方法重新检测以确认抗体阳性的可靠性。"红旗征"具体表现如下。

（1）病程　a.慢性进展性疾病；b.症状的突然发生（4h 内起病至高峰期）或几周内的持续恶化。

（2）MRI　a.出现与侧脑室相邻的病灶、Dawson 指征或皮质旁 U 型纤维灶；b.头颅 MRI 活动性病灶在 2 次发作间缓慢进展。

（3）脑脊液　鞘内合成 2 种及以上麻疹、风疹和带状疱疹病毒抗体（MS 患者常见）。

（4）血清学　a.MOG-IgG 水平较低接近临界值；b.MOG-IgG 阴性但 MOG-IgM/IgA 阳性；c.脑脊液 MOG-IgG 阳性但血清 MOG-IgG 阴性；d.AQP4-IgG 与 MOG-IgG 双阳性（罕见，需复测）。

（5）其他　a.临床表现或辅助检查提示 MOGAD、NMOSD、MS 以外的疾病；b.中枢与外周皆有脱髓鞘表现（MOG 只表达于 CNS）。

第四节　急性播散性脑脊髓炎

长期医嘱	临时医嘱
神经内科护理常规	血常规、尿常规、粪常规 + 隐血试验
一级护理	
普通饮食 　或 鼻饲流质饮食	血清生化全套
	凝血功能
病重通知 　或 病危通知　prn	血气分析
	血沉、C 反应蛋白（CRP）
吸氧　prn	肿瘤标志物
心电监测　prn	免疫全套、抗链球菌溶血素 O、类风湿因子、甲状腺功能及相关抗体、抗中性粒细胞胞质抗体谱（ANCA）
测生命体征（T、P、R、BP、瞳孔）	
0.9% 氯化钠注射液　500mL　甲泼尼龙　500mg ｜ iv gtt❶ qd	
	血液传染病学检查（包括乙型肝炎、丙型肝炎、梅毒、艾滋病等）

续表

长期医嘱	临时医嘱
或 0.9% 氯化钠注射液 500mL / 地塞米松 20mg iv gtt qd 或 人免疫球蛋白 20g iv gtt qd×5d❷	血培养　prn
	腰椎穿刺（脑脊液常规、生化、涂片染色、细胞学、免疫学、脑脊液/血 TORCH、抗 AQP4、抗 MOG、自身免疫性脑炎相关抗体等，mNGS）❹
20% 甘露醇　125 mL iv gtt q8h（prn）	胸部正侧位 X 线片或胸部 CT
0.9% 氯化钠注射液 250mL / 阿昔洛韦 500mg iv gtt q8h prn❸	心电图、超声心动图
	下肢静脉系统超声
	脑电图
或 0.9% 氯化钠注射液 100mL / 头孢曲松钠 2.0g iv gtt qd prn	神经电生理检查（视觉、脑干、体感诱发电位）
	头颅或脊髓 MRI 平扫＋增强❺
	眼科会诊（视力、视野、眼底）
	神经心理评价
	康复科会诊、神经外科会诊 prn

❶ 急性播散性脑脊髓炎（ADEM）的治疗主要基于专家意见和观察性研究，以非特异性免疫治疗为主，一线治疗为大剂量糖皮质激素（每天 10～30mg/kg，最大剂量 1000mg）冲击 3d，也可选用地塞米松（每天 1～2mg/kg）替代，随后口服激素递减，如泼尼松起始剂量每天 1～2mg/kg（最大剂量 60mg/d），随后每周递减 5～10mg，疗程 4～6 周。大剂量激素的作用机制包括阻断炎性细胞因子级联反应，抑制 T 细胞活化，减少免疫细胞渗透进入中枢神经系统以及促进活化的免疫细胞凋亡等。激素递减的目的在于减少 ADEM 疾病活动的反弹，降低未来脱髓鞘复发的可能。有观察研究显示，激素减量疗程小于 3 周有复发可能。应用激素治疗期间，

注意补钾、补钙、抑酸，预防激素副作用。

❷ 大部分 ADEM 患者经大剂量激素治疗反应良好，不需要额外的免疫治疗。但对于病情严重，如不能行走、双侧视力丧失、持续精神异常或难治性癫痫者可能需要同时或序贯给予静注人免疫球蛋白（IVIG）和（或）血浆置换（PLEX）。PLEX 比 IVIG 更有效，如果需要的话，可以在 PLEX 之后给予 IVIG。血浆置换一般隔日一次，共进行 5～7 次，每次置换 1～1.5 倍血浆容量。

血浆置换作用机制包括去除循环中致病性免疫球蛋白、免疫复合物、补体和细胞因子。通常在第 3 或第 4 次 PLEX 之后，临床改善明显。潜在的并发症和不良事件主要是与中心静脉置管相关的低血压、低钙血症、疼痛、出血和感染等。

IVIG 用于激素疗效不佳的 ADEM 患者也是有效的。标准剂量为 2g/kg，分 3～5d 静脉滴注。治疗机制包括减少内源性免疫球蛋白的产生，促进免疫球蛋白的降解，并干扰致病性免疫复合物。潜在的不良事件包括高黏血症导致血栓栓塞事件、急性肾损伤、无菌性脑膜炎以及输血反应如头痛、恶心、发热和皮疹。过敏反应可发生在免疫球蛋白 A（IgA）缺乏的患者。

对于上述治疗仍然疗效不佳的难治性 ADEM 患者，有文献报道利妥昔单抗或环磷酰胺有效，但务必首先排除其他诊断的可能。

❸ 在 ADEM 的诊断过程中，对于起病较急，有发热，脑病或脑膜炎表现的患者，特别是脑脊液或头颅 MRI 显示有感染证据，如脑脊液葡萄糖＜45mg/mL，或脑脊液葡萄糖/血清葡萄糖＜0.5，可经验性应用广谱抗生素和（或）抗病毒药物治疗。如果确定 ADEM 是最有可能的诊断，则应启动大剂量激素等免疫治疗。有头痛呕吐等颅内压增高患者适当给予甘露醇等脱水治疗，并注意维持水盐平衡。有癫痫发作者应用广谱的抗癫痫药物，及时、足量、规律地抗癫痫治疗，防止癫痫持续状态的出现是减少急性期病死率的重要措施之一。

❹ ADEM 患者脑脊液压力增高或正常，细胞数轻度升高，以单个核细胞为主，蛋白质轻至中度增高，20% 患者可出现寡克隆区带，葡萄糖和氯化物基本正常。出血性 ADEM 患者（急性出血性白

质脑炎）脑脊液可见红细胞（注意单纯疱疹病毒脑炎也可以有类似表现）。拟诊 ADEM 患者应同时检测血 NMO-IgG 和脑脊液 MOG-IgG，如果呈持续阳性，提示有复发风险。另外，对于有发热、脑膜炎和脑膜强化的患者，应进行脑脊液培养和病毒学检测，有条件可行病原微生物宏基因组测序，排除病毒（HSV-1和-2、肠病毒、流感病毒、EB 病毒、水痘-带状疱疹病毒、风疹病毒、西尼罗病毒、巨细胞病毒）和细菌（包括莱姆、梅毒）和支原体等感染。

❺ ADEM 的诊断除了依据临床表现，最重要的是影像学证据。头颅 CT 可发现脑白质内弥漫性多灶性大片状或斑片状低密度区，增强 CT 可出现环形或结节状强化。头颅 MRI 通过 T2WI 和 FLAIR 序列可较好地显示病灶，典型表现为脑内多发的、边界不清、不对称的高信号病灶，范围可 < 1cm，或大至数厘米融合成片的脑白质异常，多位于深部白质或皮质下白质，而脑室旁白质不受累（与多发性硬化不同）。T1WI 上低信号病灶（即"黑洞"，为先前脱髓鞘的标志，提示多发性硬化）罕见。打药后病灶可以强化，表明炎症活动性和血脑屏障的完整性破坏（由于 ADEM 的多发病灶在同一时间出现，病灶的强化表现为一致性，要么都强化，要么都不强化）。ADEM 也可灰质受累，特别是在丘脑和基底神经节。出血性和 ADEM 超急性变异型可显示急性出血区域，在 SWI 序列上显示最佳，在 DWI 上则显示水弥散受限。对于存在感觉平面或四肢无力、二便功能障碍的患者，应行脊髓 MR 检查。T2WI 序列显示为异常的高信号，累及脊髓中央灰质和（或）周围白质，脊髓病灶可以很短，跨越 1~2 个椎体长度，也可纵向广泛累及 3 个或 3 个以上椎体长度。成人中，纵向广泛横贯性脊髓炎（LETM）与 NMOSD 高度相关，短的、楔形的、偏心的病变在多发性硬化中更为常见。抗 MOG 相关脊髓炎可表现为 LETM，病变主要累及灰质，有时难以与急性弛缓性脊髓炎鉴别。另外，抗 MOG 疾病倾向于影响脊髓的下段，如下胸髓和腰髓，包括圆锥，这在多发性硬化和 NMOSD 中不常见。

注：1. 急性播散性脑脊髓炎（acute disseminated encephalomyelitis，ADEM）是一种免疫介导的中枢神经系统（CNS）炎性脱髓鞘疾病，主要累及感染或接种疫苗后的儿童（3~7岁）和青壮年。

ADEM 是自身免疫性脑炎的一种类型，因常发生于感染后（罕见于接种疫苗后），所以也称为感染后脑脊髓炎，感染通常发生在症状出现前的 2d 至 4 周，多为上呼吸道感染，其次为胃肠炎或发疹性疾病，其中主要为病毒感染，细菌和寄生虫感染也可见。导致 ADEM 的主要病原体见表 3-10。微生物的抗原表位和髓鞘抗原［如髓鞘碱性蛋白（MBP）、蛋白脂蛋白（PLP）和髓鞘少突胶质细胞糖蛋白（MOG）］之间的"分子模拟"被认为是激活体液和细胞免疫反应最终导致 CNS 免疫介导脱髓鞘的最重要机制。由于抗 MOG 抗体在 ADEM 急性期的血清和脑脊液中均可检测到，这意味着 ADEM 可能属于 MOGAD 谱系。

表 3-10　导致 ADEM 的主要病原体

病毒	巨细胞病毒、EB 病毒、单纯疱疹病毒、人类疱疹病毒 6 型、流行性感冒病毒、甲型肝炎和丙型肝炎病毒、人类免疫缺陷病毒、肠道病毒、冠状病毒、腮腺炎病毒、麻疹病毒、风疹病毒、柯萨奇病毒 B、水痘-带状疱疹病毒、登革病毒
寄生虫	刚地弓形虫、恶性疟原虫
细菌及其它微生物	新型隐球菌、空肠弯曲杆菌、B 型流感嗜血杆菌、化脓性链球菌、军团菌、肺炎支原体、肺炎衣原体、伯氏疏螺旋体、钩端螺旋体、立克次体等

2. ADEM 多为单相病程，具有自限性，在症状出现后 3 个月内恢复正常。偶有复发病例和多项病例报道。临床表现不一，典型患者有前驱症状，如发热、头痛、乏力、恶心和呕吐。急性期出现脑病表现，特点是行为异常（如易怒、神志模糊）和意识水平下降（嗜睡、昏睡、昏迷），以及多灶性或局灶性神经功能缺损。枕叶和视觉皮质受累时，患者可出现视觉障碍，从同侧视野缺损到皮质盲。皮质关联区受累会导致失语、失读、失写或计算不能。运动皮质受累则出现锥体束征，肌无力，腱反射亢进，肌肉痉挛和巴宾斯基征。感觉障碍包括实体觉、本体觉丧失以及对疼痛和温度的感知障碍。视神经受累可导致视盘水肿，单侧或双侧视神经炎。脑干受累

导致Ⅲ~Ⅻ对脑神经缺损（复视、眼动障碍、吞咽困难、构音障碍、眼球震颤、眩晕、共济失调、听觉和味觉受累）、意识障碍，甚至呼吸衰竭。脊髓损伤可引起弛缓性麻痹及排便和排尿障碍。癫痫发作并不罕见，可以是局部性或全身性的。其他非典型症状包括脑膜刺激征、肌张力障碍或震颤麻痹、舞蹈动作和神经精神症状等。

此外，ADEM也可出现周围神经系统受累的症状和体征，包括四肢感觉异常或麻木，肌肉萎缩。与单纯中枢神经系统受累的患者相比，周围神经受累与较差的预后和复发风险增加有关。ADEM的临床表现与年龄有关，儿童和成人之间差异很大，儿童ADEM的特征是出现脑膜脑炎的表现，包括脑病、发热、头痛、恶心和呕吐。脑病在成人中较少发生，而在儿童中，这是诊断ADEM的必要标准。年龄较小的儿童表现出行为改变、易怒和攻击性。癫痫在儿童中更为常见，尤其是5岁以下的儿童。周围神经系统受累在成人患者中更为常见。

ADEM伴抗MOG抗体的儿童患者通常表现为脑病和多灶性神经功能缺损。这些患者激素治疗后很可能有完全的临床-影像缓解。抗MOG抗体患者脊髓受累通常表现为纵向横贯性脊髓炎。

3. ADEM的诊断主要基于临床表现，并通过影像学证实。目前尚缺乏特异性生物标志物，确诊需排除其他类似疾病。首先需要排除急性CNS细菌或病毒感染，可通过血液和脑脊液检测，包括病原微生物培养和脑脊液PCR以及宏基因组测序等排除感染性疾病；头颅和脊髓MRI对诊断ADEM是必需的检查，通常显示皮质下和深部脑白质以及脊髓和脑干在T2WI或FLAIR序列上有高信号异常。另外，MRI检查对排除其他的CNS脱髓鞘病如MS、NMOSD也非常有帮助。如果出现多症状性脑病（即运动障碍、癫痫、精神障碍），应排除自身免疫性脑炎。对于年轻患者，有家族史，影像学表现对称者应考虑代谢性疾病。此外，ADEM的鉴别诊断还包括中枢神经系统恶性肿瘤，营养性、中毒性和遗传性（尤其是线粒体病）疾病等。

4. 儿童ADEM的诊断可依据2007年国际儿童多发性硬化协会（IPMSSG）制定并于2013年更新的标准，需满足以下几点。

（1）首发多灶性临床CNS事件，推测为炎性脱髓鞘原因。

（2）不能用发热解释的脑病。

（3）发病3个月或以上无新的临床和MRI表现。

（4）急性期（3个月）头颅MRI显示异常。典型者头颅MRI表现：弥漫性、边界模糊、大病灶（＞1～2cm），主要累及脑白质；T1低信号病灶在脑白质罕见；可出现深部灰质病变（如丘脑或基底神经节）。

5. 多相型ADEM ADEM首次发作后3个月再次出现症状、体征或影像学改变，既可以是新发的症状体征，也可以同首次发作一样的症状体征。如果出现3次或3次以上发作，需重新评估ADEM的诊断，或考虑其他慢性疾病，如MS、MOGAD或NMOSD。抗MOG抗体并非特异性抗体，除了ADEM，也见于视神经炎、横贯性脊髓炎或NMOSD。

第五节　渗透性脱髓鞘综合征

长期医嘱		临时医嘱
神经内科护理常规		血常规、尿常规、粪常规
一级护理		血清生化全套
普通饮食 　或 鼻饲流质饮食		24h尿钠水平、尿渗透压测定
		凝血功能
病重通知 　或 病危通知　prn		血气分析　prn
吸氧　prn		血沉、C反应蛋白（CRP）
心电监测　prn		血液系统（叶酸、维生素B_{12}、铁蛋白等）
测生命体征（P、R、BP、瞳孔）		免疫全套、甲状腺功能及相关抗体、垂体功能、血清皮质醇、24h尿游离皮质醇
维生素B_1　100mg im qd		
维生素B_{12}　0.5mg im qd		
0.9%氯化钠注射液 　500mL 甲泼尼龙　500mg	iv gtt❶ qd	血液传染病学检查（包括乙型肝炎、丙型肝炎、梅毒、艾滋病等）

续表

长期医嘱	临时医嘱
或 人免疫球蛋白 0.4g/（kg·d） iv gtt qd×5d 或 血浆置换 qod（2 周内置换 5～7 次）	胸部正侧位 X 线片或胸部 CT
	心电图、超声心动图
	下肢静脉系统超声
	腰椎穿刺（脑脊液常规、生化、细胞学、免疫学等，血/脑脊液 TORCH，自身免疫性脑炎相关抗体，mNGS） prn❷
	神经电生理检查（包括视觉、听觉及体感诱发电位、脑电图等）
	头 MRI+DWI+ SWI+ MRA+增强 ❸
	脊髓 MRI+ 增强 prn
	眼科会诊（视力、视野、眼底）
	神经心理评价
	康复科会诊
	高压氧科会诊

❶ 渗透性脱髓鞘综合征（osmotic demyelination syndrome，ODS）是由先前的原发性疾病所致的继发性神经病变，由于缺乏循证证据，治疗中所采取的方案多为经验性的。该病病理改变为渗透应激所致的少突胶质细胞凋亡和的髓鞘脱失，因此临床上除了给予维生素 B_1、维生素 B_{12} 外，通常采用免疫治疗，包括地塞米松、静脉滴注免疫球蛋白和（或）血浆置换。另外，有研究发现米诺环素具有抗炎、抗凋亡作用，能够抑制小胶质细胞的激活，在动物模型中显示出其对快速纠正低钠血症所致的 ODS 具有保护效应。

❷ 对于原发性疾病所继发的 ODS，通常无须腰穿检查，也不必行自身抗体、病毒学等检测。但对于诊断有困难的患者，需要完善相关检查排除类似疾病，如病毒性脑炎、自身免疫性脑炎等。有脑桥病变者需与抗 GQ1b 阳性的 Bickerstaff 脑干脑炎、抗 Ma2 阳性的脑

干脑炎、抗 AQP4 阳性的视神经脊髓炎等鉴别，有基底节和丘脑病变者需排除日本脑炎、单纯疱疹病毒脑炎，以及肝豆状核变性等。

❸ 脑干听觉诱发电位异常有助于确定脑桥病变，主要表现是 Ⅰ～Ⅴ波或Ⅲ～Ⅴ波潜伏期延长，反映了脑干听觉通路上的损害。脑电图检查可见弥漫性低波幅慢波。脑桥中央髓鞘溶解症（central pontine myelinolysis，CPM）通常对称性累及脑桥基底部、桥小脑纤维，在 MRI 上表现为脑桥基底部呈对称性分布的 T1WI 低信号、T2WI 和 FLAIR 高信号；发病早期在轴位上呈类圆形，随着病程发展，病变可逐渐演变为蝴蝶形或"三叉戟样"，冠状位上较具特征者可呈"蝙蝠翼状"；边界较清，仅累及脑桥中央区、边缘部分不受累，严重者前方及侧方可仅存线状正常脑组织，而后方能达到脑桥背盖腹侧，部分患者随着病程进展能观察到典型的"猪鼻征"。DWI 检查能更早、更清晰地显示出病灶，往往发病 24h 内即可在 DWI 上出现脑桥的异常高信号，急性期时 ADC 值明显降低，治疗后 ADC 值逐渐恢复。脑桥外髓鞘溶解症（extrapontine myelinolysis，EPM）累及范围较广，包括基底节（如尾状核、壳核）、丘脑、小脑白质、海马等，但常呈对称性分布。需注意的是，MRI 平扫对于诊断 ODS 有局限性，临床发病后需要一定的时间窗才能发现典型的影像表现，有文献报道该时间窗为 1～2 周，所以如果临床怀疑为 ODS，一次影像学检查正常并不能排除该病，需要 1～2 周后再复查。

注：1. 渗透性脱髓鞘综合征是一组罕见的以脑组织脱髓鞘为特征的疾病，根据病变部位不同分为脑桥中央髓鞘溶解症和脑桥外髓鞘溶解症。CPM 是以脑桥基底部对称性脱髓鞘为病理特征的脱髓鞘疾病，约占 ODS 的 40%～56%。EPM 指髓鞘脱失病变累及脑桥外的其他部位，如基底节、丘脑、小脑、海马等，约占 ODS 的 13%～35%，也有脑桥和桥外混合受累者，约占 23%～31%。该病多见于 30～50 岁的男性，绝大多数患者存在严重的基础疾病，首位病因是各种原因导致水、电解质平衡紊乱（特别是低钠血症）及快速纠正史，其次是慢性酒精中毒，其他包括肝移植术后、肝肾衰竭、严重烧伤、败血症、癌症、糖尿病、获得性免疫缺陷综合征、妊娠呕吐、急性卟啉病、放化疗后、垂体危象、肾透析后、脑

外伤后、神经性厌食、锂中毒等。

2. 脑桥中央髓鞘溶解症的发病机制一般认为与脑内渗透压平衡失调有关。血钠浓度降低时，水顺渗透梯度进入脑细胞导致脑水肿发生。此时，大脑通过以下机制来调节：一是将细胞中的水分置换到脑脊液中；另一种是容量调节机制，通过离子通道去除细胞内的溶质和水分，以减轻脑水肿。对于慢性低钠血症（持续时间＞48h），还通过另外一种调节机制，即通过有机渗透调节物质（谷氨酸、牛磺酸和甘氨酸）与水的流出，从而减少细胞水肿。慢性低钠血症患者经历了这种适应反应，故可以无脑水肿表现。如果快速纠正慢性低钠血症，由于钾、钠以及有机溶质不能尽快进入脑细胞，可能引起脑细胞急剧缺水，导致髓鞘和少突神经胶质细胞脱失，而脑桥基底部可能是对代谢紊乱异常敏感的区域，故易发生 CPM。所以目前建议钠校正速率每天不超过 8 ～ 12mmol/L。

3. 渗透性脱髓鞘综合征因受累的部位不同而出现不同的临床表现，见表 3-11。

表 3-11　渗透性脱髓鞘综合征的临床表现

CPM	EPM	
脑桥症状	运动障碍	神经行为异常
警觉障碍，昏迷	运动不能-僵硬综合征	脑病
闭锁综合征	震颤	癫痫发作
四肢轻瘫	肌张力障碍	缄默症
构音障碍	舞蹈症，舞蹈手足徐动症	紧张症
吞咽困难	肌阵挛，斜视眼阵挛	淡漠、嗜睡
瞳孔和眼球运动障碍	步态障碍	抑郁
反射消失	共济失调	额叶释放症，情绪不稳定，痴呆，原始反射

4.渗透性脱髓鞘综合征的临床诊断通常基于双相临床病程：初始存在电解质失衡或其他危险因素，1～14d后出现脑桥或锥体外系症状。临床诊断要点：a.存在基础内科疾病，或有低钠血症快速纠正血钠病史（24h上升速度＞10mmol/L）。b.急性起病，CPM的患者通常在原发病的基础上突然出现中枢四肢瘫痪、假性延髓麻痹和不同程度的意识障碍，严重者沉默不语，缄默状态，出现完全或不全闭锁综合征，仅能通过眼球活动示意，还可出现眼震、眼球协同运动障碍，多数CPM患者的预后差，病死率较高；EPM的患者可因不同受累部位而产生不同临床表现。小脑受累多表现为对称性的共济失调，基底节、丘脑受累可以出现震颤、肌强直、步态异常等帕金森综合征的表现；锥体束受累的患者可以出现病理反射，少部分患者可以出现继发性肌张力障碍、肌阵挛等表现。EPM恢复中，部分患者可以发生迟发的运动障碍。c.MRI是确诊ODS的首选检查方法。CPM表现为脑桥基底部特征性的蝙蝠翅样病灶，对称分布，T1低信号，T2高信号，一般无强化，但也有增强甚至出血的报道。弥散加权成像（DWI）对早期脱髓鞘病变更为敏感。但临床症状和MRI上出现的病灶并不同步，往往有1～2周的时间差。故对怀疑CPM的患者应于临床症状出现10～14d后复查头颅MRI，以免漏诊。EPM主要表现丘脑、基底节区（尤其是尾状核和壳核）、小脑半球对称T1低信号，T2高信号病灶。少部分患者可以出现胼胝体对称性受累。急性期DWI呈高信号。

5.低血钠的定义 Na^+＜135mmol/L；严重低血钠：Na^+＜120mmol/L；急性低血钠：在小于48h期间内出现低血钠，或低血钠发展速度＞0.5mmol/h。慢性低血钠：在大于48h期间内出现低血钠，或低血钠发展速度＜0.5mmol/h。正确处理低钠血症可以减少ODS的发生。在纠正低钠状态时，一定要注意补钠速度（国外一般限制在每小时＜0.5mmol/L和每天＜12mmol/L）。对于慢性低钠血症患者，每日血钠升高的速度为4～8mmol/L，24h小于10mmol/L，48h小于18mmol/L，72h小于20mmol/L，直至血钠浓度达到130mmol/L。老年人实际治疗目标更应保守，即血钠升高速度24h小于6～8mmol/L，48h小于12～14mmol/L，72h小于14～16mmol/L。此外，应当注意识别具有潜在渗透性脱髓鞘风险的患者，如果有 ODS 的高危因素，任意 24h 血钠纠正不超过 5mmol/L。目前主张用 0.9% 氯化钠缓慢纠正低钠血症，并适当限制液体总量（注意，临床上遇到明显的高容量性和正常容量性低钠血症，当限液治疗效果不佳时，常应用选择性血管升压素 V2 受体拮抗剂托伐普坦，此时应小心过快纠正低钠血症所致的 ODS）。补钠治疗应当遵循以神经系统症状为依据，而非依据单一的血钠数值。无神经系统症状的患者，不应当轻易输注高渗钠溶液。

6. CPM 首先应与下列疾病鉴别：a.脑桥肿瘤，多为胶质瘤，多位于脑干中部，常引起脑干增粗、变形，范围可超出脑桥并累及延髓或中脑，占位效应明显，桥池及第四脑室常受压变形，MRI 增强扫描病变多异常强化；b.急性脑桥梗死，病变范围多位于脑桥一侧，与供应血管分布区一致，当基底动脉狭窄或闭塞时，偶可引起脑桥两侧梗死，但形态多不规则，不对称；c.脑干脑炎，多数有病毒感染的前驱症状，多有头痛、发热、血常规高等表现，MRI 显示脑桥肿胀，边界不清，有占位效应，可出现不同形态、不同程度的强化。EPM 鉴别诊断包括以下 3 项。a.肝豆状核变性：慢性起病，多见于青少年，MRI 上可见双侧基底核团对称性 T2WI 高信号，随病程进展可出现局限性或弥漫性脑萎缩，实验室检查血清游离铜升高，角膜缘有特异性角膜色素环。b.丘脑静脉性梗死：临床表现为头痛、意识障碍等，一般以双侧丘脑对称或不对称水肿为主，可累及丘脑邻近结构如基底节区和中脑，可合并出血。c.急性播散性脑脊髓炎、多发性硬化：病灶分布范围广，可见于大脑、脑干、小脑和脊髓，常表现为双侧分布的多灶性、对称或非对称性的病灶，呈空间上的多变性，以皮质下白质较为多见；急性播散性脑脊髓炎多见于儿童和青少年，通常呈单相病程，而多发性硬化在病程中有复发—缓解—再复发的多相型表现，典型者可见垂直脱髓鞘表现。

第四章　脊髓疾病

第一节　急性脊髓炎

长期医嘱	临时医嘱
神经内科护理常规	血常规、尿常规、粪常规＋隐血试验
一级护理	
普通饮食 　或 鼻饲流质饮食	血清生化全套
	凝血功能
病重通知　prn❶	血维生素 B_{12}、叶酸、铁蛋白水平
吸氧　prn	
心电监测　prn	血甲基丙二酸、同型半胱氨酸
维生素 B_1　100mg im qd	糖化血红蛋白
维生素 B_{12}　500μg im qd	血管紧张素转换酶（ACE）
甲泼尼龙　1000mg 0.9% 氯化钠注射液　iv gtt❷ qd 500mL	血清铜和铜蓝蛋白
	肿瘤标志物
或 地塞米松　20mg 　0.9% 氯化钠注 　射液　500mL　iv gtt qd	血清细胞因子
	血沉、C 反应蛋白（CRP）
	血清莱姆抗体　prn
人免疫球蛋白　20g iv gtt qd	抗链球菌溶血素 O、类风湿因子、自身抗体谱、甲状腺功能及相关抗体、抗中性粒细胞胞质抗体谱（ANCA）、抗磷脂抗体等❸
20% 甘露醇　125 mL iv gtt q8h prn	
	血液传染病学检查（包括乙型肝炎、丙型肝炎、梅毒、艾滋病等）
	心电图、超声心电图

续表

长期医嘱	临时医嘱
	胸部正侧位 X 线片和胸部 CT
	脊椎 X 线正侧位片
	腹部电脑超声、泌尿生殖系超声
	脊髓和头颅 MRI+ 增强 ❹
	神经电生理检查（包括肌电图、神经传导速度、视觉诱发电位、体感诱发电位、脑干听觉诱发电位、运动诱发电位等）
	脊髓 CTA 或脊髓 DSA　prn
	神经外科会诊、康复科会诊
	腰椎穿刺检查（脑脊液常规、生化、免疫、细胞学、革兰氏 / 抗酸 / 墨汁染色，血清及脑脊液病毒学检查、血 / 脑脊液抗 AQP4、抗 MOG 及血 / 脑脊液抗 Hu、mNGS 等） ❺

❶ 急性脊髓炎部分病例起病急骤，发展迅速，很快累及高颈髓或延髓，感觉障碍平面上升，瘫痪也由下肢迅速波及上肢和呼吸肌，出现吞咽困难、构音不清、呼吸肌麻痹，临床上称为上升性脊髓炎，此类患者需密切观察，悉心护理，给予吸氧、心电监测、鼻饲流质饮食，并书面通知家属病重。

❷ 急性脊髓炎应尽早启动大剂量静脉激素治疗，一般甲泼尼龙 500 ～ 1000mg/d 静脉滴注，连用 3 ～ 5d，继以口服泼尼松 1mg/kg（成人常以 60mg 开始），以后每周剂量减少 10 ～ 20mg，大约 4 周后停用。甲泼尼龙为中效糖皮质激素，可使患者的脊髓炎症反应和水肿明显减轻，大剂量应用可抑制脂质过氧化作用，并使脊髓神经兴奋性增加，在很大程度上促进神经生理功能恢复。以往也采取地

塞米松治疗，虽能在一定程度上改善急性脊髓炎患者的症状，但神经功能缺损的恢复较慢，且不良反应率较高。有文献报道，大剂量甲泼尼龙短程冲击疗法联合丙种球蛋白治疗可提高疗效。激素治疗效果不佳者也可血浆置换，对慢性复发性脊髓炎后难治性脊髓炎，可进行免疫调节治疗，如环磷酰胺、吗替麦考酚酯或利妥昔单抗。

❸ 急性脊髓病变应首先通过影像学检查排除脊髓压迫症，其次通过血、脑脊液等实验室检查排除感染性病因，包括梅毒、莱姆、HIV、支原体及各种病毒（如肠道病毒、西尼罗病毒、疱疹病毒、HTLV-1、Zika 病毒）。神经结节病和副肿瘤综合征也报道与脊髓炎有关，故需行胸部 CT、血清 ACE、肿瘤标志物等筛查。另外，自身免疫性疾病如强直性脊柱炎、抗磷脂综合征、贝赫切特综合征、混合性结缔组织病、类风湿关节炎、硬皮病、干燥综合征和系统性红斑狼疮等需要进一步排除。对于炎性脱髓鞘病如多发性硬化症、视神经脊髓炎谱系病和急性播散性脑脊髓炎（包括抗 MOG 相关疾病）也经常出现脊髓炎表现，故须通过相应检查排除。

❹ 脊髓核磁共振＋增强是脊髓病变的重要检查，可明确脊髓病变的部位、性质、范围及程度。急性脊髓炎患者通常病变段脊髓增粗，脊髓肿胀、充血、水肿，灰质与白质边界不清，病变节段髓内多发片状病灶，T1WI 呈现低信号，T2WI 呈现高信号，增强扫描后可见强化或强化不明显。病变严重者晚期出现脊髓萎缩。建议同时行头颅 MRI 检查与颅内炎性脱髓鞘病鉴别。

❺ 急性脊髓炎腰穿检查可见脑脊液白细胞数增多，以淋巴细胞为主，蛋白质水平通常轻度增高，IgG 指数增高，但脑脊液压力可正常或轻度升高，压颈试验正常，提示椎管通畅，若脊髓严重肿胀造成椎管不完全阻塞也可出现动力学试验异常。应同时完善寡克隆区带，抗 AQP4 和抗 MOG 等与多发性硬化、视神经脊髓炎谱系疾病和抗 MOG 相关疾病鉴别。

注：1. 横贯性脊髓炎（transverse myelitis，TM）是一组获得性局灶性炎性疾病，通常表现为急性起病的肌无力、感觉障碍和直肠 / 膀胱功能障碍。TM 可以独立发生，也常为感染后的并发症，或作为其他神经炎性疾病的一部分，包括急性播散性脑脊髓炎（ADEM）、多发性硬化（MS）、视神经脊髓炎谱系疾病（NMOSD）

和急性弛缓性脊髓炎（acute flaccid myelitis，AFM）。急性脊髓炎又称为急性横贯性脊髓炎（ATM），指病因不明的特发性脊髓炎，因多数患者在发病前1～4周有上呼吸道感染、发热等病毒感染症状，因此推测其发病可能与病毒感染后自身免疫反应有关，而并非直接感染所致。ATM通常急性或亚急性起病，出现病损平面以下肢体瘫痪、传导束性感觉障碍和膀胱/直肠功能障碍。急性脊髓炎可发生在脊髓的任何水平，最常发生在胸髓，以T3～T5最常见，多为横贯性、双侧损伤，灰白质均受累，也可部分或不对称地累及脊髓。该病持续时间可短至3～6个月，也可造成永久性瘫痪。

2. 急性脊髓炎任何年龄均可发病，青壮年居多，两个发病高峰分别为10～20岁和30～40岁，男女比例相同，半数患者病前1～2周有上呼吸道感染或胃肠道感染的病史，或有疫苗接种史。受凉、劳累、外伤常为发病诱因。该病起病较急，首发症状多为双下肢无力、麻木、病变相应部位的背痛，病变节段有束带感，多在2～3d内（4h至21d）症状进展至高峰，同时出现病变水平以下肢体瘫痪、感觉障碍、尿便障碍，呈脊髓完全横贯性损害。早期常为脊髓休克，表现为四肢瘫或双下肢弛缓性瘫痪，肌张力低下，腱反射消失，病理征阴性。脊髓休克期可持续3～4周，休克期过后，肌力从远端开始恢复，损伤节段以下锥体束征阳性，肌张力及腱反射逐渐恢复；脊髓炎的感觉障碍表现为脊髓损害平面以下深浅感觉均消失，感觉消失区上缘常有感觉过敏带或束带感；脊髓炎的自主神经功能障碍早期表现为尿潴留，膀胱无充盈感，呈无张力性神经源性膀胱。随着病情好转，膀胱容量减少，脊髓反射逐渐恢复，出现反射性神经源性膀胱。患者的运动症状因受累脊髓的水平而异。上颈髓病变（C1～C5）可累及四肢，如果病变累及膈神经（C3～C5），可导致膈肌功能障碍和呼吸衰竭；下颈髓（C5～T1）病变表现为上肢的上、下运动神经元体征和下肢的纯上运动神经元体征。颈髓病变约占病例的20%。胸髓（T1～T12）病变可引起下肢的上、下运动神经元体征。胸髓是最常受影响的节段，约占70%。腰骶段（L1～S5）病变也可导致下肢的上、下运动神经元体征。腰髓病变约占病例的10%。感觉症状通常影响病变的水平，或病变节段上方或下方的某个水平。病变相应部位也可能出现背痛。

3. 诊断急性横贯性脊髓炎，首先必须排除压迫性脊髓病变，通常通过磁共振成像（MRI）进行。然后通过增强 MRI 或腰椎穿刺（LP）确认炎症。诊断标准包括以下 7 条，前 3 条最重要：a. 源于脊髓的感觉、运动或自主神经功能障碍；b.MRI 上 T2 高信号改变；c. 无脊髓压迫的证据；d. 双侧体征 / 症状；e. 有确切的感觉平面；f.MRI 增强提示脊髓炎症，脑脊液（CSF）检测示白细胞增多或 IgG 指数增高；g. 在 4h 至 21d 内达峰。该标准主要用于研究目的，临床诊断时并不要求全符合。

4. 急性脊髓炎是一种原因未明的炎症性脊髓病变，特点是具有双侧（但不需要对称）症状或体征，明确的感觉平面，脑脊液炎症或 MRI 强化的证据，病情在 4h 至 21d 内达峰。诊断急性脊髓炎需要排除其他脊髓炎性病变（如 MS、NMOSD、神经结节病、ADEM）以及脊髓压迫性、肿瘤性、血管性（脊髓梗死、脊髓硬脊膜动静脉瘘）、营养代谢性和感染性疾病等。2018 年 Zalewski 分析了 226 例初步诊断为特发性横贯性脊髓炎的患者，结果只有 18% 的患者最终诊断符合，而近 70% 的患者诊断为其他疾病，包括炎性脊髓病（多发性硬化、神经结节病、视神经脊髓炎谱系病、抗 MOG 相关疾病、ADEM 及副肿瘤疾病）和非炎性脊髓病（脊髓梗死、肿瘤、脊髓动静脉瘘、脊髓压迫症、营养缺乏及感染）。

5. 急性脊髓炎特别是休克期表现为弛缓性瘫痪，应与吉兰-巴雷综合征相鉴别（表 4-1），因二者均表现为快速进展的四肢感觉和运动丧失，临床极易误诊。

急性脊髓炎还需与下列疾病鉴别：

（1）急性脊髓压迫 脊髓功能完全丧失与急性脊髓炎症状相似，是由于外伤、急性硬膜外脓肿及血肿、脊柱结核和转移瘤对椎体损害而直接压迫脊髓引起，脊柱 CT 或脊髓 MRI 影像学可见髓外的异常信号。

（2）脊髓血管病 该类疾病发展较急性脊髓炎更为迅速，病情于 4h 内快速进展。a. 缺血性：在患有高血压、糖尿病等心血管危险因素的中老年患者中，可发生脊髓前动脉闭塞综合征，表现为闭塞动脉平面下运动、痛温觉及自主神经障碍，而深感觉保留，脊髓血管造影检查可见脊髓动脉的闭塞。而青年患者可因主动脉夹层表现

表 4-1 急性脊髓炎与吉兰-巴雷综合征的鉴别

临床特征	急性脊髓炎	吉兰-巴雷综合征
运动功能	截瘫或四肢瘫	上升性肌无力（早期下肢重于上肢）
感觉功能	通常可确定脊髓感觉平面	上升性感觉丧失（早期下肢重于上肢）
自主神经	早期丧失膀胱和直肠功能	心血管系统功能障碍
脑神经	不受累及	眼外肌麻痹或面瘫
电生理检查	EMG/NCV 可正常或 SEP 潜伏期中枢传导延长	EMG/NCV 确定周围神经病变：运动和（或）感觉神经传导速度减慢，远端潜伏期延长，传导阻滞、H 反射减少
MRI	通常为局部脊髓 T2 高信号伴有或无强化	正常
脑脊液	通常脑脊液白细胞增多和（或）IgG 指数增高	通常脑脊液蛋白质升高，而白细胞不升高

为胸背部疼痛伴脊髓缺血样损害，临床表现与急性脊髓炎相似，容易误诊并延误病情。b. 出血性：多见于脊髓动脉畸形的患者，脊髓的出血可引起局部剧烈的疼痛伴脊髓横贯性损害，腰椎穿刺可呈血性脑脊液，脊髓 MRI 可见留空的血管影，脊髓 CTA 或血管造影可明确诊断。

（3）放射性脊髓病 多见于患有上半身恶性肿瘤者，因长期行放射性核素治疗而引起脊髓横贯性损害，多发生于接触放射性核素 10 年内，病史有助于鉴别。

6. 脊髓炎性损害的严重程度及并发症的发生决定患者的预后情

况，多数无严重并发症的患者症状多于3～6个月逐渐缓解，而年龄较大、影像学提示脊髓广泛性长节段损害、脑脊液中高水平的IL-6、脊髓休克期持续时间较长及治疗不及时为预后不良的因素。急性脊髓炎的患者多表现为单向病程，少有复发，而在对急性脊髓炎患者长期随访中，部分复发型患者最终诊断为多发性硬化或视神经脊髓炎。

7. 本病的护理极为重要，应定时翻身，保持皮肤清洁，在骶尾部、足跟及骨隆起处放置气圈，防止压力性损伤；按时翻身、拍背、吸痰，防治坠积性肺炎；排尿障碍者应无菌导尿，留置尿管，定期放出尿液；尿便失禁者勤换尿布，保持会阴部清洁；上升性脊髓炎有呼吸肌麻痹者应尽早气管切开或使用呼吸机辅助呼吸，吞咽困难者应予鼻饲。如果出现呼吸道和泌尿道感染，应及时应用敏感的抗生素治疗。

第二节　脊髓压迫症

长期医嘱	临时医嘱
神经内科护理常规	血常规、尿常、粪常规
一级护理 ❶	血清生化全套
普通饮食	凝血功能
病重通知　prn	血沉、C 反应蛋白（CRP）
维生素 B_1　100mg im qd	肿瘤标志物
维生素 B_{12}　500μg im qd	血液传染病学检查（包括乙型肝炎、丙型肝炎、梅毒、艾滋病等）
氨酚羟考酮　1 片 po tid prn❷	
20% 甘露醇　125 mL iv gtt q8h	腰椎穿刺检查（脑脊液常规、生化、细胞病理学，脑脊液革兰氏/抗酸/墨汁染色，脑脊液免疫学）❹
0.9% 氯化钠注射液　250mL 地塞米松　10mg ┃ iv gtt❸ qd	
	心电图、超声心电图
	胸部正侧位 X 线片或胸部 CT

续表

长期医嘱	临时医嘱
	腹部电脑超声、妇科多系统超声、泌尿系超声
	脊椎X线正侧位片 ❺
	脊髓MRI+增强 ❻
	神经外科或骨科会诊或肿瘤科会诊 ❼

❶ 急性脊髓压迫症因起病急，脊髓不能充分发挥代偿功能，多表现为脊髓横贯性损害，甚至脊髓休克，病变平面以下弛缓性瘫痪、各种感觉缺失、尿潴留等，此时须悉心护理，给予一级护理。

❷ 脊髓压迫症早期根痛期可出现神经根或脊膜刺激症状，表现为剧烈的疼痛，此时可口服或肌内注射镇痛药。

❸ 脊髓压迫性损害会造成硬膜外静脉丛受阻，静脉回流障碍可引起血管源性水肿，继而在炎性级联反应下产生前列腺素等炎性细胞因子。脊髓压迫症若非脊柱结核所致，可适当应用少量激素减轻脊髓水肿，缓解症状。但应注意避免激素副作用，给予补钾、补钙及保护胃黏膜等治疗。

❹ 腰穿脑脊液常规、生化及动力学变化对确定脊髓压迫症和脊髓受压程度很有价值。压颈试验可证明有无椎管梗阻。如压颈试验时压力上升较快而解除压力后下降较慢，或上升慢下降更慢，提示可能为不完全梗阻。椎管严重梗阻时出现脑脊液蛋白-细胞分离，细胞数正常，蛋白质含量超过10g/L，黄色的脑脊液流出后自动凝结称为弗洛因（Froin）综合征。通常梗阻越完全，时间越长，梗阻平面越低，蛋白质含量越高。需注意，在梗阻平面以下腰穿放出脑脊液和压颈试验可能会造成占位性病灶移位使症状加重。

❺ 脊椎X线平片可发现脊柱骨折、脱位、错位、结核、骨质破坏及椎管狭窄；椎弓根变形及间距增宽、椎体后缘凹陷或骨质破坏等提示转移癌。

❻ 脊髓 MRI+ 增强能清晰显示脊髓受压的程度及椎管内病变的性质、部位和边界等，是脊髓压迫症的重要检查。

❼ 脊髓压迫症的治疗首先是病因治疗，能手术者及早手术，解除脊髓压迫。急性脊髓压迫尤需抓住时机，力求 6h 内减压。某些恶性肿瘤或转移瘤手术后需进行化疗、放疗等。

注：1.脊髓压迫症是一组椎骨或椎管内占位性病变引起的脊髓受压综合征，病变呈进行性发展，最后导致不同程度的脊髓横贯性损害和椎管梗阻。其病因以肿瘤最为常见，如神经鞘膜瘤、髓内胶质瘤或硬膜外转移瘤。其次为炎症，如结核和寄生虫所致慢性肉芽肿，化脓性炎症血行播散所致硬膜外或硬膜下脓肿。另外，脊柱病变如脊柱骨折、脱位、椎间盘突出等以及寰椎枕化、颈椎融合畸形、颅底凹陷、椎管狭窄、脊膜膨出等也可损伤脊髓。

2.急性和慢性脊髓压迫症的临床表现不同。急性脊髓压迫症因脊髓无充分代偿时机，脊髓损伤严重，多出现脊髓休克，表现为病变平面以下弛缓性瘫痪、各种感觉消失、反射消失、尿潴留等。而慢性脊髓压迫症则进展缓慢，脊髓可充分发挥代偿机制，因此病变相对较轻。临床表现通常可分为三期。a.早期根痛期：出现神经根痛及脊膜刺激症状。b.脊髓部分受压期：表现为脊髓半切综合征。c.脊髓完全受压期：出现脊髓完全横贯性损害。

3.脊髓病变需进行纵向定位诊断和横向定位诊断。纵向定位以确定病变脊髓的节段，主要依据为根痛的部位、感觉减退区、腱反射改变和肌萎缩、棘突压痛及叩击痛等，其中感觉平面最具有定位意义。横向定位以确定病变部位处于髓内或髓外硬膜内或硬膜外。

4.脊髓压迫症的横向定位诊断见表 4-2。

5.本病需与脊髓蛛网膜炎鉴别，后者可继发于结核性或梅毒性脑脊髓膜炎，或继发于非特异性炎症，如病毒性脑脊髓膜炎，也可因多次椎管内注射药物或多次椎间盘手术、脊髓麻醉所致，病损多不对称，且可有病情波动，感觉障碍多呈根性、节段性或斑片状不规则分布，压颈试验可有梗阻，脑脊液蛋白质含量常增高，脊髓造影显示造影剂呈油滴状或串珠样分布。

6.脊髓压迫症预后取决于压迫的病因、脊髓损害的程度及病因可能解除的程度。髓外硬膜内肿瘤多为良性，手术切除后预后良

表 4-2 脊髓压迫症的横向定位诊断

项目	髓内病变	髓外硬膜内病变	硬膜外病变
早期症状	多为双侧	一侧进展为双侧	多一侧开始
根痛	少见	早期剧烈，部位明显	早期可有
感觉障碍	分离性	传导束性，一侧开始	多为双侧传导束性
痛温觉障碍	自上向下发展	自下向上发展	双侧自下向上发展
节段性肌无力和萎缩	早期出现明显	少见，局限	少见
锥体束征	不明显	早期出现一侧开始	较早出现，多为双侧
括约肌功能障碍	早期出现	晚期出现	较晚期出现
棘突压痛、叩击痛	无	较常见	常见
椎管梗阻	晚期出现	早期出现	较早期出现
CSF 蛋白质含量增高	不明显	明显	较明显
脊柱 X 线平片改变	无	可有	明显
脊髓造影完全缺损	脊髓梭形膨大	杯口状	锯齿状
MRI 检查	梭形膨大	髓外占位，脊髓转移	硬膜外占位，脊髓转移

好；髓内肿瘤则预后较差；髓外硬膜外多为转移性肿瘤，因不能手术只能放疗，预后最差；一般脊髓受压时间越短，脊髓功能损害越小，恢复的可能性越大；急性脊髓压迫因不能发挥其代偿功能，预后较慢性脊髓压迫差。

第三节　脊髓亚急性联合变性

长期医嘱	临时医嘱
神经内科护理常规	血常规 + 网织红细胞计数 ❸
一级护理	尿常规、粪常规 + 隐血试验
普通饮食	血清生化全套
维生素 B_1　100mg im qd	凝血功能检测
维生素 B_{12}　1000 μg im qd❶	血沉、C 反应蛋白
枸橼酸铁胺　10mL po tid❷	血液系统（血清叶酸、维生素 B_{12}、铁蛋白）血清同型半胱氨酸或甲基丙二酸水平 ❹
叶酸　5mg po qd	
	免疫全套 + 胃壁细胞抗体 + 内因子抗体 ❺
	骨髓穿刺 + 涂片（prn）
	胃液分析、胃蛋白酶原及胃泌素测定
	肿瘤标志物
	血液传染病学检查（包括乙型肝炎、丙型肝炎、梅毒、艾滋病等）
	腰椎穿刺检查（脑脊液常规、生化、免疫学，抗 AQP4 抗体，抗 HTLV-1 抗体）　prn
	亚甲基四氢叶酸还原酶（MTHFR）基因检测 ❻

续表

长期医嘱	临时医嘱
	心电图
	胸部正侧位X线片或胸部CT
	腹部电脑超声、妇科多系统超声、泌尿系超声
	脊髓MRI（或＋头颅MRI）❼
	神经电生理检查（包括肌电图、神经传导速度、视觉诱发电位、体感诱发电位、脑干听觉诱发电位、运动诱发电位等）
	神经外科会诊
	神经营养科会诊

❶ 脊髓亚急性联合变性（SCD）是由于维生素 B_{12} 缺乏导致的神经系统变性疾病，应及早开始给予大剂量维生素 B_{12} 治疗，否则会造成不可逆性神经损伤。可维生素 B_{12} 肌内注射，1000μg/d，连续4周或病情不再进展之后调整为1000μg/次，每周2～3次，2～3个月后，1000μg/月维持或改为口服治疗。如果不能耐受肌内注射治疗，则给予口服治疗，初始剂量为1000～2000μg/d，4周后改为50～150μg/d。肌内注射或口服治疗持续时间取决于维生素 B_{12} 的缺乏原因。如果原因不可逆转，则治疗应持续终身。合用维生素 B_1 对周围神经受损者效果更好。内因子抗体和（或）抗胃壁细胞抗体阳者需要长期大量肌内注射维生素 B_{12} 治疗。

❷ 贫血患者也可加用琥珀酸亚铁或枸橼酸铁口服。若有恶性贫血者，建议加用叶酸5～10mg，日3次口服与维生素 B_{12} 联合应用。不宜单独使用叶酸，否则会加重神经精神症状。

❸ 维生素 B_{12} 是核蛋白合成及髓鞘形成必需的辅酶，其缺乏引起髓鞘合成障碍导致神经病变；维生素 B_{12} 还参与血红蛋白的合成，其缺乏常引起恶性贫血，血常规检查显示典型的巨幼红细胞贫血，平均红细胞体积（MCV）大于100fl，网织红细胞计数或正常或

降低。如果血清维生素 B_{12} 含量降低，注射维生素 B_{12} 1000μg/d，10 日后网织红细胞增多有助于诊断。需要指出的是，维生素 B_{12} 缺乏并不一定有贫血，SCD 治疗前的神经损害程度与贫血程度之间无相关性，治疗后的贫血恢复程度与神经功能恢复程度也没有相关性。

❹ SCD 患者常见血清维生素 B_{12} 缺乏。维生素 B_{12} 缺乏的诊断标准：a.在不同时间内，两次血清维生素 B_{12} 水平 < 150pmol/L；b.在排除肾功能不全及维生素 B_6 或叶酸缺乏的基础上，同时血同型半胱氨酸 > 13μmol/L 或者甲基丙二酸 > 0.4μmol/L。血清维生素 B_{12} 浓度测定正常者并不能完全排除 SCD 的诊断。对于有典型临床特征者，即使血清维生素 B_{12} 在正常范围内，只要对维生素 B_{12} 治疗反应良好，仍应视为有维生素 B_{12} 缺乏。血清甲基丙二酸和同型半胱氨酸的检测是间接判定维生素 B_{12} 缺乏的方法。二者的升高可间接反映细胞内维生素 B_{12} 水平不足，以甲基丙二酸的特异性更高。应当注意的是，约 1/3 的叶酸缺乏者可出现维生素 B_{12} 缺乏，并伴有高同型半胱氨酸血症。

❺ 维生素 B_{12} 在胃液作用下很快与胃黏膜壁细胞分泌的内因子结合成内因子-维生素 B_{12} 复合物，运至回肠段，与回肠黏膜受体结合而被吸收入血，并与血液中转钴胺蛋白结合才被利用。内因子抗体、抗胃壁细胞抗体可导致维生素 B_{12} 吸收障碍。内因子抗体有 2 个亚型，一是针对内因子-维生素 B_{12} 结合的场所；二是针对内因子-维生素 B_{12} 复合体，抑制其与回肠的特异受体结合。故内因子抗体通过上述途径导致有效的维生素 B_{12} 不足，而血液中检测到的维生素 B_{12} 水平往往是正常的。文献报道，内因子抗体与维生素 B_{12} 转运蛋白 Ⅱ（TC Ⅱ）具高度亲和力和交叉作用，其与维生素 B_{12} 竞争和 TC Ⅱ 的结合，从而阻碍后者转入细胞内，引起细胞内维生素 B_{12} 低活性，导致 SCD 的发生。抗胃壁细胞抗体其靶抗原位于壁细胞内，此抗体可抑制含有内因子成分胃酸的分泌，并可引起胃黏膜变性加剧内因子分泌的不足，进一步影响维生素 B_{12} 的吸收。因此，对于有后索、侧索、周围神经、认知功能损害不同症状组合的患者，应将 SCD 作为鉴别诊断之一，建议行血清内因子和壁细胞抗体检查。临床症状加内因子和（或）壁细胞抗体阳性，可诊断 SCD。

❻ 亚甲基四氢叶酸还原酶（MTHFR）基因 *677TT* 突变可通过降低亚甲基四氢叶酸还原酶活性，影响同型半胱氨酸向蛋氨酸的转化（即 MTHFR 677 位点 TT 纯合突变与高同型半胱氨酸血症有关），从而影响了神经髓鞘的合成。因此，检测 MTHFR *C677T* 基因多态性可对 SCD 的早期诊断提供依据。

❼ 亚急性联合变性主要累及脊髓后索及侧索，严重时大脑白质、视神经和周围神经也可受累，因此应常规检查脊髓和头部核磁共振、肌电图、神经传导速度、视觉诱发电位和体感诱发电位等以判定神经受累的范围及程度。SCD 典型核磁表现为矢状位 T2WI 累及多个脊髓节段的长条状高信号，一般位于颈胸段，横断面可出现圆点征（后索受累为主）、小字征（后索及侧索均受累）、三角征（后索受累为主）、八字征或称反兔耳征、倒 V 字征（后索受累为主）。慢性病例则可表现为脊髓萎缩。典型者头部核磁共振可显示大脑白质和第四脑室周围高信号改变。电生理检查通常可发现神经传导速度减慢，复合肌肉动作电位和感觉神经动作电位波幅降低，肌电图发现失神经电位。视觉诱发电位则可见 P100 延长，体感诱发电位发现深感觉传导通路异常。磁刺激运动诱发电位可发现皮质至脊髓的传导时间延长。

注：1. 脊髓亚急性联合变性（subacute combined degeneration of the spinal cord，SCD）是由于人体对维生素 B_{12} 的摄入、吸收、结合、转运或代谢出现障碍导致体内含量不足，从而引起的中枢和周围神经系统变性疾病，主要累及脊髓后索、侧索及周围神经，临床表现为双下肢或四肢麻木、深感觉异常、共济失调、痉挛性瘫痪等，严重者大脑白质及视神经也可受累。

2. 维生素 B_{12} 又称钴胺素（cobalamin），是正常红细胞生成、核酸及核糖体合成与髓鞘形成等生化代谢中必需的辅酶，由膳食来源获得，如肉、蛋和乳制品。维生素 B_{12} 缺乏的病因（表4-3）。近年来，笑气（N_2O）滥用或职业暴露也可导致 SCD。N_2O 滥用可导致维生素 B_{12} 钴原子产生不可逆氧化反应，从而使维生素 B_{12} 失去活性，血清同型半胱氨酸和甲基丙二酸转化障碍，水平升高，同时甲硫氨酸合成障碍，神经系统髓鞘合成障碍和脱失，最终可导致 SCD。

表 4-3 维生素 B_{12} 缺乏的病因及疾病

吸收障碍	（1）胰源性 慢性胰腺炎、胰腺癌、胰腺切除 （2）胃源性 胃癌、萎缩性胃炎、全胃或部分胃切除、幽门梗阻 （3）肝源性 肝硬化、阻塞性胆管炎 （4）肠源性 小肠切除、肠瘘、节段性肠炎等 （5）其他 药物（秋水仙碱、新霉素、一氧化二氮、质子泵抑制剂、H_2 受体拮抗剂、二甲双胍）、硬皮病、淀粉变性等
食物中维生素 B_{12} 缺乏	
相对性或绝对性内因子缺乏	
维生素 B_{12} 需求增加（妊娠、产后、绦虫病等）	
胃壁细胞抗体和内因子抗体	
先天性 / 遗传性钴胺代谢障碍	（1）先天性缺乏内因子 （2）结合钴啉先天性缺陷 （3）肠皮细胞缺乏转运蛋白 （4）细胞内转运代谢缺陷：①钴胺转运蛋白 II 缺乏，②细胞内腺苷甲钴胺耗竭和（或）甲钴胺合成酶缺陷—钴胺 A-H 病

3. SCD 的诊断依据 中年以上起病，亚急性或慢性起病，症状逐渐加重，出现脊髓后索、侧索和周围神经的临床症状和体征，可有精神症状，应考虑本病可能。血清维生素 B_{12} 水平降低，或存在恶性贫血的证据，神经影像学和电生理检查存在典型的脊髓和周围神经病变，可明确诊断。

4. 氧化亚氮（N_2O），俗称笑气，曾作为一种吸入性麻醉镇痛药广泛应用于临床。同时，N_2O 广泛用于餐饮业做奶油发泡剂，是娱乐性 N_2O 滥用的主要来源；由于吸食后能给人带来欣快感、致幻感，娱乐性 N_2O 滥用一直在欧美盛行。一般情况下，健康人群少量吸食 N_2O 不会产生临床症状，但 N_2O 吸食量 > 80g/d，就可能会出现持久性的神经系统损害。而处于临床或亚临床状态维生素 B_{12} 缺乏的人群，即使少量吸食 N_2O 也会出现神经系统相应临床症状。N_2O 滥用可导致 SCD、脊髓病、脱髓鞘性多发性神经病、精神障碍，甚至恶性贫血和死亡。笑气滥用所致 SCD 以青少年多见，临床上多呈亚急性或慢性发病，渐进性加重，典型临床表现为双下肢或四肢麻木、深感觉障碍、感觉性共济失调、痉挛性瘫痪和周围神经损害。SCD 主要累及颈段或上胸段脊髓后索，若病情进展可累及侧索、前索和灰质。

5. 亚急性联合变性的预后取决于是否能够早期诊断和及时治疗。如能在起病 3 个月内积极治疗，多数可完全恢复；若充分治疗 6 个月至 1 年仍有神经功能障碍，则难以恢复；2 ~ 3 年后才治疗的，神经功能缺损可逐渐加重，甚至可能死亡。

第四节　脊髓血管病

长期医嘱	临时医嘱
神经内科护理常规	血常规、尿常规、粪常规 + 隐血试验
一级护理	
低脂低盐饮食	血清生化全套
或 糖尿病饮食	糖化血红蛋白
肠溶阿司匹林　100mg po qd❶	凝血功能
或 氯吡格雷　75mg po qd	血沉、C 反应蛋白（CRP）
阿托伐他汀钙　20mg po qn	血液传染病学检查（包括乙型肝炎、丙型肝炎、梅毒、艾滋病等）
氨酚羟考酮　5mg po bid	
	血清同型半胱氨酸
	抗心磷脂抗体

续表

长期医嘱	临时医嘱
	抗链球菌溶血素 O、类风湿因子、免疫全套、甲状腺功能、甲状腺相关抗体、抗中性粒细胞胞质抗体谱（ANCA）、肿瘤标志物、抗磷脂抗体、抗凝血酶Ⅲ、蛋白 S/C 等易栓症抗体等 ❷
	腰穿（脑脊液常规、生化、免疫、细胞学等）
	胸部正侧位 X 线片 / 胸部 CT
	脊柱 X 线正侧位片
	心电图、超声心动图、动态心电图（心电 Holter）、24h 动态血压测定
	双侧颈动脉 + 锁骨下动脉 + 椎动脉彩超
	主动脉弓超声
	经颅多普勒超声（TCD）
	肾动脉超声
	周围血管超声、下肢静脉系统超声
	脊髓 CT、脊髓 MRI+ 增强 ❸
	主动脉弓 MRA、脊髓 CTA
	选择性脊髓血管造影（DSA）
	PET-CT　prn
	神经电生理检查（肌电图、诱发电位等）　prn
	深静脉血栓的评估
	康复科会诊
	高压氧治疗　prn
	神经外科或介入科会诊

❶ 脊髓血管病分为缺血性、脊髓血管动脉瘤、脊髓动静脉分流病变和出血性四类。脊髓血管病的治疗应根据可能存在的病因进行处理，并预防并发症如深静脉血栓形成、压力性损伤、胃肠道应激性溃疡等，尽早开始功能训练。缺血性脊髓血管病的治疗原则同缺血性脑血管病，给予抗血小板聚集及他汀类降脂药物，低血压者应纠正血压，应用血管扩张药及促进神经功能恢复的药物，疼痛时给予镇静镇痛药；同时脊髓缺血的治疗策略旨在通过增加血压和脑脊液引流来增加脊髓灌注；高压氧适用于病因考虑为减压病者。血管炎患者可适当使用糖皮质激素。出血性脊髓血管病的治疗包括请神经外科和神经介入科会诊，协助诊断和治疗；对于脊髓硬膜下和硬膜外出血应紧急手术清除血肿，解除对脊髓的压迫，显微手术切除畸形血管；部分动静脉畸形和动静脉瘘可通过介入手段栓塞治疗；根据情况予以脱水剂止血剂。脊髓血管畸形应尽早行畸形血管结扎术、介入栓塞术、手术切断引流静脉。症状性动静脉畸形除了Ⅰ型髓周瘘，所有脊髓动静脉畸形的治疗选择是在全面地选择性脊髓造影后，用弹簧圈、硅橡胶或明胶海绵制成的栓子进行血管内栓塞。脊髓海绵状血管瘤可行显微镜下外科瘤体切除。

❷ 脊髓血管病的病因复杂，应有选择地进行检查明确。

a.缺血性脊髓血管病约占卒中1.2%，约75%无明确病因，已知病因包括主动脉疾病（动脉粥样硬化、动脉瘤、夹层、主动脉缩窄）、医源性（主动脉手术和介入放射学）、椎动脉夹层及闭塞、动脉或心脏栓塞、纤维软骨栓塞、血液高凝状态（如镰状细胞病、抗磷脂综合征、恶性肿瘤）、减压病、脉管炎、源自心脏骤停的全身性低血压或大脑半球低灌注，血管畸形以及源自椎间盘和创伤的根髓动脉受压等。

b.脊髓血管动脉瘤非常少见，发病高峰在20～30岁，性别无区别，脊髓前动脉瘤较多见，其中以颈段（约50%）或胸段（约30%）为主。

c.脊髓动静脉分流病变约占中枢神经系统动静脉分流病变的10%，分为四型：Ⅰ型为硬脊膜动静脉瘘；Ⅱ型为髓内瘤样动静脉畸形；Ⅲ幼稚型AVM（Cobb's综合征）；Ⅳ型为硬膜内髓周动静脉瘘。

d. 出血性脊髓血管病：表现为蛛网膜下腔出血（SAH）、硬膜外血肿（EDH）和硬膜下出血（SDH），脊髓 SAH 是自发性，EDH 和 SDH 多因凝血功能障碍和血管畸形，其他病因包括外伤、肿瘤等。

❸ 神经影像和血管检查对脊髓血管病的诊断是必须的，特别是脊髓 MRI 与选择性脊髓血管造影（DSA）检查对脊髓血管病的诊断和鉴别诊断有重要价值。对于缺血性脊髓血管病，CT 平扫无特殊意义，脊髓 MRI 是首选的诊断手段。因为只有 50% 患者在发病 24h 显示 T2 高信号，故急性期行 MRI 目的是排除其他急性非创伤性横贯性脊髓病变。脊髓前动脉梗死者，可显示以前角为中心的长 T1 长 T2 信号，DWI 高信号，最常见的是类似 "猫头鹰眼" 或 "蛇眼"（横断面上双侧腹角 T2 高信号，矢状面上前索 "铅笔样" T2 高信号），病灶可轻度强化。随着梗死的慢性化，脊髓萎缩和软化也会相继发生。对于主动脉术等围手术期出现脊髓梗死，应紧急行胸部 / 腹部 CTA，排除主动脉夹层 / 闭塞；高位颈髓梗死为排除椎动脉夹层或血管畸形可行 CTA、MRA、DSA 等评估血管情况。完善头颅 MRI、血清水通道蛋白 4-IgG、少突胶质细胞髓磷脂糖蛋白-IgG 有助于与感染或免疫炎性疾病鉴别。

对于脊髓血管畸形（脊髓血管动脉瘤或脊髓动静脉分流病变），CT 可显示脊髓局部增粗、出血等，增强后可发现血管畸形。部分脊髓海绵状血管瘤在 CT 上有广泛的钙化。脊髓 MRI 有助于发现椎管内动静脉畸形、海绵状血管瘤及复合性动静脉畸形等。硬脊膜动静脉瘘在 MRI 显示脊髓水肿和髓周血管扩张是其特征性表现，若 T2 无高信号或 "流动空洞"（髓周静脉充盈）可排除此病因。脊髓动静脉畸形在 MRI 上无法区分类型，其典型表现是一团扩张、位于髓内和髓周的血管，在 T2 上显示流空，在 T1 上根据流速和方向，显示为混合的高信号和低信号的管状结构。脊髓海绵状血管瘤在 T2 表现为边界清楚、大小不等的病灶，边缘呈低信号，中心不均匀，通常是高信号；病灶很少强化。脊髓血管 CTA 能初步诊断脊髓血管畸形的亚型，显示脊髓血管畸形的供血动脉和引流静脉；主动脉弓 MRA 或 CTA 有助于发现动脉夹层和动脉瘤。硬脊膜动静脉瘘在 MRA 上蛇形髓周静脉血流占 80% ~ 95%。选择性脊髓 DSA 是目前确诊和分类脊髓血管病的最佳方法。当临床表现和 MRI 提示血管畸形时，进一步行 DSA，可明确区分脊髓血管畸形的类型，显示畸形血管的大小、范围和与脊髓的关系，有助于指导治疗。

对于出血性脊髓血管病，CT 可显示出血部位高密度影。脊髓出血急性期脊髓 MRI 显示病灶呈等 T1，亚急性期为 T1 高信号，慢性期 T1 低信号；出血最初 12h T2 高信号，随后的急性期、亚急性期、慢性期是 T2 低信号。

注：1. 脊髓的浅动脉系统即在脊髓表面血液供应有两个动脉系统，分别是 a. 沿着脊髓长轴延伸的纵向动脉干，由脊髓前动脉（ASA）和两个脊髓后动脉（或后外侧）（PSA）构成；b. 覆盖脊髓周边的软脑膜丛。三个主要脊髓动脉的分支包围脊髓，并形成丰富的吻合网络，成为血管冠。脊髓前动脉通常起源于两个椎动脉，通常在枕骨大孔水平由椎动脉颅内段的降支汇合而成。其供血范围占脊髓横断面的 2/3～4/5（包括前联合、前角、Clarke 核、楔束前部和薄束、脊髓丘脑束和皮质脊髓束）。ASA 沿着脊髓前沟下行（中断不定）至脊髓圆锥。由于其长轴很长需要通过前神经根髓动脉提供额外的动脉供应，以维持整个脊髓血流，因此 ASA 不是单一直动脉，而是一系列连续的吻合血管环。由于供应 ASA 的相邻神经根髓动脉升支和降支的血流方向相反，因此在每个区域的边界都存在分水岭区域，亦是脊髓分水岭梗死的常见区域。颈髓前动脉最重要的供应血管是位于脊髓 C4～8 节段之间的颈膨大动脉，多起源于一侧或两侧椎动脉，因此，椎动脉的损伤、闭塞或夹层，都可能导致颈髓梗死。在胸腰段脊髓，最重要的前神经根髓动脉是 Adamkiewicz 动脉（AKA），起源于某肋间动脉，75% 的人 AKA 位于 T8 至 L2，最新报道出现在 T5 至 L3。AKA 在到达 ASA 时形成经典的"发夹"环时，并发出一个细的上行分支和一个较大的下行分支。胸段和上腰段脊髓极易受缺血损害，是因为 AKA 和 ASA 交界处下方的脊髓只有很少的动脉分支供应。脊髓后动脉通常起源于椎动脉的枕前部或小脑后下动脉，其供血范围占脊髓横断面的 1/5～1/3（包括脊髓后柱、背侧灰质、脊髓外侧柱的浅背侧）。两个 PSA 由同侧椎动脉或小脑下动脉分支发出于枕骨大孔水平，其沿脊髓的左右后外侧表面走形（因此称为脊髓后外侧动脉），从不同水平接受来自后神经根髓动脉的供应。在脊髓动脉造影检查时，可

于多个层面（通常可多达 6 ~ 10 个层面）见到配对出现，且起源不一的脊髓后动脉。两条脊髓后动脉通过脊髓表面的血管丛与脊髓前动脉相互联通，这类血管丛在脊髓圆锥水平最为明显。

脊髓实质固有动脉系统分为中央系统和外周系统。中央系统由中央动脉组成，起源于门静脉并进入前正中裂，在左侧或者右侧穿入脊髓后，以分离式分支形态分布于灰质内。外周系统由小的穿支组成，起源于软脑膜神经丛，分布于脊髓周围，向心进入白质。脊髓通过复杂的纵向和横向吻合以免受缺血。在硬膜外，节段动脉之间的相互连接可以弥补神经根动脉的近端闭塞，而在硬膜内，脊髓前动脉和后动脉代表一个从不同水平加强的纵向吻合系统。后动脉系统和前动脉系统在锥体水平上通过"篮状"吻合和内部动脉的横向吻合相互连接，这些动脉由血管冠状软膜网络相互连接。

2. 脊髓固有静脉系统分为内在系统和外在（浅）系统。内在静脉系统分为沟静脉（中央静脉）和放射冠静脉（外周静脉），但他们引流的区域与中央和外周动脉系统所容纳的区域并不对应。沟静脉收集前角内侧两侧、前灰质联合、前索白质的血液。放射冠静脉起源于侧角灰质周边的毛细血管、Clarke 背核或白质。他们被引导到脊髓表面，形成静脉环，最终汇入浅静脉系统。脊髓浅静脉系统在脊髓软脑膜水平，血液汇聚在脊髓前、后静脉，后通过前、后根髓静脉与椎内（硬膜外）静脉丛相通。椎内静脉丛通过椎间静脉与椎外静脉丛相连。脊椎静脉丛是沿着脊髓长轴的无阀门系统，当颅外发生感染、肿瘤等时可通过脊椎静脉丛侵入颅内。

3. 缺血性脊髓血管病的临床表现通常根据闭塞动脉、梗死的部位及其范围、随着时间的推移症状的演变。其分类包括以下几种。

（1）脊髓短暂性缺血发作　缺血的症状是一过性的，典型表现为间歇性跛行和下肢远端发作性无力，表现为行走一段距离后单侧或双侧下肢沉重、无力甚至瘫痪，休息或使用血管扩张药后缓解，间歇期无症状。脊髓短暂性缺血发作应与血管性间歇性跛行和马尾性间歇性跛行相鉴别。血管性间歇性跛行系下肢动脉脉管炎或微栓子反复栓塞所致，表现为下肢间歇性疼痛、无力、苍白，皮温低，足背动脉搏动减弱或消失，多普勒超声检查有助于诊断；马尾性间歇跛行是由腰骶椎管狭窄、椎间盘突出，压迫 L5 至 S1 神经根，表现为腰骶区疼痛，行走时症状加重，休息后减轻，腰前屈时症状减轻，后仰时加重，感觉症状重于运动症状。

（2）脊髓梗死 包括脊髓前动脉综合征（即脊髓前2/3综合征，以中胸段或下胸段多见，首发症状常为突发病变水平根性疼痛或弛缓性瘫痪，脊髓休克期后转为痉挛性瘫痪，出现锥体束征，因后索一般不受累而出现传导束型分离性感觉障碍，痛温觉缺失而深感觉保留，尿便障碍较明显）；脊髓后动脉综合征，由于多条传入动脉供应脊髓后动脉，故少见；中央动脉综合征（沟动脉闭塞）。

（3）脊髓血管栓塞 多由心源性栓塞所致。脊髓缺血相关神经系统综合征见表4-4。

表4-4　脊髓缺血相关神经系统综合征

综合征	临床表现
脊髓前动脉综合征（中央髓质综合征，ASA）	最常见的脊髓梗死，通常是双侧病变，梗死水平弛缓性瘫痪，梗死水平以下（痉挛）截瘫或四肢瘫痪，Babinski 征阳性，分离性感觉障碍（疼痛和温度觉消失，本体感觉和振动觉相对正常），可能伴有自主神经功能障碍（如膀胱和肠道功能障碍、性功能障碍、大小便功能障碍）、Horner's 征
"桶中人"综合征	脊髓前动脉部分梗死，病变局限于脊髓前动脉中央区；双侧上肢近端弛缓性瘫痪，下肢无运动障碍及无感觉障碍
脊髓沟动脉综合征（spinal sulcal artery, SSA）	梗死水平以下的同侧弛缓性瘫痪痉挛性瘫痪（半），对侧分离性感觉障碍
脊髓后动脉（PSA）综合征	本体感觉（触觉和震动觉）障碍，共济失调步态
Adamkiewicz 动脉综合征	完全（不全）横贯性脊髓综合征：梗死水平弛缓性瘫痪，梗死水平以下（痉挛性）截瘫，Babinski' 征阳性，完全（不全）感觉障碍，膀胱和肠道功能障碍

4.出血性脊髓血管病包括蛛网膜下腔出血、硬膜外血肿和硬膜下出血。其临床表现均可出现剧烈的背痛、截瘫、括约肌功能障碍，病变水平以下感觉缺失等急性横贯性脊髓损伤表现。脊髓蛛网膜下腔出血表现为突发背痛、脑膜刺激征和截瘫等；如仅为脊髓表面血管破裂可能只有背痛而无脊髓受压表现。

5.脊髓血管畸形包括脊髓血管动脉瘤、脊髓动静脉分流病变包括动静脉畸形（AVM）、海绵状血管瘤、硬脊膜动静脉瘘等。其中以 AVM 多见，可发生于脊髓任何节段，由扩张迂曲的异常血管形成网状血管团及供血动脉和引流静脉组成。临床以突然发病和症状反复出现为特点，多数患者以剧烈根性疼痛起病，有不同程度的截瘫、呈根性或传导束性分布的感觉障碍及尿便障碍，少数以脊髓蛛网膜下腔出血为首发症状。

6.脊髓短暂性缺血发作典型表现为间歇性跛行和下肢远端发作性无力，表现为行走一段距离后单侧或双侧下肢沉重、无力甚至瘫痪，休息或使用血管扩张药后缓解，间歇期无症状。脊髓短暂性缺血发作应与血管性间歇性跛行和马尾性间歇性跛行相鉴别。血管性间歇性跛行系下肢动脉脉管炎或微栓子反复栓塞所致，表现为下肢间歇性疼痛、无力、苍白，皮温低，足背动脉搏动减弱或消失，多普勒超声检查有助于诊断；马尾性间歇跛行是由腰骶椎管狭窄、椎间盘突出，压迫 L5 至 S1 神经根，表现为腰骶区疼痛，行走后症状加重，休息后减轻，腰前屈时症状减轻，后仰时加重，感觉症状重于运动症状。

7.脊髓静脉高压综合征指一组由脊髓及其周围结构的血管性病变，导致脊髓静脉回流受阻、脊髓静脉压力增高而产生的脊髓神经功能缺损综合征。其最常见原因为硬脊膜动静脉瘘（SDAVF），多表现为进行性加重的双下肢无力、感觉障碍、尿便障碍。选择性脊髓动脉造影是诊断本综合征的金标准。SDAVF 的发病机制考虑：瘘→脊髓动静脉压力梯度紊乱→静脉回流障碍→静脉高压、缺氧→毛细血管瘀滞→小动脉缺血→脊髓坏死。注意：SDAVF 的供血动脉多为高阻力血流，故病灶周围组织很少发生"盗血现象"；引流静脉的压力可传递，致使远端压力高于近端，引起临床瘘口部位与脊髓节段障碍不符合；根性症状部位常为瘘口位置；病情可呈复发-缓解。

脊髓 MR 可见脊髓背侧软脊膜表面硬膜囊内串珠状或管状流空影，流空影粗大、集中的部位常为瘘口位置；髓内异常信号病灶（主要为血管源性水肿或静脉性梗死）；可见部分强化，提示 BBB 破坏；瘘口小时 T1 增强可见轻度扩张的静脉。SDAVF 的治疗原则：尽早手术，闭塞瘘口和静脉起始端。手术方法：介入栓塞瘘口（首选）、手术结扎供养动脉、手术切除引流静脉和瘘口电灼阻断术等。一旦瘘口消失，症状可戏剧般在术后第 1d 或几周内明显好转。若瘘口未完全阻断，则可复发。

8. 纤维软骨性栓塞是指脊髓多数血管被间盘髓核突然堵塞造成脊髓卒中。突发颈背部疼痛，数分钟内出现急性脊髓横贯性损伤，全部的运动感觉及括约肌功能丧失，发病时少数有外伤或进行体育活动、搬运等活动。本病腰穿脑脊液多正常，尸检病例发现脊髓多处小动脉和小静脉被典型的纤维软骨栓塞，脊髓梗死坏死。该病造成脊髓缺血的可能机制是，来自纤维软骨盘的髓核碎片通过小静脉进入了脊髓骨髓和脊髓静脉系统，随后，在静脉系统压力增大的情况下，这些栓塞物质通过不同的接合通路进入了脊髓动脉，并导致栓塞形成。患者发病前往往有 Valsalva 动作、用力或轻微外伤史等，支持这一观点。

第五章　锥体外系疾病

第一节　帕金森病

长期医嘱	临时医嘱
神经内科护理常规	血常规、尿常规、粪常规
一级护理	血清生化全套（肝肾功能、电解质、血糖、血脂等）、前白蛋白
普通饮食（避免高蛋白质饮食）	
测血压（卧立位血压）　qd	
普拉克索　0.125mg po tid❶	凝血功能
雷沙吉兰　0.5～1.0mg po qd	血沉、C反应蛋白（CRP）
美多芭　62.5mg po tid（餐前1h或餐后1.5h）❷	血清同型半胱氨酸
	抗心磷脂抗体
莫沙必利　5mg po tid（服美多巴前半小时）	甲状腺功能、抗甲状腺球蛋白抗体、抗甲状腺过氧化物酶抗体
恩托卡朋　100mg po tid	
苯海索　1mg po bid	血液传染病学检查（包括乙型肝炎、丙型肝炎、梅毒、艾滋病等）
金刚烷胺　100mg po bid	
劳拉西泮　0.5mg po qn prn	
	肿瘤标志物
	血清铜蓝蛋白、铜氧化酶活力
	胸部正侧位X线片
	心电图、动态心电图、动态血压　prn
	超声心动图
	经颅多普勒超声（TCD）
	双侧颈动脉＋锁骨下动脉＋椎动脉彩超

续表

长期医嘱	临时医嘱
	腹部超声、泌尿生殖系超声
	头颅 MRI 检查（MRI+SWI+Flair+MRS）❸
	PET 或 SPECT prn
	黑质超声❹
	神经电生理（肛门括约肌、震颤分析）❺
	Hoehn-Yahr 分级，统一帕金森病评分量表（UPDRS）评测❻
	眼科会诊（视力、视野、眼压、眼底、K-F 环等）
	功能神经外科会诊（DBS）❼
	神经心理评定（汉密尔顿焦虑、抑郁量表评分，MMSE，MoCA、淡漠量表、NPI、PSQI、PDQL-39、ADL 等）
	康复科会诊（运动、平衡、吞咽康复训练）
	基因筛查 prn❽

❶ 帕金森病（parkinson's disease，PD）根据临床症状严重度的不同，将 Hoehn-Yahr 分级 1.0 ～ 2.5 级定义为早期（3 ～ 5 级定义为中晚期，表 5-1）。一旦早期诊断，即应开始早期治疗。早期治疗分为非药物治疗（如运动康复、心理支持等）和药物治疗。药物治疗多以单药开始，也可采用两种不同作用机制（针对多靶点）的药物小剂量联合应用，力求疗效最佳，维持时间更长，而急性不良反应和运动并发症发生率更低。指南推荐，对于早发型 PD 患者，若不伴智能减退，可选择：a. 非麦角类多巴胺受体激动剂（dopamine receptor agonists，DAs）；b. 单胺氧化酶 B 型抑制剂（monoamine

表 5-1　帕金森病 Hoehn-Yahr（H-Y）分期

分期	临床表现
0 期	无体征
1 期	单侧患病
1.5 期	单侧患病，并影响到躯干中轴的肌肉，或另一侧肢体可疑受累
2 期	双侧患病，未损害平衡
2.5 期	轻度双侧患病，姿势反射稍差，但是能自己纠正
3 期	双侧患病，有姿势平衡障碍，后拉试验阳性
4 期	严重的残疾，但是能自己站立或行走
5 期	生活不能自理，在无他人帮助的情况下，只能卧床或局限于轮椅中

oxidase type B inhibitor，MAO-BI）；c. 复方左旋多巴；d. 儿茶酚-O-甲基转移酶抑制剂（COMTI）恩他卡朋双多巴片；e. 金刚烷胺；f. 抗胆碱能药。伴智能减退，应选择复方左旋多巴。首选药物并非按照以上顺序，需根据不同患者的具体情况，而选择不同方案。若顺应欧美治疗指南首选 a. 方案，也可首选 b. 方案，或可首选 c. 方案；若因特殊工作之需，力求显著改善运动症状，则可首选 c. 或 d. 方案；也可小剂量应用 a. 或 b. 方案时，同时小剂量合用 c. 方案；若考虑药物经济因素，对强直少动型患者可首选 e. 方案，对震颤型患者也可首选 f. 方案。对于晚发型 PD 患者，一般首选复方左旋多巴治疗。随症状加重、疗效减退时可添加 DAs、MAO-BI 或 COMTI治疗。抗胆碱能药尽可能不用，尤其老年男性患者，易有较多不良反应。

❷ 目前临床上有六类可以有效改善帕金森病的药物，其中MAO-BI（雷沙吉兰和司来吉兰）和 DAs（罗匹尼罗）可能具有疾病修饰的作用。每一类药物都有各自的优势和劣势，在临床选择药物时应充分考虑到以患者为中心，根据患者的个人情况，如年龄、症状表现、疾病严重程度、共患病、工作和生活环境等进行药物选

择和调整。

a. 复方左旋多巴（美多芭、卡比双多巴）：左旋多巴可补充黑质纹状体内左旋多巴的不足，是 PD 药物治疗中最有效的对症治疗药物。但大多数患者随着疾病进展和左旋多巴长期使用会产生运动并发症，包括症状波动和异动症。与左旋多巴的治疗时间相比，高剂量的左旋多巴和长病程对异动症的发生风险影响更大，因此，早期并不建议刻意推迟使用左旋多巴，特别对于晚发型 PD 患者或者运动功能改善需求高的较年轻患者，复方左旋多巴可以作为首选，但应维持尽可能低的有效剂量。复方左旋多巴常释剂具有起效快之特点，而缓释片（息宁）具有维持时间相对长，但起效慢、生物利用度低。复方左旋多巴初始用量为 62.5 ～ 125.0mg，2 ～ 3 次 /d，根据病情而逐渐增加剂量至疗效满意和不出现不良反应的适宜剂量维持，餐前 1 h 或餐后 1.5 h 服药。早期应用小剂量（≤ 400mg/d）并不增加异动症的发生。在左旋多巴类药物之前半小时服用多潘立酮或莫沙必利，能促进左旋多巴药物的吸收，减轻左旋多巴类药物的外周副作用。活动性消化性溃疡者慎用，闭角型青光眼、精神病患者禁用。

b. 多巴胺受体激动剂：可直接刺激突触后膜多巴胺 D1、D2 受体，有麦角类 DAs 和非麦角类 DAs，因麦角类可能引起瓣膜病变的严重不良反应，现临床主要采用非麦角类，并作为早发型患者病程初期的首选药物，包括普拉克索（森福罗）、罗匹尼罗、吡贝地尔（泰舒达）、罗替高汀和阿扑吗啡，药物之间的剂量转换为：普拉克索：罗匹尼罗：罗替高汀：吡贝地尔：阿扑吗啡 ＝ 1：5：3.3：100：10。在 PD 早期左旋多巴和 DAs 均小剂量联合使用，可发挥协同效应和延迟剂量依赖性不良反应，早期添加 DAs 可能推迟异动症的发生。普拉克索初始剂量为 0.125mg，每日 2 ～ 3 次，每周增加 0.125mg，每日 3 次，一般有效剂量为 0.50 ～ 0.75mg，每日 3 次，最大剂量不超过 4.5mg/d。罗匹尼罗初始剂量为 0.25mg，每日 3 次，每周增加 0.75mg 至每日 3 mg，一般有效剂量为每日 3 ～ 9mg，分 3 次服用，最大日剂量为 24 mg；吡贝地尔缓释剂初始剂量为 50mg，每日 1 次，第 2 周增至 50mg，每日 2 次，有效剂量为 150mg/d，分 3 次口服，最大剂量不超过 250mg/d。

c. MAO-BI：包括第一代司来吉兰及第二代雷沙吉兰，以及双通道阻滞剂沙芬酰胺、唑尼沙胺。MAO-BI 主要推荐用于治疗早期帕金森病患者，特别是早发型或者初治的 PD 患者，也可用于进展期的 PD 患者的添加治疗。在改善运动并发症方面，雷沙吉兰相对于司来吉兰证据更充分。司来吉兰的用法为 2.5 ～ 5.0mg，每日 2 次，在早晨、中午服用，勿在傍晚或晚上应用，以免引起失眠，或与维生素 E 2000U 合用；雷沙吉兰的用量为 1mg，每日 1 次，早晨服用。胃溃疡者慎用，禁止与 SSRIs、SNRIs 以及三环类抗抑郁药联用。停用氟西汀与开始服用雷沙吉兰应至少间隔 5 周；停用雷沙吉兰与开始服用氟西汀或氟伏沙明应至少间隔 14d。

d. COMTI：通过抑制左旋多巴在外周的代谢，维持左旋多巴血浆浓度稳定，加速通过血脑屏障以增加脑内多巴胺含量，不仅可以改善患者症状，而且有可能预防或延迟运动并发症的发生。主要有恩他卡朋、托卡朋和奥匹卡朋以及与复方左旋多巴组合的恩他卡朋双多巴片（为恩他卡朋 / 左旋多巴 / 卡比多巴复合制剂，按左旋多巴剂量不同分成 4 种剂型）。在疾病早期首选恩他卡朋双多巴片治疗可以改善症状，在疾病中晚期添加 COMTI 可进一步改善症状。恩托卡朋每次 100 ～ 200mg，须与复方左旋多巴同服，单用无效，服用次数与复方左旋多巴相同。托卡朋每次用量为 100mg，每日 3 次，每日最大剂量为 600mg，每日首剂与复方左旋多巴同服，此后可以单用，一般每间隔 6h 服用。

e. 抗胆碱能药：苯海索主要适用于有震颤的患者，而对无震颤的患者不推荐应用。剂量为 1 ～ 2mg，3 次 /d。对 60 岁以下的患者，长期应用可能会导致认知功能下降，一旦发现认知功能下降则应停用；对 60 岁以上的患者尽可能不用或少用；若必须应用则应控制剂量。闭角型青光眼及前列腺增生患者禁用。

f. 金刚烷胺：可促进神经末梢释放多巴胺和减少多巴胺的再摄取，对少动、强直、震颤均有改善作用，对改善异动症有效。剂量为 50 ～ 100mg，2 ～ 3 次 /d，末次应在下午 4 时前服用。肾功能不全、癫痫、严重胃溃疡、肝病患者慎用，哺乳期妇女禁用。

❸ 影像学上 PD 无特征性改变，头颅 MRI 检查主要用于排除其他与 PD 类似的疾病：多系统萎缩（MSA）、进行性核上性麻痹（PSP）、继发性帕金森综合征如脑积水、血管性帕金森综合征等。PET 或 SPECT 对帕金森病有辅助诊断价值，可显示多巴胺转运体（DAT）功能显著降低。

❹ 经颅超声可发现大多数（90%）PD 患者的黑质回声增强（因黑质铁含量增加、神经黑色素脱失）。黑质回声强度≥Ⅲ级为异常，此时应同时计算黑质强回声面积（黑质回声面积不对称），以及双侧黑质强回声总面积/中脑总面积（S/M）比值。异常标准：单侧黑质强回声面积大于 $0.20cm^2$，S/M 比值≥7%。

❺ 肛门括约肌肌电图检查能够反映骶髓 Onuf 核的损害，间接反映尿便和生殖反射通路的异常，是自主神经功能的电生理评估手段。异常的判定标准：a. 平均时限大于 10ms，伴或不伴卫星电位；b. 多相波≥40%；c. MUP 的波幅升高（大于1000μV）；d. 出现自发电位（纤颤电位，正锐波）。PD 早期较少出现自主神经受累，随着病程延长，肛门括约肌肌电图异常率升高，因此肛门括约肌肌电图可以用于区分早期的 PD 和 MSA。时限超过 13ms，卫星电位出现率超过 15%，对于鉴别 MSA 和 PD 等其他疾病具有较好的敏感度和特异度。

震颤是 PD、帕金森综合征、特发性震颤等疾病的重要临床表现，对震颤形式进行分析有助于疾病的鉴别。PD 震颤特点为：a. 震颤频率 4～6Hz，而特发性震颤为 6～12Hz，肌阵挛为 6～8Hz；b. 震颤形式以静止性震颤为主，呈交替收缩，也可以有姿势性震颤和运动性震颤；c. 震颤部位见于四肢、下颌，PD 患者震颤始于四肢远端多见，非对称性；d. 对抗帕金森类药物有效。

❻ 国际运动障碍学会—统一帕金森病评分量表-Ⅲ部分（UPDRS-Ⅲ）：在服用复方左旋多巴制剂之前，需行急性左旋多巴试验，评测患者的多巴反应性［被试者试验前 72h 停服多巴胺受体激动剂，试验前 12h 停服复方左旋多巴制剂及其他抗 PD 药物。试验药物应采用复方左旋多巴标准片，空腹状态下，先进行 UPDRS-Ⅲ评分作为基线，随后口服多潘立酮 10mg（或莫沙必利

5mg），30min 后服用复方左旋多巴标准片（美多巴 62.5mg 开始，最大量 250mg），随后每 30min 进行 1 次 UPDRS-Ⅲ 评分，至服药后 4h。计算 UPDRS 的最大改善率，最大改善率 =（服药前基线评分 − 服药后最低评分）/ 服药前基线评分 ×100%。在试验过程中，监测患者心率、血压等，记录不良反应。改善 ≥ 30% 提示有良好疗效]。根据 UPDRS-Ⅲ 的结果，指导用药剂量、时间及次数。

❼ PD 早期对药物治疗效果显著，但随着疾病的进展，药物疗效明显减退，或并发严重的症状波动或异动症，这时可以考虑手术治疗。手术方法主要有神经核毁损术和脑深部电刺激术（DBS），DBS 是在脑内核团或特定脑区植入刺激电极，通过脉冲电刺激调控相关核团或脑区的功能，达到改善症状的目的，因其相对无创、安全和可调控性而成为目前的主要手术选择。

适应证和禁忌证：a. 原发性 PD，或者遗传性 PD、各种基因型 PD，对复方左旋多巴反应良好；b. 药物疗效已显著减退，或出现明显的运动并发症影响患者的生命质量；c. 出现不能耐受的药物不良反应，影响到药物疗效；d. 存在药物无法控制的震颤；e. 排除严重的共存疾病：有明显的认知障碍，有严重（难治性）抑郁、焦虑、精神分裂症等精神类疾病，有医学共存疾病影响手术或生存期。DBS 手术靶点主要包括苍白球内侧部（GPi）和丘脑底核（STN），目前认为这 2 个靶点对震颤、强直、运动迟缓和异动症均有显著疗效，STN-DBS 的优势是能改善运动障碍和运动波动，在减少多巴胺能药物方面更有效。GPi-DBS 对异动症的改善可能优于 STN，但在减少多巴胺能药物方面不如 STN。以减药为目的患者建议优先考虑 STN，有认知减退或情绪障碍的患者建议优先考虑 GPi。

手术时机的选择如下。a. 病程：原则上，病程 ≥ 5 年的 PD 患者建议行 DBS 手术治疗。病程 < 5 年，但符合原发性 PD 临床确诊标准的患者，手术适应证明确，建议病程放宽至 4 年。以震颤为主的 PD 患者，经规范的药物治疗震颤改善不理想且震颤严重，影响患者的生命质量，经过评估后建议放宽至 3 年 [丘脑腹外侧核（Ⅵ）是治疗各种震颤，包括 PD 震颤的重要靶点]。b. 病情严重程度：有"开关"现象的症状波动患者，关期的 H-Y 分期为 2.5 ～ 4.0 期可以

考虑手术治疗。c. 年龄：手术患者年龄通常 < 75 岁，若患者身体状态良好，建议适当放宽年龄限制。需要强调的是，手术虽然可以明显改善运动症状，但并不能根治疾病；术后仍需应用药物治疗，但可减少剂量，同时需对患者进行优化程控，适时调整刺激参数。手术须严格掌握适应证，非原发性帕金森病的帕金森叠加综合征患者对手术无效，是手术的禁忌证。手术对肢体震颤和（或）肌强直有较好疗效，但对中轴症状如严重的语言吞咽障碍、步态平衡障碍疗效不显著，或无效，另外对一些非运动症状如认知障碍亦无明确疗效，甚至有可能恶化。

❽ 早发型帕金森病临床表现可不典型，无论有无家族史，对发病年龄较早的患者建议行基因检测；对于伴有肌张力障碍、共济失调等非典型 PD 表现的患者建议行基因检测。国内 *PARK2* 型基因突变最常见，遗传性 PD 可为常染色体显性遗传（如 *PARK1*、*PARK3*），但常染色体隐性遗传者更多见（如 *PARK2*、*PARK6*、*PARK7*、*PARK14*、*PARK20* 等）。

注：1. 帕金森病（parkinson's disease，PD）是一种常见的中老年神经系统退行性疾病，主要以黑质多巴胺能神经元进行性退变和路易小体形成的病理变化、纹状体区多巴胺递质降低、多巴胺与乙酰胆碱递质失平衡的生化改变，震颤、肌强直、动作迟缓、姿势平衡障碍的运动症状和睡眠障碍、嗅觉障碍、自主神经功能障碍、认知和精神障碍等非运动症状的临床表现为显著特征。PD 并非单一因素所致，而是多因素交互作用。除基因突变导致少数患者发病外，基因易感性可使患病概率增加，在环境因素及衰老的共同作用下，通过氧化应激、线粒体功能衰竭、免疫炎症反应、钙超载、兴奋性氨基酸毒性、细胞凋亡等机制导致黑质多巴胺能神经元大量变性、丢失，以致发病。我国 65 岁以上人群患病率为 1.7%，2030 年我国 PD 患病人数将达到 500 万人，几乎占到全球 PD 患病人数的一半。随着疾病的进展，帕金森病的运动和非运动症状会逐渐加重，一方面会损害患者本身的日常活动，另一方面，也会带来巨大的社会和医疗负担。

2. PD 诊断目前参照的是《中国帕金森病的诊断标准（2016 版）》，

标准如下。

（1）帕金森综合征的诊断标准 帕金森综合征诊断的确立是诊断帕金森病的先决条件。诊断帕金森综合征基于3个核心运动症状，即必备运动迟缓和至少存在静止性震颤或肌强直2项症状的1项。对所有核心运动症状的检查必须按照统一帕金森病评估量表（UPDRS）中所描述的方法进行。

（2）帕金森综合征的核心运动症状

a.运动迟缓：即运动缓慢和在持续运动中运动幅度或速度的下降（或者逐渐出现迟疑、犹豫或暂停）。在可以出现运动迟缓症状的各个部位（包括发声、面部、步态、中轴、四肢）中，肢体运动迟缓是确立帕金森综合征诊断所必需的。

b.肌强直：即当患者处于放松体位时，四肢及颈部主要关节的被动运动缓慢。强直特指"铅管样"抵抗，不伴有"铅管"抵抗而单独出现的"齿轮样"强直是不满足强直的最低判定标准的。

c.静止性震颤：即肢体处于完全静止状态时出现4～6Hz震颤（运动起始后被抑制）。单独的运动性和姿势性震颤不满足帕金森综合征的诊断标准。

（3）帕金森病的诊断 一旦患者被明确诊断存在帕金森综合征表现，可按照以下标准进行临床诊断：

a.临床确诊的帕金森病需要具备：不存在绝对排除标准；至少存在2条支持标准；没有警示征象（red flags）。

b.临床很可能的帕金森病需要具备：不符合绝对排除标准；如果出现警示征象则需要通过支持标准来抵消；如果出现1条警示征象，必须需要至少1条支持标准抵消；如果出现2条警示征象，必须需要至少2条支持标准抵消；如果出现2条以上警示征象，则诊断不能成立。

（4）支持标准、绝对排除标准和警示征象

A.支持标准：a.患者对多巴胺能药物的治疗明且显著有效。在初始治疗期间，患者的功能可恢复或接近至正常水平。在没有明确记录的情况下，初始治疗的显著应答可定义为以下两种情况：第一种，药物剂量增加时症状显著改善（治疗后UPDRS-Ⅲ评分改善超过30%），剂量减少时症状显著加重；第二种，存在明确且显著的开/关期症状波动，并在某种程度上包括可预测的剂末现象。b.出现左旋多巴诱导的异动症。c.临床体检观察到单个肢体的静止性震颤（既往或本次检查）。d.以下辅助检测阳性有助于鉴别帕金森病与非典型性帕金森综合征：存在嗅觉减退或丧失，或头颅超声显示黑质异常高回声（>20mm^2），或心脏间碘苄胍闪烁显像法显示心脏去交感神经支配。

B.绝对排除标准：出现下列任何1项即可排除帕金森病的诊断（但不应将有明确其他原因引起的症状算入其中，如外伤等）：

a.存在明确的小脑性共济失调，或者小脑性眼动异常（持续的凝视诱发的眼震、巨大方波跳动、超节律扫视）。

b.出现向下的垂直性核上性凝视麻痹，或者向下的垂直性扫视选择性减慢。

c.在发病后5年内，患者被诊断为高度怀疑的行为变异型额颞叶痴呆或原发性进行性失语。

d.发病3年后仍局限于下肢的帕金森样症状。

e.多巴胺受体阻滞剂或多巴胺耗竭剂治疗诱导的帕金森综合征，其剂量和时程与药物性帕金森综合征相一致。

f.尽管病情为中等严重程度（即根据MDS-UPDRS，评定肌强直或运动迟缓的计分大于2分），但患者对高剂量（不少于600mg/d）左旋多巴治疗缺乏显著的治疗应答。

g.存在明确的皮质复合感觉丧失（如在主要感觉器官完整的情况下出现皮肤书写觉和实体辨别觉损害），以及存在明确的肢体观念运动性失用或进行性失语。

h.分子神经影像学检查突触前多巴胺能系统功能正常。

i.存在明确可导致帕金森综合征或疑似与患者症状相关的其他疾病，或者基于全面诊断评估，由专业医师判断其可能为其他综合征，而非帕金森病。

C.警示征象（出现2条以上，诊断PD需慎重）：

a.发病后5年内出现快速进展的步态障碍，以至于需要经常使用轮椅。

b.运动症状或体征在发病后5年内或5年以上完全不进展，除非这种病情的稳定是与治疗相关。

c. 发病后 5 年内出现延髓麻痹症状，表现为严重的发音困难、构音障碍或吞咽困难（需进食较软的食物，或通过鼻胃管、胃造瘘进食）。

d. 发病后 5 年内出现吸气性呼吸功能障碍，即在白天或夜间出现吸气性喘鸣或者频繁的吸气性叹息。

e. 发病后 5 年内出现严重的自主神经功能障碍，包括：体位性低血压，即在站起后 3min 内，收缩压下降至少 30mmHg 或舒张压下降至少 20mmHg，并排除脱水、药物或其他可能解释自主神经功能障碍的疾病；发病后 5 年内出现严重的尿潴留或尿失禁（不包括女性长期存在的低容量压力性尿失禁），且不是简单的功能性尿失禁（如不能及时如厕）。对于男性患者，尿潴留必须不是由前列腺疾病所致，且伴有勃起障碍。

f. 发病后 3 年内由于平衡障碍导致反复（＞1 次 / 年）跌倒。

g. 发病后 10 年内出现不成比例的颈部前倾或手足挛缩。

h. 发病后 5 年内不出现任何一种常见的非运动症状，包括嗅觉减退、睡眠障碍［睡眠维持性失眠、日间过度嗜睡、快速眼动睡眠行为障碍（rapid eye movement sleep behavior disorder，RBD）］、自主神经功能障碍（便秘、日间尿急、症状性体位性低血压）、精神障碍（抑郁、焦虑、幻觉）。

i. 出现其他原因不能解释的锥体束征。

j. 起病或病程中表现为双侧对称性的帕金森综合征症状，没有任何侧别优势，且客观体检亦未观察到明显的侧别性。

3. 帕金森病诊断流程（图 5-1）

4. 帕金森综合征是一种临床综合征，表现为运动迟缓、震颤和肌僵直等帕金森病相关的症状。帕金森病为最常见的引起帕金森综合征的疾病，其他的引起帕金森综合征的疾病包括继发性帕金森综合征、帕金森叠加综合征和遗传性帕金森综合征。

（1）继发性帕金森综合征

a. 药物性：最常见的继发性帕金森综合征原因，有明显的服药史，服用过量的利血平、碳酸锂、氯丙嗪等抗精神病药物以及氟桂利嗪等，可出现帕金森病的症状。

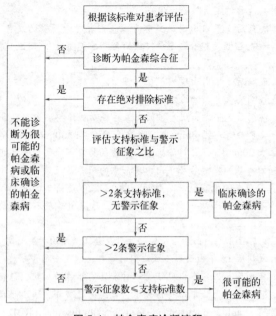

图 5-1　帕金森病诊断流程

b. 血管性（VP）：有脑血管病危险因素，起病隐匿，也可急性或亚急性起病，于多次脑卒中后出现。可有阶段性进展，表现为不典型的帕金森症状，多为双下肢运动障碍，表现为"磁性足反应"，起步困难，僵直性肌张力增高，多无静止性震颤，常伴有锥体束征及痴呆。头颅 MRI 上可见脑白质病变及多发性腔隙灶、腔隙性脑梗死。对左旋多巴及复方制剂治疗效果欠佳。

c. 中毒性：有毒物接触史如一氧化碳、有毒重金属、二硫化碳、甲醇、乙醇、MPTP 及其结构类似的杀虫剂和除草剂等，可出现帕金森病的症状。

d. 代谢性：甲状腺功能减退、甲状旁腺异常、肝性脑病等。

e. 肿瘤：基底节区肿瘤可引起帕金森症状。

f. 感染：病毒性脑炎累及黑质纹状体系统时，可引起帕金森综合征。朊蛋白病亦可引起帕金森综合征。

g.脑外伤：少见，黑质纹状体受累时，可出现帕金森综合征的表现。慢性创伤性脑病是一种 tau 蛋白病，主要表现为痴呆、精神行为异常，也可伴帕金森综合征。

（2）帕金森叠加综合征

a.多系统萎缩（MSA）：表现为自主神经功能障碍（尿失禁、体位性低血压等）、帕金森综合征、小脑症状（共济失调、小脑性构音障碍等）。按突出症状分为帕金森型（MSA-P）、小脑型（MSA-C）。头颅 MRI 横断面示脑桥十字征，矢状位示壳核、脑桥、小脑萎缩。大部分 MSA 患者对左旋多巴治疗反应不敏感，少部分反应灵敏。

b.进行性核上性麻痹（PSP）：多在 40 岁以后发病，进行性加重，垂直性向上或向下核上性凝视麻痹，姿势步态不稳伴反复跌倒，颈部体位异常如颈后仰、帕金森综合征、认知障碍。PSP 患者常常呈对称性运动不能或僵直，近端重于远端。头颅 MRI 可见"蜂鸟征"及"鼠耳征"。对左旋多巴反应欠佳或无反应。

c.路易体痴呆（DLB）：表现为波动性认知障碍，形象而细节丰富的复发性视幻觉、帕金森综合征、快速眼动睡眠行为障碍、晕厥、跌倒、抑郁等。FDG-PET 显示广泛的脑代谢降低，枕区最明显，有扣带回岛征。

d.皮质基底节变性（CBD）：好发于 60 ~ 80 岁，不对称性的帕金森综合征、肌张力障碍、肌阵挛、失用、异己肢、皮质感觉障碍、言语障碍、认知障碍和精神症状等。MRI 表现为非对称性皮质萎缩。左旋多巴多数治疗无效。

（3）遗传性帕金森综合征

a.亨廷顿病（HD）：大多数有阳性家族史，表现为舞蹈样动作为主的运动障碍、精神异常、认知障碍。在疾病晚期及青少年型 HD，可出现帕金森综合征。典型的临床表现、常染色体显性遗传家族史及基因分析可确诊。左旋多巴可作为对症治疗药物。

b.肝豆状核变性（WD）：WD 患者临床表现多样，因受累器官和程度不同而异，主要表现为神经系统和（或）肝脏受累。神经精神症状主要包括：肌张力障碍、震颤、肢体僵硬和运动迟缓、精神行为异常，及其他少见的神经症状。实验室检查示铜蓝蛋白明显降低、尿铜增高、肝功能异常，角膜 K-F 环阳性，头颅 MRI 可见基底节区、脑干等处 T1 低信号、T2 高信号影。左旋多巴作为对症治疗药物。

5. 姿势平衡障碍的治疗　PD 进入中晚期阶段，运动症状进一步加重，行动迟缓更加严重，日常生活能力明显降低，出现姿势平衡障碍、冻结步态，容易跌倒。此时需增加在用药物的剂量或添加尚未使用的不同作用机制的抗帕金森病药物。冻结步态是帕金森病患者摔跤的最常见原因，易在变换体位如起身、开步和转身时发生，目前尚缺乏有效的治疗措施，调整药物剂量或添加药物偶尔奏效，部分患者对增加复方左旋多巴剂量或添加 MAO-BI 和金刚烷胺可能奏效。此外，适应性运动康复、暗示治疗，例如：步态和平衡训练、主动调整身体重心、踏步走、大步走、视觉提示（地面线条、规则图案或激光束）、听口令、听音乐或拍拍子行走或跨越物体（真实的或假想的）等可能有益。必要时使用助行器甚至轮椅，做好防护。随着人工智能技术的发展，智能穿戴设备以及虚拟现实技术在改善姿势平衡障碍、冻结步态方面带来益处。

6. 症状波动主要有剂末恶化（end of dose deterioration）、开-关现象（on-off phenomenon）等，是 PD 中晚期阶段的常见运动并发症，严重影响患者的生活质量。通过调整服药次数、剂量或添加药物以及 DBS 等方法提供持续性多巴胺能刺激（continuous dopaminergic stimulation，CDS）可以对运动并发症起到延缓和治疗的作用。对剂末恶化（每次用药有效时间缩短，症状随血药浓度发生规律性波动）的处理方法有：a. 调整蛋白质饮食，复方左旋多巴在餐前 1h 或餐后 1.5h 服用，避免含蛋白质饮食对左旋多巴吸收及通过血脑屏障的影响。b. 不增加复方左旋多巴的每日总剂量，而适当增加每日服药次数，减少每次服药剂量。c. 复方左旋多巴由常释剂换用缓释片以延长作用时间，更适宜在早期出现的剂末恶化，尤其发生在夜间时为较佳选择，但剂量需增加 20%～30%。新型的左旋多巴/卡比多巴缓释胶囊（Rytary）可以快速到达并较长维持血多巴浓度，减少给药次数，缩短"关"期，减少症状波动。d. 加用对纹状体产生 CDS 的长半衰期 DAs（首选普拉克索、罗匹尼罗，次选罗替高汀贴片及阿扑吗啡间断皮下输注）。若已用 DAs 中的一种而出现不良反应或疗效减退可试换用另一种。e. 加用对纹状体产生 CDS 的 COMTI（恩他卡朋首选，次选托卡朋和奥匹卡朋）。f. 加用 MAO-BI（首选雷沙吉兰，次选司来吉兰、沙芬酰胺和唑尼沙胺）。g. 腺苷 A2 受体拮抗剂伊曲茶碱对症状波动的治疗被评估为可能有效，临床可能有用。h. 双侧 STN-DBS 和 GPi-DBS 以及单侧苍白球损毁术对症状波动的治疗被评估为有效，临床有用。对开-关现象（症状在突然缓解-开期与加重-关期间波动，开期常伴异动症，多见于病情较为严重的患者，其发生与患者服药时间、药物血浆浓度无关）的处理较为困难，方法有：a. 选用长半衰期的非麦角类 DAs，其中普拉克索、罗匹尼罗、罗替高汀证据较为充分，吡贝地尔证据不充分。每日 1 次的 DAs 缓释片较常释片的血浆浓度更平稳，可能改善"开-关"现象的作用更满意，以及依从性更高。b. 对于口服药物无法改善的严重"关期"患者，可考虑采用持续皮下注射阿扑吗啡或左旋多巴肠凝胶灌注。c. 手术治疗（STN-DBS 或 GPi-DBS）。PD 患者症状波动的处理策略具体见图 5-2。

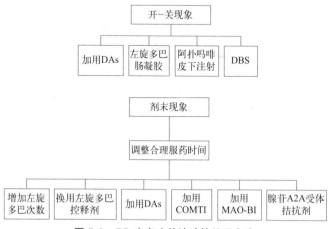

图 5-2　PD 患者症状波动的处理方法

7. 异动症（abnormal involuntary movements）常表现为不自主的舞蹈样、肌张力障碍样动作，可累及头面部、四肢、躯干，是 PD

中晚期阶段的常见运动并发症。根据异动症发生时相与左旋多巴给药的关系，可分为剂峰异动症（peak-dose dyskinesia）、双相异动症（biphasic dyskinesia）、肌张力障碍（dystonia）。对剂峰异动症的处理方法为：a.减少每次复方左旋多巴的剂量，若伴有剂末现象可增加每日次数；b.若患者是单用复方左旋多巴，可适当减少剂量，同时加用DAs，或加用COMTI；c.加用金刚烷胺或金刚烷胺缓释片，缓释片是目前唯一获批用于治疗左旋多巴相关的异动症口服药物；d.加用非经典型抗精神病药如氯氮平；e.若在使用复方左旋多巴缓释片，则应换用常释剂，避免缓释片的累积效应。对双相异动症（包括剂初异动症和剂末异动症）的处理方法为：a.若在使用复方左旋多巴缓释片应换用常释剂，最好换用水溶剂，可以有效缓解剂初异动症；b.加用长半衰期的DAs或加用延长左旋多巴血浆清除半衰期、增加曲线下面积（AUC）的COMTI，可以缓解剂末异动症，也可能有助于改善剂初异动症。肌张力障碍包括清晨肌张力障碍、关期肌张力障碍和开期肌张力障碍。对清晨肌张力障碍的处理方法为：a.睡前加用复方左旋多巴缓释片或DAs；b.也可在起床前服用复方左旋多巴水溶剂或常释剂。对"关"期肌张力障碍的处理方法为：a.增加复方左旋多巴的剂量或次数；b.加用DAs、COMTI或MAO-BI。对"开"期肌张力障碍的处理方法为：a.与剂峰异动症的处理方法基本相同；b.若调整药物治疗无效时，可在肌电图引导下行肉毒毒素注射治疗。对于某些药物难治性异动症的处理方法为：可以使用左旋多巴/卡比多巴肠凝胶制剂、STN-DBS和GPi-DBS手术治疗可获裨益，也可使用阿扑吗啡皮下注射。PD患者异动症的处理策略具体见图5-3。

8.PD患者可以先后或同时表现有运动症状和非运动症状。某些非运动症状，如嗅觉减退、快速眼动睡眠行为障碍（RBD）、便秘和抑郁可以比运动症状出现得更早。非运动症状也可以随着运动波动而波动。不仅运动症状会影响患者的工作能力和日常生活能力，非运动症状也会明显干扰患者的生活质量。非运动症状主要包括睡眠障碍、感觉障碍、自主神经功能障碍和精神及认知障碍。

（1）睡眠障碍　睡眠障碍是最常见的非运动症状，也是常见的帕金森病夜间症状之一。睡眠障碍主要包括失眠、RBD、白天过度

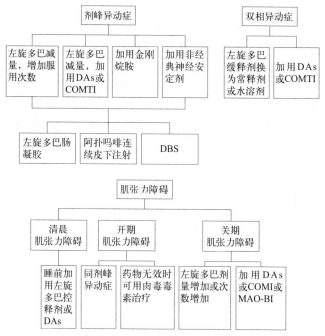

图 5-3 PD 患者异动症的处理策略

嗜睡（excessive daytime sleepiness，EDS）和不宁腿综合征（restless legs syndrome，RLS）。伴 RBD 患者的处理首先是防护，发作频繁可在睡前给予氯硝西泮或褪黑素，但氯硝西泮有增加跌倒的风险，一般不作为首选。失眠和睡眠片段化是最常见的睡眠障碍，首先要排除可能影响夜间睡眠的抗帕金森病药物，如司来吉兰和金刚烷胺都可能导致失眠，尤其在傍晚服用者，首先需纠正服药时间，司来吉兰需在早、中午服用，金刚烷胺需在下午 4 时前服用，若无改善，则需减量甚至停药。若与药物无关则多数与帕金森病夜间运动症状有关，也可能是原发性疾病所致。若与患者的夜间运动症状有关，主要是多巴胺能药物的夜间血药浓度过低，因此加用 DAs（尤其是缓释片）、复方左旋多巴缓释片、COMTI 能够改善患者的睡眠质量。若是 EDS 要考虑是否存在夜间的睡眠障碍，RBD、失眠患者常常合并 EDS，此外也与抗帕金森病药物 DAs 或左旋多巴应用有关。如果患者在每次服药后出现嗜睡，提示药物过量，适当减小剂量有助于改善 EDS；如果不能改善，可以换用另一种 DAs 或者可将左旋多巴缓释片替代常释剂，可能得到改善；也可尝试使用司来吉兰。对顽固性 EDS 患者可以使用精神兴奋剂莫达非尼。帕金森病患者也常伴有 RLS，治疗优先推荐 DAs，在入睡前 2h 内选用 DAs 如普拉克索、罗匹尼罗和罗替高汀治疗十分有效，或用复方左旋多巴也可奏效。

（2）感觉障碍　最常见的感觉障碍主要包括嗅觉减退、疼痛或麻木。90% 以上的患者存在嗅觉减退，且多发生在运动症状之前多年，目前尚缺乏有效措施改善嗅觉障碍。疼痛可以是 PD 本身引起，也可以是伴随骨关节病变所致。疼痛治疗的第一步是优化多巴胺能药物。特别是症状波动性的疼痛，如果抗帕金森病药物治疗"开"期疼痛或麻木减轻或消失，"关"期复现，则提示由帕金森病所致，可以调整多巴胺能药物治疗以延长"开"期，约 30% 患者经多巴胺能药物治疗后可缓解疼痛。反之则由其他共病或原因引起，可以予以相应的治疗，如非阿片类（对乙酰氨基酚和非甾体抗炎药）和阿片类镇痛剂（羟考酮）、抗惊厥药（普瑞巴林和加巴喷丁）和抗抑郁药（度洛西汀）。通常采用非阿片类和阿片类镇痛剂治疗肌肉骨骼疼痛，抗惊厥药和抗抑郁药治疗神经痛。

（3）自主神经功能障碍　最常见的自主神经功能障碍包括便秘、泌尿障碍和体位性低血压等。对于便秘，摄入足够的液体、水果、蔬菜、纤维素或其他温和的导泻药，如乳果糖、龙荟丸等能改善便秘；也可加用胃蠕动药，如多潘立酮、莫沙必利等；以及增加运动。需要停用抗胆碱能药。对泌尿障碍中的尿频、尿急和急迫性尿失禁的治疗，可采用外周抗胆碱能药，如奥昔布宁、溴丙胺太林、托特罗定和山莨菪碱等；而对逼尿肌无反射者则给予胆碱能制剂（需慎用，因会加重 PD 的运动症状）；若出现尿潴留，应采取间歇性清洁导尿，若由前列腺增生引起，严重者必要时可行手术治疗。体位性低血压患者应增加盐和水的摄入量；睡眠时抬高头位，不要平卧；可穿弹力裤；不要快速地从卧位或坐位起立；首选 α-肾上腺素受体激动剂米多君治疗，且最有效；也可使用屈昔多巴和选择性外周多巴胺受体拮抗剂多潘立酮。

（4）精神及认知障碍　最常见的精神及认知障碍包括抑郁和（或）焦虑、幻觉和妄想、冲动强迫行为和认知减退及痴呆。首先要甄别是由抗帕金森病药物诱发，还是由疾病本身导致。若是前者则需根据最易诱发的概率而依次逐减或停用如下抗帕金森病药物：抗胆碱能药、金刚烷胺、MAO-BI、DAs；若仍有必要，最后减少复方左旋多巴剂量，但要警惕可能带来加重帕金森病运动症状的后果。如果药物调整效果不理想，则提示可能是后者因素，就要考虑对症用药。a.抑郁、焦虑和淡漠：抑郁可以表现为"关"期抑郁，也可与运动症状无明确相关性，治疗策略包括心理咨询、药物干预和重复经颅磁刺激（rTMS）。当抑郁影响生活质量和日常生活时，可加用 DAs 或抗抑郁药物［包括 SSRIs、SNRIs 或三环类抗抑郁药（TCAs）］。DAs 类中的普拉克索和 SNRIs 药物文拉法辛证据较充分；TCAs 药物中的去甲替林和地昔帕明改善抑郁症状证据其次。需注意的是 TCAs 药物存在胆碱能不良反应和心律失常的不良反应，不建议用于认知受损的老年患者；其他 SSRIs 和 SNRIs 类药物如西酞普兰、帕罗西汀、舍曲林、氟西汀和 TCAs 药物阿米替尼临床疗效结果不一。但需注意，某些 SSRIs 偶尔会加重运动症状；西酞普兰日剂量 20mg 以上可能在老年人中引起长 QT 间歇，需谨慎使用。目前关于帕金森病伴焦虑的研究较少，常见的治疗方式包括抗抑郁药物、心理治疗等；对于帕金森病伴淡漠的治疗也缺乏证据充分的药物，DAs 类药物吡贝地尔、胆碱酯酶抑制剂利伐斯的明可能有用。b.幻觉和妄想：视幻觉是最常见症状。首先要排除可能诱发精神症状的抗帕金森病药物，尤其是抗胆碱能药、金刚烷胺和 DAs。若排除了药物诱发因素后，可能是疾病本身导致，则可给予对症治疗，多推荐选用氯氮平或喹硫平，前者的作用稍强于后者，证据更加充分，但氯氮平会有 1%～2% 的概率导致粒细胞缺乏症，因此临床常用喹硫平。另外，选择性 5-羟色胺 2A 反向激动剂匹莫范色林的临床证据也较充分，因不加重运动症状在国外被批准用于治疗 PD 相关的精神症状。其他抗精神病药由于可加重运动症状，不建议使用；对于易激惹状态，劳拉西泮和地西泮很有效。所有的精神类药物都不推荐用于伴随痴呆的帕金森病患者。c.冲动强迫行为（impulse compulsive behaviors，ICBs）：主要包括冲动控制障碍（impulse control disorders，ICDs）、多巴胺失调综合征（dopamine dysregulation syndrome，DDS）和刻板行为，可能与使用抗帕金森病药物剂量偏低有关。ICDs包括病理性赌博、强迫性购物、性欲亢进、强迫性进食等；DDS是一种与多巴胺能药物滥用或成瘾有关的神经精神障碍，患者出现严重的但可耐受的异动症、"关"期的焦虑以及周期性情绪改变；刻板行为是一种重复、无目的、无意义的类似于强迫症的刻板运动行为，如漫无目的地开车或走路、反复打扫卫生或清理东西等，这种刻板行为通常与先前所从事的职业或爱好有关。ICBs发病机制尚不明确，ICDs可能与多巴胺能神经元缺失和多巴胺能药物的使用有关，尤其是DAs，多巴胺能药物异常激活突触后D3受体，引起异常兴奋；DDS可能与左旋多巴或者短效的DAs（如阿扑吗啡）滥用有关；刻板行为通常与长期过量服用左旋多巴或DAs有关，且常伴随严重异动症，同时与睡眠障碍、ICDs以及DDS有关。对ICDs的治疗可减少DAs的用量或停用，若DAs必须使用，则可尝试换用缓释剂型；托吡酯、唑尼沙胺、抗精神病药物（喹硫平、氯氮平），以及金刚烷胺治疗可能有效；阿片类拮抗剂（纳曲酮和纳美芬）治疗也可能有用。认知行为疗法（CBT）也可以尝试。对DDS的治疗可减少或停用多巴胺能药物可以改善症状，短期小剂量氯氮平和喹硫平可能对某些病例有帮助，持续的左旋多巴灌注和STN-DBS可以改善某些患者的症状。严重的异动症和"关"期情绪问题可以通过皮下注射阿扑吗啡得到改善。对刻板行为的治疗，减少或停用多巴胺能药物也许有效，但需要平衡刻板行为的控制和运动症状的恶化；氯氮平和喹硫平、金刚烷胺以及rTMS可能改善症状。以上3种ICBs的临床处理比较棘手，因此重在预防。d.认知障碍和痴呆：临床上首先需排除可能影响认知的抗帕金森病药物，如抗胆碱能药物苯海索。若排除了药物诱发因素后可应用胆碱酯酶抑制剂，其中利伐斯的明证据充分，多奈哌齐和加兰他敏证据有限，美金刚证据不充分。

第二节　肝豆状核变性

长期医嘱	临时医嘱
神经内科护理常规	血常规、尿常规、粪常规 + 隐血试验
二级护理	
低铜饮食❶	血清生化全套
D-青霉胺　250mg po tid❷	血清铜蓝蛋白（或铜氧化酶活性）❻
维生素 B₆　10mg po tid	24h 尿铜定量❼
5% 葡萄糖注射液 250～500mL｜iv gtt 二巯丙磺钠 1～1.5g｜qd❸	凝血功能
	血沉、C 反应蛋白（CRP）
硫酸锌（按锌元素计算）　50mg po tid❹	血液传染病学检查（包括乙型肝炎、丙型肝炎、梅毒、艾滋病等）
苯海索　1～2mg po tid❺	胸部正侧位 X 线片或胸部 CT
葡醛内酯　100mg po tid	心电图、超声心动图
盐酸小檗胺片　112mg po tid	腹部电脑超声、泌尿系电脑超声
	头颅 MRI❽
	眼科会诊（眼压、视力、视野、眼底、K-F 环等）❾
	基因检测❿
	消化内科、肝胆外科会诊
	神经心理科会诊
	中医科会诊、康复科会诊

❶ 临床上一旦怀疑肝豆状核变性（Wilson's disease，WD），应立即开始低铜饮食。低铜饮食应遵循如下原则。a. 避免进食下列含铜量高的食物：如各种动物内脏和血，贝壳类（蛤蜊、蛏子、淡菜、河蚌、牡蛎），软体动物（乌贼、鱿鱼），螺类，虾蟹类，坚

果类（花生、核桃、莲子、板栗、芝麻），各种豆类及其制品，蕈类（香菇及其他菇菌类）、腊肉、鸭肉、鹅肉、燕麦、荞麦、小米、紫菜、蒜、芋头、山药、百合、猕猴桃、巧克力、可可、咖啡、茶叶，以及龙骨、蜈蚣、全蝎等中药。b. 尽量少食下列含铜量较高的食物：牛羊肉、马铃薯、糙米、黑米、海带、竹笋、芦荟、菠菜、茄子、香蕉、柠檬、荔枝、桂圆等。c. 适宜饮食的含铜量较低的食物：橄榄油、鱼类、鸡肉、瘦猪肉、精白米面、颜色浅的蔬菜、苹果、桃子、梨、银耳、葱等。d. 建议高氨基酸或高蛋白质饮食：如牛奶等。e. 勿用铜制的食具及用具。

❷ 肝豆状核变性药物治疗策略的核心是促进铜的排出和减少铜的吸收。排铜药物包括青霉胺、二巯丙磺钠（DMPS）、二巯丁二酸胶囊（DMSA）、曲恩汀和四硫代钼酸铵等；减少铜吸收的药物主要是锌制剂，临床上常用葡萄糖酸锌和硫酸锌。青霉胺是最常用的排铜药物（皮试阴性才可服用），通过络合细胞内的铜，使之进入血液循环，随尿液排出体外，从而减少铜在体内多个脏器的沉积，减轻对脏器的损害。青霉胺应从小剂量（62.5～125.0mg/d）开始，逐渐缓慢加量（如每周加量125～250mg），并且每1～2周评估患者的神经症状，一旦出现神经症状加重，立即停用。监测24h尿铜含量，较用药前明显增高或青霉胺总量达到1500mg/d时停止增加剂量，分2～4次服用。维持量为750～1000mg/d。刚开始口服青霉胺时，建议每2～4周测24h尿铜作为调整药量的指标。起始服用时患者24h尿铜可高达1000μg或更高，如多次检测24h尿铜量均波动于200～500μg，可能是青霉胺药效衰减或者患者体内铜含量较低，此时应首先增加青霉胺剂量，若24h尿铜仍然没有增高，提示患者体内铜含量较低，可以将青霉胺改为维持剂量。维持治疗也可采用间歇疗法，药量不变，但改为服用2周，停用2周。青霉胺应空腹吃药，避免进食影响青霉胺的吸收，最好在餐前1h服用，勿与锌剂或其他药物混服。由于青霉胺可能会影响体内维生素 B_6（盐酸吡哆醇）的作用，因此服用青霉胺期间应注意补充维生素 B_6，以25～50mg/d为宜。青霉胺的不良反应较多，主要有：a. 10%～50% 的患者用药早期发生短暂的神经症状加重，其中约半数患者不可逆。因此对具有严重神经症状和（或）某些类型神经症

状患者，应慎用青霉胺，尤其是严重肢体扭转痉挛变形或口面肌张力障碍患者尽量不用青霉胺。b. 服药早期有恶心、纳差、呕吐、皮疹、发热、淋巴结肿大、蛋白尿等；长期服药可诱发系统性红斑狼疮、重症肌无力、多发性肌炎等自身免疫性疾病，以及粒细胞缺乏和再生障碍性贫血等。c. 最严重的不良反应是过敏反应，多在用药后数日内出现高热、皮疹，出现过敏反应立即停药，偶尔皮疹会进展为剥脱性皮炎，应紧急处理。症状较轻者可采用脱敏治疗，过敏症状消失后再从小剂量开始（如 31.25 ~ 62.50mg/d），同时或半小时前口服小剂量泼尼松 15 ~ 30mg，采用这种脱敏治疗处理后，大多数患者可继续使用青霉胺。

❸ 二巯丙磺钠（DMPS）可将已经与细胞酶结合的金属离子夺出，结合成一种稳定无毒的环状络合物，从尿液排出，解除金属离子对细胞酶系统的抑制作用，临床疗效显著。推荐用于神经精神症状和轻中度肝脏损害的 WD 患者，以及不能耐受 D-青霉胺或使用D-青霉胺出现症状加重的 WD 患者。推荐方案是：从小剂量开始加量，直至每次 5mg/kg，静脉推注，每日 4 ~ 6 次；或者 1 ~ 1.5g，溶于 5% 葡萄糖注射液 250 ~ 500mL 中缓慢静脉滴注，每日 1 次。静脉推注方式更有助于尿铜排出。6d 为 1 个疗程，至少持续 6 ~ 10个疗程。增加疗程，神经症状可持续改善。经过 2 ~ 3 个疗程的排铜治疗，患者 24h 尿铜增高，较治疗前增加 3 ~ 4 倍以上，继续治疗后，24h 尿铜又会下降。不良反应较少：部分患者早期可出现食欲减退及轻度恶心、呕吐；少数患者有头晕、头痛、乏力、全身酸痛、面色苍白、心悸等。部分病例发生皮疹、发热、结膜充血、牙龈和鼻黏膜出血、转氨酶升高，偶见剥脱性皮炎、过敏性休克等过敏反应。少数患者可发生外周血白细胞减少、凝血功能异常。约10.5% 的患者于治疗早期可发生短暂的神经症状加重，吞咽困难、步态异常等症状容易出现加重，加重症状可在停药后 1 周左右逐渐恢复。神经症状加重时，可将 DMPS 减量或者停药。采取 DMPS 小剂量逐渐加量的治疗方案，可减少神经症状加重的出现。

其他排铜药物：二巯丁二酸胶囊（DMSA），推荐用于有轻-中度肝脏损害和神经精神症状的 WD 患者，尤其当患者对青霉胺过敏或不耐受时，DMSA 可替代青霉胺长期口服维持治疗；或与青霉胺交替服用，减轻长期服用青霉胺的不良反应及长期用药后的药效衰减作用。用法：成人每日 0.75 ～ 1.00g，分 2 次口服。曲恩汀，推荐用于有轻、中、重度肝脏损害和神经精神症状的 WD 患者以及不能耐受青霉胺的 WD 患者，但价格昂贵，药源困难，迄今在国内未见销售。四硫代钼酸铵尚处于试验阶段，目前药物未正式应用于临床。

❹ 锌剂对 WD 的疗效确切，不良反应少，药源广且价廉，已成为治疗 WD 的首选药物之一，用于 WD 症状前个体、儿童肝病表现或不典型 WD、妊娠 WD、不能耐受青霉胺治疗者以及各型 WD 的维持治疗。其缺点是起效较慢（4 ～ 6 个月起效），严重病例不宜作为首选。推荐剂量为 150mg/d（以锌元素计），分 3 次服用；葡萄糖酸锌每片 70mg 相当于锌元素 10mg，硫酸锌 50mg 含锌元素 11.4mg。为避免食物影响锌的吸收，最好在餐后 1h 服药，尽量少食富含粗纤维及植物酸的食物，因其可干扰锌的吸收。另外，锌制剂与排铜药的服药时间需间隔 2h。锌剂不良反应较小，对妊娠的影响也较小。

❺ WD 患者出现肌张力障碍和肢体僵硬，轻者可单用金刚烷胺或苯海索，肢体僵硬和运动迟缓者可用复方多巴类制剂，从小剂量起，渐加至有效量。也可单用或合用多巴胺受体激动剂，如吡贝地尔 50mg/ 次，每日 1 ～ 2 次。以扭转痉挛或痉挛性斜颈为主者，除上述药物外，还可选用巴氯芬开始 5mg/ 次，每日 2 次，可逐渐加至 10 ～ 20mg/ 次，每日 3 次；或盐酸乙哌立松 50mg/ 次，每日 3 次，必要时还可选用氯硝西泮等。上述治疗无效的局限性肌张力障碍并造成肢体变形者可试用局部注射 A 型肉毒毒素；若伴震颤，静止性且幅度较小的震颤，首选苯海索开始 1mg/ 次，每日 2 次，渐加至 2mg/ 次，每日 3 次，如症状缓解不明显，可加用复方多巴类制剂。以意向性或姿势性震颤为主，尤其是粗大震颤者，首选氯硝西泮 0.5mg/ 次，每日 1 次或 2 次，逐渐加量，每日用量不超过 6 mg。对于舞蹈样动作和手足徐动症，可选用氯硝西泮，对无明显肌张力增高者也可用小剂量氟哌啶醇，逐渐加量。WD 患者出现精神症状，兴奋躁狂者可选用喹硫平、奥氮平、利培酮和氯氮平等药物。淡漠、抑郁的患者可用抗抑郁药物，如舍曲林、西酞普兰和氟

西汀。锥体外系症状严重者慎用利培酮和奥氮平，建议选用喹硫平，也可选用氯氮平。对于持续肝功能损害或肝硬化患者，需长期护肝治疗。若有白细胞和血小板减少，给予升白细胞和血小板药物治疗；若仍不能纠正，应减量或停用 D-青霉胺，改用其他排铜药物；如仍无效，应行脾切除术。此外，中西医结合治疗肝豆状核变性可能会提高治疗效果。有报道大黄、黄连、姜黄、金钱草、泽泻、三七等有利尿及排铜作用，故诊断明确的患者建议请中医科会诊协助治疗。

❻ 血清铜蓝蛋白正常为 200～500mg/L，患者一般小于 200mg/L。铜蓝蛋白 < 80mg/L 是诊断 WD 的强烈证据，若铜蓝蛋白 < 120mg/L 应引起高度重视，需进行 *ATP7B* 基因检测明确诊断。血清铜蓝蛋白水平与病情严重程度和驱铜治疗效果无明显相关性。血清铜氧化酶活性强弱与血清铜蓝蛋白含量成正比，故测定铜氧化酶活性可间接反映血清铜蓝蛋白含量，其意义与直接测定血清铜蓝蛋白相同。注意，WD 患者在妊娠期和接受雌激素治疗时，铜蓝蛋白可能大于 200mg/L。出生后至 2 岁的婴幼儿，20% 以上的 *ATP7B* 基因杂合致病变异携带者，以及慢性肝病、重症肝炎、慢性严重消耗疾病患者的铜蓝蛋白亦可低于 200mg/L，在临床上需进行鉴别。

❼ 24h 尿铜正常 < 100μg，WD 患者 ≥ 100μg。24h 尿铜是诊断肝豆状核变性的重要指标之一，也是监测病情、调整药物剂量的依据。青霉胺或硫酸锌治疗过程中，每 2～4 周检测 24h 尿铜含量作为调整药物剂量的依据，青霉胺治疗过程中多次检测 24h 尿铜值在 200～500μg，并且患者病情稳定，可减少青霉胺用量或转为间歇给药；如患者在服用锌剂，其 24h 尿铜不应超过 75μg。不明原因肝酶增高的儿童 24h 尿铜 ≥ 40μg 应引起高度重视，需进行 *ATP7B* 基因检测明确诊断。

❽ WD 患者的头 MRI 表现为壳核、尾状核头部、丘脑、中脑、脑桥及小脑 T1 低信号、T2 高信号，少数情况下可出现 T1 高信号或 T1、T2 均低信号。T2 加权像时，壳核和丘脑容易出现混杂信号，苍白球容易出现低信号，尾状核等其他部位多为高信号。此外，可有不同程度的脑沟增宽、脑室扩大及额叶皮质软化灶等。T2 加权成像上的高信号和低信号可反映 WD 患者脑部的病理改变过程。MRI

病灶可随着治疗逐渐变浅、变小。腹部超声常显示肝实质光点增粗、回声增强甚至结节状改变;部分患者脾脏肿大。

❾ 角膜K-F环为铜沉积于角膜后弹力层形成的暗棕色环,宽约1.3mm,一般在手电筒侧光照射下肉眼可见,如未见到,需采用眼科裂隙灯检查。角膜K-F环阳性是诊断WD的重要依据。有神经精神症状的患者角膜K-F环阳性检出率高于以肝病表现为主者,但7岁以下患者一般无法检出角膜K-F环。角膜K-F环的减弱或消失不能作为临床症状改善程度的指标。

❿ WD为常染色体隐性遗传病,基因检测对诊断WD有重要价值。对于临床证据不足但又高度怀疑WD的患者,筛查 *ATP7B* 基因致病变异对诊断具有指导意义。*ATP7B* 基因定位于人染色体13q14.3,含有21个外显子和20个内含子,其cDNA编码由1465个氨基酸组成的P型铜转运ATP酶。在世界范围内已经发现 *ATP7B* 基因插入、缺失、错义、无义突变等900余种,10种常见的致病变异为 *p.R778L*、*p.P992L*、*p.T935M*、*p.A874V*、*p.I1148T*、*p.Q511X*、*p.N1270S*、*p.G943D*、*p.R919G* 和 *p.R778Q*,占所有致病变异的67%。我国WD患者主要为前3个高频致病变异,即 *p.R778L*、*p.P992L* 和 *p.T935M*。

注:1. 肝豆状核变性(hepatolenticular degeneration, HLD)又称 Wilson 病(WD),是一种常染色体隐性遗传的铜代谢障碍疾病,其致病基因 *ATP7B* 编码一种铜转运 P 型 ATP 酶。在正常情况下,Cu^{2+} 与 α2-球蛋白牢固结合成具有氧化酶活性的铜蓝蛋白(CP),此过程需要ATP7B酶的作用。循环中90%的 Cu^{2+} 与 CP 结合参与体内的生化反应,还有少部分 Cu^{2+} 与清蛋白、组氨酸等结合成三元复合体,剩余的 Cu^{2+} 通过胆汁、尿和汗液排出体外。该基因的致病变异导致ATP酶的功能缺陷或丧失,造成胆道排铜障碍,大量铜蓄积于肝、脑、肾、骨关节、角膜等组织和脏器,患者出现肝脏损害、神经精神表现、肾脏损害、骨关节病及角膜色素环(K-F环)等表现。

2. WD患者可以在任何年龄起病,但多见于 5 ~ 35 岁,也有3岁起病的肝硬化患者或80岁才出现症状的患者。约有3% ~ 4%的患者发病年龄晚于40岁。神经精神症状多见于10 ~ 30岁起病的患者,主要表现为：肌张力障碍、震颤、肢体僵硬和运动迟缓、精神行为异常等，少数患者可出现舞蹈样动作、手足徐动症、共济失调等神经症状。WD 患者发生癫痫并不罕见，可发生在疾病早期，更易发生在排铜治疗过程中。多个神经精神症状常同时出现，各个症状的轻重可能不同。神经精神症状的发生经常迟于肝脏症状，因此易被误诊为肝性脑病。WD 肝脏损害多见于婴幼儿及儿童患者，大部分患者在 10～13 岁起病，出现以下肝脏损害表现，如急性肝炎、暴发性肝衰竭、慢性肝病或肝硬化（代偿或失代偿）等。铜离子蓄积在其他系统亦表现出相应的功能异常或损害，如肾脏损害、骨关节病、心肌损害、肌病等。青年女性患者可出现月经失调、不孕和反复流产等。肝豆状核变性患者各器官系统表现见表 5-2。

表 5-2　肝豆状核变性患者各器官系统表现

肝脏表现	溶血性黄疸，脂肪肝、肝肿大、肝硬化、脾肿大，急性肝炎、慢性肝病、急性肝衰竭
神经表现	震颤、不自主运动、共济失调，肌张力障碍、肢体僵硬、运动迟缓、流涎、构音障碍、假性延髓麻痹，自主神经功能异常、偏头痛；癫痫
精神表现	躁狂、抑郁、精神分裂，神经质行为、失眠、人格改变
其他表现	角膜 K-F 环、向日葵样白内障，皮肤黝黑，溶血性贫血，氨基酸尿、肾结石，骨关节病、骨骼畸形、骨质疏松，心肌病、心律失常，胰腺炎，甲状旁腺功能减退，月经失调、不孕、反复流产

3. 症状前个体　症状前个体一般指以下 3 种情况：常规体检发现转氨酶轻度增高但无症状且行 *ATP7B* 基因筛查确诊；意外发现角膜 K-F 环但无症状且行 *ATP7B* 基因筛查确诊；WD 先证者的无症状同胞行 *ATP7B* 基因筛查确诊。

4. 对于原因不明的肝病表现、神经症状（尤其是锥体外系症状）或精神症状患者均应考虑 WD 的可能性。发病年龄不能作为诊断或排除 WD 的依据。WD 的诊断要点推荐如下。

（1）神经和（或）精神症状。

（2）原因不明的肝脏损害。

（3）血清铜蓝蛋白降低和（或）24h尿铜升高。

（4）角膜 K-F 环阳性。

（5）经家系共分离及基因变异致病性分析确定患者的2条染色体均携带 *ATP7B* 基因致病变异。

符合 [（1）或（2）]+[（3）和（4）] 或 [（1）或（2）]+（5）时均可确诊 WD；符合（3）+（4）或（5）但无明显临床症状时则诊断为 WD 症状前个体；符合前3条中的任何2条，诊断为"可能 WD"，需进一步追踪观察，建议进行 *ATP7B* 基因检测，以明确诊断。

5. WD 的治疗原则 a. 早期治疗，终身治疗，终身监测。b. 根据患者的临床表现选择合适的治疗方案，神经精神症状明显的 WD 患者在治疗前应先做症状评估和颅脑 MRI 检查。c. 症状前个体的治疗以及治疗有效患者的维持治疗，可单用锌剂或者联合应用小剂量络合剂。d. 药物治疗的监测：开始药物治疗后应定期检查血尿常规、肝肾功能、凝血功能、24h 尿铜，前3个月每月复查1次，病情稳定后每6个月复查1次。肝脾 B 超可用来评估病情进展和监测药物的治疗效果，建议3~6个月检查1次，如多次检查正常，1年复查1次即可。尽管颅脑 MRI 表现不能准确反映疾病的严重程度，但可用来监测治疗效果，建议根据具体情况进行复查。对所有患者必须同时密切观察药物的不良反应。

6. 肝移植治疗的适应证 a. 暴发性肝衰竭；b. 对络合剂无效的严重肝病者（肝硬化失代偿期），常采用原位肝移植或亲属活体肝移植。值得注意的是，严重神经或精神症状并不是进行肝移植手术的指征，因患者的神经损害不可逆，肝移植不能改善其症状，甚至可能在术后出现神经症状恶化，因此该类患者不宜进行肝移植手术。WD 患者肝移植术后仍应坚持低铜饮食并建议口服小剂量锌制剂。

7. WD 患者经过治疗症状稳定后可正常结婚和生育，但应告知患者其配偶进行 *ATP7B* 基因致病变异筛查以排除携带者可能性。若配偶为携带者，则需进行产前基因诊断检测。生育了 WD 患者的夫妇再次生育时，建议行产前基因诊断，以免再次生育 WD 患儿。女性 WD 患者在孕前应尽量将体内残余的铜排出体外并达到理想状态，孕期间可继续服用锌制剂，但最好停用 D-青霉胺（美国 FDA 对妊娠妇女使用 D-青霉胺的规定为 D 级，即有证据表明 D-青霉胺对胎儿存在致畸作用）。不推荐 D-青霉胺用于哺乳期产妇。

8. WD 未经治疗通常是致残或致命的，患者病死率为 5.0% ~ 6.1%，主要死于严重的肝脏疾病或严重的神经症状，少数患者因疾病负担或抑郁自杀。然而，WD 作为少数可治的神经遗传病之一，经过长期规范的排铜治疗或肝移植治疗，WD 患者的寿命可大幅延长。尤其是在疾病早期，神经症状出现之前进行干预，大部分患者可回归正常的工作和生活。

第三节　肌张力障碍

长期医嘱	临时医嘱
神经内科护理常规	肉毒素局部注射治疗 ⑥
二级护理	血常规（+ 血细胞涂片）、尿常规、粪常规
普通饮食	
留陪一人（避免跌倒、坠床等）	血清生化全套
苯海索　1mg po tid①	凝血功能
氯硝西泮　1 ~ 2mg po tid②	血沉、C 反应蛋白
卡马西平　0.1g po bid prn	血液传染病学检查（包括乙型肝炎、丙型肝炎、梅毒、艾滋病等）
巴氯芬　5mg po tid③	
美多巴　62.5mg po tid prn④	肿瘤标志物
氟哌啶醇　1mg po tid⑤	血清甲状腺激素和甲状旁腺激素
	血清铜蓝蛋白、血清铜及尿铜检测
	脑脊液检查（常规、生化、免疫、自身免疫性脑炎相关抗体等）　prn

续表

长期医嘱	临时医嘱
	心电图、超声心电图
	胸部正侧位 X 线片或胸部 CT
	头部 CT、头和（或）颈部 MRI❼
	PET 或 SPECT prn
	肌电图、肌肉超声 prn
	基因检测 ❽
	眼科会诊（裂隙灯看 K-F 环）
	神经外科会诊［脑深部电刺激（DBS）评估］❾
	重复经颅磁刺激（rTMS）
	康复科会诊、神经心理科会诊

❶ 肌张力障碍的治疗方法包括药物治疗、肉毒毒素（BTX）注射治疗和外科手术治疗。抗胆碱能药物包括苯海索、普罗吩胺、苯扎托品等，通过阻断基底节毒蕈碱型乙酰胆碱受体发挥作用。主要用于全身型和节段型肌张力障碍，儿童和青少年患者更为适合。对于抗精神病药物导致的迟发性肌张力障碍以及抗精神病药物、甲氧氯普胺等引起的急性肌张力障碍，也可以应用抗胆碱能药物。其不良反应与血药浓度无关，但随年龄的增长而增多，在老年人中尤为常见。外周不良反应主要包括口干、视物模糊、尿潴留和便秘等，闭角型青光眼患者应慎用。中枢不良反应主要包括记忆减退、精神异常、烦躁不安和抑郁等。应用时从低剂量开始，在数周内缓慢滴定，可以减少不良反应，提高耐受性。如果治疗没有带来任何获益，或出现了严重不良反应，应及时停止抗胆碱能药物的治疗。停用时应该逐渐减量，避免出现撤药反应。

❷ 苯二氮䓬类药物包括氯硝西泮、地西泮、阿普唑仑等，是最常用于治疗肌张力障碍的一类口服药物，对于颈部肌张力障碍性头

部震颤和肌阵挛性肌张力障碍有效。眼睑痉挛也可能获益。不良反应包括镇静、抑郁、精神和平衡障碍等，还存在快速耐受和药物依赖的风险，应注意避免突然停药或快速减量。而其他抗癫痫药如卡马西平、苯妥英钠主要用于治疗发作性运动诱发性运动障碍。

❸ 肌松剂包括巴氯芬、替扎尼定、美索巴莫等。巴氯芬是 γ-氨基丁酸（GABA）受体激动剂，对下肢痉挛状态的肌张力障碍患者可能获益。儿童获益大于成人。对部分眼睑痉挛、口下颌肌张力障碍和颅段肌张力障碍可能有效，颈部肌张力障碍的获益有限。常见不良反应包括头晕、镇静、恶心等，偶有精神障碍、无力的报道。突然停药或快速减量可能导致谵妄、癫痫和肌张力障碍加重等撤药反应。治疗剂量应从每次 5mg，每日 3 次开始，逐渐增加单次剂量，每次增加 5mg，间隔 3d。平均剂量为 30 ～ 75mg/d，个别病例根据需要日剂量最高可达 100mg/d。

❹ 左旋多巴是多巴反应性肌张力障碍的首选治疗，对于三磷酸鸟苷环水解酶 1 缺乏的多巴反应性肌张力障碍具有显著而持久的疗效，可明显改善肌张力障碍和帕金森综合征；对于酪氨酸羟化酶缺乏、墨蝶呤还原酶缺乏等其他类型的多巴反应性肌张力障碍的疗效确定。此外，多巴胺受体激动剂、抗胆碱能药物和单胺氧化酶 B 抑制剂对典型的多巴反应性肌张力障碍也有效。儿童起病的全身型和节段型肌张力障碍患者治疗应首选多巴胺能药物进行诊断性治疗。建议起病年龄＜ 40 岁的单纯型肌张力障碍患者都进行左旋多巴试验。左旋多巴从小剂量开始，逐渐增加到治疗剂量每日 2 ～ 5mg/kg，最大剂量不超过每日 1000mg（儿童 20mg/kg），持续至少 4 周，若无效可停药。左旋多巴无效的患者，可以排除多巴反应性肌张力障碍。另外，左旋多巴对部分脊髓小脑性共济失调 3 型、遗传性痉挛性截瘫 11 型、共济失调毛细血管扩张、多巴胺转运体病和帕金森病的肌张力障碍也可能有效。

❺ 抗多巴胺能药物包括多巴胺受体拮抗剂和多巴胺耗竭剂。多巴胺受体拮抗剂包括经典抗精神病药和非典型抗精神病药物。经典抗精神病药如氟哌啶醇，可以缓解肌张力障碍症状，不良反应包括急性肌张力障碍、迟发性运动障碍和药物诱导的帕金森综合征，不推荐用于肌张力障碍的常规治疗。非典型抗精神病药物如氯氮平和

喹硫平，治疗全身型肌张力障碍、颅段肌张力障碍和口下颌肌张力障碍可能有效，不良反应包括镇静、体位性低血压、癫痫发作和代谢综合征。氯氮平的不良反应还包括粒细胞缺乏。多巴胺耗竭剂包括丁苯那嗪、氘代丁苯那嗪等，通过阻断囊泡单胺转运蛋白2，使多巴胺无法进入突触前囊泡。多巴胺在细胞质中被单胺氧化酶迅速降解，导致多巴胺的突触前耗竭。多巴胺耗竭剂丁苯那嗪对于肌张力障碍，特别是迟发性肌张力障碍患者可能有效，不良反应包括镇静、抑郁、帕金森综合征、静坐不能、紧张和失眠。

❻ 肉毒毒素是肉毒梭菌产生的大分子复合蛋白，由轻链（相对分子质量为50000）和重链（相对分子质量为100000）组成。重链识别并与神经末梢突触前膜上的特异性受体结合，影响突触囊泡与突触前膜融合，阻滞乙酰胆碱等神经递质的释放，引起肌肉松弛、腺体分泌障碍等化学性去神经支配作用，可迅速消除或缓解肌肉痉挛，重建主动肌与拮抗肌之间的力量平衡，改善肌肉异常或过度收缩相关的疼痛、震颤、姿势异常、运动障碍等表现，明显提高患者的生活质量，已成为治疗肌张力障碍的有效手段。根据抗原性不同，目前已知肉毒毒素有8种血清型（A-H），进入商品化运用的是A型和B型，我国只有A型。

目前，肉毒毒素是颈部肌张力障碍和眼睑痉挛的一线治疗方法，对内收型喉部肌张力障碍有效，但外展型喉部肌张力障碍的疗效证据不足。另外，肉毒毒素可改善口下颌肌张力障碍的严重程度，也可改善书写痉挛等上肢局灶型肌张力障碍，但对于下肢肌张力障碍的疗效证据不足。肉毒素注射后3～14d起效，作用通常持续3～6个月。少数患者在肉毒毒素治疗后，临床症状可以长期缓解，甚至完全消失。但是绝大多数患者，随神经末梢处的神经芽生，递质传递功能恢复，肉毒毒素的神经阻滞作用逐渐消失，因此需要再次注射以维持疗效，治疗间隔原则上不少于3个月，肉毒毒素长期治疗安全有效。

肉毒毒素为医疗用毒性生物制剂，使用前用0.9%氯化钠注射液进行配制，常用浓度范围为2.0～5.0U/0.1mL，配制过程中避免剧烈震荡影响毒素效力，配制后4h内使用。注射时要正确定位靶肌肉或腺体组织，国内外常用的定位方法有4种：徒手定位、电刺激定位、肌电引导、超声引导。对于深层结构及小肌肉可在徒手定位的基础上联合肌电、电刺激或超声引导精准定位。肉毒毒素的应用已经从运动障碍病扩展到肢体痉挛、疼痛、自主神经功能障碍，并有尝试用于抑郁症、雷诺现象等。肉毒毒素的治疗适应证和证据级别见表 5-3。

表 5-3 肉毒毒素的治疗适应证和证据级别

适应证	证据级别
眼睑痉挛	B 级
偏侧面肌痉挛	B 级
颈部肌张力障碍	A 级
喉肌张力障碍	B 级
上肢局灶性肌张力障碍	B 级
原发性手部震颤	B 级
头部震颤	C 级
运动性抽动	C 级
口下颌肌张力障碍	C 级
上运动神经元损害所致上肢/下肢痉挛状态	A 级
脑性瘫痪后上肢痉挛状态	A 级
流涎症	B 级
腋窝多汗症	A 级
手掌多汗症	B 级
味汗症	C 级
神经源性膀胱过度活动症	A 级
特发性膀胱过度活动症	A 级
逼尿肌-括约肌协同失调	B 级
慢性偏头痛	A 级

肉毒毒素是眼睑痉挛治疗的一线选择，注射部位主要为眼轮匝肌、降眉间肌、皱眉肌，眼轮匝肌通常选择4～5个点，其余每个肌肉1～2个点，每点1.25～5U，不良反应包括上睑下垂、视物模糊、复视、睑裂闭合不全、流泪增多、干眼加重、注射部位疼痛、水肿、头痛等；颈部肌张力障碍常选择的注射肌肉包括头夹肌、胸锁乳突肌、斜方肌、肩胛提肌、斜角肌、头最长肌、头下斜肌等，单一靶肌内注射不超过100U，首次治疗总剂量不超过300U，不良反应包括口干、吞咽困难、颈肌无力、咽喉痛、声音改变/声嘶、注射部位疼痛、全身疲乏等。流涎症注射部位选择双侧腮腺或下颌下腺，总剂量推荐50～100U，其中腮腺30～60U，下颌下腺20～40U。肉毒毒素中毒常表现为急性、对称性、下行性弛缓性瘫痪，可表现为复视、构音障碍、发音困难和吞咽困难等，因此疑似中毒患者应密切监测生命体征，尽早做好营养和呼吸支持治疗，最好在暴露毒素24h内使用抗毒素（马源性七价抗毒素血清，用前需行血清敏感试验），不推荐使用抗生素，胆碱酯酶抑制剂可能有效。

在多次肉毒素治疗后，大多患者的总体疗效、最佳疗效及最佳疗效的持续时间均优于首次治疗；疗效的潜伏期、持续时间和不良反应也有改善。少数患者在后续治疗中出现疗效减退，首先应确定治疗方案是否恰当、肌肉选择是否准确、注射剂量是否充分。在排除上述影响因素后要考虑肉毒毒素中和性抗体导致继发性无效。目前认为大剂量、频繁注射是产生抗体的主要危险因素，长期治疗应采用最低有效剂量，避免短期内频繁注射。

❼ 原发性肌张力障碍常规脑结构影像学（如MRI）检查正常。结构性脑影像学检查对于继发性肌张力障碍的筛查或排除是必要的，特别是当肌张力障碍症状累及较为广泛的儿童或青少年患者。CT检查可区分钙和铁的蓄积，磁敏感加权成像（SWI）或梯度回波（T2*）对于脑组织铁沉积神经变性病的诊断价值优于常规MR。突触前多巴胺能扫描（DAT或18F-DOPA）有助于区分多巴反应性肌张力障碍（DRD）和伴肌张力障碍的少年型帕金森病，也有利于区分肌张力障碍引起的震颤与帕金森病的震颤。不推荐神经生理学检查作为肌张力障碍诊断和分类的常规。此外，脑脊液检查有助于排除颅内感染或炎性疾病；血清甲状旁腺素、血清胆红素等代谢筛

查排除甲状旁腺功能低下、胆红素脑病等代谢障碍疾病；肿瘤标志物等相关检查排除肿瘤性疾病；血细胞涂片等检查排除神经-棘红细胞增多症；血清铜蓝蛋白、血清铜、尿铜及眼科裂隙灯检查等排除Wilson病等。

❽ 遗传性肌张力障碍基因检测的策略为：首先考虑主要症状特征，其次考虑起病年龄和遗传方式等因素，综合考虑筛选候选基因进行检测，并针对候选致病基因选取相应的检测技术，必要时可选择二代测序技术。对于单纯型肌张力障碍，当以全身型表现为主时，应考虑 DYT-TOR1A、DYT-THAP1、DYT-HPCA、DYT-TUBB4 等亚型，尤其对于起病年龄小于 26 岁或者有早发患病亲属的患者，应首选检测 *TOR1A* 基因，其次检测 *THAP* 基因；而当以局灶型和节段型表现为主时，尤其是颅颈段受累明显时，应考虑 DYT-GNAL、DYT-ANO3、DYT-COL6A3 等亚型。对于复合型肌张力障碍，应对早发、诊断不明的患者优先考虑 DYT-GCH1、DYT-TH 等亚型。当持续性肌张力障碍伴随肌阵挛表现时，应考虑 DYT-SGCE、DYT-CACNA1B、DYT-KCTD17 等亚型；当以伴随帕金森综合征表现为主时，应考虑 DYT-TAF1、DYT-ATP1A3、DYT-PRKRA、DYT-GCH1、DYT-TH 等亚型，但值得注意的是，PARK-Parkin、PARK-PINK1、PARK-DJ1 亚型也常出现类似表现。对于发作性肌张力障碍，如以随意运动为主要诱发因素，则首选 *PRRT2* 基因进行检测，其次检测 *SLC2A1*、*MR-1* 基因；如无明显随意运动诱发，则首先检测 *MR-1* 基因，其次检测 *PRRT2*、*SLC2A1*、*KCNMA1* 基因；如以持续运动为主要诱发因素，则首先检测 *SLC2A1* 基因，其次检测 *PRRT2*、*MR-1* 基因。近年，随着二代测序技术的不断进步和检测成本的显著降低，对于拟诊为遗传性肌张力障碍者，可直接行二代基因检测。

❾ 对内侧苍白球（GPi）或丘脑底核持续电刺激（DBS）已应用于多种肌张力障碍的治疗。目前认为药物难治性遗传性或特发性单纯型肌张力障碍是 DBS 的最佳适应证，全身型、节段型和颈部肌张力障碍都具有确切的疗效，特别是儿童起病的 DYT1 全身型或节段型肌张力障碍，可优先考虑 GPi-DBS 治疗。其他遗传性肌张力障碍如 DYT3、DYT6、DYT11、DYT28 应用 DBS 治疗总体疗效较好，DYT12 疗效欠佳。在获得性肌张力障碍中，全身型、节段型或颈部

受累的药物性迟发性肌张力障碍，如果非手术方法治疗效果欠佳，也可考虑GPi-DBS治疗。越来越多的证据表明丘脑底核持续电刺激对单纯型（特发性或遗传性）肌张力障碍治疗有效，但尚缺乏大规模前瞻性对照研究的证据。另外，对口服药或肉毒毒素治疗效果欠佳的单纯型（特发性或遗传性）颈部肌张力障碍还可以考虑选择性周围神经切断术。

注：1. 肌张力障碍是一种运动障碍，其特征是持续性或间歇性肌肉收缩引起的异常运动和（或）姿势，常常重复出现。肌张力障碍性运动一般为模式化的扭曲动作，可以呈震颤样。肌张力障碍常常因随意动作诱发或加重，伴有肌肉兴奋的泛化。"肌张力障碍"可用于描述一种具有独特表现的不自主运动，与震颤、舞蹈、抽动、肌阵挛等类别；也可用于命名一种独立的疾病或综合征，其中肌张力障碍症状是唯一或主要的临床表现，肌张力障碍是神经系统运动增多类疾病的常见类型。

2. 肌张力障碍多以异常的表情姿势和不自主的变换动作而引人注目，所累及肌肉的范围和肌肉收缩强度变化很大，因而临床表现各异。其临床特点如下：a. 肌张力障碍时不自主动作的速度可快可慢，可以不规则或有节律，但在收缩的顶峰状态有短时持续，呈现为一种奇异动作或特殊姿势；b. 不自主动作易累及头颈部肌肉（如眼轮匝肌、口轮匝肌、胸锁乳突肌、头颈夹肌等）、躯干肌、肢体的旋前肌、指腕屈肌、趾伸肌和跖屈肌等；c. 发作的间歇时间不定，但异常运动的方向及模式几乎不变，受累的肌群较为恒定，肌力不受影响；d. 不自主动作在随意运动时加重，在休息睡眠时减轻或消失，可呈现进行性加重，疾病晚期时症状持续、受累肌群广泛，可呈固定扭曲痉挛畸形；e. 症状常因精神紧张、生气、疲劳而加重。

3. 肌张力障碍按症状分布可分为以下5型。a. 局灶型：只有一个身体区域受累，如眼睑痉挛、口下颌肌张力障碍、颈部肌张力障碍、喉部肌张力障碍和书写痉挛。b. 节段型：2个或2个以上相邻的身体区域受累，如颅段肌张力障碍、双上肢肌张力障碍。c. 多灶型：2个不相邻或2个以上（相邻或不相邻）的身体区域受累。d. 全身型：躯干和至少2个其他部位受累。e. 偏身型：半侧身体受累，常为对侧半球，特别是基底节损害所致。按伴随症状可分为以下3

型。a. 单纯型：肌张力障碍是唯一的运动症状，可伴有肌张力障碍性震颤。b. 复合型：肌张力障碍合并其他运动障碍，如肌阵挛或帕金森综合征。c. 复杂型：肌张力障碍合并其他神经系统或全身系统疾病表现。

4. 发作性肌张力障碍指突然出现的肌张力障碍动作，通常由某种因素诱发，往往自发缓解。依据诱发因素的不同分为 3 种主要形式：a. 发作性运动诱发的运动障碍，由突然的动作诱发；b. 发作性过度运动诱发的运动障碍，由跑步、游泳等持续运动诱发；c. 发作性非运动诱发的运动障碍，可因饮用酒、茶、咖啡或饥饿、疲劳、情绪波动等诱发。

5 肌张力障碍根据病因可分为遗传性或获得性。遗传性肌张力障碍多有家族史或已明确致病基因，根据遗传方式包括：a. 常染色体显性遗传；b. 常染色体隐性遗传；c.X 连锁隐性遗传；d. 线粒体遗传。获得性肌张力障碍原因包括：a. 围生期脑损伤；b. 感染，如病毒性脑炎、昏睡性脑炎、亚急性硬化性全脑炎、HIV 感染、其他（结核、梅毒等）；c. 药物，如左旋多巴、多巴胺受体激动剂、神经安定类药物（多巴胺受体阻滞剂）、抗惊厥药、钙拮抗剂；d. 中毒，如锰、钴、氰化物、甲醇等；e. 血管病，如梗死、出血、动静脉畸形（包括动脉瘤）；f. 肿瘤，如脑肿瘤、副肿瘤性脑炎；g. 脑损伤，如外伤、手术、电击伤；h. 免疫，如系统性免疫病、自身免疫性脑炎；i. 功能性或心因性。另有个别肌张力障碍，尚无遗传性和获得性病因证据，称为特发性肌张力障碍。

6. 肌张力障碍的诊断可分为 3 步：第 1 步是明确不自主运动是否为肌张力障碍性运动。第 2 步明确肌张力障碍是否为获得性。以下临床线索往往提示为获得性肌张力障碍：a. 起病突然，病程早期进展迅速；b. 持续性偏身型肌张力障碍；c. 儿童期颅段起病；d. 成人起病的下肢或全身型肌张力障碍；e. 早期出现固定的姿势异常；f. 除肌张力障碍外存在其他神经系统体征；g. 早期出现语言功能障碍，如构音障碍、口吃；h. 混合性运动障碍伴神经系统异常，如痴呆、癫痫、视觉障碍、共济失调、肌无力、肌萎缩、反射消失、感觉缺失、自主神经功能障碍。第 3 步明确肌张力障碍是遗传性或特发性。

7. 多巴反应性肌张力障碍（DRD）的临床特点：a. 多于儿童期

发病，少数成年期发病，个别可晚至60岁起病；b.女性患者多见，男女比例约为1：（2～4）；c.临床表现以肌张力障碍为主，左侧肢体明显，可累及颈部、头面部；可伴有帕金森病样表现；儿童首发症状多为始自足部的肌张力障碍，表现为站立或行走时出现一侧或两侧足部关节发紧、僵硬、足部不自主异常扭转、马蹄内翻（外翻）足样改变、足尖步态样改变等，引起步态不稳、易跌倒；成年发病者多为帕金森病样表现；d.症状多有明显的晨轻暮重现象，但此种现象随年龄增大变得不明显；e.口服小剂量的多巴制剂对其有显著持久的疗效，且长期服用无明显副作用；f.如未经多巴制剂治疗，肌张力障碍在15岁以前进展较快，随后进展减慢，到30岁左右相对稳定；g.多有阳性家族史，大部分呈常染色体显性遗传，少数呈常染色体隐性遗传，个别可呈散发性。DRD患者头部CT、MRI和PET检查一般无异常表现，其临床诊断主要依据临床病史、症状和体征，特别是对小剂量多巴制剂的反应，是临床诊断的要点。

8.肌张力障碍危象，又称肌张力障碍风暴或肌张力障碍持续状态，是一种严重而罕见的运动障碍急症，病死率约10%。临床特征包括快速恶化的全身型肌张力障碍，严重的躯干扭曲或姿势异常，伴发热、大汗、心动过速、呼吸急促、横纹肌溶解等，可进展为延髓功能障碍和呼吸衰竭。肌张力障碍危象在遗传性、特发性和获得性肌张力障碍中均可出现。多数患者存在诱因，包括感染、药物中断或快速减量、DBS设备故障或电池电量耗竭、手术和创伤等，一旦诊断明确，患者应收住重症监护病房紧急治疗。治疗主要包括：a.寻找诱因并给予相应处理。b.支持性治疗：包括气道保护、镇静和疼痛控制等。静脉注射咪达唑仑的起效快、半衰期短，是支持性治疗的首选药物，但需注意药物对呼吸、心率的抑制作用。其他常用的药物还包括丙泊酚、巴比妥类药物和非去极化肌松药如泮库溴铵等。c.控制肌张力障碍症状：单独或联合应用口服抗胆碱能药物、苯二氮䓬类药物、巴氯芬等。如有条件，也可以采用鞘内注射巴氯芬治疗。d.手术治疗：如部分诊断明确的遗传性肌张力障碍，如DYT1肌张力障碍，DBS可能可以改善其肌张力障碍危象，但此时手术具有更大的挑战性。

9.对于全身型肌张力障碍首选口服药物治疗，通常为经验性用药。如对左旋多巴疗效显著则提示多巴反应性肌张力障碍的可能。抗胆碱能药物如苯海索可能有效，并且在儿童中耐受良好。如果单独应用抗胆碱能药物疗效不足，可联合应用肌松剂或苯二氮䓬类药物。对于不能耐受口服药物或不能获益的遗传性或特发性单纯型患者，适合 DBS 治疗。对于大多数局灶型和节段型肌张力障碍对口服药物疗效欠佳，可首选肉毒毒素注射。口服药与肉毒毒素联合应用可能会增加疗效、延长注射间隔。对累及局灶或节段的早期起病的单纯型肌张力障碍也建议进行左旋多巴的试验性治疗。口服药和肉毒毒素治疗效果欠佳的遗传性或特发性单纯型累及节段和颈部的肌张力障碍适合 DBS 手术，其他局灶型肌张力障碍也可以试用 DBS。此外，康复治疗是肌张力障碍重要的辅助治疗手段。

10. Meige 综合征（Meige syndrome，MS）是一种颅面部肌张力障碍性疾病，发病年龄通常为 40 ~ 70 岁，女性发病率高于男性。多数患者从眼睑痉挛开始逐渐累及口、下颌的肌肉，累及咽喉肌和呼吸肌时可导致构音障碍、呼吸困难；少数患者伴有颈部、躯干部位肌肉痉挛性肌张力障碍；上述症状在受风吹、日光刺激时加重，晨起较轻，有时注意力高度集中时症状会暂时性缓解；另外部分患者可合并精神心理问题。MS 确切的病因和发病机制尚不清楚，目前认为可能与精神心理、药物（抗精神病药物、抗组胺药物等）、创伤及口腔操作等因素导致的脑内神经递质的平衡失调有关。针对 MS 的治疗，在早期以口服药物或局部注射肉毒毒素等无创或微创方式为主。药物治疗多以抗焦虑、镇静、缓解肌张力障碍等为主，但多数患者会因长期服药出现药物不良反应而停用。肉毒毒素注射的疗效有个体差异，部分患者疗效确切，但需反复注射，后期也可能因使机体产生免疫性抗体而导致疗效逐渐下降甚至消失。目前，以脑深部电刺激（DBS）为代表的神经调控技术因其微创、安全、有效等特点受到广大患者和临床医师的青睐，刺激靶点通常选择苍白球内侧（GPi），也可选择丘脑底核（STN）。2021 年专家共识推荐手术适应证如下：a. 诊断为原发性 MS；b. 经过口服药物治疗未能有效控制症状和（或）经肉毒毒素规范治疗后眼睑痉挛症状改善效果欠佳、严重影响生活质量，要求尝试手术治疗；c. 口服药物和肉毒毒素注射等非手术治疗无法有效改善致残性口下颌或颈部运动障碍症状；d. 认知功能和神经心理评估正常；e. 术前头颅 MRI 检查未见明显结构性异常。

第四节　特发性震颤

长期医嘱	临时医嘱
神经内科护理常规	A 型肉毒毒素注射 [3]
二级护理	血常规、尿常规、粪常规＋隐血试验
普萘洛尔　10mg po tid[1]　或 阿罗洛尔　10mg po bid	血清生化全套
加巴喷丁　100mg po tid[2]	凝血功能
	血沉、C 反应蛋白（CRP）
	血液传染病学检查（包括乙型肝炎、丙型肝炎、梅毒、艾滋病等）
	甲状腺功能
	血清铜蓝蛋白
	毒物筛查
	胸部正侧位 X 线片
	心电图或 Holter（必要时[4]）
	头颅 CT/MRI
	多巴胺转运体（DAT）PET/SPECT
	肌电图震颤分析
	基因检测 [5]
	功能神经外科会诊 [6]
	康复科会诊 [7]

[1] 特发性震颤（essential tremor，ET）的药物治疗目标集中在改善震颤症状方面，有大约 1/3 的震颤患者对药物治疗的反应效果不明显。普萘洛尔、扑米酮是治疗 ET 的一线推荐药物，对于无法耐受普萘洛尔的患者可考虑将阿罗洛尔作为一线推荐药物；普萘洛

尔为非选择性肾上腺素 β 受体阻滞剂，应从小剂量开始（10mg/ 次，2 次 /d），逐渐加量（5mg/ 次）至 30 ～ 60mg/d 即可有症状改善，一般不超过 360mg/d，维持剂量为 60 ～ 240mg/d。常见不良反应有心动过缓、血压下降和支气管痉挛，用药期间应密切观察心率和血压变化，如心率 < 60 次 /min 可考虑减量，< 55 次 /min 则停药；此外还可引起疲劳、头晕、性功能障碍、抑郁等。如果患者由于禁忌证或不耐受等原因不能服用普萘洛尔时，可选用其他的非选择性 β 受体阻滞剂。但是，当 ET 患者对于一种 β 受体阻滞剂治疗无效时，对其他 β 受体阻滞剂也可能无效。阿罗洛尔具有 α 及 β 受体阻断作用（其作用比大致为 1 : 8），其 β 受体阻滞活性是普萘洛尔的 4 ～ 5 倍，且不易通过血脑屏障，不会像普萘洛尔那样产生中枢神经系统不良反应。阿罗洛尔口服剂量从 10mg/ 次、1 次 /d 开始，如疗效不充分，可加量至 2 次 /d，最高剂量不超过 30mg/d，其常见不良反应有心动过缓、眩晕、低血压等，用药期间应密切观察心率和血压变化；扑米酮为抗癫痫药物，用量一般从每晚 25mg 开始，逐渐加量 25mg/ 次，有效剂量在 50 ～ 500mg/d，每天口服 2 ～ 3 次，一般 250mg/d 疗效佳且耐受性好。扑米酮最常见的不良反应是发生率高达 22.7% 的急性"毒性"反应（包括眩晕、恶心、呕吐、步态不稳、乏力等），即使在 62.5mg/d 的初始剂量时也会发生。此外，白日嗜睡、疲劳等也是扑米酮常见的不良反应。

❷ 对于无法耐受一线药物治疗的患者，可将加巴喷丁、托吡酯、阿普唑仑、阿替洛尔、索他洛尔作为治疗 ET 的二线推荐药物，对于支气管哮喘和过敏性鼻炎等禁用普萘洛尔患者，可考虑将阿替洛尔作为二线推荐药物；由于氯硝西泮具有潜在的滥用风险，且在突然停药后可产生戒断症状，因此需谨慎选择氯硝西泮作为二线推荐药物；加巴喷丁是 γ-氨基丁酸的衍生物，为新型的抗癫痫及抗神经痛药物。起始剂量为 300mg/d，有效剂量为 1200 ～ 3600mg/d，分 3 次服用，不良反应包括困倦、恶心、头晕、步态不稳等；托吡酯具有阻滞钠通道、增强 γ-氨基丁酸活性的作用，为新型抗癫痫药物，可作为对一线治疗药物无效或不耐受的 ET 患者的替代治疗，起始剂量为 25mg/d，以 25mg/ 周的递增速度缓慢加量，常规治疗剂量为 200 ～ 400mg/d，分 2 次口服，不良反应有感觉异常、食

欲下降、注意力受损、记忆力下降、恶心、疲劳等；阿普唑仑为短中效的苯二氮䓬类药物，起始剂量为 0.6mg/d，老年人起始剂量为 0.125 ~ 0.250mg/d，有效治疗剂量为 0.6 ~ 2.4mg/d，分 3 次给药，不良反应有过度镇静、疲劳、反应迟钝等；氯硝西泮为长效的苯二氮䓬类药物，起始剂量为 0.5mg/d；平均有效剂量为 1.5 ~ 2.0mg/d；阿替洛尔为选择性 β1 受体阻滞剂，有效剂量为 50 ~ 150mg/d；索他洛尔为非选择性 β 受体阻滞剂，有效剂量为 80 ~ 240mg/d。另外，指南推荐纳多洛尔、尼莫地平可作为治疗 ET 的三线药物。纳多洛尔 120 ~ 240mg/d 或尼莫地平 120mg/d 对改善肢体震颤可能有效。

❸ A 型肉毒毒素用于治疗药物难治性 ET。A 型肉毒毒素多点肌内注射对头部、声音、肢体震颤患者均有效。单剂量 40 ~ 400 IU 的 A 型肉毒毒素可改善头部震颤（如胸锁乳突肌 40 IU、头夹肌 60 IU）；选择尺、桡侧腕伸屈肌进行多点注射 50 ~ 100 IU 药物可减小上肢的震颤幅度，平均治疗时间为 12 周（一般为 4 ~ 16 周）；0.6 ~ 15.0 IU 的软腭注射可改善声音震颤，但可能出现声音嘶哑和吞咽困难等不良反应；A 型肉毒毒素治疗难治性震颤属对症治疗措施，通常 1 次注射疗效持续 3 ~ 6 个月，需重复注射以维持疗效。

❹ ET 作为一个临床诊断，以病史、临床表现及体格检查为主要诊断依据。辅助检查通常用于排除其他原因引起的震颤，检测甲状腺功能的目的是排除因甲状腺功能亢进引起的震颤，检测血清铜蓝蛋白的目的是排除肝豆状核变性引起的震颤，必要时进行毒物筛查排除中毒引起的震颤。ET 的药物治疗很多为肾上腺素 β 受体阻滞剂，对心率有一定的影响，且很多 ET 患者本身存在心动过缓，故心电图检查必要时进行心电 Holter 的检查对于药物使用的安全性和监测药物不良反应至关重要。头颅 MRI 主要用于排除颅内病灶以及与小脑疾病或创伤后事件相关的震颤；多巴胺转运体（DAT）PET/SPECT 显像用于评估黑质纹状体多巴胺能通路的功能，排除多巴胺能神经元变性相关疾病，如帕金森病。肌电图震颤分析可记录震颤的存在、测量震颤的频率并评估肌电爆发模式，在震颤的电生理评估中被广泛应用。加速度计结合肌电图进行震颤分析可对各种原因导致的震颤起到一定的鉴别诊断作用，一般 ET 的震颤形式多以姿势性、动作性为主，累及双上肢为主，频率在 4 ~ 12Hz，收缩形式

以同步性为主。

❺ 目前发现了一些基因，如 *LINGO1* 等基因或位点的变异，与 ET 的发病风险相关。*NOTCH2NLC* 基因 5′ 非翻译区的 GGC 异常重复扩增明确与 ET 发病相关［部分 ET 也有可能为神经元核内包涵体病（NIID）的一种表型］；其他多核苷酸重复突变的检测有助于与脊髓小脑性共济失调等鉴别诊断。

❻ 对于药物难治性 ET 可采取手术治疗，手术方法包括脑深部电刺激（DBS）及磁共振成像引导下的聚焦超声（MRIgFUS）丘脑切开术。DBS 的靶点包括丘脑腹外侧核（VI）和丘脑后下区（PSA）。VI-DBS 能有效减轻 ET 患者肢体震颤，双侧丘脑 VI 的 DBS 手术对头部及声音震颤的效果优于单侧 DBS 手术，但不良反应发生率更高。

❼ 康复治疗的目的是在药物治疗的基础上，最大限度地延缓疾病的进展，改善各种功能障碍，最终改善 ET 患者的生活质量。康复治疗应因人而异，根据 ET 患者疾病严重程度及各种功能障碍的类型和程度，制订个体化康复目标和针对性康复治疗措施。其中运动疗法，特别是抗阻力训练如俯卧撑、哑铃、杠铃等项目，可明显减轻姿势性震颤；对于震颤严重患者，可使用防抖勺等可穿戴设备来帮助患者进食，提高患者的生活质量。此外，震颤矫形器通过对人体骨骼系统施加适当的矫正力也能改善患者的震颤症状。

注：1. 特发性震颤（Essential tremor，ET）也称原发性震颤，是一种常见的运动障碍性疾病，临床上以双上肢的动作性震颤为特点，可伴有下肢、头部、口面部或声音震颤。约 30% ~ 70% 的 ET 患者有家族史，多呈常染色体显性遗传。传统观点认为 ET 是良性、家族遗传性、单症状性疾病；目前认为 ET 是缓慢进展的、可能与家族遗传相关的复杂性疾病。ET 的患病率随着年龄的增长而升高，65 岁以上老年人群的患病率约为 4.6%。其病因与发病机制尚未完全明确，遗传因素、老化因素、环境因素与 ET 发病相关。皮质-脑桥-小脑-丘脑-皮质环路的节律性震荡是 ET 的主要病理生理学机制。

2. ET 各年龄段均可发病，多见于 40 岁以上的中老年人，青少年是另一发病高峰。家族性比散发性 ET 患者起病年龄更早。ET 常为双侧缓慢起病，随年龄逐渐进展，以双上肢 4 ~ 12 Hz 动作性震颤为主要特征；于日常活动时（如书写、倒水、进食等）震颤表现明显；震颤还可累及下肢、头部、口面部或咽喉肌等；震颤在情绪紧张或激动时加重，部分患者饮酒后震颤可减轻；随着病情的发展，震颤幅度可增加。ET患者还可能出现感觉障碍、精神症状、睡眠障碍等非运动症状。部分患者除震颤外，还可伴有串联步态障碍、可疑肌张力障碍性姿势、轻度记忆障碍等神经系统软体征，称为ET叠加。根据1996年美国国立卫生研究院ET研究小组提出的震颤分级标准，将ET分为：0级，无震颤；1级，轻微，震颤不易察觉；2级，中度，震颤幅度＜2cm，非致残；3级，明显，震颤幅度在2～4cm，部分致残；4级，严重，震颤幅度超过4cm，致残。

3. ET的临床诊断需要同时满足以下3点：a. 双上肢动作性震颤，伴或不伴其他部位的震颤（如下肢、头部、口面部或声音）；b. 不伴有其他神经系统体征，如肌张力障碍、共济失调、帕金森综合征等；c. 病程超过3年。ET叠加：除具有以上ET的震颤特征外，还具有不确定临床意义的其他神经系统体征，如串联步态障碍、可疑肌张力障碍性姿势、轻度记忆障碍等。诊断ET需排除增强的生理性震颤（如药源性、代谢性等）、孤立的局灶性震颤（如孤立性声音震颤、孤立性头部震颤、特发性腭肌震颤等）、孤立性任务或位置特异性震颤（如原发性书写痉挛、手或口任务特异性震颤、高尔夫球手等）、震颤频率＞12Hz的直立性震颤、伴有明显其他体征的震颤综合征（如肌张力障碍震颤综合征、帕金森综合征、Holmes震颤、肌律等），以及突然起病或病情呈阶梯式进展恶化的震颤。

4. ET主要与下列有震颤表现的疾病相鉴别

（1）帕金森病 以静止性震颤为主，可有姿势性或运动性震颤，震颤再现现象也是帕金森病震颤的重要特征；除震颤外，帕金森病患者常伴有动作迟缓、肌强直、姿势步态异常等。

（2）肝豆状核变性 震颤可表现为静止性、姿势性或运动性；常累及远端上肢和头部，下肢受累较少。还可出现运动迟缓，僵硬，肌张力障碍，舞蹈症，构音障碍和吞咽困难等多种神经系统症状。眼部可见特征性的K-F环。MRI检查可发现双侧豆状核区对称性分布异常信号；基因诊断有助于鉴别。

（3）脊髓小脑性共济失调 以意向性震颤为主，可有姿势性震颤；其他神经系统体征包括腱反射活跃，步态共济失调，帕金森病样表现和其他小脑体征；MRI 或 CT 检查可发现小脑萎缩；基因诊断有助于鉴别。

（4）功能性震颤 亦称心因性震颤，多在有某些精神心理因素如焦虑、紧张、恐惧时出现，与 ET 相比，其频率较快（8～12Hz）但幅度较小，有相应的心理学特点，去除促发因素症状即可消失。

5. ET 的治疗原则为：a. 轻度的、不影响日常生活或引起心理困扰的 1 级震颤无须治疗，只需进行宣教和安慰；b. 2 级震颤患者由于工作或社交需要，可选择事前半小时服药以间歇性减轻症状；c. 影响日常生活和工作的 2～4 级震颤患者，需要药物治疗，当单药治疗无效时可联合用药；d. 药物难治性重症震颤患者可考虑手术治疗；e. 头部或声音震颤患者可选择 A 型肉毒毒素注射治疗。

第五节 亨廷顿病

长期医嘱	临时医嘱
神经内科护理常规	血常规、尿常规、粪常规＋隐血试验
二级护理	
氘丁苯那嗪（安泰坦） 6mg po qd[1] 或 奥氮平 2.5mg po qd	血清生化全套
	凝血功能
	血沉、C 反应蛋白（CRP）
氯硝西泮 0.5mg po qn[2]	血液传染病学检查（包括乙型肝炎、丙型肝炎、梅毒、艾滋病等）
舍曲林 50mg po qd[3]	
丙戊酸钠 500mg po bid	外周血细胞形态（光／电镜下找棘红细胞）[4]
	血清铜蓝蛋白
	胸部正侧位 X 线片
	心电图
	头颅 CT/MRI[5]
	认知功能测评（MMSE、MoCA）
	基因检测（动态突变）[6]

续表

长期医嘱	临时医嘱
	心理科会诊
	功能神经外科会诊
	康复科会诊

❶ 亨廷顿病（Huntington disease，HD）迄今为止尚无任何治疗措施可延缓其病程进展，临床治疗仍以经验性治疗为主导，主要目标为控制症状、提高生活质量。针对 HD 的舞蹈样症状，对症治疗常用抗精神病药和多巴胺耗竭剂。氘丁苯那嗪是丁苯那嗪的氘取代产物，能可逆性抑制囊泡单胺转运蛋白 2（VMAT2）的功能，降低单胺类物质摄取进入囊泡，从而耗竭大脑神经末梢的多巴胺，避免突触后多巴胺神经遭受过多刺激，从而减轻 HD 舞蹈样症状和成人迟发性运动障碍（TD）症状。由于其良好的有效性、安全性和耐受性，氘丁苯那嗪于 2017 年被美国 FDA 批准用于 HD 的治疗，2020 年进入国家医保目录。首次用药时，推荐起始剂量为 6mg，一日一次口服，每周增加一次，以 6mg/d 为增量，最大推荐日剂量为 48mg。对于需要停止本品治疗的患者，可以直接停止，无须逐渐减量。治疗中断超过一周后，应在恢复用药时通过重新滴定的方式进行治疗。对于治疗中断不到一周的患者，可按之前的维持剂量恢复治疗，无须滴定。常见的不良反应包括镇静、腹泻、口干和疲乏，严重不良反应包括抑郁和自杀倾向、QT 间期延长、神经阻滞剂恶性综合征、静坐不能、激越和躁动、帕金森综合征、嗜睡、高催乳素血症等。氘丁苯那嗪禁用于以下患者：有自杀倾向的 HD 患者或者未经治疗或未充分治疗的抑郁患者；肝损害患者；正在服用利血平的患者，停用利血平后至少等待 20d 才可开始服用；正在服用单胺氧化酶抑制剂（MAOI）的患者，或者中断 MAOI 治疗 14d 内的患者；正在服用丁苯那嗪或缬苯那嗪的患者。

如果无法获得氘丁苯那嗪，也可选用丁苯那嗪，初次剂量为每日清晨 12.5mg，1 周后增至每日 2 次，后每周增加 12.5mg/d 的速度,当剂量达 37.5mg/d 以上时,应分为 3 次服用,最大剂量不超过 100mg/d。如患者因抑郁等精神症状严重不能耐受,或用药后疗效不佳,可代之以第二代抗精神病药,其中首推奥氮平(从 2.5mg qd 开始,根据需要增加至 5mg qd 或 7.5mg qd 甚至 10mg qd),其他如利培酮和喹硫平。第一代抗精神病药,如氟哌啶醇(1mg bid 或 tid 逐渐加量至 2mg bid 或 tid)、舒必利(50mg tid 逐渐加量至 100mg tid),从小剂量开始,逐渐加量,但因副作用大,几近淘汰。注意上述药物应随着病程进展逐渐减量直至停药,因舞蹈样症状在 HD 晚期常消失,继续用药反而会加重其他运动障碍。

❷ HD 晚期会出现肌强直、痉挛与肌张力障碍,治疗常用苯二氮䓬类药物,如氯硝西泮(可首先睡前服用, 次 0.5mg,如患者可耐受,可逐渐过渡至日间加用 0.5mg,注意氯硝西泮的副作用,如困倦、下肢无力甚至跌倒等)或巴氯芬,可缓解肌强直,但会加重运动迟缓。替扎尼定对肌痉挛有效。抗帕金森病药物可改善运动迟缓和肌强直,常用金刚烷胺、左旋多巴和卡比多巴或溴隐亭。青少年 HD 常见肌阵挛、抽搐与癫痫,肌阵挛治疗可使用氯硝西泮或丙戊酸盐。抽搐可选抗精神病药、苯二氮䓬类药物或选择性 5-羟色胺再摄取抑制剂(SSRI)。癫痫者首选丙戊酸盐。

❸ 精神障碍是 HD 的三大临床症状之一,最常见的为抑郁,抑郁是疾病的一种症状表现,而并非仅仅是对患病的心理反应。HD 患者的抑郁治疗首选 SSRI 类药物,如西酞普兰、舍曲林、帕罗西汀等,建议从小剂量开始渐增,SSRI 类药物对易激惹、情感淡漠、强迫等精神症状也有一定疗效。其他抗抑郁药物有米氮平、文拉法辛、阿米替林等也是治疗 HD 抑郁的重要药物。当抑郁合并妄想、幻觉或显著的情绪激动时,可联合小剂量抗精神病药,如奥氮平和喹硫平等,或劳拉西泮等短效苯二氮䓬类药物。伴有躁狂的 HD 患者常用心境稳定剂治疗,如丙戊酸盐或卡马西平,应从小剂量开始渐增。上述药物可能造成肝功能异常和白血细胞减少,用药期间应注意监控。对于易激惹的 HD 患者,应以识别和消除诱因、创造安静环境和提供情感支持为主,辅以 SSRI 类抗抑郁药、心境稳定剂、小剂量抗精神病药或长效苯二氮䓬类药物(如氯硝西泮)。

❹ 舞蹈症-棘红细胞增多症的临床表现与亨廷顿病非常相似,

但前者为常染色体隐性遗传，亨廷顿病为常染色体显性遗传。当基因未明确或未查基因时，需检测外周血细胞形态，查找棘红细胞，进行鉴别诊断。正常外周血棘红细胞比例低于3%，舞蹈症-棘红细胞增多症患者经常超过3%。血清铜蓝蛋白的检测有助于鉴别肝豆状核变性。

❺ 应用氟丁苯那嗪期间需定期监测心电图，注意有无QT间期延长。HD早期头CT或MRI可正常，中晚期可见基底节萎缩，以尾状核头部萎缩最为明显，双侧侧脑室前角扩大，也可见弥漫大脑皮质萎缩。

❻ HD的致病基因 *IT15* 位于染色体4p16.3中，其1号外显子内含有一段多态性三核苷酸（CAG）重复序列，CAG重复次数与发病密切相关。CAG重复次数＜27次为正常范围；当CAG重复次数为27～35时，尚不足以引起临床症状，但基因不稳定，在通过精子传递给下一代时，可出现CAG重复次数的扩增；当CAG重复次数为36～39时，具备不完全外显率，部分携带者可不发病或推迟发病时间；当CAG重复次数≥40时，具备完全外显率，所有携带者均发病。

注：1. 亨廷顿病是一种常染色体显性遗传的神经系统退行性疾病，由位于4号染色体 *IT15* 基因内CAG三核苷酸重复序列异常扩增所致。典型症状包括舞蹈样症状、认知障碍和精神障碍。平均发病年龄为40岁，青少年（＜20岁）和老年（＞70岁）也有发病，男女发病差异无统计学意义，发病后生存期15～20年。目前尚无有效延缓病程进展的治疗措施，仍以经验性对症治疗为主。

2. HD的临床症状涉及运动、认知和精神三大方面的功能障碍，以及其他非特异性表现。运动障碍包括不自主运动的出现和自主运动障碍，以舞蹈样症状为典型，此外还常见肌张力障碍（斜颈、角弓反张、弓足等）、姿势反射消失、运动迟缓和肌强直。自主运动障碍比不自主运动更影响生活质量，导致手灵巧度降低、言语不清、吞咽困难、平衡障碍和跌倒。在疾病晚期，随着自主运动障碍的加重和肌强直的出现，舞蹈样症状逐渐减轻。认知障碍表现为任务执行困难，短时记忆受损，知觉歪曲，智力迟钝。患者常对自身的认知减退缺乏自知，随着疾病进展，可发展为痴呆。精神障碍最常见者为抑郁，其他精神症状包括躁狂、强迫症状、焦虑、冲动、社会退缩，较少见的有性欲亢进和精神分裂症状。在疾病晚期，患者面部表情和声音的变化将增加上述症状的识别难度。HD 患者多存在自杀倾向。其他非特异性症状主要涉及睡眠-觉醒周期紊乱和体重减轻（但无食欲减退）。

3. 青少年 HD，表现出与成人起病者不同的临床特点。舞蹈样症状可不占主导，甚至不出现。运动症状多为肌张力失常、肌阵挛、肌强直、构音障碍和共济失调，可发生癫痫。认知减退出现早而严重，行为障碍显著。青少年 HD 比成人进展更快，起病后生存期通常小于 15 年。

4. 临床上以出现特征性的运动障碍为起点，将该病分为三期。

（1）早期　症状轻微，以抑郁、易激惹、难以解决复杂问题等轻度认知障碍和精神症状为主，可有轻微的不自主运动，如眼球扫视运动障碍，患者有独立生活能力。

（2）中期　出现明显的运动障碍，以舞蹈样症状为主，自主运动障碍进行性加重，可有吞咽困难、平衡障碍、跌倒和体重减轻，认知功能进一步减退，此期患者的社会功能受损，但基本生活能力尚得到保留。

（3）晚期　患者多卧床不起，舞蹈样症状可加重，但常被肌强直、肌张力失常和运动迟缓所取代；患者的所有日常生活均需依靠他人料理。精神症状在病程各时期均存在，而在晚期常变得不易识别。

5. HD 根据阳性家族史和特征性的运动、认知和精神症状确定诊断。如无阳性家族史，或症状不典型，可通过基因检测而确诊。HD 特征性的神经体征如舞蹈样症状最具诊断价值，但应注意鉴别 HD 以外的疾病，如舞蹈症-棘红细胞增多症、风湿性舞蹈症、妊娠性舞蹈症、神经梅毒、齿状红核苍白球萎缩、肝豆状核变性、皮克病、神经元蜡样脂褐质沉积症、多系统萎缩、良性遗传性舞蹈症等。确诊该病需要进行基因检测。HD 基因测试阳性定义为至少 1 个等位基因的 CAG 重复次数 ≥ 40，敏感度达 99% 以上，特异度为 100%。HD 家系传代过程中存在 CAG 重复次数扩展及遗传早现现象。

第六节 舞蹈症-棘红细胞增多症

长期医嘱	临时医嘱
神经内科护理常规	血常规、尿常规、粪常规＋隐血试验
二级护理	
维生素 E 软胶囊　100mg po tid	血清生化全套（包含心肌酶）[2]
丁苯那嗪　12.5mg po bid [1]	血沉、C 反应蛋白（CRP）、抗链球菌溶血素 O
金刚烷胺　100mg po bid	血液传染病学检查（包括乙型肝炎、丙型肝炎、梅毒、艾滋病等）
巴氯芬　5mg po tid　或 氯硝西泮　0.5mg po qn	凝血功能
左乙拉西坦　500mg po bid	免疫全套、甲状腺功能
	外周血涂片（光 / 电镜下找棘红细胞）[3]
	血清铜蓝蛋白　或 血清铜氧化酶吸光度
	胸部正侧位 X 线片
	心电图、超声心动图
	头颅 CT/MRI [4]
	头 FDG-PET　prn
	神经传导速度＋针极肌电图，诱发电位
	脑电图
	认知功能测评（MMSE、MoCA）
	A 型肉毒毒素注射
	基因检测 [5]
	功能神经外科会诊
	心理科会诊、康复科会诊

❶ 舞蹈症-棘红细胞增多症（chorea-acanthocytosis，ChAc）目前尚无有效治疗，临床以对症治疗为主。对于躯干和四肢的舞蹈样动作和肌张力障碍，可以试用抗肌张力障碍药物，包括抗胆碱药、苯二氮䓬类药和巴氯芬。有报道金刚烷胺200mg/d对舞蹈样症状有效，且可改善患者的步态。丁苯那嗪对不自主吐舌症状可能有效；有文献报道抗癫痫药左乙拉西坦治疗口下颌不自主运动有效，对于伴有癫痫症状者更为适合。有研究尝试给予大剂量维生素E治疗以改变红细胞膜的流动性，病情可有一定改善。氟哌丁醇和硫必利等药物效果不佳。对口面部肌张力障碍，可局部注射A型肉毒毒素，但具体的注射部位、剂量和方法并无统一的标准。有报道舌肌注射肉毒毒素（125U）改善吐舌肌张力障碍；超声引导下注射肉毒毒素于舌肌（10U）可明显改善进食和讲话；肌电图指导下于翼状肌（35U）和咬肌（15U）注射肉毒毒素可治疗严重的磨牙症。除了药物治疗外，随着脑深部电刺激（DBS）技术的开展，有些医学中心DBS治疗ChAc，靶点多选用苍白球内侧（GPi），运动评分有明显的改善。

❷ 绝大多数（约85%）ChAc患者的CK、LDH和HBDH升高，可能先于神经症状的出现，其中CK升高较为特异。

❸ 外周血涂片检测到棘红细胞增多对诊断ChAc具有指导意义。健康人外周血涂片棘红细胞的比例不超2%～3%，若>3%则为异常，棘红细胞增多症患者多为10%～30%。部分神经棘红细胞增多症的外周血涂片红细胞形态改变不明显，有必要进行盐水诱发试验证实。盐水诱发试验具有更高的敏感性（血涂片不敏感，阳性率仅5%～50%），所以血涂片正常不能排除（ChAc）。注意，棘红细胞需要与棘状红细胞相鉴别，棘状红细胞一般见于非特异性的红细胞变形，其外形呈多刺样，与棘红细胞的形态有所不同。有时需要借助扫描电子显微镜确认棘红细胞并与棘状红细胞鉴别（扫描电子显微镜是最可靠的形态学诊断方法，但未得到推广）。棘红细胞轮廓不规则，细胞呈回缩状，棘突较少，分布各异，棘突末端常呈球状。棘状红细胞轮廓呈圆盘状，棘突数量多且分布较均匀，棘突的基底较宽，末端短钝或刺状，棘状红细胞可以见于人工伪像，也可见于尿毒症、肝功能不全、脾切除后和棘红细胞增多症等。如果棘红细胞检测失败，chorein检测（免疫印迹）或*VPS13A*基因

（vacuolar protein sorting 13A，包含 73 个外显子）测序可作为确诊方案。

至于棘红细胞的形成机制，考虑可能与患者红细胞膜脂质、蛋白质成分的变化以及膜蛋白特别是阴离子转运蛋白 band3 的功能和结构改变等因素有关。舞蹈症-棘红细胞增多症的 VPS13A 编码蛋白 chorein 参与了激活胞质膜蛋白（band3），chorein 活性缺乏导致红细胞膜流动性减弱和膜结构不稳定，从而引起膜蛋白成分的错误定位，导致棘红细胞形成。

❹ ChAc 患者典型的影像学表现为尾状核头萎缩，导致侧脑室前角扩大，双侧壳核体积减小。SWI 可能表现为纹状体和苍白球铁沉积。FDG-PET 可见双侧基底节区葡萄糖代谢减低。ChAc 可累及周围神经系统，神经电生理检查显示为慢性失神经电位和轴索性周围神经病。

❺ ChAc 由常染色体 9q21 的 *VPS13A* 基因突变（基因产物为 Chorein）所致，呈常染色体隐性遗传，突变可发生在整个基因中，并没有特定的突变热点。笔者工作中曾见一例 ChAc 患者，检测发现 *VPS13A* 的 1 号外显子第 67_74 碱基重复，从而导致移码突变 p.Q26Tfs*26（c.67_74dupGACACGTC），是否存在常染色体显性遗传方式尚不得知。但复习文献，ChAc 如果以舞蹈症为主要表现，则通常为常染色体隐性遗传，而如果以不自主运动为主要表现，则可呈常染色体显性遗传。

注：1. 神经棘红细胞增多症是一种与周围血棘红细胞增多相关的神经系统遗传性疾病，以舞蹈症-棘红细胞增多症（ChAc）为最常见的类型，其他如 McLeod 综合征（MLS）、亨廷顿样病 2（HDL2）、泛酸激酶相关神经退行性变（PKAN）。具体见表 5-4。

2. 舞蹈症-棘红细胞增多症，由常染色体 9q21 的 *VPS13A* 基因突变所致。多在青春期或成年早期发病（20～40 岁，小于 20 岁大于 50 岁罕见），其临床特点及诊断标准可参考表 5-5。

3. ChAc 最容易混淆的疾病是亨廷顿病，两者均表现为舞蹈样动作，伴有认知障碍、精神障碍，但亨廷顿病是一种常染色体显性遗传的神经系统退行性疾病，临床表现方面口面部肌张力障碍比较少见，实验室检查提示肌酸激酶增高不明显，棘红细胞增多不明

表 5-4　神经棘红细胞增多症

主要的神经棘红细胞增多症	伴棘红细胞增多的脂蛋白病	存在棘红细胞增多的系统性疾病
舞蹈症-棘细胞增多症（ChAc）	无 β 脂蛋白血症（Bassen-Kornzweig 综合征）	严重营养不良（如神经性厌食症）
McLeod 综合征（MLS）	家族性低 β 脂蛋白血症	
亨廷顿样病 2（HDL2）	安德森综合征（Anderson 病）	癌症，肉瘤
泛酸激酶相关神经退行性变（PKAN）	不典型酸性脂酶缺乏症（Wolman 病）	甲状腺紊乱，黏液腺瘤病
		脾切除术
		肝硬化，肝性脑病
		线粒体脑肌病伴高乳酸血症和卒中样发作（MELAS）
		银屑病
		视网膜静脉周围炎（视网膜血管病，Eales 病）

表 5-5　舞蹈症-棘红细胞增多症的临床特点

证据分类	详细说明
临床线索	① 多动性运动（如口周或口下颌肌张力障碍、进食肌张力障碍；鬼脸活动，肢体舞蹈动作）是最常见的线索 ② 自伤行为（尤其是咬舌头和咬嘴唇；散在口腔溃疡）最具提示性的线索 ③ 磨牙症（磨牙行为） ④ 构音障碍、言语障碍、发音障碍 ⑤ 癫痫发作（GTCS，单纯或复杂部分癫痫发作） ⑥ 帕金森综合征（如运动迟缓、僵硬）

续表

证据分类	详细说明
临床线索	⑦ 神经精神症状（如淡漠、焦虑、抑郁、激动、认知障碍） ⑧ 腱反射减弱或消失（肌电图证实为轴索性神经病变）
神经影像学特征	⑨ 尾状核（特别是尾状核头）和豆状核萎缩，侧脑室前角扩张
实验室检查	⑩ 血清生化指标：CK、LDH、HBDH、ALT、AST 升高，CK 升高是相对特异的指标 ⑪ 棘红细胞检测（外周血涂片或扫描电镜检查）最具提示性的证据 ⑫ Chorein 蛋白检测（Chorein 蛋白印迹减少或缺失）是确诊证据
VPS13A 基因测序	⑬ *VPS13A* 致病突变（如错义、无义、移码、重复、缺失和剪接位点突变）是确诊证据

ChAc 的诊断应建立在四个分类证据的基础上：临床线索、神经影像学特征、实验室检查和 *VPS13A* 基因测序。根据不同的证据组合，ChAc 的诊断可分为三层：可疑的 ChAc、可能的 ChAc 和确诊的 ChAc。

（1）可疑的 ChAc　①②＋⑨或⑩是必须的，③～⑧可选（排除其他器质性疾病和肌张力障碍）。

（2）可能的 ChAc　①⑪是必须的，②～⑬可选（排除其他器质性疾病和肌张力障碍）。

（3）确诊的 ChAc　①＋⑫或⑬是必须的，②～⑪可选（排除其他器质性疾病和肌张力障碍）

说明：除必须项外，支持的证据越多，各层诊断的建立越明确。

显，基因检测提示致病基因 *HTT1* 号外显子 CAG 三核苷酸重复序列发生异常扩增。亨廷顿病虽为常染色体显性遗传病，但因 CAG 拷贝数的不同导致临床表现不典型或不明显，家族中未必有明显症状的患者，因此在 ChAc 的基因检测中需涵盖亨廷顿病的基因，从而避免漏诊。ChAc 与 MLS 等疾病的鉴别见表 5-6。

表 5-6 ChAc 与 MLS、HDL2、PKAN 鉴别诊断

疾病	ChAc	MLS	HDL2	PKAN
基因	*VPS13A*	*XK*	*JPH3*	*PANK2*
蛋白	Chorein	XK 蛋白	亲联蛋白 3	泛酸盐激酶 2
遗传方式	AR（常隐）	X 连锁	AD（常显）	AR（常隐）
棘红细胞	+++	+++	+/-	+/-
血清 CK（U/L）	300～3000	300～3000	正常	正常
神经影像	纹状体萎缩	纹状体萎缩	纹状体和皮层萎缩	虎眼征
起病年龄	20～30	25～60	20～40	儿童
舞蹈症状	+++	+++	+++	+++
其他运动障碍	进食和步态肌张力障碍，咬舌和嘴唇，帕金森综合征	发声	肌张力障碍帕金森综合征	肌张力障碍、帕金森综合征、痉挛状态
癫痫	全面性，部分-复杂性	全面性	无	无
神经肌肉表现	反射消失，肌无力，肌萎缩	反射消失，肌无力，肌萎缩	无	无
心脏表现	无	心房颤动、恶性心律失常、扩张心肌病	无	无

第六章　神经变性病

第一节　阿尔茨海默病

长期医嘱	临时医嘱
神经内科护理常规	血常规、尿常规、粪常规＋隐血试验
一级护理	
留陪一人	血清生化全套
地中海饮食 ❶ 　或 低盐低脂糖尿病饮食	凝血功能
	血液传染病学检查（包括乙型肝炎、丙型肝炎、梅毒、艾滋病等）
重复经颅磁刺激（rTMS）　bid	
多奈哌齐　5mg po qn ❷ 　或 卡巴拉汀　1.5mg po bid	糖化血红蛋白
	血沉、C 反应蛋白（CRP）
盐酸美金刚　5mg po qd ❸	甲状腺功能、抗甲状腺球蛋白抗体、抗甲状腺过氧化物酶抗体
甘露特钠胶囊　450mg po bid ❹	
奥氮平片　2.5 ～ 5mg qd ❺	抗链球菌溶血素 O、类风湿因子、免疫全套、抗中性粒细胞抗体（ANCA）
	血清同型半胱氨酸
	血浆维生素 B_{12}、叶酸水平
	肿瘤标志物
	重金属、药物、毒物检测　prn
	腰椎穿刺（脑脊液常规、生化、细胞学，血 / 脑脊液 Aβ42、Aβ40、T-tau、P-tau、NfL 和自身免疫性脑炎相关抗体、副肿瘤抗体等）❻
	胸部正侧位 X 线片
	心电图、超声心动图

续表

长期医嘱	临时医嘱
	双侧颈动脉＋锁骨下动脉＋椎动脉彩超
	经颅多普勒超声（TCD）
	腹部电脑超声、泌尿系电脑超声
	下肢静脉系统超声
	胸、腹部及盆腔 CT
	头颅 CT 和核磁共振（冠状位＋海马体积）❼
	PET 或 SPECT
	脑电图、事件相关电位（P300）
	神经心理学评估：简易精神状况量表（MMSE），蒙特利尔认知测验（MoCA），阿尔茨海默病认知功能评价量表（ADAS-cog）、日常生活能力量表（ADL）、临床痴呆量表（CDR）汉密尔顿焦虑、抑郁量表（HAMD/HAMA）❽
	肢体、语言、吞咽功能测评
	基因检测❾

❶ 阿尔茨海默病（alzheimer's disease，AD）患者应重视非药物治疗，包括认知训练、中等强度的体育锻炼和合理饮食。保持健康体重、保证良好睡眠、戒烟、控制高血压、防治共患病（糖尿病、脑血管疾病、心房颤动等）是预防 AD 的有效措施。延迟神经退变的地中海-得舒饮食（mediterranean DASH for neurodegenerative delay，MIND）建议多食用绿叶蔬菜、坚果、豆类、全谷类、鱼类和禽类食品，用橄榄油烹饪食品，并限制食用红肉、黄油、奶酪、油炸、快餐等食品，研究表明，严格遵循 MIND 可将 AD 风险降低 50% 左右；以饮食、运动、认知训练等多种手段组成的多模式干

预，可改善或维持 AD 的认知功能；另外，重复经颅磁刺激（rTMS）治疗也有助于改善患者整体认知功能、情景记忆和语言功能。

❷ 胆碱酯酶抑制剂（ChEI）可增加突触间隙乙酰胆碱含量，是治疗轻中度 AD 的一线药物。包括多奈哌齐［选择性抑制乙酰胆碱酯酶（AchE），开始 5mg/d，1 月后增至 10mg/d］、卡巴拉汀［脑内 AchE 和丁酰胆碱酯酶（BuchE）双重抑制剂，起始 1.5mg，bid，1 个月后 3mg，bid，最大剂量 6mg，bid。卡巴拉汀透皮贴剂（利斯的明），贴剂 $10cm^2$ 与胶囊 12mg 基本等效］、加兰他敏（抑制 Ach 降解和调节烟碱受体的双重作用。起始剂量 4mg，bid，1 个月后增至 8mg，bid，最大剂量 12mg，bid）和石杉碱甲（AchE 抑制剂，100μg，bid）。多奈哌齐、卡巴拉汀、加兰他敏治疗轻中度 AD 在改善认知功能、总体印象和日常生活能力的疗效确切。多奈哌齐、卡巴拉汀对治疗中重度 AD 也有效果。另外，ChEI 对精神症状也有改善作用，卡巴拉汀改善中重度 AD 精神症状效果较多奈哌齐好，而多奈哌齐耐受性较卡巴拉汀好。ChEI 常见的不良反应有腹泻、恶心、呕吐、食欲下降和眩晕等。需注意，应用某一种 ChEI 治疗无效或因不良反应不能耐受时，可调换其他 ChEI 进行治疗。ChEI 存在剂量效应关系，中重度 AD 患者可选用高剂量的 ChEI 治疗，但应遵循低剂量开始逐渐滴定的给药原则，并注意药物不良反应。

❸ 兴奋性氨基酸受体拮抗剂——盐酸美金刚是另一类 AD 治疗一线药物，用于中重度痴呆患者的治疗，且对妄想、激越等精神行为异常有一定治疗作用。研究证实，美金刚与 ChEI 合用治疗中重度 AD 能有效改善患者认知功能及日常生活能力。建议起始剂量 5mg，每日 1 次，后以 5mg 的剂量递增，最短间隔时间为 1 周，治疗剂量为 10mg，每日 2 次。

❹ 甘露特钠胶囊（GV-971）是以海洋褐藻提取物为原料制备的低分子酸性寡糖化合物，通过重塑肠道菌群平衡，降低外周相关代谢产物苯丙氨酸 / 异亮氨酸的积聚，减轻外周及中枢炎症，降低 β 淀粉样蛋白沉积和 tau 蛋白过度磷酸化，从而改善认知功能。该药作为国家科技重大专项支持品种，于 2019 年 11 月获国家药品监督管理局有条件批准上市，用于轻、中度 AD。此外，可适当选用银杏叶（EGb761）、脑蛋白水解物、奥拉西坦或吡拉西坦等作为 AD

患者的协同辅助治疗药物。

最近，针对 Aβ 的单克隆抗体仑卡奈单抗（lecanemab）经研究显示其可以选择性中和并清除毒性的 β 淀粉样蛋白聚集体，适用于早期阿尔茨海默病的治疗。目前仑卡奈单抗的上市申请 2022 年已获国家药品监督管理局受理，有望成为 AD 治疗的新选择。另外，其他针对 Tau 蛋白的小分子抑制剂、疫苗以及针对 β、γ-分泌酶的调节剂等也正在研究中。

❺ AD 引起的精神和行为症状可选用非典型抗精神病药缓解，可首选奥氮平，次选利培酮，喹硫平再次之。此类药物都有加重认知损害等风险，使用时应遵循单药、小剂量滴定、短期原则，并监测认知变化。选择性 5-羟色胺受体激动剂匹莫范色林对 AD 的精神症状有短期效益。有关丁螺环酮、坦度螺酮的研究质量不高。至于选择性 5-羟色胺再摄取抑制剂西酞普兰、舍曲林以及米氮平等，研究发现与安慰剂比也没有明显益处。

❻ 在做出 AD 临床诊断前，需要完善相关检查排除可治疗的非变性病引起的认知障碍，这些检查包括血清维生素 B_{12}、叶酸和同型半胱氨酸，甲状腺功能及抗体、梅毒螺旋体和艾滋病血清学以及肿瘤、副肿瘤综合征和自身免疫性脑炎等。当常规检查不能明确 AD 诊断时，血浆和脑脊液生物标志物是最佳选择之一。血浆和脑脊液 Aβ42、Aβ42/Aβ40、P-tau217、P-tau181 和神经丝蛋白轻链（NfL）可用于 AD 的早期诊断和疾病进展的评估。通常 AD 患者脑脊液或血液中 Aβ42 降低、总 tau、磷酸化 tau 蛋白（p-tau）181、p-tau217 和 NfL 升高。

❼ 头颅 CT 和 MRI 在 AD 的鉴别诊断中具有重要价值，MRI 优于 CT，可为诊断慢性硬膜下血肿、脑积水、脑梗死和脑肿瘤提供依据，也可提供血管性痴呆（VaD）的脑血管病证据、FTD 的额颞叶萎缩、皮质基底节变性的不对称额顶叶萎缩、进行性核上麻痹的中脑"蜂鸟征"以及多系统萎缩的脑干"十字征"。对于 AD 患者，最常见脑局部变化是海马和内嗅皮质的萎缩，海马萎缩对轻中度 AD 诊断的敏感度及特异度分别为 85% 和 88%，晚期出现广泛脑萎缩，以颞叶、顶叶和额叶前部灰质萎缩为主。当常规检查不能明确 AD 诊断时，PET 生物标志物应是最佳选择之一，^{18}F-FDG-PET

和 SPECT 表现为海马、颞顶叶和后扣带回的葡萄糖代谢和灌注降低，且降低程度与痴呆的严重度有关。另外，标记 Aβ、tau 蛋白的 PET 显像分别能够发现 AD 患者大脑颞叶、后扣带回等处 Aβ 和 tau 蛋白的聚集，为临床诊断 AD 提供了帮助。脑电图检查在 AD 早期可正常或 α 波慢化，晚期出现 δ 波活动增加，以额、颞区明显。事件相关电位中的 P_{300} 潜伏期可延长和波幅降低。

❽ AD 的神经心理学评估需要包括认知功能、日常和社会活动能力、非认知性神经精神症状（NPS）的全面评估。简易智能状态检测（mini-mental state examination，MMSE）由于简单、易操作，具有良好的信度和效度，至今仍是临床评估 AD 严重程度的主要工具之一，根据教育水平：文盲、小学、中学、大学分别采用 ≤ 22 分、≤ 23、≤ 24、≤ 26 定义痴呆，敏感度和特异度分别为 0.96 和 0.84；蒙特利尔认知评估量表（montreal cognitive assessment，MoCA），涵盖的认知领域较广，包括注意力与集中、执行功能、记忆、语言、视空间结构能力、抽象思维、计算和定向力，是专门为筛查轻度认知障碍（mild cognitive impairment，MCI）而设计的，若定义痴呆为 ≤ 18 分，定义 MCI 为 ≤ 25，敏感度和特异度分别为 0.84 和 0.79；安登布鲁克认知检查-修订版（ACE-R）检出痴呆和 MCI 的性能较高。其他如阿尔茨海默病评估量表-认知（ADAS-cog）和严重损害量表（SIB）主要用于 AD 药物临床试验的结局评估。对于单领域认知功能评估，可分别选用中文版故事延迟回忆（DSR ≤ 10.5 分）评估情景记忆障碍，波士顿命名测试-30 项（BNT-30 ≤ 21.5 分）评估语言障碍，画钟测试-复制图形（CDT-CG ≤ 3.5 分）评估视空间结构障碍，连线测试-B（TMT-B ≥ 188.5s）评估执行功能障碍。评估 AD 引起的行为障碍或精神行为症状最常用的量表有神经精神问卷（NPI ≥ 8 分）和神经精神问卷知情者版（NPI-Q ≥ 10 分），情绪障碍评估可用汉密尔顿焦虑量表 / 汉密尔顿抑郁量表（HAMA/HAMD）；评估 AD 引起的功能障碍或日常生活活动量表（ADL ≥ 16 分）包括工具性生活功能（IADL ≥ 10 分）和基础性生活功能（BADL）。

❾ 遗传因素在 AD 中扮演重要角色。目前已确认位于 14、1、21 号染色体上的早老素 1 基因（*PS1*）、*PS2* 基因、淀粉样前体蛋白（APP）基因为 AD 致病基因；其中 *PS1* 基因突变占 75% ～ 80%，

APP 基因突变占 15% ～ 20%，*PS2* 基因突变不足 5%；位于 19 号染色体上载脂蛋白 E（ApoE）*ε4* 等位基因作为易患基因与晚发性散发型 AD 相关。基因检测适用于有明确家族史，且有明显的常染色体显性遗传危险的个体。*ApoE* 基因型检测可用于 MCI 患者危险分层，预测其向 AD 转化的风险。

注：1. 痴呆（dementia）是一种以获得性认知功能损害为核心，并导致患者记忆、日常生活能力、学习能力、工作能力和社会交往能力明显减退的精神行为异常的综合征。患者的认知功能损害涉及记忆、学习、定向、理解、判断、计算、语言、视空间功能、分析及解决问题等能力，在病程某一阶段常伴有精神、行为和人格异常。因此，对此类患者的评估通常包括认知功能（cognition）、社会及日常生活能力（daily activity）、精神行为症状（behavior），可以概括为 ABC。其中，认知功能评估又涉及上述的多个认知域。目前常用的痴呆分类是按引起痴呆的原因将痴呆分为两大类：变性病性痴呆和非变性病性痴呆，前者主要包括阿尔茨海默病（Alzheimer's disease，AD）、路易体痴呆（dementia with Lewy body，DLB）、额颞叶痴呆（包括 Pick 病）等；后者包括血管性痴呆、感染性痴呆、代谢或中毒性脑病等。

2. 痴呆的病因很多，包括：①神经变性性痴呆，如阿尔茨海默病（AD）、额颞叶痴呆、路易体痴呆；②神经变性疾病伴发痴呆，如帕金森病、亨廷顿病、皮质基底节变性、肌萎缩侧索硬化痴呆；③血管性痴呆；④继发于其他疾病的痴呆，如正常颅压脑积水、颅脑外伤、肿瘤及副肿瘤综合征、缺血缺氧性脑病、感染性疾病（慢性脑膜炎、结核、真菌、寄生虫、神经梅毒、HIV 感染、莱姆病、CJD 等）、内分泌疾病（甲状腺功能低下、甲状旁腺和垂体疾患、胰岛细胞瘤）、营养缺乏（维生素 B_{12} 缺乏、叶酸缺乏、维生素 B_1 缺乏）、代谢性疾病（肝衰竭、肾衰竭、Wilson 病、透析性脑病、低血糖脑病、电解质紊乱）、免疫性疾病（血管炎、SLE、结节病、自身免疫性脑炎）、药物（抗癫痫药、镇静催眠药、抗焦虑药）、中毒（CO 中毒、甲苯中毒、铅中毒、汞中毒、有机磷杀虫剂中毒、酒精中毒）、假性痴呆（抑郁症）等。

3. 阿尔茨海默病是老年人最常见的神经系统变性疾病，占痴呆的 60% ～ 80%，主要侵犯大脑皮质尤其是海马和前脑基底核，以进行性痴呆、精神行为异常和生活能力下降为特征性的临床表现。该病于 1907 年首先由 Alois Alzheimer 描述。其患病率随年龄增长而增加，女性多于男性（3∶1），是老年人失能和死亡的主要原因。依据有无家族遗传史分为家族性 AD（familiar Alzheimer's disease, FAD）和散发性 AD（sporadic Alzheimer's disease, SAD），前者不足 10%，为常染色体显性遗传，且多早期发病。AD 的发展分为三个阶段：临床前 AD（preclinical AD）、AD 源性 MCI（MCI due to AD）和 AD 源性痴呆（dementia due to AD）。MCI 是干预防控 AD 的重要关口。MCI 通常分为两大亚型：遗忘型 MCI（amnestic MCI, aMCI）和非遗忘型 MCI（nonamnestic MCI, naMCI）。aMCI 主要表现为明显的记忆功能损伤；而 naMCI 主要表现为其他认知功能损伤，如注意力、语言、视觉空间功能或执行功能损伤。

4. AD 是涉及多种病理生理变化的慢性复杂疾病，发病机制假说多元化。其主要病理学特征为 Aβ 沉积形成神经炎性斑块、tau 蛋白异常磷酸化形成的神经原纤维缠结（neurofibrillary tangles, NFTs）以及神经元缺失和胶质细胞增生等。AD 病因假说主要包括以下几种。

（1）淀粉样蛋白假说　Aβ 的异常沉积是神经元变性的重要标志物。沉积在海马和基底前脑的 Aβ 斑块会聚集更多的 Aβ 形成不溶性聚集物，诱发线粒体损伤，破坏系统稳态并导致突触功能障碍。可溶性 Aβ 寡聚体是导致 AD 发生一系列病理变化的起始因素。

（2）tau 蛋白过度磷酸化假说　tau 蛋白的过度磷酸化导致构型改变，使其与微管蛋白聚合能力丧失，从而导致微管功能受损。大量游离在胞质中的 tau 蛋白相互作用聚合最终形成 NFTs。NFTs 会减少突触的数量，产生神经毒性，引起细胞功能障碍。

（3）朊蛋白样传播假说　朊蛋白是一种由宿主编码的特殊构象的蛋白质，具有自我复制的能力、强大的感染力、顽强的生存能力以及保持隐蔽的能力。研究结果表明，Aβ 和 tau 蛋白可通过类似于朊蛋白的机制在大脑中传播。

（4）Aβ 和脑血管异常的相互作用　血管危险因素在 AD 的发病机制中起着重要作用。血管危险因素或淀粉样血管病导致血管狭窄，进而引起血流量减少和区域性脑低灌注状态。脑血流量的降低不仅减少了必需养分向神经元的输送，还损害了脑组织对神经毒性代谢产物和蛋白的清除。这可能是加速 Aβ 沉积和 tau 蛋白异常磷酸化的重要病理机制。

（5）神经炎症假说 越来越多的研究结果显示神经炎症参与了 AD 的发病。此外，肠道菌群失调可引起系统性炎性反应，破坏血脑屏障，在菌群异常代谢产物共同作用下触发神经变性病，这提示"脑-肠轴"在 AD 发生、发展中可能发挥重要作用。

5. AD 大多在 65 岁以后发病，少数在中青年发病。其临床特征为隐袭起病、持续进行性的智能衰退。研究认为 AD 是由临床前阶段、轻度认知障碍期、痴呆期所组成的连续疾病谱系。临床前阶段体内已出现病理生理改变，而无明显临床症状，最早可追溯至临床症状出现数十年。轻度认知障碍期患者可出现轻微认知损害，但并未影响其生活学习。而痴呆期则表现为认知下降、神经精神行为异常和生活自理能力下降等典型症状。

（1）认知下降 早期以近记忆下降为主，表现为刚发生的事不能记忆，刚做过的事或说过的话不能回忆，熟悉的人名记不起来，时常忘记物品放置何处，忘记约会，常感"记的不如忘的快"。疾病后期远记忆也受累及，日常生活受到影响。此外患者可出现学习新知识感到困难，工作主动性下降，承担新任务常无法胜任，并随时间的推移而逐渐加重。

（2）精神障碍 常有敏感、多疑、易激惹、易伤感等精神症状，部分患者则表现有明显的焦虑、抑郁情绪；有的患者终日忙碌，重复无意义的动作，无目的地徘徊，半夜起床活动或吵闹不休等；有的终日无所事事，寡言少动；也有的忽略进食或贪食；少数患者出现性行为异常。

（3）生活自理能力下降 随着病程进展，AD 患者可逐渐出现基本生活能力和应用工具能力下降，甚至完全不能生活自理。

（4）早期患者查体常无特殊发现，晚期患者可出现有吸吮反射、握持反射、碎小步态等体征；5% 患者可出现癫痫发作和帕金森综合征。

6. AD 的诊断主要依据其特殊的临床演变过程。首先应根据临床症状和神经心理学检查确定是否有痴呆，然后再明确是否为 AD。

虽然一般认为，只有病理学检查才能肯定 AD 的诊断，但详细的临床过程及有关检查排除引起痴呆的其他器质性疾病，仍可从临床作出诊断。目前临床应用较为广泛的 AD 诊断标准为 1984 年美国国立神经病语言障碍和卒中-阿尔茨海默病及相关疾病学会（NINCDS-ADRDA）的 AD 诊断标准和 2011 年美国国立老化研究所和阿尔茨海默协会（National Institute of Aging and Alzheimer's Association, NIA-AA）诊断标准。此外，根据 ATN［淀粉样蛋白（A）/病理性 tau 蛋白（T）/神经变性或神经元损伤（N）］诊断框架，PET 或脑脊液检测提示脑内 β 淀粉样蛋白（Aβ）阳性，无论认知功能正常、轻度损害还是痴呆，都可纳入 AD 疾病谱系。

7. NINCDS-ADRDA 推荐的 AD 诊断标准　在 AD 诊断前，首先要确定患者是否符合痴呆的诊断标准，符合下列条件可诊断痴呆：

（1）至少以下 2 个认知阈损害，可伴或不伴行为症状：①学习和记忆能力，②语言功能（听说读写），③推理和判断能力，④执行功能和处理复杂任务的能力，⑤视空间功能，可伴或不伴有，⑥人格、行为改变。

（2）工作能力或日常生活能力受到影响。

（3）无法用谵妄或精神障碍解释。

在确定痴呆后，才可考虑是否符合 AD 的诊断。AD 的诊断分为：

（1）很可能的 AD

A. 核心临床标准：a. 符合痴呆诊断标准；b. 起病隐袭，症状在数月至数年中逐渐出现；c. 有明确的认知损害病史；d. 表现为遗忘综合征（学习和近记忆下降，伴 1 个或 1 个以上其他认知阈损害），或者非遗忘综合征（语言、视空间或执行功能三者之一损害，伴 1 个或 1 个以上其他认知阈损害）。

B. 排除标准：a. 伴有与认知障碍发生或恶化相关的病史，或存在多发或广泛脑梗死，或存在严重的白质病变；b. 有路易体痴呆的核心症状；c. 有额颞叶痴呆的显著特征；d. 有原发性进行性失语的显著性特征；e. 有其他引起记忆和认知损害的神经系统疾病，或非神经系统疾病，或药物过量或滥用证据。

C. 支持标准：a. 在以知情人提供和正规神经心理学检查得到的信息为基础的评估中，发现进行性认知下降的证据；b. 找到致病基因（*APP*、*PSEN1* 或 *PSEN2*）突变的证据。

（2）可能的 AD　有以下任一情况时，即可诊断。

A. 非典型过程：符合很可能的 AD 核心临床标准中的 a 和 d，但认知障碍突然发生，或病史不详，或认知进行性下降的客观证据不足。

B. 满足 AD 的所有核心临床标准，但具有以下证据：a. 伴有与认知障碍发生或恶化相关的卒中史，或存在多发或广泛脑梗死，或存在严重的白质病变；b. 有其他疾病引起的痴呆特征，或痴呆症状可用其他疾病和原因解释。

8. AD 应与血管性痴呆（VaD）相鉴别（表 6-1）。

表 6-1　VaD 与 AD 的鉴别要点

项目	AD	VaD
血管危险因素病史	可有，但较血管性痴呆少	常有
认知障碍	隐袭起病	急性或突然起病，皮质下动脉硬化性脑病（Binswanger 病）起病则隐袭
	持续缓慢进展，若出现突发加重，常提示脑缺血或梗死可能	处于平台期或波动性恶化
	早期记忆障碍突出，中晚期全面衰退	斑片状损害
自觉症状	少	常见：头痛、眩晕、肢体麻木、无力等
体征	早期无，晚期有步态、张力的异常	早期即有局灶体征
脑卒中史	常无	有，可多次
影像学检查	脑萎缩为主，可伴有轻度的白质病变或少量腔隙性梗死灶	卒中病灶（关键部位或大面积或多发的）

续表

项目	AD	VaD
病理学特征	额颞叶皮质萎缩，老年斑，神经元纤维缠结，神经元减少，颗粒空泡变性及血管 β-淀粉样蛋白沉积	脑室旁白质脱髓鞘和萎缩，脑室扩大，伴多发腔隙性脑梗死
Hachinski 缺血评分	≤4分	≥7分
临床确诊	组织病理学发现老年斑及神经元纤维缠结	卒中史，局灶性神经体征，MRI证实，脑血管病事件3个月内发生痴呆，确诊需病理或活检

第二节　路易体痴呆

长期医嘱	临时医嘱
神经内科护理常规	血常规、尿常规、粪常规＋隐血试验
一级护理	
普通饮食　或 鼻饲流质饮食	血清生化全套
	凝血功能
留陪一人	血沉、C反应蛋白（CRP）
多奈哌齐　5mg po qn[1]　或 卡巴拉汀　1.5mg po bid	血液传染病学检查（包括乙型肝炎、丙型肝炎、梅毒、艾滋病等）
喹硫平　12.5mg po qd[2]	血浆维生素 B_{12}、叶酸、同型半胱氨酸水平
美多芭　0.125g po tid[3]	
氯硝西泮　0.25mg po qn[4]	肿瘤标志物
	甲状腺功能、抗甲状腺球蛋白抗体、抗甲状腺过氧化物酶抗体

续表

长期医嘱	临时医嘱
	腰椎穿刺（脑脊液常规、生化、血/脑脊液 Aβ1-42、T-tau、P-tau、α-突触核蛋白等）❺
	胸部正侧位 X 线摄片
	心电图、超声心动图
	头颅 CT/MRI、SPECT/PET❻
	脑电图、多导睡眠监测（PSG）
	神经心理学评估

❶ 路易体痴呆（dementia with Lewy bodies，DLB）为神经退行性疾病，尚无有效治疗方法。meta 分析显示胆碱酯酶抑制剂（ChEI）多奈哌齐和卡巴拉汀可以改善 DLB 患者的认知功能和日常活动。在英国，多奈哌齐和卡巴拉汀作为 DLB 的一线治疗药物，在日本，仅多奈哌齐是 DLB 的一线用药。加兰他敏的有效性证据较少。美金刚对 DLB 可改善整体状况，尤其是在注意力和延迟记忆方面，在认知方面辅助 ChEI 可获得更明显的效果。

❷ 对于 DLB 的精神行为症状（BPSD），研究发现多奈哌齐和卡巴拉汀可使患者的淡漠、妄想、抑郁和幻觉得到改善，且多奈哌齐比卡巴拉汀效果更好。美金刚也能改善 DLB 患者的 BPSD，已被推荐作为 DLB 的 BPSD 管理指南中的二级证据（Ⅰb 类证据，A 级推荐）；其他非典型抗精神病药如喹硫平为 B 级推荐、奥氮平和利培酮为 C 级推荐、氯氮平和 5-羟色胺再摄取抑制剂（SSRI）以及 5-羟色胺-去甲肾上腺素再摄取抑制剂（SNRI）如米氮平作为 D 级推荐。

❸ 针对 DLB 的 PD 样运动症状，可选用左旋多巴，为了预防其幻觉和精神症状的副作用，需从小剂量开始，联用唑尼沙胺时效果较好。金刚烷胺虽然可用于治疗 PD 样症状，但是会出现严重的幻觉。为防止加重认知障碍，应尽可能避免苯海索等抗胆碱能药物的使用。

❹ 针对 DLB 出现的快速眼动睡眠行为障碍（RBD），可服用

小剂量氯硝西泮。褪黑素（3mg）可改善患者的症状但不良事件发生概率较高。此外，体位性低血压可试用盐皮质激素如氟可的松、α受体激动剂如米多君以及右旋多巴治疗。便秘是 DLB 患者的常见症状，可服用番泻叶缓解；泻药、柠檬酸莫沙必利及多潘立酮等可治疗肠胃蠕动障碍。

❺ 近年来对 AD 和 DLB 患者的脑脊液研究发现，AD 患者脑脊液 tau 高于 DLB，二者均高于正常值；AD 患者脑脊液 Aβ42 水平单独下降，而 DLB 伴随脑脊液 Aβ38、Aβ40 和 Aβ42 水平的下降；α-突触核蛋白检测对区分 DLB 和 AD 有意义。

❻ 头颅磁共振检查显示 DLB 患者内侧颞叶结构相对保留，SPECT/PET 灌注成像/代谢扫描显示普遍低灌注或低代谢，FDG-PET 成像显示枕叶活性下降，伴或不伴有扣带回岛征（指后扣带回活性异常增高，对 DLB 有 100% 特异性）；脑电图出现显著的后部慢波，且在前 α 波和 θ 波之间呈现周期性波动。

注：1. 路易体痴呆（DLB）是一种常见的神经退行性疾病，其特征是波动性认知障碍、帕金森病（PD）样症状、反复生动的视幻觉和快速眼动睡眠行为障碍（RBD）。DLB 的患病率占整个痴呆人群的 3.2% ~ 7.1%，是仅次于阿尔茨海默病（AD）的神经变性病性痴呆。DLB 的危险因素和病因尚未明确。病理提示路易小体中的物质为 α-突触核蛋白（α-synuclein）和泛素（ubiquitin）等，异常的蛋白沉积可能导致神经元功能紊乱和凋亡。其可能的发病机制有以下假设：α-突触核蛋白基因突变可导致蛋白折叠错误和排列混乱，引起神经细胞受损；载脂蛋白 E4（APOE4）已被多项研究确定为 DLB 进展的最主要的遗传危险因素，此外，*SNCA* 和 *GBA* 等基因的突变可能是 DLB 的重要危险因素。需要注意的是，路易小体并非 DLB 特有，PD 等神经退行性疾病均可出现，但分布和严重程度不一。

2. DLB 多见于 50 ~ 83 岁，男性稍多于女性，诊断 DLB 的必要条件是出现痴呆，即出现进行性认知功能减退，且其严重程度足以影响患者正常的社会和职业功能。近年提出了前驱期 DLB 概念，其核心症状即主要是轻度认知障碍、谵妄和精神发作。

（1）DLB 的核心临床特征

a. 波动性认知障碍：DLB 最主要的特征，表现为突发且短暂的认知障碍，持续时间不等，伴有注意力和警觉性显著减退。

b.反复出现的视幻觉：常在晚上发生，多为详细且生动的痛苦景象。

c.RBD：是一种由反复出现的睡眠障碍引起的行为异常表现，表现为反复的噩梦和行为，从说梦话、肢体舞动到更复杂的运动，如拳打脚踢，以至于伤害自己和家属。RBD可能在认知功能下降之前数年出现，临床易被忽视。

d.出现帕金森综合征核心症状的一种或多种：运动迟缓、静止性震颤或肌强直。其中，平衡障碍和跌倒在DLB患者中很常见，震颤不明显。

（2）支持性临床特征

a.精神行为症状（BPSD）：包括情绪和行为障碍，如抑郁、焦虑、冷漠、妄想、谵妄和偏执等，并随着认知障碍的加重而恶化。

b.自主神经功能障碍：如体位性低血压、便秘、尿失禁、流口水、过度出汗和勃起功能障碍。反复跌倒和短暂无意识的原因也与体位性低血压有关。

3.依据2021年发表的《中国路易体痴呆诊断与治疗指南》，DLB的诊断分为可能的DLB和很可能的DLB（表6-2）。

表6-2　DLB的诊断标准

诊断要点	诊断DLB的必要条件是出现痴呆，即出现进行性认知功能减退，且其严重程度足以影响患者的日常、社会和职业功能以及日常生活活动能力。在早期阶段并不一定出现显著或持续的记忆功能障碍，但随着疾病进展会变得明显。注意力、执行功能和视觉功能的损害可能早期出现
核心临床特征（前3条可能早期出现且持续整个疾病病程）	波动性认知障碍，伴有注意力和警觉性显著减退；反复出现的视幻觉，通常是十分详细且生动的；快速眼动睡眠行为障碍，可能在认知功能下降之前出现；出现帕金森综合征核心症状的一种或多种，包括：运动迟缓、静止性震颤或肌强直

续表

支持性临床特征	对抗精神病药物高度敏感；姿势不稳；反复摔倒；晕厥或其他短暂性意识丧失；严重自主神经功能障碍（包括便秘、体位性低血压、尿失禁）；嗜睡；嗅觉减退；幻觉；妄想；淡漠；焦虑和抑郁
提示性生物标志物	通过 SPECT/PET 显示的基底节多巴胺转运体摄取下降；^{123}I-MIBG 心肌扫描成像异常（摄取减低）；多导睡眠图证实快速眼动期肌肉弛缓消失
支持性生物标志物	CT/MRI 扫描显示内侧颞叶结构相对保留；SPECT/PET 灌注成像/代谢扫描显示普遍低灌注或低代谢，FDG-PET 成像显示枕叶活性下降，伴或不伴有扣带回岛征（指后扣带回活性异常增高）；脑电图出现显著的后部慢波，且出现前 α 波和 θ 波之间周期性波动
很可能的 DLB 诊断标准	有下列之一者可以诊断为很可能的 DLB：①出现两项或两项以上的核心临床特征，伴或不伴有提示性生物标志物阳性；②仅出现一项 DLB 核心临床特征，但伴有一项或一项以上的提示性生物标志物阳性，仅仅基于生物标志物并不能诊断为很可能的 DLB
可能的 DLB 诊断标准	有下列之一者可以诊断为可能的 DLB：①仅出现一项 DLB 的核心临床特征，提示性生物标志物阳性；②出现一项或多项提示性生物标志物，但缺乏核心的临床特征
符合以下标准，则考虑 DLB 可能性较小	① 出现其他任何躯体疾病或脑部疾病，足以部分或全部解释患者的临床症状。在这种情况下，即使不能完全排除 DLB 诊断，也需要考虑混合性或多发性病变的可能性；②在严重的痴呆患者中，其核心临床特征仅有帕金森综合征的症状，并且是作为首发症状出现。DLB 是指痴呆在帕金森综合征之前或与之同时出现。而 PDD 是指在已有帕金森病的患者中出现的痴呆。在需要对 DLB 和 PDD 进行严格区分的临床研究中；痴呆和帕金森综合征症状出现的（1年）原则仍然推荐使用。但在实际临床中，也可以采用路易体病这一通用术语来描述两者

4. DLB 需与帕金森病痴呆（Parkinson's disease with dementia, PDD）鉴别：PDD 与 DLB 在临床表现、神经心理检查、神经影像等均相似，早期难以区分。通常采用 1 年原则（帕金森症候的 1 年内出现痴呆为 DLB，1 年后为 PDD）。近年来，对于既符合 DLB 诊断标准、又符合 PD 诊断标准的小部分患者的诊断上，学界存在分歧。PD-DLB 亚型到底是 PD 还是 DLB，或是重叠的一种状态，仍需进一步病理生理学机制等的研究。

第三节　多系统萎缩

长期医嘱	临时医嘱
神经内科护理常规	血常规、尿常规、粪常规
一级护理 ❶	血清生化全套
高盐饮食 　或 鼻饲流质饮食	凝血功能
	血沉、C 反应蛋白（CRP）
留陪一人	血液传染病学检查（包括乙型肝炎、丙型肝炎、梅毒、艾滋病等）
心电监测	
吸氧　prn	甲状腺功能
雾化吸入　prn	肿瘤标志物
美多芭　125mg po tid ❷	腰穿查脑脊液神经丝轻链蛋白（NfL）❸
丁螺环酮　5mg po tid	心电图、胸部正侧位 X 线片
盐酸米多君　2.5mg po bid	头颅磁共振（T1、T2、ADC、SWI）❹
	^{18}F-FDG-PET　prn ❺
辅酶 Q$_{10}$　10mg po tid	自主神经功能检查，包括卧立位血压及直立倾斜试验、24h 动态血压、多导睡眠监测和肛门括约肌肌电图等 ❻
丁苯酞软胶囊　0.2g po tid	
	统一多系统萎缩评估量表（UMSARS）
	吞咽功能评价
	康复科会诊

❶ 多系统萎缩（MSA）的主要特征是出现严重的进展性的自主神经功能障碍，因此加强护理尤为重要。注意观察患者睡眠时的呼吸次数、是否出现鼾声增强、喘鸣发作，以及有无睡眠呼吸暂停发生，应高度警惕睡眠中的猝死。体位性症状易在清晨、进食后、排尿时、活动时、发热、服解热药、感染后发生，应特别注意这些时间段的症状观察，避免快速、突然的体位改变。指导患者变换体位时动作缓慢，循序渐进地完成坐起、离床、站立、行走过程，加强保护措施，防止头部和四肢发生外伤、骨折。对帕金森综合征的患者应特别注意患者的身后保护，防止站立或行走中身体突然后倾跌倒。同时需要注意患者及家属的心理状态，应鼓励患者，多做心理护理，消除患者的顾虑，取得其信任与配合，为正确的医疗诊断、避免误治提供可靠依据。

❷ 多系统萎缩（MSA）为神经系统变性病，目前缺乏有效的治疗药物，主要针对特定临床症状进行对症治疗。MSA-P型患者的帕金森综合征可使用左旋多巴作为一线治疗药物，约30%的患者对该药物有效，同时还有多巴胺受体激动剂和金刚烷胺（日剂量可达到300mg）可作为备选方案。MSA-C型患者主要表现为共济失调，丁螺环酮可部分改善症状。另外，物理治疗对患者的步态、平衡和整体协调性以及言语治疗对构音障碍可能有一定的改善作用。如果MSA患者合并肌张力障碍，考虑到苯二氮䓬类及抗胆碱能药物可能会增加患者的呼吸暂停风险及加重认知损害，因此推荐肉毒毒素注射治疗。体位性低血压的治疗首先采用改变生活方式和物理治疗，如增加液体和盐的摄入、穿弹力袜、夜间抬高床头等。疗效不佳时，考虑使用药物，首选米多君，该药是血管α1-肾上腺素受体激动剂，起始剂量每日早中各服1次，每次2.5mg，可逐渐增量。其他药物有氟氢可的松、屈昔多巴等。对于逼尿肌过度活跃导致的尿急、尿频和急迫性尿失禁，可考虑使用包括抗胆碱药在内的解痉药，但需要权衡剂量和密切监测。而逼尿肌和尿道括约肌内注射A型肉毒毒素被认为是一种安全有效的治疗方法。α-肾上腺素受体阻滞剂（如坦索罗辛）对缓解神经源性尿潴留可能有帮助。间歇性自我清洁导尿被认为是MSA尿潴留的一线治疗方法。快速眼动睡眠行为障碍（RBD）容易造成患者自伤及床伴受伤，因此，应营造

安全的睡眠环境，如安装床边护栏、在地上铺软垫等；一线治疗药物是氯硝西泮，推荐剂量为 0.5 ～ 2.0mg，但应从小剂量开始。如果患者伴有阻塞性睡眠呼吸暂停低通气综合征，应避免使用氯硝西泮，以免进一步增加患者呼吸暂停的风险。褪黑素是一种有效的二线治疗药物，建议睡前使用，剂量为 3 ～ 12mg，平均有效剂量为6mg。针对合并夜间喘鸣的 MSA 患者，建议使用持续气道正压通气或气管造口术进行治疗。显然，对症治疗不能满足 MSA 患者的需求，需要开发疾病修饰或神经保护剂以延缓疾病的进展。目前主要靶向 α-synuclein、神经炎症和神经营养等策略。已发表的临床试验结果显示利福平、西罗莫司（雷帕霉素）、米诺环素、利鲁唑、雷沙吉兰、氟西汀等对延缓疾病进展无效，而静脉注射免疫球蛋白、骨髓间充质干细胞似乎有一定疗效。

❸ 脑脊液神经丝轻链（NfL）检测：NfL 作为一种神经丝蛋白的亚单位，是神经丝维持轴突稳定性和轴突生长的主要结构。通过酶联免疫吸附法（ELISA）检测 MSA 患者脑脊液中的 NfL 水平，其升高程度与预后有一定相关性。

❹ 头颅 MRI 检查，可发现 MSA 患者的壳核或幕下结构的萎缩或扩散系数（ADC）变化。壳核萎缩（磁敏感序列上的信号减低，对应于铁含量增加）以及脑桥、小脑中脚（middle cerebellar peduncles，MCP）和小脑萎缩，"十字面包"征（轴位 T2 像上脑桥的十字形高信号），壳核和 MCP 的扩散系数增加是临床确诊的 MSA-P 的影像学特征。对于临床确诊的 MSA-C，壳核萎缩或扩散系数增加，脑桥或 MCP 萎缩，"十字面包"征象，三者必具其一。"十字征"，是诊断 MSA-C 的较特征性的表现，而单纯的小脑萎缩或 MCP 扩散系数增加不支持临床确诊 MSA-C，因为表现为小脑萎缩的散发性和遗传性疾病（如副肿瘤或遗传性共济失调）也可有类似表现。

"十字征"的病理学基础为脑桥核及其发出的通过小脑中脚到达小脑的纤维（桥横纤维）变性和神经胶质增生使其含水量增加，T2WI 信号增高，而锥体束和由齿状核发出的小脑上脚的纤维无变性，未出现异常信号。"十字征"的演变过程分为 6 期：0 期为正常；Ⅰ期为脑桥开始出现垂直的高信号影；Ⅱ期为出现清晰的垂直高信号影；Ⅲ期为继垂直线后开始出现水平高信号影；Ⅳ期为清晰的垂直线和水平线同时出现；Ⅴ期为水平线前方的脑桥腹侧出现高信号，或脑桥基底部萎缩引起的腹侧脑桥体积缩小，水平线总是无一例外地继垂直线后出现。"十字征"的出现与脑桥小脑萎缩程度密切相关，越后期十字征对应的脑桥面积越小。需要注意的是，有不少累及脑干/小脑的疾病也可呈现典型的"十字征"，如脊髓小脑性共济失调（SCA2、SCA3），也见于进行性多灶性白质脑病、克-雅病、副肿瘤综合征（精原细胞瘤）、软脑膜癌病（恶性黑色素瘤）、脑腱黄瘤病及脑血管炎等。

壳核裂隙征（T2像上壳核背外侧边缘的高信号）多见于MSA-P型患者。壳核裂隙征改变很可能由于壳核神经细胞丢失、胶质细胞增生造成壳核萎缩，壳核和外囊间的间隙增大，或者由铁沉积和反应性小胶质细胞增生及星形胶质细胞增生导致。但在3.0T MRI检查中，壳核裂隙征亦可见于帕金森病患者以及健康人。磁敏感加权成像（SWI）可更好地确定MSA患者壳核萎缩和壳核低信号，壳核低信号通常始于壳核背外侧。另外，壳核扩散系数的差异可准确区分MSA和PD（敏感度90%、特异度93%），而MCP扩散系数增加结合小脑上脚的正常扩散系数有助于区分MSA和PSP（敏感度91%、特异度84%）。

❺ ^{18}F-FDG-PET检查有助于区分MSA和PD，壳核（后部）、脑桥、小脑的葡萄糖代谢下降提示MSA，MSA-P型患者主要表现为双侧壳核葡萄糖低代谢，MSA-C型患者为双侧小脑低代谢，而帕金森病患者为双侧顶叶低代谢。当然，小脑代谢减低也可发生在小脑变性的其他疾病如副肿瘤或遗传性共济失调。

❻ 自主神经功能检查有以下几种。a.膀胱功能评价：有助于发现神经源性膀胱功能障碍。尿动力学检查可发现膀胱逼尿肌过度活跃，逼尿肌-括约肌协同失调，膀胱松弛；膀胱超声检测残余尿量有助于膀胱排空障碍的诊断，残余尿量大于100mL有助于MSA的诊断。b.心血管自主反射功能评价：卧立位血压检测及直立倾斜试验有助于评价患者的体位性低血压；24h动态血压监测有助于发现患者夜间高血压。c.呼吸功能评价：睡眠下电子喉镜检查有助于早期发现患者的夜间喘鸣，亚临床声带麻痹等。d.睡眠障碍评价：多

导睡眠监测有助于睡眠障碍的诊断，可见 MSA 睡眠结构异常，睡眠呼吸暂停和快速眼动睡眠行为障碍。e. 肛门括约肌肌电图：骶髓前角细胞中的 Onuf 核是调控膀胱和直肠括约肌的自主神经中枢，在 MSA 患者中 Onuf 核有选择性的弥漫性脱失，导致肛门和尿道括约肌失神经支配。MSA 肛门括约肌肌电图表现为不同程度的神经源性损害改变：自发电位（纤颤电位、正锐波）、运动单位电位平均时限延长、波幅增高、多相波百分比增加、出现卫星电位，大力收缩时募集电位呈单纯相或单纯-混合相。该项检查是评价 MSA 自主神经功能状况的客观检测手段，对 MSA 具有支持诊断的作用。f. 体温调节功能评价：发汗试验有助于发现患者的排汗功能丧失、泌汗神经轴。

注：1. 多系统萎缩（multiple system atrophy，MSA）是一种散发性、快速进展的神经系统退行性疾病，以自主神经功能障碍、帕金森病、小脑性共济失调和锥体束征的不同组合为主要临床表现，其病理特征是由错误折叠的、过度磷酸化的纤维状 α-突触核蛋白（α-synuclein）组成的少突胶质细胞胞质内包涵体。该病起病隐匿，进展快，患者平均生存期为 6～10 年。该病尚无有效治疗方法，给患者及其家庭乃至整个社会带来极大的负担。

2. 多系统萎缩根据其主要临床表现分为以帕金森病为主型（MSA with predominant parkinsonism，MSA-P）和以小脑性共济失调为主型（MSA with predominant cerebellar ataxia，MSA-C）。MSA-P 亚型和 MSA-C 亚型均有不同程度的自主神经功能障碍，最常累及泌尿生殖系统和心血管系统。泌尿生殖系统受累主要表现为尿频、尿急、尿失禁、夜尿频多、膀胱排空障碍和性功能障碍等，男性患者出现的勃起功能障碍可能是最早的症状；心血管系统受累主要表现为体位性低血压，反复发作的晕厥、眩晕、乏力、头颈痛亦很常见；50% 患者可伴有餐后低血压、仰卧位或夜间高血压。其他自主神经功能症状还包括便秘、瞳孔运动异常、泌汗及皮肤调节功能异常等。自主神经功能障碍的进展速度越快预示着预后不良。

3. MSA-P 亚型以帕金森病症状为突出表现，主要表现为运动迟缓，伴肌强直、震颤或姿势不稳；但帕金森病的"搓丸样"震颤少见，50% 患者出现不规则的姿势性或动作性震颤。大部分 MSA 患者对左旋多巴类药物反应较差，但约 40% 患者对左旋多巴短暂有效。MSA-C亚型以小脑性共济失调症状为突出表现，主要表现为步态共济失调，伴小脑性构音障碍、肢体共济失调或小脑性眼动障碍，晚期可出现自发性诱发性眼震。另外，MSA患者约16%～42%可伴有姿势异常（脊柱弯曲、严重的颈部前屈、手足肌张力障碍等）、流涎以及吞咽障碍等。

4. 睡眠障碍常是MSA患者早期出现的特征性症状，主要包括RBD、睡眠呼吸暂停、白天过度嗜睡及不宁腿综合征。呼吸系统功能障碍也是MSA的特征性症状之一，有50%的患者出现白天或夜间吸气性喘鸣，尤其是在晚期患者中更多见。夜间吸气性喘鸣常与睡眠呼吸暂停同时存在。MSA患者通常不伴有痫灶表现，但约1/3患者存在认知障碍伴注意力缺陷，情绪失控以及抑郁、焦虑、惊恐发作等行为异常亦存在。

5. 目前MSA的诊断可参考2022年运动障碍学会（Movement Disorder Society，MDS）新制订的诊断标准，该标准将多系统萎缩的诊断分为四个水平：神经病理确诊的MSA、临床确诊的MSA、临床很可能的MSA和可能的前驱MSA。具体见表6-3。

表6-3　2022年运动障碍学会多系统萎缩诊断标准

神经病理确诊的MSA	尸检发现，中枢神经系统内广泛存在大量的α-突触共核蛋白阳性包涵体（glial cytoplasmic inclusions，GCIs），伴纹状体或橄榄桥小脑结构变性
临床确诊MSA	基本特点：散发性、进展性、成年起病（30岁以上） 核心临床表现： 1. 自主神经功能障碍（至少1项）：原因不明的排尿困难伴排尿后残余尿量≥100mL；不明原因的急迫性尿失禁；站立3min内或直立倾斜试验示神经源性体位性低血压（血压下降≥20/10mmHg，$\Delta HR/\Delta SBP < 0.5bpm/mmHg$） 2. 至少下列一项： （1）左旋多巴反应不佳的帕金森综合征（直至每日1000mg的左旋多巴，治疗至少1个月，MDS-UPDRS Ⅲ改善＜30%）

续表

临床确诊 MSA	（2）小脑综合征中的步态共济失调、肢体共济失调、小脑性构音障碍或眼球运动障碍［持续性眼球震颤（凝视诱发的水平或下跳）或扫视过度］至少 2 种 　+支持的临床（运动或非运动）表现[1]至少 2 个 +MRI 标志[2] 1 个 + 无排除标准[3]
临床很可能 MSA	**基本特点：** 散发性、进展性、成年起病（30 岁以上） **核心临床表现：** 至少下列 2 项 　1. 自主神经功能障碍（全少 1 项）：原因不明的排尿困难伴排尿后残余尿；不明原因的急迫性尿失禁；站立 10min 内或直立倾斜试验示神经源性体位性低血压［血压下降≥ 20/10mmHg） 　2. 帕金森综合征 　3. 小脑综合征（步态共济失调、肢体共济失调、小脑性构音障碍或眼球运动能障碍中至少 1 项） 　+ 支持的临床（运动或非运动）表现[1]至少 1 个 + 无排除标准[3]
可能的前驱 MSA	**基本特点：** 散发性、进展性、成年起病（30 岁以上） 临床非运动症状，至少下列 1 项： 　　经多导睡眠图证实的 RBD（快速眼动睡眠行为障碍） 　　站立 10min 内或直立倾斜试验示神经源性体位性低血压（血压下降≥ 20/10mmHg） 　　泌尿生殖功能衰竭（60 岁以下男性勃起功能障碍伴至少下列一项：原因不明的排尿困难和排尿后残余尿量＞ 100mL，不明原因的急迫性尿失禁） 临床运动症状，至少下列 1 项： 　轻微的帕金森综合征或轻微的小脑征 无下列排除标准：

续表

可能的前驱 MSA	不明原因嗅觉丧失或心脏交感神经显像异常（^{123}I-MIBG 闪烁扫描） 认知波动，注意和警觉性明显变化，视觉感知能力早期下降 起病 3 年内出现非药物诱发的反复视幻觉 起病 3 年内根据 DSM-5 诊断为痴呆 下视时出现核上性凝视麻痹或垂直扫视减慢 头颅 MRI 提示其他诊断（如 PSP、MS、血管性帕金森病、症状性小脑疾病等） 已知的可引起自主神经功能衰竭、共济失调或帕金森综合征的其他疾病（MSA 疑似病，包括遗传性或症状性共济失调和帕金森综合征）

说明：① 支持 MSA 诊断的临床表现

a. 运动症状：起病 3 年内运动症状快速进展；起病 3 年内出现中-重度姿势不稳；在没有肢体运动障碍的情况下出现左旋多巴诱发或加重的面部不自主异常运动；起病 3 年内出现严重语言障碍；起病 3 年内出现严重吞咽困难；不能解释的巴宾斯基征；手指无规律小幅姿势性或运动性震颤；姿势畸形（如严重的脊柱前屈侧屈、手足挛缩、明显颈部前屈侧屈）。

b. 非运动症状：喘鸣；吸气性叹息；手脚冰冷变色；勃起功能障碍（小于 60 岁提示临床很可能 MSA）；强哭强笑。

② 诊断 MSA 的 MRI 标志：每个受影响的脑区，无论是萎缩还是弥散系数（ADC）增加，都被认为是一个 MRI 标志。

MSA-P：萎缩（壳核-磁敏感序列信号减低，小脑中脚，脑桥，小脑），"十字面包"征，弥散系数增加（壳核，小脑中脚）。

MSA-C：萎缩（壳核-磁敏感序列信号减低，幕下结构-脑桥，小脑中脚），"十字面包"征，弥散系数增加（壳核）。

③ 排除标准：对多巴胺能药物明显和持久有效；嗅觉测试中不能解释的嗅觉缺失；认知波动，注意力和警觉性明显变化，视觉感知能力早期即有下降；起病 3 年内出现非药物诱发的反复幻视；起病 3 年内根据 DSM-5 诊断为痴呆；向下凝视出现核上麻痹或垂直扫视减慢；头颅 MRI 提示其他诊断（例如，PSP、多发性硬化、血管性帕金森综合征、症状性小脑疾病）；已知的可引起自主神经功

能衰竭、共济失调或帕金森综合征的其他病症（MSA 疑似病，包括遗传性或症状性共济失调和帕金森综合征）。

6. MSA 常见的非运动症候表现及受累结构见表 6-4。

表 6-4 MSA 常见的非运动症候表现及受累结构

主要器官功能障碍	具体表现	受累结构
膀胱功能障碍	尿急、尿不尽、尿频、尿潴留、排尿力弱、尿失禁（有的无感觉或睡眠中发生）、夜尿增多	Onuf 核和骶髓下部中间外侧核
直肠功能障碍	表现为大便次数减少、便秘或便失禁等	Onuf 核和骶髓下部中间外侧核
汗腺分泌障碍	出汗增多、出汗减少、无汗	丘脑下部、脊髓侧角
睡眠异常	快速眼动睡眠行为障碍、睡眠呼吸暂停、夜间喘鸣	疑核
性功能障碍	性功能减退、勃起功能障碍、无欲	Onuf 核和骶髓下部中间外侧核
认知障碍	延迟记忆减退、视空间能力下降、执行能力和注意力下降、计算能力减退、抽象思维下降	脑皮质萎缩，额颞叶占优势
情感障碍	不同程度的抑郁、焦虑	脑皮质和灰质核团
副交感与交感系统功能障碍（血压、心率、皮肤功能障碍）	体位性低血压、直立性心率调节障碍、周身肢冷、皮温低、Horner 征	延髓腹外侧核和胸髓的中间外侧细胞柱病变、延髓中缝核

7. MSA 应与帕金森病鉴别。帕金森病常见典型的搓丸样震颤，对左旋多巴制剂反应良好，且自主神经功能障碍较轻。MSA-P 多为双侧对称起病，较少有震颤，典型静止性震颤更少见，较帕金森病进展更快，左旋多巴治疗多无效。某些排除特征如持续左旋多巴反应性、嗅觉减退、认知障碍和幻觉可能偶尔出现在 MSA 中表现，应该予以注意。MSA-P 尚需与其他帕金森叠加综合征，如进行性核上性麻痹（PSP）、皮质基底节变性（CBD）、路易体痴呆等鉴别。PSP 可出现核上性眼球运动障碍，假性延髓麻痹和中轴躯干性肌强直等，且一般无自主神经功能障碍，可与 MSA 鉴别。CBD 可出现严重的认知障碍，并有异己手（肢）综合征、失用、皮质感觉障碍、不对称性肌强直、刺激敏感的肌阵挛，可与 MSA 鉴别。路易体痴呆与MSA 不同，可较早出现认知障碍，特别是注意力和警觉性波动易变最突出，自发性视幻觉、对抗精神病药物过度敏感，极易出现锥体外系等不良反应。MSA-C 需要与脊髓小脑性共济失调（如 SCA1、SCA2、SCA3、SCA6、SCA7、SCA12、SCA21），脆性 X 相关震颤/共济失调综合征（FXTAS）等鉴别。

第四节　肌萎缩侧索硬化

长期医嘱	临时医嘱
神经内科护理常规	血常规、尿常规、粪常规＋隐血试验
一级护理	
高蛋白质、高热量饮食或 鼻饲流质饮食 ❶	血清生化全套、同型半胱氨酸
	凝血功能
持续低流量吸氧　prn	血沉、C 反应蛋白（CRP）
雾化吸入　prn	血液传染病学检查（包括乙型肝炎、丙型肝炎、梅毒、艾滋病等）
心电监测　prn	
无创双相正压通气（BiPAP）❷	血气分析
气管内插管或气管切开　prn❸或 呼吸机辅助呼吸　prn	免疫全套、甲状腺功能及相关抗体、抗中性粒细胞胞质抗体

续表

长期医嘱	临时医嘱
记 24h 出入量	人类嗜 T 淋巴细胞病毒 I 型（HTLV- I）抗体
利鲁唑　50mg po bid❹	
0.9% 氯化钠注射液 　100mL 依达拉奉注射液 　60mg　　iv gtt❺ qd	血免疫固定电泳
	肿瘤标志物筛查
	血清叶酸、维生素 B_{12} 水平
	神经丝蛋白轻链（NfL）❼
苯丁酸钠联合牛磺熊去氧胆酸 　1 片 po bid❻	腰椎穿刺检查（脑脊液常规、生化、免疫、细胞病理学、血及脑脊液抗 Hu 及抗 GM1 等）
甲钴胺　500µg po tid	心电图
维生素 B_1　0.1g po tid	胸部正侧位 X 线片或胸部 CT
	腹部及泌尿系电脑超声或腹部及盆腔 CT
	肺功能检查
	神经电生理检查（包括针极肌电图、神经传导速度、F 波、重复神经电刺激、磁刺激运动诱发电位等）❽
	头、颈、胸髓 MRI 及神经肌肉超声检查❾
	吞咽功能评价、体重指数（BMI）测定
	认知功能及神经心理检查
	ALS 功能评定量表（ALSFRS-R）测评
	消化科会诊-胃造瘘术　prn
	基因检测❿
	康复科会诊

❶ 营养管理对肌萎缩侧索硬化（amyotrophic lateral sclerosis，ALS）患者尤为重要，营养状态能够独立预测患者的存活。建议患者：a. 在能够正常进食时，应采用均衡饮食，吞咽困难时宜采用高蛋白质、高热量饮食以保证营养摄入；b. 对于咀嚼和吞咽困难的患者应改变食谱，进食软食、半流食，少食多餐。对于肢体或颈部无力者，可调整进食姿势和用具；c. 当患者吞咽明显困难、体重下降、脱水或存在呛咳误吸风险时，应尽早行经皮内镜胃造瘘术，可以保证营养摄取，稳定体重，延长生存期。快速的体重下降是 PEG 置放的关键指征，体重下降超过平时的 10%，BMI < 18.5 kg/m² 时要考虑 PEG 置放。2022 版指南也建议 PEG 应在用力肺活量（forced vital capacity，FVC）降至预计值 50% 以前尽早进行，否则需要评估麻醉风险、呼吸机支持下进行。对于拒绝或无法行 PEG 者，可采用鼻胃管进食。

❷ 呼吸支持可明显延长 ALS 患者的生存期。建议定期检查肺功能，注意患者呼吸肌无力的早期表现，尽早使用双水平正压通气（BiPAP）。开始无创通气的指征包括：端坐呼吸，或用力吸气鼻内压（SNP）< 40cmH₂O，或最大吸气压力（MIP）< 60cmH₂O，或夜间血氧饱和度降低，或 FVC < 70%。当患者咳嗽无力时（咳嗽呼气气流峰值低于 270L/min），应使用吸痰器或人工辅助咳嗽，排除呼吸道分泌物。当 ALS 病情进展，无创通气不能维持血氧饱和度 > 90%，二氧化碳分压 < 50mmHg，或分泌物过多无法排出时，可以选择有创呼吸机辅助呼吸。在采用有创呼吸机辅助呼吸后，通常难以脱机。

❸ ALS 患者若出现延髓麻痹可引起误吸、呛咳、吸入性或坠积性肺炎。支配呼吸肌的脊髓前角神经细胞变性，导致肋间肌、膈肌等呼吸肌失神经支配，肌萎缩、肌力减退，最大通气量下降，引起呼吸困难及代偿呼吸所致的呼吸肌疲劳。呼吸肌麻痹合并慢性呼吸衰竭是本病的主要并发症，血气分析表现为低氧血症伴或不伴二氧化碳潴留（PO_2 < 60mmHg，PCO_2 > 50mmHg），最终因呼吸肌麻痹或并发呼吸道感染死亡。本病终末期常需做气管内插管或气管切开，加以机械辅助通气。气管切开指征：a. 呼吸困难，呼吸减弱或消失；b. 呼吸衰竭合并严重意识障碍；c. 呼吸频率 > 40 次 /min

或 < 5 次 /min；d. 血气分析在吸氧 40% 时，PaO_2 < 50mmHg，$PaCO_2$ > 60mmHg。机械通气指征：气管切开后，患者呼吸困难仍然存在，血气分析提示持续低氧血症和高碳酸血症时，即呼吸机机械通气辅助呼吸。

❹ 利鲁唑（riluzole）的作用机制包括稳定电压门控钠通道的非激活状态、抑制突触前谷氨酸释放、激活突触后谷氨酸受体以促进谷氨酸的摄取等。1996 年美国食品药品监督管理局批准利鲁唑用于 ALS 治疗，该药经多项临床试验证实可以在一定程度上延缓病情进展，用法为 50mg，每日 2 次口服。对于球部起病，吞咽困难的患者，目前已有利鲁唑口服混悬液获批。利鲁唑常见不良反应为疲乏和恶心，个别患者可出现丙氨酸氨基转移酶升高，需注意监测肝功能。当病程晚期患者已经使用有创呼吸机辅助呼吸时，不建议继续服用。

❺ 依达拉奉是一种自由基清除剂，具有抗氧化应激作用，通常用于治疗急性脑梗死。日本 2015 年 6 月批准应用依达拉奉治疗 ALS，适宜人群为：符合 El Escorial 诊断标准确诊或拟诊、ALS 严重程度分类为 1 级或 2 级、改良 ALS 功能评分量表（ALSFRS-R）评分所有项目在 2 分以上、发病时间 2 年以内及用力肺活量为 80%以上。目前我国也批准了该适应证。推荐用法为：60mg 依达拉奉，100mL 0.9% 氯化钠注射液稀释，60min 内静脉滴注，每日 1 次；给药期与停药期组合 28d 为 1 个周期，共 6 个周期；第 1 周期连续给药 14d，停药 14d；第 2 周期起 14d 内给药 10d（5d/ 周），之后停药 14d，以此重复（第 2 ~ 6 周期）。2022 年美国的一项研究显示长期静脉注射依达拉奉可延长 ALS 总体生存期。由于静脉制剂的使用十分不便，目前已有依达拉奉的创新剂型——舌下片在国内获批，其吸收效果也可与静脉制剂媲美。

❻ 美国麻省总医院的一项研究显示苯丁酸钠（3g）联合牛磺熊去氧胆酸（1g）可显著延缓 ALS 功能评分的下降，并可延长生存期（前 3 周 1 片 qd，之后 bid）。另外，反义寡核苷酸（tofersen）治疗 *SOD1* 基因突变的 ALS 患者的研究结果也显示出了一定的疗效（降低脑脊液 SOD1 和血浆 NfL 浓度，但临床评分改善不明显）。2022 年日本 Oki 等的研究结果显示超大剂量的甲钴胺（50mg 肌内注射，

每周2次，共16周）可有效减缓早期ALS患者的功能衰退。遗憾的是，尽管动物试验中有多个药物在ALS动物模型的治疗中显示出一定的疗效，如雷沙吉兰、右旋普拉克索、肌酸、大剂量维生素E、辅酶Q_{10}、碳酸锂、睫状神经营养因子、胰岛素样生长因子、拉莫三嗪等，但在针对ALS患者的临床研究中均未能证实有效。

❼ ALS的诊断尚无特异性生物学标志物，部分患者生化检测可见血清肌酸激酶轻中度升高，通常不超过1000U/L。脑脊液蛋白可有轻微升高，通常不超过1g/L。另外脑脊液和血清神经丝蛋白轻链增高，在ALS可提示为上运动神经元病变的线索，但也无特异性。临床上所进行的大多数化验和检查，目的在于鉴别诊断或排除其他类似疾病。如进行血清叶酸、维生素B_{12}检查鉴别亚急性联合变性，颈髓MRI有助于鉴别颈椎病、青少年上肢远端肌萎缩，血清抗GM1/IgM抗体有助于诊断多灶性运动神经病，血清免疫固定电泳筛查副蛋白血症，抗人类嗜T淋巴细胞病毒Ⅰ型抗体排除热带痉挛性截瘫，肿瘤标志物、副肿瘤抗体及胸腹部脏器筛查排除肿瘤及副肿瘤综合征等。

❽ 神经电生理检查可以看作是神经系统体格检查的延伸。当临床考虑为ALS时，需要进行神经电生理检查，以确认临床上累区域为下运动神经元病变，并发现在临床未受累区域也存在下运动神经元病变，同时排除其他疾病。首先是神经传导检查，包括运动神经传导检查和感觉神经传导检查，应至少包括上、下肢各2条神经，主要用来诊断或排除周围神经疾病。对于ALS来说，运动神经传导显示远端运动潜伏期和神经传导速度通常正常，无运动神经部分传导阻滞或异常波形离散等髓鞘病变的表现。随病情发展，复合肌肉动作电位（CMAP）波幅可以明显降低，传导速度也可以有轻微减慢。CMAP波幅降低与该神经所支配肌肉的无力萎缩程度应一致，如果患者有明显肌肉无力，而远端CMAP波幅降低并不明显，需要注意进行鉴别是否存在近端传导阻滞。感觉神经传导一般正常。当存在嵌压性周围神经病或同时存在其他周围神经病时，感觉神经传导可以异常。其次是同芯针肌电图检查，可以较体格检查更早发现下运动神经元病变。肌电图检查内容主要包括活动性失神经支配和慢性神经再生支配两个方面。活动性失神经支配的表现主要包括纤

颤电位、正锐波。当所检测肌肉同时存在慢性神经再生支配的表现时，束颤电位与纤颤电位、正锐波具有同等临床意义。慢性神经再生支配的表现主要包括：a. 运动单位电位的时限增宽、波幅增高，通常伴有多相波增多；b. 大力收缩时运动单位募集减少，波幅增高，严重时呈单纯相；c. 大部分 ALS 可见发放不稳定、波形复杂的运动单位电位。当同一肌肉肌电图检查表现为活动性失神经支配和慢性神经再生共存时，对于诊断 ALS 有更强的支持价值。在病程中的某一个阶段，某些肌肉可以仅有慢性神经再生表现，或仅有纤颤电位或正锐波。如果所有检测肌肉均无活动性失神经支配表现，或所有肌肉均无慢性神经再生支配的表现，诊断 ALS 需慎重。此外，在 ALS 患者中，行重复神经电刺激检查时可以出现低频刺激波幅递减 10% 以上，此时不要将 ALS 误诊为重症肌无力。

注意，肌电图诊断 ALS 时：应对 4 个区域（球部、颈部、胸部、腰骶部）均进行肌电图检查，其中球部即脑干区域可以检测 1 块肌肉，如胸锁乳突肌、舌肌、面肌或咬肌。胸段可在胸 6 水平以下的脊旁肌或腹直肌进行检测。对于颈段和腰骶段，应至少检测不同神经根和不同周围神经支配的 2 块肌肉。

在 ALS 早期，肌电图检查时可以仅仅发现 1 个或 2 个区域的下运动神经元损害，此时对于临床怀疑 ALS 的患者，可间隔 3 个月进行随访复查。但肌电图发现 3 个或以上区域下运动神经源性损害时，并非都是 ALS。对电生理检查结果应该密切结合临床进行分析，不应孤立地根据肌电图结果做临床诊断。

❾ 影像学检查虽不能提供确诊 ALS 的依据，但有助于 ALS 与其他疾病鉴别，排除结构性损害。例如，颅底、脑干、脊髓或椎管结构性病变导致上和（或）下运动神经元受累时，相应部位的磁共振检查可提供帮助。在部分 ALS 患者，磁共振 T2WI、FLAIR 和 DWI 序列可以发现脑内锥体束部位的对称性高信号。少数患者磁敏感加权成像序列可见沿运动皮质走行的含铁血黄素沉积。某些常见疾病，如颈椎病、腰椎病等，常与 ALS 合并存在，需要注意鉴别，避免对 ALS 合并颈椎病、腰椎病的患者进行不必要的手术治疗。肌肉超声对于检测肌束颤动更为敏感，发现多部位、大量肌束颤动，有助于 ALS 的诊断。在下运动神经元受累为主的患者，可以进行周

围神经超声或磁共振检查，如发现神经较正常人的明显增粗，对于排除 ALS 有一定帮助。而功能磁共振、大脑运动皮质厚度分析、磁共振波谱成像、锥体束弥散张量成像等技术，作为生物学标志物，可反映上运动神经元受累的表现，有可能在随诊中有一定作用，但仍处于研究阶段，尚无法用于临床诊断。

❿ 无论家族性还是散发性 ALS 患者都能检测到某些基因的突变，遗传方式主要为常染色体显性遗传（AD）。高加索人群最常见的是 *C9orf72* 基因的动态突变，而亚洲人群 *C9orf72* 基因突变相对少见。我国突变频率较高的基因有 *SOD1*、*FUS*、*TARDBP*、*OPTN*、*UBQLN2* 等。基因检测阳性可加速 ALS 诊断进程，患者可尽早开始接受药物治疗。部分基因致病性变异与疾病的特异性表型相关，还可据此对其进行预后评价和遗传咨询。在部分患者中，基因检测也有助于与成人发病的脊髓性肌萎缩（SMA）、脊髓延髓性肌萎缩（肯尼迪病）鉴别。目前已知的 ALS 致病基因见表 6-5。

表 6-5 ALS 致病基因及致病机制

基因名称	基因定位	报告时间	致病遗传方式	相关致病机制
SOD1	21q22.11	1993 年	AD 或 AR	氧化应激
NEFH	22q12.2	1999 年	AD 或 AR	轴索形态受损
ALS2	2q33.1	2001 年	AR	内体转运
DCTN1	2p13.1	2003 年	AD 或 AR	物质运输障碍
SETX	9q34.13	2004 年	AD	RNA 代谢
VAPB	20q13.32	2004 年	AD	内质网应激
FIG4	6q21	2006 年	AD	内体转运
ANG	14q11.2	2006 年	AD	RNA 代谢
CHMP2B	3p11.2	2006 年	AD	内体转运
TARDBP	1p36.22	2008 年	AD	RNA 代谢

续表

基因名称	基因定位	报告时间	致病遗传方式	相关致病机制
FUS	16p11.2	2009 年	AD	RNA 代谢
SPG11	15q21.1	2010 年	AR	DNA 修复和轴突生长
OPTN	10p13	2010 年	AD 或 AR	自噬
ATXN2	12q24.12	2010 年	AD	RNA 代谢
VCP	9p13.3	2010 年	AD	自噬
DAO	12q24.11	2010 年	AD	蛋白稳态
C9orf72	9p21.2	2011 年	AD	RNA 代谢和自噬
SQSTM1	5q35.3	2011 年	AD	自噬
UBQLN2	Xp11.21	2011 年	XD	泛素-蛋白酶体系统和自噬
SIGMAR1	9p13.3	2011 年	AD	泛素-蛋白酶体系统和自噬
PFN1	17p13.2	2012 年	AD	细胞骨架
ERBB4	2q34	2013 年	AD	神经发育
HNRNPA1	12q13.13	2013 年	AD	RNA 代谢
MATR3	5q31.2	2014 年	AD	RNA 代谢
TUBA4A	2q35	2014 年	AD	细胞骨架
CHCHD10	22q11.23	2014 年	AD	线粒体
TBK1	12q14.2	2015 年	AD	自噬
GLE1	9q34.11	2015 年	AD	RNA 代谢

续表

基因名称	基因定位	报告时间	致病遗传方式	相关致病机制
NEK1	4q33	2016 年	AD	DNA 损伤、细胞骨架等
CCNF	16p13.3	2016 年	AD	蛋白稳态
ANXA11	10q22.3	2017 年	AD	蛋白稳态
TIA1	2p13.3	2017 年	AD	RNA 代谢
KIF5A	12q13.3	2018 年	AD	物质转运障碍
*GLT8D*1	3p21.1	2019 年	AD	酶活性受损
DNAJC7	17q21.2	2019 年	—	蛋白稳态
CAV1	7q31.2	2020 年	—	神经营养信号障碍

注：1. 运动神经元病（motor neuron disease，MND）是一种病因未明、主要累及大脑皮质、脑干和脊髓运动神经元的神经系统变性疾病，包括肌萎缩侧索硬化（amyotrophic lateral sclerosis，ALS）、进行性肌萎缩（progressive muscular atrophy，PMA）、进行性延髓麻痹（progressive bulbar palsy，PBP）和原发性侧索硬化（primary lateral sclerosis，PLS）4 种临床类型（注：在有些国家，MND 即 ALS。另外，广义的 MND 也包括脊髓性肌萎缩、脊髓延髓性肌萎缩、脊髓灰质炎后综合征等）。ALS 是运动神经元病中最常见的类型，该类型上、下运动神经元均有受累，一般中老年发病多见，我国 ALS 发病年龄高峰在 50 岁左右，并且发病年龄有年轻化趋势，少数患者可 20 岁左右即发病。临床以进行性发展的骨骼肌无力、萎缩、肌束颤动、延髓麻痹和锥体束征为主要临床表现，部分 ALS 患者可伴有不同程度的认知和（或）行为障碍等额颞叶受累的表现。约 10% 的 ALS 患者为家族性。

2. 通过详细的病史询问和体格检查，在脑干、颈段、胸段、腰骶段 4 个区域中寻找上、下运动神经元受累的证据，是诊断 ALS 的关键。

（1）病史是证实疾病进行性发展的主要依据。ALS 早期临床表现通常不对称，多从某一部位开始发病，之后逐步在该区域内扩展，逐渐扩展到其他区域。病史询问时，应从首发无力的部位开始，追问症状由一个区域扩展至另一个区域的时间过程。注意询问吞咽情况、构音障碍、呼吸功能以及有无认知和（或）行为障碍、感觉障碍、大小便障碍等。

（2）通过规范的神经系统查体，确定下运动神经元受累的体征：包括肌肉无力、萎缩和肌束颤动。通常检查舌肌、面肌、咽喉肌、颈肌、四肢不同肌群、背肌和胸腹肌。建议对上述肌群逐一检查并左右对比，如闭目、鼓腮、低头、仰头、转颈、上肢平举、屈肘、伸肘、屈腕、伸腕、屈指、伸指、拇指外展、小指外展和内收、屈髋、屈膝、伸膝、足背屈、足跖屈、趾背屈、趾跖屈等。在 ALS 患者，可出现拇短展肌和第一骨间背侧肌受累程度重于小指展肌，称为分裂手现象，其他肌群也可有类似分裂现象，如早期可存在闭目有力而鼓腮力弱、小指外展有力而内收力弱、足跖屈有力而背屈力弱等。肌束颤动即肉跳，是 ALS 常见的重要体征，虽无特异性，但如果经过仔细检查，一直无肌束颤动的表现，诊断 ALS 需慎重。

（3）上运动神经元受累体征主要通过查体来明确，包括肌张力增高、腱反射亢进、肌阵挛、病理征阳性等。通常检查吸吮反射、咽反射、下颌反射、掌颌反射、四肢腱反射、霍夫曼（Hoffmann）征、腹壁反射、下肢病理征、肢体肌张力，观察和询问有无强哭、强笑等假性延髓麻痹表现。在出现萎缩无力的肢体，如果腱反射存在，即使没有病理征，也提示锥体束受损。在部分 ALS 患者中，下肢即使存在腱反射亢进或踝阵挛，也常引不出病理征。在肢体萎缩无力明显时，锥体束征有可能被下运动神经元病变掩盖，当上肢无力萎缩明显，腱反射明显减低或消失时，检查胸大肌反射，有助于发现颈段锥体束受累的线索。腹直肌反射活跃，可支持胸段锥体束受累。部分患者可表现为主动运动缓慢、协调性差，严重可出现姿势不稳，类似帕金森病，但体格检查所见无法用下运动神经元病变导致的无力或帕金森病的肌张力增高解释，也提示存在上运动神经元病变。速度依赖的张力增高、痉挛，也是上运动神经元受累的表现。

（4）要重视ALS的非运动症状，如部分ALS患者可以伴有认知、行为和精神异常，程度较轻者，需要进行详细的精神和认知量表筛查方可发现。焦虑、抑郁也是ALS患者常有表现。锥体束体征明显者可有尿急表现。部分患者可有不宁腿综合征和睡眠障碍。肢体长时间无力、萎缩和运动减少可出现水肿、皮温低。部分患者可有非持续性肢体麻木疼痛等主诉，呼吸功能下降时可有头晕、困倦、失眠等非特异性表现。延髓受累或情绪等因素导致患者进食减少等，可导致患者出现体重下降。晚期可出现眼外肌受累的表现。

3. ALS的诊断以前主要依据2000年修订版EI Escorial标准和2008年Awaji标准，并且将ALS的诊断进行分级。a.临床确诊ALS：通过临床或神经电生理检查，证实在4个区域中至少有3个区域存在上、下运动神经元同时受累的证据。b.临床拟诊ALS：至少有2个区域存在上、下运动神经元同时受累的证据。c.临床可能ALS：仅有1个区域存在上、下运动神经元同时受累的证据，或者2个或以上区域存在上运动神经元受累的证据。2020年发表的澳大利亚黄金海岸（Gold Coast）标准，使ALS的诊断进一步简化，有利于早期诊断和尽早治疗。中华医学会神经病学分会肌萎缩侧索硬化协作组撰写的《2022版肌萎缩侧索硬化诊断和治疗中国专家共识》，提出ALS的诊断要点如下。

（1）病情进行性发展。通过病史和体格检查，证实病变呈进行性发展的过程。临床症状或体征通常从某一个局部开始，在一个区域内进行性发展，并从一个区域发展到其他区域。少数患者也可在发病早期出现多个部位同时受累的情况。

（2）临床主要为上、下运动神经元受累表现。至少在1个区域存在上、下运动神经元同时受累的证据，或在2个区域存在下运动神经元受累的证据。下运动神经元受累的证据主要来源于临床体格检查和（或）肌电图检查。上运动神经元受累的证据主要来源于临床体格检查。

（3）根据患者临床表现，选择必要的影像学、电生理或实验室检查排除其他疾病导致的上、下运动神经元受累。

对于在发病早期诊断的 ALS，特别是当临床有不典型表现或进展过程不明确时，应定期（3~6个月）进行随诊，重新评估诊断。

4. ALS 诊断过程中需要注意的问题

（1）ALS 患者可以伴有认知、行为和（或）精神异常，诊断过程中应注意对其进行评估，但并非诊断 ALS 所必需。

（2）肌电图和神经传导检查在 ALS 诊断中发挥着关键性的作用，对于下运动神经元病变的早期识别和鉴别至关重要，尽管并非所有患者都必须检查。

（3）临床疑诊 ALS 或早期不典型的患者，伴有相关基因异常时，可支持诊断。但基因检测并非诊断 ALS 所必需，即使有明确基因异常的患者，也并非一定发病。

（4）经颅磁刺激、头颅磁共振或脑脊液神经丝蛋白轻链水平，可提供上运动神经元受累的证据，但并非诊断所必需。

（5）肌肉超声检查在多个肌群发现肌束颤动，可以提示下运动神经元受累，广泛的肌束颤动可支持 ALS 的诊断，缺乏肌束颤动时诊断 ALS 需慎重。但肌肉超声寻找肌束颤动并非诊断 ALS 所必需。

5. ALS 的临床类型简介

（1）ALS 经典类型　包括 ALS、PMA 和 PBP。PMA 可看作是下运动神经元起病的 ALS，PBP 则是延髓症状起病的 ALS（病情一般进展较快），临床诊断时均可归类为 ALS；但 PLS 与前三者有明显不同，有可能为相对独立的疾病实体，少数 PLS 可表现为球部起病，长时间表现为痉挛性构音障碍。临床以上运动神经元起病的患者，早期可类似 PLS，但通常在发病后 4 年内会出现下运动神经元受累的表现。

（2）连枷臂综合征（Fail arm syndrome，FAS）　临床以上肢近端无力为主要表现，可对称性或不对称起病，逐渐缓慢进展，累及双侧上肢，随病情进展，可累及远端，腱反射可减低或消失，可有霍夫曼（Hoffman）征阳性，在发病后 1 年内，症状仍局限于上肢。

（3）连枷腿综合征（Flail leg syndrome，FLS）　临床以下肢无力为主要表现，可对称性或不对称起病，逐渐缓慢进展，腱反射可减低或消失，下肢可有病理征，在发病后 1 年内，症状仍局限于下肢。随病情进展，双侧下肢可完全瘫痪，并扩展至其他区域。FAS

和 FLS 的最大特点是病程进展较慢。北京协和医院的研究发现 FAS 和 FLS 的平均生存时间分别达到 67 和 66 个月，明显高于球部起病 ALS 的 35 个月和肢体起病 ALS 的 47 个月。而 FAS 与 FLS 的 5 年生存率更是经典 ALS 的 2～3 倍。

（4）ALS 伴额颞叶痴呆 患者的首发症状和主要表现可以上、下运动神经元受累为主，也可以认知和精神行为异常为主，随病情发展而出现两个方面均受累的症状和体征。患者常有家族史。

6. ALS 临床表型多样，起病部位可为上肢、下肢、延髓或呼吸肌，早期体征可以为单纯下运动神经元受累、上下运动神经元同时受累或单纯上运动神经元受累表现，部分患者可伴有认知障碍。在早期诊断过程中，根据症状和体征的不同，需要与多种疾病进行鉴别，常见的有颈椎病、腰椎病、多灶性运动神经病、青少年上肢远端肌萎缩、晚发型脊髓性肌萎缩、脊髓延髓性肌萎缩、遗传性痉挛性截瘫、副肿瘤综合征、ALS 叠加综合征等。

（1）脊髓型颈椎病 可有手部肌肉无力、萎缩伴双下肢强直，容易误诊为 ALS。但颈椎病常有肩部和上肢疼痛、感觉障碍，舌肌和胸锁乳突肌肌电图正常。颈椎 MRI 可显示椎间盘变性、突出、脊髓受压等。注意，颈椎病和 ALS 二者可同时存在。

（2）青年上肢远端肌萎缩又称平山病，多见于青少年，男性居多，渐进性出现上肢前臂和手部肌肉远端不对称性肌无力和萎缩，无上运动神经元体征，病程呈自限行性，发展到一定阶段后可停止进展，颈椎过屈位 MRI 可见椎管硬膜囊后壁向前压迫颈髓、颈髓变细等特点。

（3）脊髓灰质炎后综合征 是指脊髓灰质炎患者在部分或完全临床恢复后数年再次出现症状，出现缓慢进展的肌无力和肌萎缩，多见于肌萎缩后遗症最严重的部位，但无上运动神经元的体征。

7. ALS 整体预后差，病情持续进展，生存期平均为 3～5 年，多因呼吸肌衰竭或肺部感染而死亡。呼吸肌受累起病的 ALS 通常进展较快，生存期明显较短。有 10% 左右的患者生存期可达 10 年以上。一些特殊类型如原发性侧索硬化、连枷臂综合征、连枷腿综合征等患者生存期较经典 ALS 长。另外，个别携带特定基因突变位点的患者（如 *SOD1* p.H47R）疾病进展较慢，生存期较长。

第五节　神经元核内包涵体病

长期医嘱	临时医嘱
神经内科护理常规	血常规、尿常规、粪常规 + 隐血试验
一级护理	
普通饮食	血清生化全套
维生素 C　0.1g po tid	凝血功能
维生素 B_1　100mg im qd❶	血沉、C 反应蛋白（CRP）
维生素 B_{12}　500μg im qd	尿肾功能 5 项
盐酸多奈哌齐　5mg po qn	血液传染病学检查（包括乙型肝炎、丙型肝炎、梅毒、艾滋病等）
艾地苯醌　30mg po tid	
丁苯酞软胶囊　0.2g po tid	胸部正侧位 X 线片或胸部 CT
生脉饮口服液　10mL po tid	心电图、超声心动图
阿罗洛尔　5mg po bid	24h 动态血压、动态心电图
美多芭　62.5mg po tid（餐前1h）	直立倾斜试验
	泌尿系超声 + 膀胱残余尿❷
	神经电生理检查（包括针极肌电图、神经传导速度、F 波、皮肤交感反应、心率变异率、震颤分析以及体感、视觉诱发电位等）❸
	脑电图
	头颅 MRI（T2+FLAIR+DWI+SWI+MRA，必要时增强）❹
	头颅 CT 灌注或 PET-CT　pm❺
	磁共振波谱分析（MRS）、动脉自旋标记（ASL）、弥散张量成像（DTI）等　prn
	皮肤活检❻
	基因检测❼

续表

长期医嘱	临时医嘱
	神经心理评价（MMSE、MoCA、HAMA、HAMD等）
	眼科检查（视力、视野、OCT）
	康复科会诊、中医科会诊

❶ 神经元核内包涵体病（NIID）是一种慢性进行性神经系统变性病，目前还没有治愈或减缓NIID进展的方法，临床上主要针对NIID病程中的不同表现进行对症治疗，如帕金森样表现可选用美多芭、普拉克索等，震颤明显者可服用苯海索；出现发作性脑病或脑炎样表现者可短暂应用糖皮质激素；认知功能减退者可服用改善认知药物；若考虑为特发性震颤，可应用阿罗洛尔；周围神经系统受累者可应用神经营养药；CT灌注减低者可给予改善微循环及提高脑灌注治疗；体位性低血压者可服用生脉饮或适当应用米多君；排尿障碍/尿失禁者通常需要留置尿管或进行膀胱造瘘。总之，NIID缺乏有效的治疗方法且预后较差，目前研究热点多集中在基因调控方面，也许调节自噬的药物会对PolyG相关蛋白异常积聚有治疗作用。鉴于目前对NIID无特异性治疗，应用中医药辨证施治也可能是一个新的思路。据编者临床观察，NIID患者多有气阴两虚表现，故可试用地黄饮子、补中益气汤等方剂加减治疗。

❷ 自主神经功能障碍是NIID患者常见的临床表现，主要表现为瞳孔缩小、排尿困难、尿潴留、尿失禁、便秘、胃肠功能障碍、心律失常、体位性低血压、出汗异常、勃起功能障碍等。建议完善动态心电图、直立倾斜试验、24h动态血压监测、皮肤交感反应、心率变异分析、膀胱残余尿等检查评估自主神经功能。

❸ NIID患者约1/3出现周围神经肌肉病变的症状体征，但神经电生理检查可发现90%的患者出现周围神经异常，表现为运动、感觉神经传导速度减慢，远端潜伏期延长，F波潜伏期延长，严重者可出现运动单位动作电位（CMAP）和（或）感觉神经动作电位（SNAP）波幅下降。交感皮肤反应、心率变异率分析可发现自主神

经病变。通过震颤分析评估患者震颤的性质、频率及分布，视觉诱发电位（VEP）常发现 P100 潜伏期明显延长。

❹ NIID 患者的头颅 MRI 改变包括：a. 皮髓质交界处 DWI 高信号，即"皮质下绸带征（subcortical lace sign）"，为 NIID 的特征性影像表现，见于 81.8%～96.6% 的患者，多从额顶叶开始逐渐向后延伸，累及颞枕叶，此征象对 NIID 的诊断具有提示作用；b. 弥漫性脑白质病变：典型表现为双侧脑室旁和皮质下白质 T2/FLAIR 高信号，边界模糊，也可累及双侧脑桥小脑角、小脑蚓旁、胼胝体、双侧内囊、脑桥横行纤维、丘脑白质纤维板等结构；c. 不同程度的脑萎缩、脑室扩大；d. 局灶性皮质病变，以颞顶枕叶最常见，少数可累及额叶，多见于有发作性神经症状的患者。急性发作期表现为皮质肿胀，T2WI/FLAIR 高信号、DWI 示弥散受限、皮质线样增强，后期逐渐发展为局部皮质萎缩。

❺ NIID 患者常出现大脑皮质及皮质下白质弥漫性灌注降低，考虑灌注异常可能参与其病理生理机制，建议完善头 CTP 或核磁 ASL 评估。另外，DTI 检查可发现脑白质纤维束稀疏。MR 波谱（MRS）可见 NAA/Cr 下降，PET-CT 显示双侧大脑半球，尤其是额顶叶皮质葡萄糖代谢减低。

❻ 自从 2011 年日本 Sone 等发现 NIID 患者皮肤组织中含有与神经细胞相同的嗜酸性核内包涵体后，皮肤活检已成为除基因检测外的 NIID 确诊方法。NIID 核内包涵体广泛分布在中枢神经系统（基底节、脑干、小脑和脊髓的神经元及胶质细胞）、周围神经系统（交感神经节、背根神经节、肌间神经丛和雪旺细胞）外的体细胞（如皮肤细胞、肾上腺髓质、肾小管、心肌细胞和平滑肌细胞）中。活检的皮肤组织 HE 染色光镜下可见脂肪细胞、成纤维细胞和汗腺导管上皮细胞等细胞核内存在圆形嗜酸性包涵体，免疫组化染色显示核内包涵体呈 p62 和泛素阳性。电镜下为无膜结构的细丝状物质，部分可以出现空晕。包涵体的本质是异常蛋白质。需注意，核内包涵体可以出现在多种神经退行性疾病、神经遗传性疾病、病毒感染性疾病和肌病中，但不同疾病核内包涵体有不同的特征，在大小、形状、嗜酸性/嗜碱性、纤丝的直径和空间排列等方面各有不同。

❼ 2019年首先由我国学者确定NIID的致病基因为 *NOTCH2NLC*，该基因5'非翻译区（UTR）GGC三核苷酸重复序列的扩增突变是产生病理性核内包涵体的原因。正常成年人GGC重复扩增次数不超过40次，41～60次属于中间型，可能和极少数的帕金森病或者特发性震颤存在一定关系，重复次数超过60次具有致病性，经典表型即为NIID，其重复次数在120次左右（大多在60～200次），当GGC重复次数超过300次时，携带者不表现出临床症状或者临床症状非常轻微。关于致病机制，研究发现，重复扩增的RNA形成RNA团簇，隔离RNA结合蛋白（包括Sam68、hnRNP A/B和MBNL1），进而形成p62阳性核内包涵体导致发病。Zhong等通过体内及体外试验中发现 *NOTCH2NLC* 基因的GGC三核苷酸重复扩增被翻译成多聚甘氨酸蛋白（N2NLCpolyG），从而导致核内包涵体异常聚集，破坏了核膜和核质RNA的运输，认为该机制是NIID核内包涵体形成的主要机制。Boivin等研究发现GGC重复序列嵌入到 *NOTCH2NLC* 基因编码区上游的小读码框（uORF）中，编码含有uN2C多聚甘氨酸的蛋白质（uN2CpolyG），小蛋白uN2CpolyG造成了神经毒性，导致致病发生。王朝霞团队则通过构建NIID疾病果蝇模型，研究发现GGC重复会造成线粒体功能障碍，而艾地苯醌治疗可恢复线粒体功能，并减轻果蝇模型的神经退行性表型。另外，也有学者从蛋白质病理沉积的液-液相分离（LLPS）假说入手，研究PolyGN2C-iso2融合蛋白异常聚集最终导致核内包涵体形成的机制。至于NIID无症状携带者的产生（重复超过300次），可能与重复序列的高甲基化水平有关，CpG岛的高甲基化可降低 *NOTCH2NLC* 基因的RNA转录水平，导致转录沉默和NOTCH2NLC蛋白缺乏。

注：1. 神经元核内包涵体病（neuronal intranuclear inclusion disease, NIID）是一种罕见的神经系统变性疾病，该命名源于在大脑神经元内发现嗜酸性核内包涵体的病理改变特征。后续研究发现在周围神经系统，及体内绝大部多数器官组织的细胞内都可存在嗜酸性包涵体。*NOTCH2NLC* 基因5'UTR的GGC重复序列的异常扩增是NIID的致病原因。此外研究显示该种基因变异还存在于少数的帕金森病、特发性震颤、多系统萎缩、运动神经元病、周围神经

病、眼咽远端型肌病等患者群体中，因此有学者将这些表型统称为NOTCH2NLC重复扩增性疾病（NREDs）。其中NIID为最主要的临床亚型。通过头颅磁共振DWI序列在皮髓质交界处发现"皮质下绸带征"对NIID的诊断有重要提示作用，通过皮肤活检在汗腺导管上皮细胞、成纤维细胞、脂肪细胞内发现嗜酸性包涵体则是诊断NIID的重要病理手段。基因检测（动态突变）*NOTCH2NLC*基因的5'UTR的GGC重复序列超过60次是NIID确诊的主要依据。

2.NIID的临床表现具有高度异质性，包括以下几项。

（1）认知障碍 通常是NIID患者的初始症状和最常见症状。情景记忆丧失最常见，视空间/执行功能和抽象思维、语言功能也经常受损，一些患者可有人格改变或精神行为异常（易怒、焦虑、抑郁、淡漠），进行性加重，导致日常生活能力下降。

（2）周围神经肌肉病 出现肢体无力，感觉障碍，大部分患者没有明显的临床症状和体征，但通过神经生理检查，90%的NIID患者出现临床或临床下周围神经病变。少数患者出现上睑下垂和延髓麻痹，伴肌酸激酶升高，提示肌肉受累。

（3）运动障碍 表现为多种形式，如震颤、帕金森综合征、共济失调等。需注意，有一些患者在最初的几十年里只表现为震颤。帕金森综合征常见，表现为运动迟缓伴肌肉僵硬或静息性震颤。

（4）发作性症状 1/3的NIID患者在疾病的初始阶段出现发作性症状，如意识障碍、脑病发作、卒中样发作、全面性惊厥或慢性头痛。其中，意识障碍、脑病发作和卒中样发作高度提示NIID。

（5）自主神经功能障碍 约2/3的NIID患者存在自主功能障碍，约10%患者为初始表现，包括膀胱功能障碍、性功能障碍、瞳孔缩小、出汗异常、心律失常、体位性低血压和胃肠功能障碍（呕吐常见）等。不能解释的膀胱功能障碍，包括尿频、尿急、尿失禁和尿潴留是最常见的症状。瞳孔缩小，应该想到NIID的诊断，其发生率为20%。

（6）其他 如视力下降等。

基于上述临床表现，有学者将NIID分为4种表型：痴呆为主型、运动障碍为主型、肌无力为主型和发作性症状型，并发现GGC重复扩增次数在肌无力型明显高于其他3种表型。2022年北京天坛医院建议将 NIID 分为认知障碍型、运动障碍型、自主神经病型、神经肌病型和发作性神经事件型，各种表型可叠加。

3. NIID 有必要与下列疾病鉴别。

（1）脆性 X 相关震颤 / 共济失调综合征（FXTAS） 由 X 染色体 *FMRI* 基因 5'端非翻译区 CGG 重复序列异常扩增（55～200 次）所致，与 NIID 在临床、影像学及病理学上具有相似的特征，DWI 可见大脑皮髓质交界区曲线样高信号，光镜下也可见皮肤脂肪细胞、成纤维细胞或汗腺细胞核内包涵体，二者通过基因检测鉴别。

（2）克-雅病（CJD） 主要累及大脑皮质和基底节区，DWI 可见明显高信号，呈"花边征"或"绸带征"，变异型则累及丘脑枕和丘脑背侧，表现为"丘脑枕征"或"曲棍球征"。

（3）线粒体脑肌病（MELAS） 好发于枕叶、顶叶或颞叶，可伴脑肿胀，表现为多灶性、非对称性、不按血管分布的皮质及皮质下高信号，MRS 可见乳酸峰。

（4）脑皮质层状坏死 为累及脑皮质的局灶性或弥漫性坏死，T1WI 可见脑皮质线状、脑回状高信号，边界清楚，T2WI、FLAIR 及 DWI 均呈高信号。

（5）NIID 年轻患者若头颅 MR 出现一定程度的白质病变，而无皮髓质交界区 DWI 高信号，应与 CADASIL 区别；以胼胝体压部为主要表现的患者应与可逆性胼胝体压部脑病、原发性胼胝体变性（Marchiafava-Bignami 病）鉴别。

第七章 肌肉病及神经肌肉接头疾病

第一节 假肥大型肌营养不良

长期医嘱	临时医嘱
神经内科护理常规	血常规、尿常规、粪常规＋隐血试验
一级护理	
普食 或 鼻饲流质饮食	生化全套（包括血清酶学＋肌红蛋白＋肌酐）❷
泼尼松 20mg po qd（prn）❶	血清脑钠肽（BNP）
艾地苯醌 30mg po tid	凝血功能
辅酶 Q_{10} 30mg po tid	血液传染病学检查（包括乙型肝炎、丙型肝炎、梅毒、艾滋病等）
维生素 E 50mg po tid	肺功能测定
	心电图、超声心动图
	脊柱及胸部正侧位 X 线片或胸部 CT
	神经电生理（神经传导测定＋针极肌电图）❸
	肌肉 MRI❹
	肌肉活检❺
	基因检测❻
	心内科、呼吸科、骨科、康复科等会诊❼

❶ 假肥大型肌营养不良（duchenne muscular dystrophy，DMD）迄今为止尚无治愈的方法，提倡多学科综合治疗。糖皮质激素是目

前唯一被循证医学证实可延缓病程的药物。行激素治疗前，应确认完成各种计划疫苗的接种（4 岁前），并接种肺炎球菌疫苗和灭活的流感疫苗。当患者运动功能进入平台期（一般 4～6 岁）时，开始使用泼尼松治疗，同时补充钾、钙和维生素 D。研究发现每日泼尼松 0.75mg/kg 是最佳治疗剂量，也有学者探索隔日给药、周末给药、间歇给药方案（用药 10d，停药 10d），以减轻激素副作用（2022 年 FOR DMD 研究结果支持每日泼尼松或地夫可特治疗）。国内的经验是对 12 岁以内的患儿，泼尼松的用量每天为 10～20mg（也可泼尼松龙），并根据患儿对药物是否耐受来调整剂量，嘱其控制饮食和适量运动。如需停用泼尼松，不建议突然停药，可逐渐减少用药剂量，即每两周减少用药的 25%～33%。地夫可特属于甲泼尼龙的甲基噁唑啉衍生物，每日 0.9mg/kg 地夫可特可达到 0.75mg/kg 泼尼松类似的治疗效果，副作用小。另外，艾地苯醌（idebenone）作为一种自由基清除剂，对线粒体有保护作用，类似辅酶 Q_{10}，可能对 DMD 有潜在的治疗作用。

DMD 多是由 Xp21 染色体上编码抗肌萎缩蛋白（dystrophin，Dys）的 DMD 基因缺失突变所致。移码突变导致的 DMD 比整码突变导致的 Becker 型肌营养不良（becker muscular dystrophy，BMD）临床症状严重。因此通过反义寡核苷酸靶向跳过发生移码突变的特定外显子，调节前信使 RNA 剪接过程并恢复 mRNA 阅读框，进而产生缩短但仍有部分功能的 Dys 蛋白，有望将 DMD（移码突变）转变为 BMD（整码突变，不引起阅读框改变）。基于此"阅读框架学说"开发的针对 DMD 基因外显子 51 的 Eteplirsen 已于 2016 年 9 月经美国食品药品监督管理局（FDA）批准，用于治疗 DMD，大约对 14% DMD 基因突变患儿适用。另外，针对 DMD 基因外显子 53 的 Golodirsen（Vyondys 53）和 Viltolarsen（Viltepso）也分别于 2019 和 2020 年相继获 FDA 批准用于 DMD 的治疗。Viltolarsen 与抗肌萎缩蛋白 mRNA 前体的外显子 53 结合，并通过跳过外显子 53 来恢复氨基酸的开放阅读框，从而导致产生缩短的抗肌萎缩蛋白，该蛋白含有必需的功能部分。另外，无义突变通读治疗药物如庆大霉素和 Ataluren（PTC124），腺病毒相关的基因替代治疗如优化微小抗肌萎缩蛋白（micro-Dys）基因、干细胞移植治疗（成肌细胞、肌源性前体细胞）也正在研究中，并且 Ataluren 已获得欧洲药物管理局（EMA）的批准，这些方法为 DMD 治疗带来了新的希望。

❷ 血清酶学检测在肌营养不良症的诊断中有重要价值，主要检测血清肌酸激酶（CK）、乳酸脱氢酶（LDH）和肌酸激酶同工酶（CK-MB）。DMD 患者的 CK 水平显著升高（正常值的20～100倍），具有诊断意义。在 DMD 晚期，因患者肌肉严重萎缩，可出现 CK 明显下降。LDH 和 CK-MB 水平轻中度升高。DMD 患儿血清肌酐水平明显降低，血清脑钠肽（BNP）水平轻中度升高。

❸ DMD 患者肌电图呈典型肌源性受损的表现，静息时可见纤颤波或正锐波，轻收缩时可见运动单位时限缩短，波幅减低，多相波增多。大力收缩时为病理干扰相。感觉和运动神经传导速度一般正常。

❹ 肌肉 MRI 检查可确定骨骼肌病变的严重程度，协助 DMD 的早期诊断和进行随访。DMD 患者肌肉 MRI 显示受累肌肉出现不同程度的水肿、脂肪浸润和间质增生，呈"蚕食现象"。一般早期独走期的早期，大腿臀大肌和大收肌即可出现不同程度的脂肪浸润和水肿改变，随着疾病的进展，其他大腿肌肉也受累，但半腱肌、股薄肌、长收肌和缝匠肌相对保留和（或）肥大，具有"三叶-果征"的特点。早期独走期的中、晚期出现小腿腓肠肌和比目鱼肌的脂肪浸润，7 岁后大腿肌肉的脂肪浸润加速进展。

❺ 肌肉活检在基因检测不能明确诊断以及出现未报道新突变或难以在临床上区分 DMD 和 BMD 的患者中进行。DMD 患者肌肉冰冻切片光镜下可见肌纤维大小不等，萎缩肌纤维呈小圆形，可伴有肌纤维变性、坏死和吞噬现象；有明显的肌纤维肥大、增生和分裂，可有核内移纤维；肌纤维间隙明显增宽，并有大量脂肪组织和纤维结缔组织增生。应用抗肌萎缩蛋白（dystrophin, dys）氨基端（N 端）、羧基端（C 端）及杆状区（R 端）结构域的抗体进行免疫组织化学染色，DMD 患者肌纤维膜抗肌萎缩蛋白-C 端结构域通常为阴性表达，N 端结构域通常为阴性或几乎阴性表达，R 端结构域通常有一定的表达，可伴有个别突变修复肌纤维。抗肌萎缩蛋白的表达异常也可导致肌聚糖蛋白的表达异常，需要同时进行抗肌聚糖蛋白的免疫染色。

❻ 基因检测不仅可用于检出突变基因，且对携带者检出和产前诊断均具有价值。对临床表现和血清生化检测疑为 DMD 的患者，可先行多重连接探针扩增（MLPA）检测，MLPA 技术仍是目前检测 DMD 基因外显子缺失和重复突变经济、快速、有效的方法；若 MLPA 检测为阴性，再考虑行 DMD 基因高通量测序进一步全面寻找致病点突变和微小突变。若高通量测序仍未检测到致病突变而患者又具有 DMD 的典型表现，则再考虑肌肉活检了解抗肌萎缩蛋白表达程度，并从中提取肌肉 RNA，进行逆转录 PCR 反应扩增 cDNA 后测序。当明确先证者的突变类型后，可对家系其他成员进行突变位点的验证。女性亲属（包括姨母、姊妹、女儿）更应行基因检测，以评价是否有生育 DMD 型肌营养不良症男性患儿和女性携带者的风险。我国 DMD 患者基因缺失突变占 60%，重复突变占 10%，点突变占 20%，微小突变占 10%。

❼ DMD 基因的致病性变异引起多种抗肌萎缩蛋白亚型的异常表达，亚型蛋白的阴性表达或显著下降导致了肌营养不良的发生发展，表达于脑组织、心肌、视网膜、肾脏、周围神经等组织的多种亚型的异常表达，导致部分患者还伴有其他器官系统的受累表现，出现认知功能受损、行为障碍、消化功能障碍以及心肌病等。因此对 DMD 患者的多系统损害进行多学科的评估和相应的综合管理，可以延长 DMD 患者独立行走的时间和生存期，提高患者的生存质量。除了骨骼肌功能状态的评估（包括肌力检查、运动功能、肌肉 MRI 检查）外，应对心脏和肺功能、消化道功能、骨关节及生长发育状态和认知精神心理状态等进行全面评价。

注：1. 肌营养不良（muscular dystrophy，MD）是一类慢性进行性骨骼肌遗传性疾病，遗传方式包括常染色体显性遗传、隐性遗传和 X 连锁遗传。其发病和肌纤维的膜蛋白或结构蛋白缺失、信号分子异常、酶蛋白缺陷、mRNA 加工异常以及蛋白质翻译后修饰缺陷有关。临床特点为缓慢进行性加重的对称性肌无力和肌萎缩。病理改变特点是肌纤维出现肥大、发育不良以及间质结缔组织增生，可以伴随肌纤维坏死和再生，血清 CK 多存在不同程度的升高，肌电图示肌源性损害。根据遗传模式和受累肌肉的分布，进行性肌营养不良可分为 9 种类型：假肥大型（包括 Duchenne 型和 Becker 型）、

面肩肱型、肢带型、Emery-Dreifuss 型、先天型、眼咽型、眼型和远端型肌营养不良。

2. 假肥大型肌营养不良症包括 Duchenne 肌营养不良症（DMD）和 Becker 肌营养不良症（BMD），二者均是由于抗肌萎缩蛋白基因突变所致的 X 连锁隐性遗传病。该基因（也称为 DMD 基因）位于染色体 Xp21，跨度 2300bp，是迄今为止发现的人类最大基因，含 79 个外显子，编码含 3685 个氨基酸的抗肌萎缩蛋白，该蛋白位于骨骼肌和心肌细胞膜的质膜面，具有细胞支架、抗牵拉、防止肌细胞膜在收缩活动时撕裂的功能。DMD/BMD 患者因基因缺陷，肌细胞内 dys 缺乏，导致肌细胞膜缺陷，细胞内的肌酸激酶等外漏，肌细胞坏死、脂肪组织和纤维结缔组织增生。DMD 发病率约为 1/3500 男婴，女性为致病基因携带者，所生男孩 50% 发病。早期主要表现为下肢近端和骨盆带肌萎缩和无力、小腿腓肠肌假性肥大、鸭步和 Gowers 征，晚期可出现全身骨骼肌萎缩，通常在 20 多岁死于呼吸衰竭或心力衰竭。BMD 患者的临床过程与 DMD 相似，但病情进展缓慢，预后良好。

3. DMD 患者在不同的年龄具有不同的临床特征。

（1）新生儿时期至 3 岁前，主要表现为运动发育迟缓，多数患儿在 18 个月后开始走路，行走能力比同龄儿差。出生后患儿的血清肌酸激酶水平就显著升高，可为正常值的 10～20 倍。

（2）在学龄前期（3～5 岁）主要表现为双小腿腓肠肌肥大、足尖走路、易跌跤，上楼梯、跳跃等运动能力较同龄儿明显落后。患儿有翼状肩胛，双膝反射减弱，双踝反射正常。5 岁左右血清肌酸激酶达最高峰，可为正常值的 50～100 倍。

（3）学龄早期（6～9 岁）除上述症状外，还可表现出四肢近端肌萎缩、Gowers 征、腰前凸、鸭步逐渐加重，下蹲不能起立，上楼更加困难，常有踝关节挛缩。

（4）学龄晚期（10～12 岁）上述症状进行性加重，马蹄内翻足明显，行走很困难或不能行走。虽无明显心脏症状，但超声心动图常显示左心房和左心室扩大。X 线检查可有脊柱侧弯。

（5）青少年期（13～17 岁）患者表现为起居等生活不能自理，需用轮椅外出活动，常有双膝关节、髋关节、肘关节挛缩，脊柱侧弯，摸头困难，曾经肥大的腓肠肌逐渐萎缩。

（6）成年期（18岁以上）表现为全身肌肉萎缩、脊柱侧弯、关节挛缩进行性加重，生活完全不能自理，呼吸困难，二氧化碳潴留，常因肺部感染诱发呼吸衰竭和心力衰竭。大约1/3的患者智力轻度下降。患儿因运动能力不如同龄儿经常陷入自暴自弃的心理环境中，情绪不稳定，不愿与人交往或有破坏性举动。

4. DMD的诊断要点如下：a.X连锁隐性遗传，3～5岁隐袭起病，进行性发展，12岁后不能行走；b.早期表现为双下肢无力、鸭步、Gowers征、起蹲困难和腓肠肌肥大；随年龄增长，出现双上肢无力及翼状肩胛；晚期可出现关节挛缩及脊柱畸形；c.血清肌酸激酶显著升高至正常值的数十倍，甚至上百倍；d.肌电图提示肌源性受损；e.肌肉活检呈典型肌源性受损，且dys抗体染色呈阴性；f.超声心动图可提示左心室扩大，MRI提示肌肉出现水肿和脂肪浸润；g.DMD基因检测为外显子缺失、重复、微小突变或点突变。对于典型的DMD患儿，若基因检测已确诊，则不需要做肌肉活检和肌电图检查；但若要了解患儿肌肉dys表达的程度并判断病情的轻重，则需要做肌肉活检免疫组织化学检测。因其他原因（入幼儿园体检）偶然检测到血清肌酸激酶显著升高者应进一步做DMD基因检测。BMD临床表现与DMD相似，伴有血清肌酸激酶水平显著升高、腓肠肌假性肥大。但BMD发病年龄较晚，病情进展缓慢，通常16岁以后尚可行走；肌肉活检行dys染色可见部分肌肉染色阳性。

5. 关于DMD的遗传咨询应由有资质的遗传学专业人员进行。先证者的兄妹是否患病由母亲的基因携带状态决定，女性致病性基因变异携带者有50%的机会可以把致病基因传递给子代胎儿，男性胎儿遗传了致病性变异会发病，女性胎儿遗传了致病性变异会成为新的基因携带者。已生育过一个DMD患者或女性基因携带者的母亲，无论是否为致病性基因变异携带者，再次妊娠后均应进行产前基因诊断，因外周血检测未携带致病性基因变异者有可能是生殖细胞嵌合体。建议在妊娠9～12周取胎盘绒毛或17～23周取羊水进行产前基因检测，携带有突变基因的男胎应采取人工流产措施，8%携带有突变基因的女胎可表现为轻重不同的症状，而且其下一代男孩仍将有发病风险。

第二节　强直性肌营养不良

长期医嘱	临时医嘱
神经内科护理常规	血常规、尿常规、粪常规
二级护理	生化全套（包括血清酶学）
普食	糖化血红蛋白
心电监测　prn	凝血功能
盐酸美西律　50mg po tid❶ 　或 苯妥英钠　0.1g po tid	血液传染病学检查（包括乙型肝炎、丙型肝炎、梅毒、艾滋病等）
	肿瘤标志物
	甲状腺功能、垂体和性腺激素 ❷
	心电图、动态心电图、超声心动图
	胸部正侧位 X 线片或胸部 CT
	甲状腺超声
	腹部（肝胆胰脾肾）超声，泌尿生殖系超声
	神经电生理（神经传导测定＋针极肌电图）❸
	头颅 MRI、肌肉 MRI
	PET-CT　prn
	肌肉活检 ❹
	基因检测（动态突变）❺
	心内科、眼科、内分泌科会诊
	神经心理评估（MMSE、MoCA、HAMA、HAMD 等）

❶ 强直性肌营养不良（myotonic dystrophy，DM）包括 1 型和 2 型。DM1 型是由于肌强直性蛋白激酶（DMPK）基因 CTG 重复扩增所致，而 DM2 型则是由细胞核酸结合蛋白（CNBP）基因中

CCTG 重复扩增引发。对于 DM 目前主要是对症治疗，控制患者的肌强直症状可给予美西律，也可试用妥卡尼、苯妥英钠和醋氮酰胺等。当发现患者有心律失常、冠心病等体征及症状时，应及时请心血管科会诊，尽早干预。对于白内障患者，需要进行手术干预。值得注意的是，DM1 型患者的麻醉风险较高，麻醉后呼吸恢复时间延长，易并发肺部感染等情况，而 DM2 型患者则没有麻醉风险增高的影响。

　　基因治疗遗传性疾病是目前研究的热点。DM1 的治疗研究可从以下几方面入手：a. 在 DNA 水平上靶向重复序列的扩增和不稳定性；b. 在 RNA 水平上降解或者中和突变的 DMPK RNA，一个方案是通过反义技术和 RNA 干扰技术等降解突变的 DMPK RNA，另一方案是通过一些小分子或者吗啉反义寡聚核苷酸等抑制突变的 DMPK RNA 与相关蛋白结合；c. 在蛋白质水平上改变 RNA 结合蛋白的表达量；d. 逆转下游基因的异常剪接。

　　❷ DM 患者的 CK 水平正常或轻度升高，由于 DM 患者同时存在内分泌、生殖系统受累，所以部分患者可能出现空腹或餐后血糖升高，甲状腺功能和垂体性腺激素水平异常。心脏受累是 DM 的一大特点，由于心脏传导系统及窦房结的纤维化，使得心血管系统受累，出现传导性心律失常、肥厚型心肌病等一系列心血管疾病，故心电图可以发现有宽 PR 间期，QRS 波增宽，心房颤动及心房扑动等。在 DM2 患者中，还可以观察到冠心病的心电图表现。鉴于心脏病的高发病率（高达 75% 的患者）和猝死的风险，建议 DM 患者定期做 12 导联心电图、超声心动图、动态心电图等。如果非侵入性检查显示严重传导阻滞或心律失常的风险增加，应考虑进行侵入性电生理学检查。

　　❸ DM 患者的肌电图表现为肌源性损害和特征性肌强直放电，运动单位时限缩短，多相波增多。部分 DM2 型患者的肌电图可表现正常。肌肉 MRI 是反映疾病严重程度的一个敏感的生物标志物。DM 患者的肌肉 MRI 的最主要表现为肌肉脂肪化及肌萎缩，以下肢远端肌群受累为主。常累及的肌肉包括舌肌、胸锁乳突肌、棘旁肌、臀小肌、远端股四头肌和腓肠肌内侧头，部分患者（20%）出现"大理石样"肌肉。肌肉受累程度与患者临床严重程度和疾病持

续时间相关，但与 CTG 重复次数无关。在 DM1 型患者的头颅 MRI 中，可见有弥漫性脑白质病变，部分患者可出现脑萎缩。而在 DM2 型患者中，头颅 MRI 多表现正常。

❹ DM 患者肌肉活检光镜下最典型的病理改变是大量细胞核内移及肌浆块出现，肌纤维以及 II 型肌纤维萎缩占主导。

❺ 临床高度怀疑强直性肌营养不良或强直性肌病，需进行基因检测来明确诊断。DM1 型患者 DMPK 基因中 CTG 重复扩增数超过 50 次；DM2 型患者 CNBP 基因中 CCTG 重复扩增数超过 75 次。

注：1. 肌强直性肌病（myotonic myopathies）是一组以肌无力、肌萎缩和肌强直为特点的肌肉疾病，如萎缩性肌强直、先天性肌强直、先天性副肌强直和高血钾性周期性麻痹等，临床表现为骨骼肌在随意收缩或受物理刺激收缩后不易立即放松，电刺激、机械刺激时肌肉兴奋性增高，但重复骨骼肌收缩或重复电刺激后骨骼肌松弛，症状消失；寒冷环境中肌强直加重；肌电图检查呈现连续的高频后放电的强直电位现象。

2. 强直性肌营养不良，即萎缩性肌强直，是一类成人常见的常染色体显性遗传性肌病，患者主要表现为肌强直和进行性无力伴肌肉萎缩、白内障、额秃、心脏传导缺陷和快速性心律失常、呼吸功能障碍、认知能力下降和内分泌紊乱。从新生儿到老年均可发病，但青春期到 40 岁前发病最为常见。儿童可能表现为认知和行为障碍，而不是肌肉无力。

3. 根据基因不同，DM 分为 2 型。DM1 型根据临床表型可分为：成人型、先天性和儿童型，其中以成人型最为常见。DM2 型则没有明显的临床亚型，多数为成人型。DM1 是由位于染色体 19q13.3 的肌强直性蛋白激酶（myotonic protein kinase，DMPK）基因 3' 非翻译区 CTG 三核苷酸重复扩增引起。健康人 CTG 重复序列在 5～37，超过 37 则为异常。CTG 重复序列在 38～49 可无明显症状，但其后代可能具有更多的且足以致病的重复序列，称为前突变（pre-mutation）阶段；CTG 重复序列超过 50 的患者发病（含有多于 37 个 CTG 重复序列的 DMPK 基因不稳定，可能在有丝分裂和减数分裂过程中重复序列的长度会继续增加，这就导致后代的重复序列越来越多，病情越来越严重，发病年龄也越来越早）。DMPK 蛋白在心肌、骨骼肌中均有表达，也在脑组织中表达。CTG 异常扩增影响 RNA 转录、剪接，这种毒性 RNA 进而影响骨骼肌氯离子通道功能，产生相应症状。DM2 则为染色体 3q21.3 上细胞核酸结合蛋白（CNBP）/锌指蛋白 9（ZNF9）基因第一个内含子的四核苷酸 CCTG 重复扩增所致，正常人群拷贝数为 3～24，超过 75 次会致病，25～75 次的患者可能外显不完全。突变后 mRNA 异常剪接后离子通道功能蛋白下降，产生肌强直及无力等症状。

4. DM1 为常染色体显性遗传性疾病，其核心症状是肌强直、肌无力及肌萎缩三联征，同时可能并发全身多系统受累，包括心脏、晶状体、内分泌腺、中枢神经系统等。

（1）肌肉 DM1 患者肢体远端肌无力、肌萎缩明显早于、重于近端。肌强直症状是肌肉用力收缩后不能正常放松，且遇冷加重。如用力握拳后松开困难，须重复数次才能放松；或用力闭眼后不能睁开，或开始咀嚼时不能张口。用叩诊锤叩击四肢肌肉、躯干甚至舌肌时，可见局部肌丘形成，持续数秒后才能恢复原状，这是该病的典型表现。DM1 患者通常咬肌、颞肌明显萎缩，面容瘦长，颧骨突出，呈典型"斧状脸"；胸锁乳突肌萎缩致颈部细长，头前倾，呈"鹅颈"。

（2）心脏 心脏受累症状包括传导阻滞、心房扑动、心房颤动等。有文献报道 DM1 患者有发生心律失常和突然死亡的高风险。

（3）晶状体 以白内障多见，可伴视网膜色素变性。

（4）内分泌腺 DM1 患者具有多种内分泌异常表现，包括糖耐量异常，糖尿病，男性前额脱发（秃顶是男性 DM1 型患者的特殊面容）、睾丸萎缩并生殖能力下降、性功能减退、乳房发育，女性月经不规律、卵巢功能低下、过早停经甚至不孕等。研究显示 DM1 患者中，子宫内膜、卵巢、大脑和结肠系统的肿瘤发生率约为正常人群的 7 倍。

（5）胃肠道 可出现胃蠕动差、假性肠梗阻、便秘等。

（6）中枢神经系统相关症状 最常见的症状为情绪障碍，存在有淡漠、轻度认知功能下降、嗜睡等症状。DM1 认知功能损害与 CTG 重复长度之间有关联。在头颅 MRI 中，可以出现脑萎缩、脑白质病变等表现。

5. DM2 相对良性，症状较 DM1 患者轻微，多为近端肢体肌肉出现类似症状，因此 DM2 也被称为近端强直性肌病（proximal myotonic myopathy，PROMM）。DM2 多为成年人，没有先天型和儿童型。轻者仅表现为持续性轻度肌酸激酶升高，轻度肌肉无力，肌肉的僵硬、疼痛及疲劳感，可出现下肢近端无力等症状，导致爬楼困难，不累及面肌、呼吸肌、延髓肌。部分症状较轻者可终生无明显症状，仅存在轻度不可用其他肝脏疾病等能够解释的轻度肌酸激酶升高。但是也有病情严重者，可在 40 岁出现明显的瘫痪致残，中年时期出现致死性呼吸衰竭、肌萎缩、心脏疾病等并发症，导致残疾，部分患者可出现心源性猝死。在 DM2 型患者中，心脏疾病相对于 DM1 型患者相对少见，但需要警惕冠心病的发生。肌强直症状的发生及电生理异常相较于 DM1 型患者少见。白内障等疾病的发病率也较 DM1 型低。DM2 型罕有累及神经系统。

6. DM 的诊断可参考以下标准：a. 患者主要表现为肌无力、肌萎缩及肌强直，具有"斧状脸"的特征性改变；b. 有不同程度的多系统受累的临床表现，以白内障、心律失常最常见；c. 肌电图提示典型的强直电位发放；d. 骨骼肌肌肉病理改变主要为细胞核内移及肌浆块；e. 基因分析中存在有致病基因三核苷酸重复序列异常扩增。

7. DM 的鉴别诊断包括下列疾病

（1）先天性肌强直　又称 Thomsen 病，常染色显性遗传，由位于染色体 7q35 的氯离子通道（CLCN）基因突变所致（多为 p480L）。多数患者自婴儿期或儿童期起病，表现为全身骨骼肌普遍性肌肥大（貌似运动员），肌强直，且逐渐进行性加重，至成人区趋于稳定。肌力基本正常，无肌肉萎缩。部分患者可出现精神心理症状，如易激动、情绪低落、抑郁及强迫观念、心脏不受累。

（2）先天性副肌强直　呈常染色体显性遗传，致病基因为骨骼肌细胞膜上钠通道 IV 型 α 亚单位（SCN4A）突变所致。该基因突变，造成钠通道蛋白功能障碍，主要为失活异常，钠离子连续进入胞内，肌膜持续去极化，出现肌强直。突出特点是出生后就持续存在面部、手、上肢远端肌肉遇冷后肌强直或活动后出现肌强直和无力，如冷水洗脸后眼睛睁开困难，在温暖状态下症状迅速消失。肌痛、肌萎缩、肌肥大均少见。

（3）高血钾性周期性麻痹 常染色体显性遗传，致病基因为17q13的骨骼肌膜钠通道α亚单位（SCN4A）的点突变，导致钠通道通透性异常，而细胞外钾离子浓度升高，导致钠通道长时间开放而使膜兴奋性消失，肌无力产生。多在10岁前起病，男性较多，饥饿、寒冷、剧烈运动和钾盐摄入可诱发肌无力发作，肌无力从下肢近端开始，而后累及上肢、颈部肌肉和脑神经支配肌肉，瘫痪程度一般较轻，但常伴肌肉痛性痉挛，部分患者伴有手肌、舌肌的强直。

第三节　特发性炎性肌病

长期医嘱	临时医嘱
神经内科护理常规	血常规、尿常规、粪常规＋隐血试验
一级护理	
高热量、高蛋白质饮食或 鼻饲流质饮食	血清生化全套（注意 CK 等）[2]
	血沉、C 反应蛋白（CRP）
心电监测、吸氧　prn	血气分析
泼尼松　60mg po qd[1]	自身抗体谱[3]
硫唑嘌呤　50mg po bid	类风湿因子、抗链球菌溶血素 O、抗中性粒细胞胞质抗体（ANCA、甲状腺功能及抗体）
人免疫球蛋白　0.4g/（kg·d）×5d prn	
奥美拉唑肠溶胶囊　20mg po qd	肿瘤标志物
氯化钾缓释片　500mg po tid	肌炎特异性抗体和肌炎相关性抗体[4]
碳酸钙　0.75g po bid	血 TB-SPOT
骨化三醇软胶囊　0.25μg po bid	血液传染病学检查（包括乙型肝炎、丙型肝炎、梅毒、艾滋病等）
	肺功能检测
	心电图、超声心动图

续表

长期医嘱	临时医嘱
	胸部正侧位 X 线片或胸部 CT[⑤]
	腹部（肝胆胰脾肾）及泌尿生殖系超声
	PET-CT　prn
	骨密度（18 岁以上）
	髋关节 MRI
	神经传导测定＋针极肌电图＋重复神经电刺激（RNS）[⑥]
	肌肉 MRI[⑦]
	肌肉［和（或）皮肤］活检[⑧]
	肿瘤科会诊、皮肤科和免疫风湿科会诊

❶ 特发性炎性肌病（idiopathic inflammatory myopathies，IIMs）是一组异质性疾病，除了散发性包涵体肌炎（sporadic inclusion-body myositis，sIBM），其余者（皮肌炎、免疫介导坏死性肌病、重叠性肌炎和多发性肌炎）认为是非包涵体肌炎。sIBM 无有效药物治疗，免疫抑制剂如皮质类固醇、硫唑嘌呤、甲氨蝶呤、依那西普（etanercept，抗 TNF）、阿那金拉（anakinra，抗IL-1）和干扰素-β 对 sIBM 均无效。阿仑单抗（Alemtuzumab，一种抗 T 细胞制剂），Bimagrumab（一种阻断肌骨素通路的单抗）和西罗莫司（sirolimus）对 sIBM 的疗效尚需进一步验证。

对于非包涵体肌炎，一线治疗药物仍是糖皮质激素，最常用的是泼尼松，通常起始剂量为 0.5～1mg/kg，最大剂量为 80～100mg/d。严重病例，起始可 0.5～1g/d 甲泼尼龙静脉冲击，持续 3～5d，然后泼尼松口服，维持 4～6 周再逐渐减量（可 1～2 周减 5mg，至 30～40mg/d 以下时每 1～2 个月减 2.5～5.0mg，逐渐减停或小剂量 5～10mg/d 维持）。临床症状缓解并稳定、肌酸激酶基本正常、肌电图无自发电活动时可以考虑停药。激素总疗程一般在 2 ～ 3 年甚至更长，为预防长期使用激素的不良反应，用药前需要完善相关评估，如骨密度和潜在结核感染等，明确有无禁忌，同时给予补钾、补钙、保护胃黏膜预防激素副作用，并监测血压、血糖、血脂及肝肾功能等。由于激素副作用多，很少单独应用。激素减量时建议加用其他免疫抑制剂，如甲氨蝶呤（初始剂量 7.5mg/ 周，每周增加 2.5mg，维持 10 ～ 25mg/周口服或皮下注射，同时补充叶酸）、硫唑嘌呤 [起始 50mg/d，一周后加至 2 ～ 3mg/（kg·d）维持]、吗替麦考酚酯（霉酚酸酯，2 ～ 3g/d，分 2 次服）、环孢素 [3 ～ 4mg/（kg·d）]，他克莫司 [0.06mg/（kg·d）] 以及静脉注射 IVIG。

应因人而异地选择不同的免疫抑制剂。如甲氨蝶呤对有肌病和关节表现者有效，但有潜在的肺毒性，故间质性肺病患者慎用；钙调磷酸酶抑制剂（如环孢素和他克莫司）可改善皮肌炎的皮肤表现，也与霉酚酸酯一起被推荐用于间质性肺病，但这些药物有潜在肾毒性及对血压的影响，老年高血压患者需慎用，应以血药浓度为指导剂量；环磷酰胺（每月静脉注射 0.5 ～ 1.0g/m^2 或 10 ～ 15mg/kg，共 6 ～ 12 个月）可用于严重的或快速进展的间质性肺病患者，但可损害生育能力。

静脉注射 IVIG（每月 2g/kg，分 2 ～ 5d）对皮肌炎有效，对免疫介导坏死性肌病亦有效，特别是抗 3-羟基-3-甲基戊二酰辅酶 A 还原酶（HMGCR）阳性患者。皮下注射 IVIG 或许可作为静脉注射的替代方案。

对于难治性非包涵体肌炎，应积极探索生物制剂治疗方案。利妥昔单抗（一种靶向 B 细胞 CD20 的单克隆抗体）对于快速进展的间质性肺病（优于环磷酰胺）和严重的炎性肌病如皮肌炎（抗 Mi2 阳性）、抗合成酶综合征和抗 SRP 阳性肌炎患者有效（起始 1g，间隔 2 周再用 1 次，可 0.5 ～ 1.0g 维持，根据病情和 CD19/CD20 水平，每 6 ～ 9 个月应用 1 ～ 2 次）。难治性炎性肌病可考虑试用阿巴西普（abatacept，静脉 500 ～ 1000mg/4 周）和托珠单抗（IL-6 拮抗剂，每 4 周静脉 8mg/kg）。

如果患者出现严重的肌无力（如呼吸肌无力发展为限制性肺部疾病），吞咽困难（累及口咽肌）或快速进展间质性肺病时，起始应考虑采用三种药物联合治疗方案：大剂量糖皮质激素静脉注射，联用其他免疫抑制（通常为硫唑嘌呤、甲氨蝶呤、他克莫司或吗替麦考酚酯）和静脉注射免疫球蛋白。难治性患者可考虑使用利妥昔单抗。

❷ 肌炎活动期血清肌酶（如肌酸激酶、醛缩酶、LDH、ALT、AST 等）均升高，其中肌酸激酶反映肌细胞损伤程度最为敏感，可高达正常上限的 5 ～ 50 倍，甚至更高。随访肌酸激酶变化可部分反映患者的治疗效果及是否复发，但肌酸激酶的增高程度并不完全与肌无力程度相平行。肌酸激酶改变常先于肌力改变。急性肌炎患者血中肌红蛋白（反映肌纤维膜完整性）含量增加，血清肌红蛋白含量的高低可估测疾病的急性活动程度，加重时增高，缓解时下降。当有急性广泛的肌肉损害时。患者可出现肌红蛋白尿，还可出现血尿、蛋白尿、管型尿，提示有肾脏损害。

❸ 特发性炎性肌病（IIMs）可发生于具有自身免疫性疾病的患者，如系统性红斑狼疮、类风湿关节炎、干燥综合征或系统性硬化症等，此类患者称为重叠性肌炎。故有必要筛查自身抗体谱提示相应诊断。另外，IIMs 约 10% ～ 15% 的患者患恶性肿瘤，特别是抗 TIF1 和抗 NXP2 阳性的皮肌炎患者。与皮肌炎有关的恶性肿瘤依次为卵巢癌、肺癌、胰腺癌、胃癌、肠癌、非霍奇金淋巴瘤、乳腺癌等。因此对于 40 岁以上发生炎性肌病，尤其是皮肌炎应高度警惕潜在恶性肿瘤的可能性，应定期随访，有时需数月至数年才发现原发肿瘤。发现肿瘤患者应请肿瘤科会诊协助治疗。有皮疹者请皮肤科会诊。

❹ 50% 以上的 IIMs 患者中可检测出肌炎自身抗体，肌炎自身抗体在 IIMs 诊断、病情评估和预后等过程中的价值越来越显著。肌炎自身抗体可分为两类：肌炎特异性抗体（myositis specific autoantibodies，MSAs，通常只见于 IIMs）和肌炎相关性抗体（myositis associated antibodies，MAAs，可在 IIMs 以及其他自身免疫性疾病中出现）。MSAs 包括 8 种抗氨基酰 tRNA 合成酶（ARS）抗体［组氨酰 tRNA 合成酶（抗 Jo-1）、苏氨酰 tRNA 合成酶（抗 PL-7）、丙氨酰 tRNA 合成酶（抗 PL-12）、异亮氨酰 tRNA 合成酶（抗 OJ）、甘氨酰 tRNA 合成酶（抗 EJ）、天冬氨酰 tRNA 合成酶（抗 KS）、抗苯基丙氨酰 tRNA 合成酶（抗 Zo）和抗酪氨酰 tRNA 合成酶（抗

Tyr）]、5 种皮肌炎相关抗体［抗 Mi-2、抗小泛素样修饰物激活酶（SAE）、抗黑色素瘤分化相关蛋白 5（MDA5）、抗转录中介因子 1-γ（TIF1-γ）、抗核基质蛋白 2（NXP2）]、2 种免疫介导坏死性肌病抗体［抗信号识别颗粒（SRP）抗体和抗 3-羟基-3-甲基戊二酰辅酶 A 还原酶（HMGCR）抗体］和 1 种与 sIBM 相关的抗胞质 5'核苷酸酶 cN1A 抗体。抗 ARS 抗体阳性的炎性肌病患者以 Jo-1 抗体阳性率最高，临床常有发热、间质性肺炎、关节炎、雷诺现象和"技工手"（手指的侧面、掌面皮肤过度角化、变厚、脱屑、粗糙伴皲裂，类似技术工人的手）和干燥性角膜结膜等特点，称为抗合成酶综合征（ASS），有时也称为抗 Jo-1 抗体综合征。但抗合成酶抗体并非 PM 所特有，皮肌炎中阳性率亦高达 20%，肿瘤相关肌炎阳性率约 13%；抗 MDA5 抗体与快速进展间质性肺炎密切相关，抗 NXP2 抗体、抗 TIF1-γ 抗体与恶性肿瘤密切相关，抗 HMGCR 抗体与他汀类药物相关。MAAs 包括抗 Ku 抗体、抗 PM/Scl 抗体、抗 U1RNP 抗体、抗 SSA（Ro52）/SSB（La）抗体等。

❺ MSAs 阳性的皮肌炎和重叠性肌炎患者常伴随其他脏器受累，所以需要常规进行肺部 CT、腹部及泌尿生殖系超声或 CT 等检查。间质性肺炎、肺纤维化、胸膜炎是最常见的肺部表现，可在病程中的任何时候出现，表现为胸闷、气短、咳嗽、咳痰、呼吸困难和发绀等。少数患者出现胸腔积液。膈肌受累时可表现为呼吸表浅、呼吸困难或引起急性呼吸功能不全。肺部受累是影响预后的重要因素之一。部分皮肌炎和免疫介导坏死性肌病患者易伴发恶性肿瘤，故应进行系统筛查，必要时行 PET-CT。

❻ 肌电图有助于区分肌源性损害或神经源性损害。IIMs 患者针极肌电图显示存在活动性肌源性损害，包括：a. 静息时插入和自发电活动增多，有纤颤电位和正锐波，偶尔有复杂性重复放电；b. 轻收缩时，运动单位电位（MUP）时限缩短、波幅降低、多相电位增多；c. 重收缩时，出现低波幅干扰相。神经传导检测通常正常，严重弥漫肌无力患者中可出现复合动作电位（CMAP）波幅降低。除辅助诊断外，肌电图对于治疗过程中肌无力加重是源于疾病本身还是药物所致的类固醇肌病具有鉴别价值，若肌电图发现较多的异常自发电活动通常提示疾病本身加重。另外，随病情减轻自发电活

动会减少或消失，MUP 参数也会随之改善，肌电图表现也可以正常。建议同时完善重复神经电刺激，对排除肌无力综合征或抗肌肉特异性受体酪氨酸激酶（MusK）重症肌无力有帮助。

❼ 肌肉 MRI 通过骨骼肌信号和形态改变反映骨骼肌病变性质、范围、程度及受累顺序，对于炎性肌病的辅助诊断、活检取材指导、评估治疗效果和长期随访都有重要价值。通常对大腿或小腿肌肉行 T1 加权序列（T1WI）、T2 加权序列（T2WI）及短时反转恢复序列（STIR）检查，IIMs 的肌肉 MRI 表现为肌肉弥漫或灶性水肿（STIR 高信号）、肌筋膜炎、皮下软组织水肿、肌肉脂肪化（T1WI 高信号）及萎缩。除了肌肉弥漫水肿，皮肌炎（dermatomyositis，DM）或 ASS 患者可见到肌筋膜炎和皮下软组织水肿（肌筋膜炎可能是导致肌痛的原因之一）。免疫介导坏死性肌病（immune-mediated necrotising myopathy，IMNM）患者在疾病早期即有广泛且严重的下肢肌肉水肿、脂肪浸润和肌萎缩，其中骨盆带肌、臀大肌、大收肌、股外侧肌最常受累。sIBM 在肌肉 MRI 上表现为肌肉脂肪浸润重于炎性水肿，上肢肌肉中指深屈肌脂肪浸润最明显，下肢肌肉中股四头肌和腓肠肌内侧头脂肪浸润最明显，而股直肌、比目鱼肌和胫骨后肌相对回避。所有炎性肌病患者后期均可出现肌肉萎缩和脂肪化。

❽ 肌肉活检在炎性肌病诊断中起到了不可替代的作用，是确诊的金标准，应在免疫治疗前完成。炎性肌病的共有病理表现是肌纤维的坏死和炎细胞浸润。束周萎缩是 DM 的特征性改变（特异性＞90%），但其敏感性较低（仅 25% ～ 50%）。有资料显示束周表达人黏病毒抗性蛋白 A（MxA）和维甲酸诱导基因 1 蛋白（RIG1）较束周萎缩具有更高的敏感性（分别为 71% 和 50%），而特异性相当。因此建议将 MxA 及 RIG-I 纳入肌肉病理的常规染色，可增加诊断的敏感度和特异度。另外，皮肌炎患者常有炎细胞浸润，以 B 细胞和 CD4+T 细胞为主，分布于血管周围或在束间隔及其周围，而不在肌束内。IMNM 典型的病理特点是散在的肌纤维坏死和再生，不伴或伴有少量巨噬细胞浸润，非坏死/非再生肌纤维主要组织相容性复合体 I 类（MHC-I）表达上调和膜攻击复合物（MAC）沉积。约 20% 抗体阳性的 IMNM 患者肌肉活检中有淋巴细胞浸润。ASS 患者的肌肉病理中可见到束周肌纤维坏死和再生、束周萎缩、

MHC-Ⅰ阳性反应及非坏死肌纤维上 MAC 沉积；镶边空泡是 sIBM 的病理学特点，其形成可能与自噬有关，这一现象在其他类型肌炎中不存在。此外 sIBM 病理中还可观察到线粒体功能障碍，肌纤维内异常蛋白聚集（p62 阳性），CD8+T 细胞环绕并侵入非坏死肌纤维。电镜下可看到管丝状包涵体。多发性肌炎（polymyositis，PM）病理上显示散在和（或）灶性分布的肌纤维变性、坏死及再生以及炎性细胞浸润，酸性磷酸酶红染，特征性改变为肌纤维膜 MHC-Ⅰ 的异常表达，CD8+T 细胞围绕在非坏死的表达 MHC-Ⅰ 的肌纤维周围或侵入这些肌纤维内。

注：1. 特发性炎性肌病（IIMs）是一组以横纹肌和皮肤慢性炎症为特征的异质性自身免疫性疾病，常常伴有皮肤、肺和关节病变引起的肌外表现。主要表现有对称性四肢无力，可伴有肌痛，常伴有间质性肺病（interstitial lung disease，ILD）和食管受累引起的吞咽困难。目前被广泛接受的是 2018 年 Selva-O'Callaghan 等人提出的 IIMs 分类标准：皮肌炎（dermatomyositis，DM）、免疫介导坏死性肌病（immune-mediated necrotising myopathy，IMNM）、重叠性肌炎［Overlap myositis，包括抗合成酶综合征（ASS）］、散发性包涵体肌炎（sporadic inclusion-body myositis，sIBM）和多发性肌炎（简称多肌炎，polymyositis，PM）。目前 PM 诊断很少，许多以前归类为 PM 的患者，现在可以根据特征性的临床表现、血清学特征和肌肉活检结果诊断为无皮疹的 ASS、IMNM 或 sIBM。

2. 皮肌炎除了肌肉受累外，还有特征性的皮肤受损表现。皮肤受损表现常先于肌病出现数周甚至数年；也有部分患者同时出现皮肤和肌肉受损表现；但极少先出现肌肉受损后出现皮肤受损表现。皮肌炎的皮损表现非常特殊，明显有别于其他皮肤病，常见的表现有以下几种。a. 眶周水肿性紫红斑（heliotrope 征，指双上眼睑暗紫红色水肿性紫红斑）：眼眶周围皮下水肿，皮肤有暗紫红斑疹。b. Gottron 丘疹：指间和掌指关节背面、肘后、膝部等处出现暗紫红色的丘疹（Gottron's papules）；这些丘疹有时可融合成斑片状，伴有局部毛细血管扩张、潮红和鳞屑，则称为 Gottron 征。c. 曝光部位红斑：也称向阳性皮疹（helioprotic rash），即在颈、肩、上胸部 V 区、手背、足背等暴露部位出现潮红、水肿性斑片，其界限清楚，有瘙痒感。d.技工手：也称操作机械手（mechanic hand），即手外侧掌面皮肤出现角化、裂纹、粗糙、脱屑和色素沉着等，类似技术工人干活的手，故称"技工手"。e.皮肤异色症：受损的皮肤出现毛细血管扩张，轻度萎缩，既伴有色素沉着，又有色素减退的现象。f.甲周红斑：甲周毛细血管扩张，在甲周及甲小皮处出现角化、出血点、毛细血管扩张等。g.Holster征：双侧大腿和臀部侧面出现的对称性紫红斑。h.钙沉着：少数患者的皮肤发生钙化小结节。还有其他的皮肤损害表现，如网状青斑、黏膜损害、恶性红斑、水疱和大疱、溃疡性损害、毛发红糠疹、红皮病和瘙痒等。

3.皮肌炎诊断标准

满足下列AB条件者可诊断为皮肌炎：A.皮肤特征（至少满足2项），如Gottron丘疹、Gottron征、向阳性皮疹；B.皮肤活检提示界面性皮炎。

满足以下CD或CE条件者亦可诊断为皮肌炎：C.皮肤特征（至少满足1项），如Gottron征、Gottron丘疹、向阳性皮疹。D.肌肉特点：a.近端肌肉无力；b.肌酶升高；c.肌肉活检提示皮肌炎（束周病变，淋巴细胞浸润）；d.肌肉活检确诊皮肌炎［束周萎缩和（或）束周MxA过表达］；患者有a+b、a+c、b+c或d中任意一项则视为满足肌肉特点。E.MSAs阳性：抗MDA5抗体、抗TIF1-γ抗体、抗Mi-2抗体、抗NXP2抗体、抗SAE抗体。不同抗体相关炎性皮肌炎的临床特征见表7-1。

表7-1　不同抗体相关炎性肌病的临床特征

特发性炎性肌病		临床表现	受累器官及严重性		
			肌肉	肺部	皮肤
皮肌炎	抗Mi-2阳性	轻到中度肌肉受累和典型皮疹	中度	无	中度
	抗NXP2阳性	轻至中度肌肉受累伴肌痛、典型皮疹、钙质沉着、远端伸肌无力和水肿以及吞咽困难；癌症风险增加	中度	无	中度

续表

特发性炎性肌病		临床表现	受累器官及严重性		
			肌肉	肺部	皮肤
皮肌炎	抗 TIF1-γ 阳性	与癌症密切相关；轻度肌肉受累，明显皮肤受累，有时该类型的肌炎临床可表现为无肌病皮肌炎	轻度	无	中度
	抗 SAE 阳性	轻到中度肌肉受累及典型皮疹	轻度	无	中度
	抗 MDA5 阳性	严重皮疹而无肌肉受累（无肌病或微肌病性皮肌炎），有时快速进展的致命性间质性肺病	无或轻度	严重	严重
	抗体阴性	轻到中度肌肉受累和典型皮疹	轻度	未明	中度
免疫介导坏死性肌病	抗 SRP 阳性	严重的肌肉受累，吞咽困难，20% 患者肺脏受累，无皮肤病变	严重	轻度	无
	抗 HMGCR 阳性	严重肌肉受累，他汀类药物暴露患者	严重	无	无
	抗体阴性	与癌症密切相关	不明	不明	无
散发性包涵体肌炎	抗 cN1A 阳性（30%～60%）	老年患者（> 50 岁），明显上肢远端和股四头肌受累；进展缓慢，难治	严重	无	无

4.免疫介导坏死性肌病（IMNM）病理上以肌纤维坏死和再生、没有或仅少量炎性细胞浸润为特点，患者多在 40 岁后发病，四肢近端尤以下肢无力显著，抬头及吞咽困难常见，严重者需要呼吸机辅助呼吸，心脏和肺部受累少见，有些患者表现为慢性进行性肌无力，非常类似肌营养不良。根据肌炎特异性抗体检测结果，IMNM 诊断如下：A.近端肌无力，血清 CK 升高，抗 SRP 抗体阳性，诊断为抗 SRP 肌病；B.近端肌无力，血清 CK 升高，抗 HMGCR 抗体阳性，诊断为抗 HMGCR 肌病；C.近端肌无力，血清 CK 升高，无特异性抗体，肌肉活检符合：a.不同阶段的肌坏死、肌吞噬和再生；b.巨噬细胞浸润为主，缺乏淋巴细胞浸润；c.非坏死/非再生肌纤维膜可见 MHC-Ⅰ 阳性表达；d.肌纤维膜补体沉积（斑片状）者诊断为抗体阴性的 IMNM。

抗 SRP 阳性 IMNM 患者女性多见，亚急性起病，多在半年内达到高峰，肌无力严重（0～2 级），伴吞咽困难、呼吸困难，较早出现肌肉萎缩，血肌酸激酶水平显著升高，部分患者出现肺间质病变和心脏受累，且治疗效果不佳，研究发现 HLA-2 等位基因 *DRB1*08:03* 与抗 SRP 肌病相关。

抗 HMGCR 阳性的 IMNM 患者，常与他汀类药物暴露相关，临床表现为急性或亚急性起病的对称性近端肌无力，但肢体无力及肌肉萎缩的程度均轻，很少累及心肌，治疗效果较好。抗 HMGCR 肌病和抗体阴性患者合并恶性肿瘤的概率更高。HLA-2 等位基因 *DRB1*11:01* 是抗 HMGCR 肌病的免疫遗传危险因素，这种等位基因存在于 70% 的抗 HMGCR 患者中（普通人群只有 15%）。

5.散发性包涵体肌炎（sIBM）是一种炎症性改变的骨骼肌变性病，多见于 50 岁以上男性，起病隐匿、进展缓慢，病程长达 1 年以上，甚至达数年至 10 余年，临床主要表现为进行性非对称性无痛性肌萎缩和肌无力，以股四头肌、屈指肌、屈腕肌和足背屈肌无力显著，后期可累及球部肌肉而出现延髓麻痹，无症状呼吸功能损害也较为常见，一般心肌不受影响，预期寿命不受影响。抗 cN1A 抗体见于 30%～60% 的 sIBM 患者（也可见 15%～20% 的皮肌炎患者，10% 的系统性红斑狼疮患者和 12% 的干燥综合征患者）。没有明确的证据表明免疫抑制使散发性包涵体肌炎患者获益。

6. 重叠肌炎是一种与其他结缔组织病相关的自身免疫性肌病，即自身免疫性肌病可发生于具有自身免疫性疾病的患者，如系统性红斑狼疮、类风湿关节炎、干燥综合征或系统性硬化症，许多患者具有特征性的自身抗体。重叠肌炎最具代表性的是抗合成酶综合征（ASS），其自身抗体靶向各种氨基酰tRNA合成酶（ARS），如抗Jo-1、抗PL-7、抗PL-12等，具有这些自身抗体中的任何一种都可以定义为ASS，典型者表现为下列一种或多种特征：肌炎、间性肺病变（ILD）、关节炎、雷诺现象、技工手、发热及皮疹等，但其发生率不同，如肌炎发生率为82%～100%、ILD 23%～79%、关节炎50%、雷诺现象60%～93%、发热80%、技工手70%、干燥性角膜结膜炎59%等。另外，重叠性肌炎患者有时也可检测出抗Ku抗体、抗PM/Scl抗体和抗U1RNP抗体，其临床特点见表7-2。

表7-2 重叠性肌炎的临床特征

特发性炎性肌病		临床表现	受累器官及严重性		
			肌肉	肺部	皮肤
抗合成酶综合征	抗Jo-1阳性	轻至中度肌肉受累伴进行性肺病及轻度皮肌炎样皮疹（约50%患者）；其他皮肤特征（如技工手和雷诺现象）	中度	中度	轻度
	抗PL-7阳性	症状类似于抗Jo-1肌炎，但肺部受累更严重	中度	严重	轻度
	抗PL-12阳性	严重肺部受累，轻度肌无力	轻度	严重	轻度
其他重叠性肌炎	抗PM/Scl阳性	轻度肌炎伴硬皮病，以肌无力、间质性肺病和皮肤受累为特征	轻度	轻度	轻度
	抗Ku阳性	轻度肌肉受累和间质性肺病	轻度	轻度	轻度

续表

特发性炎性肌病		临床表现	受累器官及严重性		
			肌肉	肺部	皮肤
其他重叠性肌炎	抗U1RNP阳性	肌炎、硬皮病和系统性红斑狼疮的特征；可能有肾小球肾炎和肺动脉高压	轻度	轻度	轻度
多肌炎		为排除性诊断，异质性表现	未明	未明	未明

7.多发性肌炎以肌无力、CK高、肌电图肌源性损害、肌肉活检示炎性CD8+T细胞浸润，而没有上述炎性肌病（如皮肌炎、免疫介导坏死性肌病、重叠肌炎或散发性包涵体肌炎）的特征性伴随表现。多发性肌炎诊断的组织学标准：肌内膜炎症伴或不伴单核细胞浸润非坏死肌纤维，伴或不伴肌周或血管周炎症。许多以前归类为多发性肌炎的患者，现在大多诊断为无皮疹的抗合成酶综合征、免疫介导坏死性肌病或散发性包涵体肌炎。因此，即使确实是多发性肌炎，这种情况仍然是排除性诊断，这些患者应需要密切监测，看是否有提示其他诊断的新的临床表现。

第四节　低血钾性周期性瘫痪

长期医嘱		临时医嘱
神经内科护理常规		枸橼酸钾口服液　40mL po st
一级护理		血常规、尿常规、随机尿钾/尿肌酐比
普食（低钠高钾饮食）		
0.9% 氯化钠注射液　500mL	iv gtt qd❶	粪常规＋隐血试验
门冬氨酸钾镁　20mL		血清生化全套（关注血钾、血镁水平）
15% 氯化钾注射液　10mL		凝血功能
		血沉、C反应蛋白（CRP）

续表

长期医嘱	临时医嘱
氯化钾缓释片　1000mg po bid	血液传染病学检查（包括乙型肝炎、丙型肝炎、梅毒、艾滋病等）
乙酰唑胺　125mg po tid❷ 或 双氯苯磺胺　50mg po bid	免疫全套、甲状腺功能及相关抗体
	肾素、醛固酮、皮质醇
	心电图或心电 Holter❸
	胸部正侧位 X 线片或肺部 CT
	甲状腺、肾上腺超声
	神经传导测定、针极肌电图、重复神经电刺激、长时运动诱发试验❹
	腰椎穿刺检查　prn
	毒物筛查　prn❺
	肌肉活检或肌肉 MRI　prn
	内分泌科会诊
	基因检测❻

❶ 周期性瘫痪的治疗包括急性发作期治疗和发作间期的预防性治疗。当肌无力首次急性发作时，此时血钾分型不明，不宜盲目补钾，可嘱患者轻度活动肢体以促进肌力恢复。如果生化回报为低钾，则通过口服或静脉补钾，必要时补镁。低血钾性周期性瘫痪（hypokalemic periodic paralysis，HypoPP）发作期的低血钾，并非因为体内缺钾，而是钾离子由细胞外液转移至细胞内，过快过多地补钾加之病情恢复时钾由细胞内转移回到细胞外，有发生高血钾和室性心律失常、心脏停搏的风险。因此口服补钾是最安全有效的补钾方式，可用氯化钾（或枸橼酸钾）口服，首次剂量 0.075g/kg 体重配以温开水冲服，每隔 30min 可再次给予 0.02 ～ 0.03g/kg 体重，

直至血钾恢复正常，24h 补充氯化钾不超过 15g。当患者无法口服补钾或病情严重伴血钾极低时，需要静脉补钾，静脉补钾有浓度和速度的限制，每升输液中含氯化钾量不宜超过 40mmol（相当于氯化钾 3g），速度应控制在 20mmol/h 以下，严禁静脉推注。补钾注意事项：a. 严重低血钾治疗期间每 0.5 ～ 1h 测定血清钾浓度一次；b. 对顽固性低钾血症，需注意有无低镁血症、碱中毒；c. 细胞外液钾离子恢复正常是一缓慢过程，细胞内外平衡约需 15h，补钾过快过多可出现一过性高血钾、室性心律失常及心搏骤停。静脉补钾时，需要行心电监测和血钾监测，一旦血钾恢复正常即应停止补钾。

❷ 发作间期的预防，包括两方面，避免诱发因素和适宜的药物治疗，目的在于降低发作频率。HypoPP 患者应避免进食高糖高盐饮食，避免饮酒和压力过大。药物方面，每天可服用一定剂量的钾盐缓释片，或与保钾利尿药合用，对预防 HypoPP 的发作有用。保钾利尿药物包括氨苯蝶啶 50 ～ 150mg/d、安体舒通 25 ～ 100mg/d、依普利酮 50 ～ 100mg/d。安体舒通因有雄激素样副作用，耐受性较差，依普利酮可替代之。碳酸酐酶抑制剂（特别是乙酰唑胺和双氯苯磺胺）试验性治疗 HypoPP 和高血钾性周期性瘫痪（HyperPP）已有 50 年的历史。有资料证明，双氯苯磺胺治疗 HypoPP 可以减少发作频率，减轻发作严重程度，延长发作间期，起始剂量 50mg bid，每周根据疗效或副作用加量或减量，最大日剂量 200mg。另外，乙酰唑胺 125 ～ 1000mg/d 也是有效的（约 50%）。但也有研究表明，碳酸酐酶抑制剂只对 1 型 HypoPP（*CACNA1S* 突变）有效，对 2 型 HypoPP（*SCN4A* 突变）无效，且对某些突变位点有可能加重（*R672G* 或 *R672S*）。也有些患者乙酰唑胺治疗加重，换用双氯苯磺胺却有效。

❸ 低血钾性周期性瘫痪心电图检查可呈典型的低钾性改变，U 波出现，T 波低平或倒置，P-R 间期和 Q-T 间期延长，S-T 段下降，QRS 波增宽。

❹ 肌电图检查可辅助诊断肌无力相关疾病，如吉兰-巴雷综合征、多发性肌炎、重症肌无力等。但发作性肌无力患者，就诊时大多一切正常，既无肌无力表现，也无低钾血症，更无典型的心电图特征，肌电图也未见异常，此时最有价值的检查是长程运动诱发试

验，即 McManis 试验，该试验通过刺激腕部尺神经，记录小指展肌的 CMAP 波幅，运动后 CMAP 波幅较运动前降低超过 33%（协和标准）被认为异常（典型临床表现者运动后 CMAP 波幅下降大于 26% 为异常；也有研究发现，CMAP 波幅降低 36.3% 时，对周期性瘫痪的诊断有最高的敏感度和特异度），目前该试验已成为发作间期确证周期性瘫痪的重要电生理方法，具有很高的特异性（包括甲亢性周期性瘫痪）。

❺ 毒物筛查在怀疑重金属中毒时进行。如急性钡中毒可有四肢瘫痪、眼睑下垂、发音及吞咽困难，常为工业中毒。低血钾性周期性瘫痪应排除甲状腺功能亢进症、原发性醛固酮增多症、肾小管酸中毒等疾病，故需请内分泌科会诊协助诊断。

❻ 原发性低血钾性周期性瘫痪的致病基因，最常见的为编码骨骼肌 L 型电压门控钙通道 α1 亚单位的 *CACNA1S* 基因，其蛋白产物位于横管系统，具有调节钙通道和肌肉兴奋-收缩耦联的作用。其次为编码电压门控钠通道的 *SCN4A* 基因。甲状腺毒性 HypoPP 有时可检测到 *KCNJ18* 和 *KCNE3* 基因突变。对周期性瘫痪患者应完善基因检测，根据基因分型指导用药，尽可能减少发作次数。*CACNA1S* 基因突变患者，乙酰唑胺治疗效果较好，*SCN4A* 基因突变患者乙酰唑胺治疗效果欠佳。

注：1. 周期性瘫痪（periodic paralysis）是以反复发作骨骼肌弛缓性瘫痪为特征的一组疾病，发作时常伴血清钾水平异常，发作间期肌力正常。原发性周期性瘫痪（primary periodic paralysis，PPs）是一组以发作性四肢弛缓性瘫痪为主要表现的骨骼肌离子通道病，因编码骨骼肌的钙、钠、钾离子通道的基因发生突变而致病，呈常染色体显性遗传。主要类型包括：低血钾性周期性瘫痪（hypokalemic periodic paralysis，HypoPP）、高血钾性周期性瘫痪（hyperkalemic periodic paralysis，HyperPP）和 Andersen-Tawil 综合征（Andersen-Tawil syndrome，ATS）。三种原发性周期性瘫痪的鉴别见表 7-3。

2. HypoPP 的患病率为 1/10 万，主要由钙通道基因 *CACNA1S*（1 型 HypoPP，占 60%，编码骨骼肌电压门控性钙通道 CaV1.1 的 α1 亚单位）和钠通道基因 *SCN4A*（2 型 HypoPP，占 20%，编码电压门控性钠通道 NaV1.4 的 α 亚单位）变异所致。1 型和 2

表 7-3 原发性周期性瘫痪的鉴别诊断

表现	HypoPP	HyperPP	Andersen-Tawil 综合征
发作时血钾水平	低	高 / 正常	不定
起病年龄	5 ~ 35 岁	20 岁前	2 ~ 18 岁
平均发作持续时间	> 2h	< 2h	1 ~ 36h
肌肉僵硬	无	中等程度	无
发作性肌无力	是	是	是
肌无力程度	严重	轻度-严重	中度
特征性面相	无	无	存在
心律失常	无	无	长 QT 心律失常
关联基因	*CACNA1S* 和 *SCN4A*	*SCN4A*	*KCNJ2*
离子通道	钙通道和钠通道	钠通道	钾通道

型 HypoPP 临床表现相同,首发年龄多在 5 ~ 35 岁,高峰年龄在 15 ~ 35 岁,之后随着年龄增加发作逐渐减少。肌无力可每天发作, 也可每周或每月发作,甚至一生只发作一次,典型者每次发作可持 续数小时或数天。HypoPP 多因进食高糖、饮酒或剧烈运动后休息 诱发,也可以无诱因发作。部分患者可发生肌病,出现下肢近端显 著的持续性肌无力(只见于 1 型)。HypoPP 的诊断标准见表 7-4。

3. HyperPP 的患病率为 1/20 万,由位于 17q23 的 *SCN4A* 基因 突变所致,表现为发作性四肢无力,血钾升高,但一些患者也可能 发作时血钾正常。首次发病在 20 岁以前,大约 50% 患者 10 岁以前 发病,肌无力发作常因服用富钾食物、运动后休息、寒冷、精神紧 张、妊娠等而诱发,且常发生于早晨,持续最多 2h。发作时,约一

表 7-4　HypoPP 的诊断标准

1. 两次或两次以上肌无力发作，且记录血清 K^+ < 3.5mmol/L
2. 先证者出现一次肌无力发作，1 名亲属出现一次肌无力发作且至少记录到一次血清 K^+ < 3.5mmol/L
3. 具备下列 6 个临床或实验室特征中的 3 个： a. 起病于 10 岁前不超过 20 岁 b. 发作持续时间（肌无力累及一个或多个肢体）> 2h c. 多有触发因素（高碳水化合物饮食、运动后休息、应激） d. 补钾后症状改善 e. 家族史阳性或基因检测明确骨骼肌钙通道或钠通道突变 f. 长程运动诱发试验阳性
4. 排除低钾血症的其他原因（肾脏、肾上腺、甲状腺功能障碍；肾小管酸中毒；利尿药和泻药滥用）
5. 无肌强直（临床或针极肌电图检测到），除眼睑外

半的患者会因肌强直或副肌强直而出现肌肉僵硬，从而不能进行随意运动。80% 的 HyperPP 患者 40 岁后可出现持续性肌无力，1/3 的患者发展为慢性进行性肌病。

4. ATS 的患病率为 1/100 万，是由编码内向整流性钾通道 Kir2.1 的 *KCNJ2* 基因突变所致。该钾通道的作用是稳定骨骼肌和心肌细胞的静息膜电位。与 HypoPP 和 HyperPP 不同的是，Kir2.1 钾通道不仅表达于骨骼肌，还表达于心脏和骨骼等，因此 *KCNJ2* 突变所致的 ATS 可影响多种组织，出现各种不同表型的周期性瘫痪、心律失常、特殊面容和骨骼畸形等。ATS 的特征性表现为周期性瘫痪、心脏异常（室性心律失常、长 QT 间期、突出的 U 波）和骨骼异常（低耳位、宽眼距、小下颌、第五指斜指、并指/趾、身材矮小、脊柱侧凸、宽前额）三联征，国外的研究是约 58% ~ 78% 的患者出现。典型患者通常在 10 岁左右或 20 岁前出现心脏症状（心悸或晕厥），或肌无力表现，肌无力可在长时间休息后自发，也可在运动后休息诱发，持续性肌无力常见，肌无力发作时血钾水平可高、可低，也可正常。

5. HyperPP 患者肌无力发作时，可进行轻度运动、进食高糖饮食、吸入 β 受体激动剂沙丁胺醇或静脉注射葡萄糖酸钙，可阻止或减轻发作。沙丁胺醇，通过激活 Na^+/K^+-ATP 酶，促进钾离子进入细胞而降低血钾，终止发作。对于 ATS 患者，因为血钾可高可低可正常，故可参照 HypoPP 或 HyperPP 的措施处理，并注意加强心电和血钾监测，沙丁胺醇可能恶化室性心律失常，应避免使用。

6. HyperPP 的预防宜少量多次进食碳水化合物，避免富钾饮食，避免服用保钾利尿药。双氯苯磺胺可以减少发作频率，减轻发作严重程度。乙酰唑胺 125 ~ 1000mg/d 可能也有效。另外，噻嗪类利尿药如氢氯噻嗪用于 HyperPP 间歇期治疗，每日 25 ~ 75mg。Andersen-Tawil 综合征间歇期治疗重点是预防室性心律失常，因此每年应定期复查 12 导联心电图和 24h Holter。一项前瞻性研究表明，Ⅰc 类抗心律失常药氟卡尼可明显减少室性心律失常的发生率，且无晕厥和心脏骤停发生。其他可能有效的药物包括 β 受体阻滞剂、钙通道阻滞剂或胺碘酮。需注意的是，其他抗心律失常药，如利多卡因、美西律、奎尼丁、心律平有可能加重神经肌肉症状，故应避免。ATS 患者手术麻醉时，应小心恶性高热的发生。能够延长 QT 间期的药物也应尽可能避免。吸入性沙丁胺醇，虽可用于治疗 HyperPP，但有加重心律失常的潜在风险，故避免之。噻嗪类利尿药也应避免，因为其可诱发低血钾，延长 QT 间期。

7. 正常血钾性周期性瘫痪（normokalemic periodic paralysis, normoKPP）源于 1961 年，Poskanzer（Am J Med,1961,31:328-342.）报道了一个大家系，45 人中有 21 人发生周期性瘫痪，呈常染色体显性遗传方式，10 岁前发病，发作间期 1 ~ 3 个月，持续时间 2d 至 3 周，发作时血钾正常，诱发因素包括：剧烈运动后休息，长时间不活动，或在一个地方坐或站几个小时。饮酒、寒冷和潮湿以及精神压力也容易使人发作。给予氯化钾会引起发作或增加瘫痪程度。氯化钠对治疗麻痹发作有效，氢化可的松和乙酰唑胺的联合治疗对预防麻痹发作有效。由于该病很多方面与经典的周期性瘫痪不同，因而作者认为这是一种独立的疾病。随着科技的进步和遗传学的发展，2002 年 Chinnery 等［Annals of Neurology，52（2）: 251-252.］提出疑问，认为 normoKPP 并不是独立的疾病实体，其实际上是 *SCN4A* 突变所致的 hyperKPP 的一个变种。2012 年，Song 等的研究进一步支持了该观点。他们筛查了 230 例原发性周期性瘫痪患者的基因（SCN4A、CACNA1S 和 KCNJ2）突变情况，结果发现这些患者要么是 hyperKPP，要么是 hypoKPP，没有一例是 normoKPP，其中有 4 例曾经报道为 normoKPP，结果是 SCN4A 突变（Arg675Gly 和 Arg675Gln）所致的 hyperKPP。SCN4A 编码电压门控钠通道（Nav1.4）的 α 亚基，该基因定位于染色体 17q23-25，包含 24 个外显子，1836 个氨基酸残基。Nav1.4 通道是由 4 个同源结构域 I～IV 围绕成一个离子通道孔，每一结构域包含 6 个跨膜 α 螺旋结构 S1～S6，其中 S4 片段是由反复重复的一个正电荷残基精氨酸和两个疏水氨基酸组成，使通道具备电压感受器的作用。文献报道 SCN4A 的 M1592V、R1129Q、V781I、R675G/W/H/Q 和 T704M 突变均可引起 NormoKPP，这些所谓的 NormoKPP 可能都属于 hyperKPP 的变种。

对于正常血钾性周期性瘫痪，急性发作期盐水治疗是第一选择，但盐水的用量通常比较大，每天超过 3000mL，患者 2～3d 后可逐渐恢复。但也有对盐水无反应者，此时可给予葡萄糖酸钙静脉注射。间歇期预防性治疗可应用利尿药，乙酰唑胺可作为经验性治疗。

第五节　线粒体肌病及脑肌病

长期医嘱	临时医嘱
神经内科护理常规	血常规、尿常规、粪常规 + 隐血试验
一级护理	
普食	生化全套
5% 葡萄糖注射液　500mL ⎫ 三磷酸腺苷　20mg　⎬ iv gtt qd[1] 辅酶 A　100IU　⎭	凝血功能
	血沉、C 反应蛋白
辅酶 Q₁₀　30mg po tid	糖化血红蛋白，糖耐量试验
维生素 B₁　10mg po tid	血浆同型半胱氨酸
维生素 B₂　10mg po tid	血液传染病学检查（包括乙型肝炎、丙型肝炎、梅毒、艾滋病等）
维生素 C　100mg po tid	

续表

长期医嘱	临时医嘱
维生素 E 50mg po tid	血乳酸和丙酮酸最小运动量试验，血清成纤维细胞生长因子 21（FGF-21）[3]
左卡尼汀 1000mg po tid	
艾地苯醌片 30mg po tid	垂体、甲状腺、甲状旁腺功能检测
左乙拉西坦 500mg po bid	
5% 葡萄糖氯化钠 　注射液 500mL ｜ iv gtt qd[2] 盐酸精氨酸 20g	血氨基酸及酰基肉碱检测、尿有机酸检测[4]
	腰椎穿刺检查（脑脊液常规、生化、乳酸）
	心电图、超声心动图
	胸部正侧位 X 线片或胸部 CT
	腹部 B 超（肝胆胰脾肾），妇科彩超
	电生理检查（神经传导速度、针极肌电图、视觉听觉诱发电位及脑电图）[5]
	头颅 CT 和核磁共振（MRI+DWI+MRS，必要时增强）[6]
	线粒体基因和（或）核基因检测[7]
	肌肉活检（组织学 + 酶组织化学 + 电镜 + 线粒体呼吸链酶活性测定）[8]
	神经心理科、眼科、耳科、内科会诊[9]

❶ 目前对线粒体疾病尚无确切有效的治疗药物，可通过补充能量及维生素、清除氧自由基及毒性物质改善症状，临床上多采取"鸡尾酒"疗法，给予艾地苯醌、辅酶 Q_{10}、烟酸、亚叶酸、肉碱、

维生素 B_1、维生素 B_2、维生素 C、维生素 E、维生素 K 以及硫辛酸、谷胱甘肽、牛磺酸等药物。另嘱患者增加有氧运动，进行耐力锻炼；控制癫痫发作可予以拉莫三嗪、苯二氮䓬类、托吡酯和左乙拉西坦等。建议拉莫三嗪和左乙拉西坦为治疗肌阵挛性癫痫伴破碎红纤维综合征（MERRF）的一线药物。抗癫痫治疗或伴有其他系统疾病治疗时应注意避免使用引起线粒体损伤的药物（如丙戊酸类、他汀类、氨基糖苷类抗生素、化疗药物、二甲双胍等）。

此外，线粒体病患者在日常生活中要保持能量代谢的均衡和连续，防止能量代谢危象的发生，既要避免饥饿导致能量的缺乏，也要避免精神刺激、过度劳累、熬夜、感染导致能量消耗增加。在消化功能异常、腹泻或感冒等导致不能正常进食时需及时静脉补充能量。保证充足的睡眠。在一日三餐之间适当增加蛋白质的摄入，在非饥饿状态进行轻到中量的有氧锻炼可以增加肌肉力量。生酮饮食对难治性癫痫可能有效。也应及时治疗影响生活质量的其他系统损害。发生糖尿病的患者需要及时加用降糖药物和胰岛素，耳聋的患者及时植入人工耳蜗或佩戴助听器可以改善听力。

❷ 当线粒体脑肌病［如线粒体脑肌病伴高乳酸血症和卒中样发作（MELAS）］出现急性卒中样发作（在临床上可表现为多种神经系统症状，如癫痫发作、头痛、意识状态改变、局灶性无力、视力下降、感觉缺失、构音障碍和共济失调），应该静脉给予负荷剂量盐酸精氨酸治疗。2016 年美国医学会推荐起病 3h 内应用 0.5g/kg 的大剂量静脉推注，在首次大剂量静脉推注精氨酸后，随之以 0.5g/kg 的剂量持续给药 24h 至接下来的 3～5d。当患者吞咽评估安全且能耐受口服药物时，可过渡至口服。为预防卒中样发作，推荐给予 0.15～0.30g/kg 的每日剂量（分 3 次）减少复发风险。大剂量精氨酸可导致低血压、高血糖、高血钾、胃肠道不适、酸中毒或头痛。应做好对症处理的准备但不能停止精氨酸给药。盐酸精氨酸应当通过专用的静脉通路给予；中心静脉通路为首选，以降低药物渗透导致静脉炎和局部组织坏死的风险。在大剂量精氨酸治疗期间应每隔 15min 测量 1 次血压以观察有无低血压，每隔 30min 需通过手指采血监测血糖。精氨酸静脉滴注期间至少每隔 4h 测量 1 次血压。

❸ 运动后血乳酸、丙酮酸应该高于正常值（安静时），一般

10min 后可恢复。如果 10min 后不能恢复即为阳性。运动量的把握非常重要，如果运动量太大，可能连正常人也超过了有氧代谢，进入无氧酵解状态，血清乳酸水平也会升高，如果运动量太小则不太敏感，试验会有假阴性。一般建议的具体方法为：室温采血，然后在自行车动量计上蹬车运动，转速限制在 20～40r/min，约 15W，令患者快速运动 15min，运动后立即采血及恢复到第 10min 时再取血。血乳酸改变：安静状态下乳酸值大于 2mmol/L 为异常，特别是运动后乳酸值升高更有意义。运动后 10min 不恢复正常或运动前后乳酸值对比升高 4.0mmol/L 以上为异常。

注意，乳酸升高对线粒体脑肌病的诊断仅有辅助作用，不具有特异性。近年研究发现在线粒体疾病患者中，血浆成纤维细胞生长因子 21（FGF-21）平均浓度明显增高，FGF-21 可作为筛查线粒体病的生物学标志物，具有较高的诊断效能且与疾病的严重程度呈正相关。

❹ 线粒体病患者如果发病年龄较小，有必要与其他遗传代谢病鉴别，通过串联质谱检测干血滤纸片中酰基肉碱和氨基酸水平，气相色谱-质谱检测尿有机酸水平，可为诊断和鉴别诊断提供有价值的线索。

❺ 线粒体疾病常伴有周围神经、肌肉和视觉、听力损伤，因此需进行电生理检查。伴肌无力患者进行肌电图检查，出现肌源性损害提示存在肌肉病，出现神经源性损害提示伴周围神经损害。伴周围神经病的患者进行周围神经传导速度检查，如果运动或感觉神经的动作电位波幅下降，提示存在轴索性神经病变，少数线粒体病也可出现周围神经传导速度下降，提示存在脱髓鞘改变。视觉和听觉诱发电位检查可以发现视神经或听神经损害。线粒体脑病的患者可以发现脑电图弥漫性或灶性异常，或癫痫样放电。脑电图持续监测可评价非痉挛癫痫持续状态，非痉挛性癫痫持续状态是 MELAS 合并精神状态改变的常见表现。

❻ 头部影像学检查在线粒体病诊断中有重要意义。如 MELAS 患者行头颅 CT 检查可见双侧基底节钙化。卒中样发作期头 MRI 可显示在颞、顶、枕叶的大脑皮质以及皮质下白质出现长 T2 信号，DWI 为高信号，常不按大血管供血区分布，MRS 可见病灶部位和

脑室内脑脊液出现乳酸双峰。病灶可以动态变化，具有进展性、可逆性、多发性以及呈现"此消彼长"的"游走性"特点，卒中样发作之后常遗留局部脑萎缩、局部脑室扩大及皮质下白质异常信号。可出现局部脑萎缩。MERRF 患者可发现广泛的脑沟、脑室扩大，苍白球钙化，小脑萎缩。Leigh 综合征的头颅 MRI 显示双侧基底节、中脑导水管周围、四脑室底部对称长 T2 信号，少数患者存在脑白质弥漫性异常。线粒体脑肌病（KSS）的头颅 MRI 多表现为脑萎缩，皮质下白质以及丘脑、基底节和脑干的长 T2 信号。线粒体神经胃肠型（MNGIE）的头颅 MRI 显示脑白质营养不良改变，Alpers 综合征的头颅 MRI 多表现为脑萎缩以及皮质下白质长 T2 信号，以顶叶和枕叶为主。头颅磁共振增强对鉴别诊断血管炎有重要价值。

❼ 基因检测对线粒体病诊断有重要意义，阳性结果有助于确定诊断，但阴性结果并不能否定诊断，因为 mtDNA 突变率在不同组织存在巨大差异，最好选取易受累的组织检测，通常肌肉组织、尿沉渣细胞和毛囊较外周血细胞具有更高的阳性率。不同的线粒体病存在不同的突变热点，因此基因检测时应重点关注。如 MELAS 重点查 mtDNA *A3243G* 点突变（约占 80%），在 MERRF 重点查 mtDNA *A8344G* 点突变，母系遗传的 Leigh 综合征和 NARP 主要查 mtDNA *T8993C* 突变，散发型 CPEO、KSS、SANDO 重点查 mtDNA 片段缺失，LHON 重点查 mtDNA *G11778A* 及 *T14484C* 突变。此外，检测到的突变需要结合临床、其他辅助检查结果以及既往报告确定是否为致病突变，没有典型临床表现特点的 mtDNA 致病突变，可以确定为 mtDNA 突变携带者。临床上有少数临床病理确诊的典型 MELAS 患者，行线粒体基因和核基因分析仍然找不到致病性突变。

❽ 线粒体病患者常取肢体近端肌肉标本进行冰冻切片行组织学和酶组织化学染色，对于基因检查未发现致病突变者有重要诊断价值。MELAS 典型病理改变是改良 Gomori 三色染色可见不整红边纤维，琥珀酸脱氢酶染色可见破碎蓝染肌纤维和（或）深染的小血管。在细胞色素 C 氧化酶染色显示酶活性缺乏或增加。电镜下可见肌纤维内或小血管内皮细胞/平滑肌细胞内异常线粒体增多或聚集，线粒体内可见类结晶包涵体。当然也不能单独依靠肌肉活检确定是

线粒体病，许多核基因突变导致的线粒体病没有骨骼肌的形态学改变。另外，活检新鲜的肌肉标本行呼吸链酶复合物活性测定，可为线粒体病的诊断提供重要信息。

❾ 线粒体疾病常伴有全身多个脏器系统的受累，如眼受累出现视力丧失、视网膜色素变性；耳受累出现神经性耳聋；心脏受累出现心脏传导阻滞、心肌病；另外也可出现肾脏、肝脏、胰腺、甲状旁腺等脏器受累，故需根据情况进行系统评估，并请相关科室会诊。

注：1. 线粒体病是一组由线粒体 DNA（mtDNA）或核 DNA（nDNA）突变导致线粒体结构或功能障碍，ATP 合成不足所导致的多系统疾病。如病变以侵犯骨骼肌为主，则称为线粒体肌病；如病变同时累及中枢神经系统，则称为线粒体脑肌病。线粒体脑肌病伴高乳酸血症和卒中样发作（mitochondrial encephalomyopathy, lactic acidosis and stroke-like episodes, MELAS）是最常见的线粒体脑肌病类型。其他线粒体脑肌病包括肌阵挛性癫痫伴破碎红纤维（myoclonic epilepsy with ragged red fibers, MERRF）、Kearns-Sayre 综合征（KSS）、线粒体脑肌病神经胃肠型（mitochondrial neurogastrointestinal encephalomyopathy, MNGIE）、Leigh 综合征、Alpers 综合征、Leber 遗传性视神经病（LHON）、视网膜色素变性共济失调性周围神经病（NARP）、Menke 病等。近年来，随着二代测序技术的发展，越来越多的由核基因突变所致的线粒体脑肌病相继报道，多为常染色体隐性遗传，如 *DARS2* 突变所致的伴有脑干、脊髓损害和乳酸增高的脑白质病（LBSL）和 *AARS2* 突变所致的进行性脑白质营养不良伴（女性）卵巢衰竭。

2. 线粒体 DNA（mtDNA）为双链闭合环状结构，外环为重链（H），内环为轻链（L），由 16569 个碱基（bp）组成，含有 37 个编码基因，分别编码 22 种 tRNA、2 种 rRNA（12s 和 16s rRNA）以及 13 种参与氧化磷酸化（OXPHOS）能量产生、呼吸链电子传递过程的蛋白亚单位。研究发现，维持线粒体结构和功能的蛋白质大约需 1300～1500 种，涉及线粒体氧化磷酸化系统酶复合物的结构亚基、辅助亚基和组装因子，mtDNA 的稳定性，mRNA 的翻译，内膜外膜的完整性以及线粒体的融合和分裂等，这些蛋白质大部分由核 DNA 编码。

3. MtDNA 与核 DNA 遗传机制不同。其分子遗传特征主要表现如下。

（1）半自主性　mtDNA 是独立于细胞核染色体外的基因组，具有自我复制、转录和翻译的功能。

（2）母系遗传　这是线粒体遗传的最突出特点，即母亲将缺陷传递给子女，而只有女儿能将缺陷传递给下一代。在遗传过程中受瓶颈效应（bottleneck effect）影响，同一家系不同成员间突变比例和临床表型存在很大差异。

（3）遗传密码与通用遗传密码不同。

（4）异质性和遗传漂变现象　一个细胞中有成百上千个线粒体，一个线粒体中含 2～10 个 DNA 分子。当正常和突变的 mtDNA 以不同比例共存于同一线粒体、细胞、组织或者个体时，称为异质性（heteroplasmy）。异质细胞分裂时，mtDNA 通过母系遗传随机分配给子代，由于突变型和野生型 mtDNA 比例不同，子代的临床表现不一致。经过多代传递，mtDNA 表型向野生型或突变型 mtDNA 占优势方向漂变，异质细胞逐渐向全突变型发展，突变负荷随时间增加。

（5）阈值效应　mtDNA 表型表达具有阈值效应，即突变 mtDNA 比例达到一定程度才引起组织、器官功能异常，且症状严重程度取决于突变性质、突变比例及各器官对能量的需求，所以耗能多的器官如肌肉、心脏、脑组织首先受累。

（6）高突变率　由于 mtDNA 没有内含子、保护性组蛋白和缺乏完整有效的修复体系，使之易受氧化磷酸化过程产生的氧自由基的影响，诱发突变概率较核 DNA 高得多。

4. 线粒体病的表现多种多样

（1）一般情况　宫内发育迟缓、发育不良、矮小、乳酸酸中毒、低血糖。

（2）中枢神经系统（CNS）　急性脑病、痫性发作、肌张力低下、肌张力障碍、小脑性共济失调、偏头痛、卒中样发作、智能发育迟缓和衰退。

（3）眼和耳　神经性耳聋、眼睑下垂、进行性眼外肌麻痹、白内障/角膜混浊、视神经萎缩、色素性视网膜病变。

（4）神经肌肉　肌无力、运动不耐受、横纹肌溶解、周围神经病。

（5）心脏 心肌病（肥厚型、扩张型）、传导障碍。

（6）内分泌 糖尿病、生长激素缺乏、肾上腺功能不全、甲状腺功能低下、甲状旁腺功能低下。

（7）胃肠和肝脏 呕吐、慢性腹泻、假性肠梗阻、胰腺外分泌功能不全、肝脏肿大、肝功能不全、暴发性肝衰竭。

（8）肾脏 肾小管病变、间质性肾炎、激素抵抗型肾病综合征。

（9）血液 铁粒幼细胞贫血、中性粒细胞减少症、血小板减少、全细胞减少。

（10）皮肤和毛发 多毛症。

下列情况应该考虑线粒体病可能性：肌病，合并上述其他两个系统（其中之一可能为 CNS）的损害；CNS 疾病，同时累及其他两个系统（其中之一可能为肌肉）；多系统疾病（至少三个系统），包括肌肉和（或）CNS。

5. MELAS 为最常见的线粒体脑肌病类型，其诊断需综合临床、生化、病理、影像学和遗传学信息。临床特点如下。

（1）发病年龄一般 10 ~ 40 岁，多为母系遗传，少数散发。

（2）临床表现为肌肉无力、运动不耐受、肌萎缩等肌肉受累表现，肌电图多为肌源性改变；发作性头痛、呕吐、癫痫发作、偏盲、偏瘫、精神症状、痴呆等中枢神经系统症状，可伴神经性耳聋、糖尿病、部分眼外肌麻痹等；患者身材矮小，低体重，体质差。

（3）运动前后血乳酸、丙酮酸水平升高，肌酶及血糖亦可增高。

（4）头颅 CT 及 MRI 检查显示双侧基底节区钙化，位于半球后部颞、顶、枕叶脑皮质或皮质下区多发卒中样病灶，病灶与血管分布不一致，且随病情发展呈迁移性改变；MRS 检查可见乳酸双峰。

（5）肌肉活检可见 RRF，电镜下见线粒体增生、形态异常及晶格状包涵体；脑组织病检显示皮质层状或灶状坏死和海绵样变，胶质细胞增生，小血管弥漫增生；生化测定线粒体功能缺陷。

（6）基因检测有 mtDNA 异常，如 A3243G 或 T3271C 突变则更支持诊断。MELAS 诊断可依据下列标准，见表 7-5。

6. 其他的几种线粒体脑肌病临床特点概述如下。

（1）MERRF 综合征 即肌阵挛癫痫发作、小脑共济失调、乳酸血症和 RRF，少数有智力低下、痴呆，亦有神经性耳聋、身材矮小、

表 7-5 MELAS 诊断标准

A 核心证据	1.有卒中样发作（包括头痛伴或不伴呕吐，癫痫发作，偏盲或皮质盲，失语，偏身感觉障碍或偏瘫）
	2.颅脑影像学显示局限于皮质和（或）皮质下，不符合单一血管支配的病灶，随访复查病灶可完全或部分可逆
B 支持证据	1. 以下临床表现至少满足 1 条：认知/精神障碍、癫痫发作、感觉神经性耳聋、糖尿病、身材矮小、毛发异常、运动不耐受、胃肠功能障碍、心肌病/心脏传导异常、肾病等
	2. 血/脑脊液乳酸增高或磁共振波谱成像显示病灶/脑脊液乳酸峰
	3. ≥ 2 次卒中样发作
	4. 家系成员临床表现为 1 种或多种 B（支持证据）下第 1 项，且符合母系遗传
C 确诊证据	1. 骨骼肌活体组织检查病理发现线粒体异常的证据：即 Gomori 三色染色发现不整红边纤维 > 2% 和（或）琥珀酸脱氢酶染色发现 SDH 活性异常肌纤维和（或）SDH 深染的小血管或电镜发现异常线粒体
	2. 基因检测检出明确的 MELAS 相关的线粒体 DNA 或核 DNA 致病突变
分级诊断	确诊 MELAS：A（至少 1 项）+C（至少 1 项）
	很可能 MELAS：A（至少 1 项）+B（至少 2 项）
	可能 MELAS：A（至少 1 项）+B（至少 1 项）
	疑诊 MELAS：A（2 项均符合）

弓形足等畸形。脑电图显示为棘慢波综合，肌肉活检见 RRF、异常线粒体和包涵体。CT 和 MRI 可见小脑萎缩和大脑白质病变。基因检测最多见的是 mtDNA 的 *A8344G* 点突变。

（2）KSS 综合征　主要表现为视网膜色素变性、心脏传导阻滞和眼外肌麻痹。多在 20 岁前发病，其他症状可有头痛发作、肢体无力、身材矮小、智力低下，少数患者肌肉活检可见 RRF 和异常线粒体，CT 和 MRI 有的可见基底节钙化和白质病变。基因检测常发现 mtDNA 大片段缺失。

（3）Leigh 病　主要为复合体Ⅳ细胞色素氧化酶缺乏所致的亚急性坏死性脑脊髓病，多在婴幼儿期发病，常见的临床表现为喂养困难、共济失调、肌张力低及锥体束征。若脑干受累，可致眼肌麻痹、视力及听力减低。少数可有精神运动性癫痫发作，病理显示双侧对称性基底节和脑干灰质核团损害。影像学 MRI 表现为双侧对称脑部病变，主要累及基底节、丘脑和脑干。肌肉活检 RRF 和线粒体包涵体均少见，可见细胞色素 C 氧化酶缺乏。该病涉及细胞核和线粒体 DNA 的至少 89 个不同的基因突变。

（4）Leber 遗传性视神经病（LHON）　表现为青少年或成人无痛性视力丧失，相继影响双眼。本病多以球后视神经损伤为主，较少伴有其他神经系统症状和体征，CT、MRI 影像学检查和肌肉活检多无特征性表现。该病的发生是由特定的 mtDNA 突变所致。

（5）线粒体神经胃肠型脑病（MNGIE）　表现为胃肠动力障碍、周围神经病和眼睛受累，是核基因 *TYMP* 突变所致的 mtDNA 耗竭综合征，*TYMP* 基因编码胸苷磷酸化酶，该酶缺乏将导致血和尿中的胸苷和脱氧尿苷浓度异常。因此，血、尿嘌呤嘧啶分析能够帮助诊断该病。

（6）视网膜色素变性共济失调性周围神经病（NARP）　Holt 于 1990 年报道 3 代 4 个家族病例，其临床特点为视网膜色素变性、共济失调、发育迟滞、痴呆、抽搐、近端四肢无力伴感觉性周围神经病等不同症状的组合。该病常由于 mtDNA 基因 *MT-ATP6* 突变所致，该基因编码 ATP 合酶的亚基。如果该基因突变负荷很大（＞90%），则患者表现为母系遗传的 Leigh 综合征。

（7）Menke 病　多在出生后几个月发病，3 岁死亡，亦有报道儿童晚期发病，临床表现：卷发、癫痫发作、共济失调、锥体外系或锥体束征、智力低下、发育迟缓。病理特点：脑萎缩，神经细胞脱失伴白质病变，小脑 Purkinje 细胞特性改变为树突粗大、变长、分叉多。血铜含量减低，肠黏膜铜量升高。肌肉活检偶可见 RRF 和异常线粒体。

7. 几种常见线粒体病的症状与体征见表 7-6。

表 7-6 常见线粒体病的症状与体征

受累器官	症状与体征	KSS	MERRF	MELAS	NARP	MILS
中枢神经系统	癫痫发作	-	+	+	-	+
	共济失调	+	+	+	+	+/-
	肌阵挛	-	+	+/-	-	-
	精神运动发育迟滞	-	-	-	-	+
	精神运动倒退	+	+/-	+	-	+
	偏瘫/偏盲	-	-	+	-	-
	皮质盲	-	-	+	-	-
	偏头痛样头痛	-	-	+	-	-
	肌张力障碍	-	-	+	-	+
周围神经	周围神经病	+/-	+/-	+/-	+	-
肌肉	肌无力	+	+	+	+	+
	眼肌麻痹	+	-	+/-	-	-
	上睑下垂	+	-	+/-	-	-
眼	视网膜色素变性	+	-	-	+	+/-
	视神经萎缩	-	-	-	+/-	+/-
	白内障	-	-	-	-	-
血液系统	铁粒幼细胞贫血	+/-	-	-	-	-

续表

受累器官	症状与体征	KSS	MERRF	MELAS	NARP	MILS
内分泌系统	糖尿病	+/-	+	+/-	-	-
	身材矮小	+	+	+	-	-
	甲状旁腺功能减退	+/-	-	-	-	-
心脏	传导阻滞	+	-	+/-	-	-
	心肌病	+/-	-	+/-	-	+/-
胃肠道	胰腺外分泌功能障碍	+/-	-	-	-	-
	假性肠梗阻	-	-	-	-	-
耳鼻喉	感音神经性耳聋	+/-	+	+	+/-	-
肾脏	Fancon综合征	+/-	-	+/-	-	-
实验室检查	乳酸酸中毒	+	+	+	-	+/-
	肌肉活检（破碎红纤维）	+	+	+	-	-
遗传方式	母系遗传	-	+	+/-	+	+
	散发	+	-	-	-	-

说明：KSS, Kearns-Sayre syndrome（慢性进行性眼外肌麻痹）；MELAS, mitochondrial encephalomyopathy, lactic acidosis, and stroke-like episodes（线粒体脑肌病伴高乳酸血症和卒中样发作）；MERRF, myoclonus epilepsy with ragged-red fibres（肌阵挛性癫痫伴破碎红纤维）；MILS, maternally inherited Leigh syndrome（母系遗传 Leigh 综合征）；NARP, neuropathy, ataxia and retinitis pigmentosa（周围神经病、共济失调和视网膜色素变性）。

8. 线粒体病的诊断流程见图 7-1。

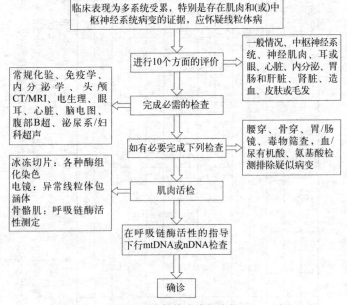

图 7-1　线粒体病诊断流程

第六节　重症肌无力

长期医嘱	临时医嘱
神经内科护理常规	血常规、尿常规、粪常规 + 隐血试验
一级护理	
普通饮食	血清生化全套
或 鼻饲流质饮食	血气分析（prn）
吸氧　prn	凝血功能
心电监测　prn[1]	糖化血红蛋白
溴吡斯的明　60mg po tid[2]	血沉、C 反应蛋白（CRP）

续表

长期医嘱	临时医嘱
甲泼尼龙琥珀酸钠 1.0g iv gtt[3] 0.9% 氯化钠注射液 qd 500mL 或 人免疫球蛋白 0.4g/(kg·d)×5d iv gtt[4]	肿瘤标志物
	免疫全套、类风湿因子、抗链球菌溶血素 O、甲状腺功能及相关抗体、抗中性粒细胞胞质抗体（ANCA）
硫唑嘌呤 25～50mg po bid prn[5] 或 他克莫司 1.5mg po bid[6] 或 0.9% 氯化钠 注射液 500mL iv gtt[7] 利妥昔单抗注射液 qd 500mg	血液传染病学检查（包括乙型肝炎、丙型肝炎、梅毒、艾滋病等）
	血 清 抗 AChR 抗体、MuSK抗体、LRP4 抗体、Titin 抗体、RyR 抗体、血清抗 VGCC 抗体[8]
	心电图、超声心动图
	胸部正侧位 X 线片
	肌疲劳试验（Jolly 试验）
	新斯的明试验和冰敷试验[9]
	胸腺 CT（必要时增强或胸腺MRI）[10]
	针极肌电图、神经传导速度、低/高频重复神经电刺激，单纤维肌电图 prn[11]
	胸外科会诊[12]

❶ 部分重症肌无力（MG）病例起病急骤，发展迅速，很快累及肋间肌而影响呼吸，出现吞咽困难，构音不清，呼吸肌麻痹。此类患者需给予一级护理、吸氧、心电监测，必要时进行气管内插管，机械通气，定时翻身、拍背、吸痰及雾化，并尽快启动人免疫球蛋白（IVIG）或血浆置换（PE）治疗。应用大剂量激素的重症肌无力患者，因激素早期可一过性加重病情，甚至诱发肌无力危象，也应给予一级护理，密切观察病情变化。

❷ 胆碱酯酶抑制剂（ChEI）溴吡斯的明是治疗所有类型 MG 的一线药物，可缓解、改善绝大部分 MG 患者的临床症状，溴吡斯的明应当作为 MG 患者初始治疗的首选药物，依据病情与激素及其他非激素类免疫抑制联合使用。用法：一般成年人服用溴吡斯的明的首次剂量为 60mg 口服，每日 3～4 次，全天最大剂量不超过 480mg。应根据患者对溴吡斯的明的敏感程度个体化应用，达到治疗目标时可逐渐减量或停药。溴吡斯的明的副作用包括恶心、流涎、腹痛、腹泻、心动过缓及出汗增多等。妊娠期使用溴吡斯的明是安全有效的。

❸ 糖皮质激素是治疗 MG 的一线药物，可使 70%～80% 的患者症状得到明显改善。主要为口服醋酸泼尼松以及甲泼尼龙（5mg 醋酸泼尼松 =4mg 甲泼尼龙，甲泼尼龙起效较快，无须肝脏转化直接发挥抗炎作用。抗炎作用是醋酸泼尼松的 1.25 倍，可迅速改善 MG 临床症状；甲泼尼龙与受体亲和力高，免疫抑制作用是醋酸泼尼松的 18 倍；副作用较少，对肝功能不全及联合使用免疫抑制剂的 MG 患者比较安全，疗效可靠）。醋酸泼尼松按体重 0.5～1.0mg/（kg·d）清晨顿服，最大剂量不超过 100mg/d，一般 2 周内起效，6～8 周效果最为显著。或以 20mg 起始，每 5～7d 递增 10mg，至目标剂量 60～80mg。达到治疗目标后，维持 6～8 周后逐渐减量，每 2～4 周减 5～10mg，至 20mg 后每 4～8 周减 5mg，酌情隔日口服最低有效剂量，过快减量可致病情复发。为避免长期口服大剂量激素，治疗初期可与其他非激素类口服免疫抑制剂（如硫唑嘌呤、他克莫司等）联用，可更快达到治疗目标。使用激素期间必须严密观察病情变化，约 40%～50% 的患者在服药 2～3 周内症状一过性加重并有可能诱发肌无力危象，尤其是晚发型、病情严重或球部症状明显的患者，使用激素早期更容易出现症状加重，因此，上述患者在应用激素前，可先使用 IVIG 或 PE 使病情稳定后再使用，并做好开放气道的准备。长期服用糖皮质激素可引起食量增加、体重增加、向心性肥胖、血压升高、血糖升高、白内障、青光眼、内分泌功能紊乱、精神障碍、骨质疏松、股骨头坏死、消化道症状等，应引起高度重视。及时补充钙剂和双磷酸盐类药物可预防或减轻骨质疏松，使用抑酸类药物可预防胃肠道

并发症。

❹ IVIG 与 PE 主要用于病情快速进展、危及生命的情况，如肌无力危象、严重的球麻痹所致吞咽困难、肌无力患者胸腺切除术前和围手术期治疗，可使绝大部分患者的病情得到快速缓解，待症状稳定后可添加激素或非激素免疫抑制剂治疗。IVIG 按体重 400mg/（kg·d）静脉注射 5d，多于使用后 5～10d 左右起效，作用可持续 2 个月左右。PE 与 IVIG 疗效相当，多于 2 周内置换 5 次，置换液可用健康人血浆或白蛋白，起效快，多于首次或第 2 次 PE 后 2d 左右起效，作用可持续 1～2 个月。但需注意的是使用 IVIG 治疗后 4 周内不建议进行 PE。另外，IVIG 在轻型 MG 或眼肌型 MG 患者中的疗效不确定，对于 MuSK-MG，推荐使用 PE。IVIG 还可用于难治性 MG 或者免疫抑制剂治疗有禁忌的 MG 患者。

❺ 硫唑嘌呤（AZA）是 6-巯基嘌呤的前体药物，巯基嘌呤被代谢为 6-硫鸟嘌呤，硫鸟嘌呤通过抑制快速增殖的细胞（如 T 和 B 淋巴细胞）嘌呤核苷酸的生物合成来干扰 DNA 合成。AZA 与糖皮质激素联用，有助于激素减量以及防止疾病复发，作为全身型及部分眼肌型 MG 的一线用药。AZA 起效较慢，多于服药后 3～6 个月起效，1～2 年后可达全效，可使 70%～90% 的 MG 患者症状得到明显改善。起始剂量为 50mg/d，每隔 2～4 周增加 50mg，至有效剂量 2～3mg/（kg·d），分 2 次口服。主要副作用包括骨髓抑制（白细胞减少、贫血、血小板减少）、肝功能损害、脱发、流感样症状及消化道症状等，多发生在启动治疗的 6 周左右。嘌呤甲基转移酶缺乏将导致 6-硫鸟嘌呤水平升高，从而导致骨髓抑制，该酶表型或基因型检测可预测服药过程中白细胞减少的风险。长期服用 AZA，应密切监测血常规和肝肾功能，服药第 1 个月，每周监测血常规及肝肾功能；服药后前 6 个月，应每个月监测血常规及肝肾功能；此后每 3 个月监测血常规及肝肾功能。若白细胞计数低于 $4.0×10^9$/L，应将 AZA 减量；若白细胞计数低于 $3.0×10^9$/L 或肝功能检测指标为正常值上限的 3 倍，应立即停药。

❻ 他克莫司为钙调磷酸酶抑制剂，与环孢素作用机制相似，通过阻断包括 IL-2 在内的细胞因子基因转录，抑制 T 细胞活性和增殖，具有更强的免疫抑制作用。他克莫司适用于不能耐受激素和其他免

疫抑制剂副作用或对其疗效差的 MG 患者，特别是 RyR 抗体阳性者。他克莫司起效快，一般 2 周左右起效，疗效呈剂量依赖性。使用方法：3.0mg/d，分 2 次空腹口服，或按体重 0.05 ～ 0.1mg/（kg·d），目标谷浓度为 4.8 ～ 10ng/mL。主要副作用包括血糖升高、血镁降低、震颤、肝肾功损害以及罕见的骨髓抑制。

吗替麦考酚酯（MMF）可抑制 T 和 B 淋巴细胞的增殖，作用机制同 AZA，但更安全，耐受性好，长期使用可使大多数患者达到 MMS 或更好状态。使用方法：起始剂量 0.5 ～ 1.0g/d，分 2 次口服；维持剂量 1.0 ～ 1.5g/d，症状稳定后每年减量不超过 500mg/d，突然停药或快速减量可导致病情复发及恶化。注意，MMF 不可与 AZA 同时使用。常见不良反应为恶心、呕吐、腹泻、腹痛等胃肠道反应，白细胞减低，泌尿系统感染及病毒感染等。用药后的前 6 个月，每个月监测血常规及肝肾功能，此后每 3 个月监测血常规及肝肾功能。MMF 具有致畸性，备孕及孕妇禁用。

环孢素通过干扰钙调神经磷酸酶信号，抑制包括白细胞介素 2（IL-2）和干扰素 -γ 在内的促炎细胞因子分泌，从而发挥免疫抑制作用。3 ～ 6 个月起效，用于对激素及 AZA 疗效差或不能耐受其副作用的患者。环孢素早期与激素联合使用，可显著改善肌无力症状，并降低血中 AChR 抗体滴度，但肾毒性较大，不作为首选推荐。使用方法：按体重 2 ～ 4mg/（kg·d）口服，维持血药浓度在 100 ～ 150ng/mL。主要副作用包括肾功能损害、血压升高、震颤、牙龈增生、肌痛和流感样症状等。服药期间每个月监测血常规、肝肾功能，严密监测血压。

环磷酰胺用于其他免疫抑制剂治疗无效的难治性及伴胸腺瘤的 MG。与激素联合使用可显著改善肌无力症状，并在 6 ～ 12 个月时使激素用量减少。使用方法：静脉滴注 400 ～ 800mg/ 周，或分 2 次口服，100mg/d，直至总量 10 ～ 20g，个别患者需要服用到 30g。好转后减量，2mg/（kg·d）。副作用包括白细胞减少、脱发、恶心、呕吐、腹泻、出血性膀胱炎、骨髓抑制、致畸以及远期肿瘤风险等。需要定期复查血常规和肝肾功能。

甲氨蝶呤用于其他免疫抑制剂治疗无效的难治性或伴胸腺瘤的 MG，仅作为三线用药。用法：每周 10mg 口服起始，逐步加量至

20mg/周，如不能耐受口服制剂产生的消化道不良反应，也可选择肌内注射制剂。副作用包括胃肠道反应及肝功能异常，可伴发口腔炎、皮疹、肺纤维化、白细胞减低。治疗时需同时添加叶酸 1mg/d 预防口腔炎，并应密切关注骨髓抑制及肝功能损害等副作用。甲氨蝶呤有生殖致畸性，怀孕或孕妇禁用。

❼ 目前临床上用于 MG 治疗的靶向生物制剂包括靶向补体的依库珠单抗（Eculizumab）以及靶向 B 细胞的利妥昔单抗（rituximab, RTX）。此外，一些靶向免疫系统不同组分的生物制剂正在研究中，如靶向 B 细胞激活因子的 Belimumab 以及靶向 FcRn 的 Efgartigimod 等。Belimumab 能够清除所有的浆细胞、激活 B 细胞及天然 B 细胞，但不能清除记忆 B 细胞。Efgartigimod 靶向 FcRn 的抗体片段，通过与 FcRn 结合阻断 IgG 循环（其与 FcRn 的亲和力超过正常 IgG 抗体的 Fc 部分），导致引起自身免疫疾病 IgG 抗体的快速消耗。

利妥昔单抗（rituximab, RTX）：RTX 为人鼠嵌合的单克隆抗体，通过靶向 B 细胞膜分子 CD20 实现特异性清除 B 细胞，用于对激素和免疫抑制剂疗效差的难治性全身型 MG，特别是 MuSK-MG，对部分 AChR-MG 有效。RTX 用药方案目前尚无统一标准，通常为诱导治疗序贯维持治疗。临床推荐诱导方案包括标准方案及低剂量方案。a. 标准方案：诱导剂量按体表面积 375mg/m²，间隔 1 周给药 1 次，连续给药 4 周，序贯给药 1g，间隔 2 周治疗 1 次，共 2 次。b. 低剂量方案包括：按体表面积 375mg/m²，间隔 2 周给药 1 次，共 2 次或 100+500mg 单次治疗。维持剂量为按体表面积 375 ~ 750mg/m²。通常在给药后第 4 周，患者外周血 B 细胞比例可降至 0，1 次给药为 1 个循环，作用可维持 6 个月，6 个月后 B 细胞开始爬升。维持治疗更多为经验性治疗，有医师建议临床复发时追加 RTX 治疗，也有医师建议每隔 6 个月给予一次 RTX 治疗。CD27+ 记忆 B 细胞的监测有助于判断疾病复发以及指导 RTX 追加给药。RTX 主要副作用包括发热、寒战、支气管痉挛、白细胞减少、血小板减少和进行性多灶性白质脑病等。

依库珠单抗为靶向补体级联反应的关键组分 C5 的人源化单克隆抗体，可有效抑制 C5 激活。补体在 AchR-MG 发病中发挥着重要作用。依库珠单抗对其他免疫抑制治疗无效的抗 AchR 抗体阳性全身型 MG 患者有明显的疗效，2017 年 FDA 批准依库珠单抗用于 AchR-GMG 成年患者的治疗，其价格昂贵，建议用于中重度、难治性 MG。

❽ 疑诊 MG 的患者应该首先进行血清抗体检测。约 50% ～ 60% 的眼肌型 MG、85% ～ 90% 的全身型 MG 患者血清中可检测到 AChR 抗体。放射免疫沉淀法（RIA）是 AChR 抗体的标准检测方法，可进行定量检测。ELISA 法较 RIA 法敏感性低。AChR 抗体阴性 MG 患者血清中约 10% ～ 20% 可检测到 MuSK 抗体，标准检测方法为 RIA 或 ELISA，MuSK 抗体主要属于 IgG4 亚类，不能激活补体，由于 Fab 臂交换，功能上主要是单价的。近年已开发出基于细胞的检测方法（CBA）用于 AChR 抗体和 MuSK 抗体的检测。此外，AChR 抗体和 MuSK 抗体均阴性的 MG 患者中约 7% ～ 33% 可检测出 LRP4 抗体（目前主要采用 CBA 法检测）。极少部分 MG 患者血清无上述可检测到的抗体，包括 AchR、MuSK 及 LRP4 抗体，称为抗体阴性 MG。另外，在抗 AChR 阳性的 MG 患者中 20% ～ 40% 抗 Titin 阳性，而在 40% 的晚发型 MG 中存在 RyR 抗体，AChR 抗体阳性患者若存在 Titin 或 RyR 抗体，往往提示病情更重，部分伴有胸腺瘤。Titin 抗体通常采用 ELISA 法检测，RyR 抗体可采用免疫印迹法或 ELISA 法检测。临床表现不典型的肌无力患者，应同时检测血清电压依赖性钙离子通道（VGCC）抗体，对协助诊断 Lambert-Eaton 综合征有帮助。

❾ 新斯的明试验是一个重要的 MG 诊断工具，特别是当不能获得可靠的血清学或电生理诊断证据时。具体操作：成人肌内注射新斯的明 1.0 ～ 1.5mg，同时予以阿托品 0.5mg 肌内注射，以消除其 M 胆碱样不良反应；注射前可参照 MG 临床绝对评分标准（表7-7）。选取肌无力症状最明显的肌群，记录一次肌力，注射后每 10min 记录一次，持续记录 60min。以改善最显著时的单项绝对分数，依照公式计算相对评分作为试验结果判定值。相对评分 =（试验前该项记录评分 - 注射后每次记录评分）/ 试验前该项记录评分 ×100%。相对评分 ≤ 25% 为阴性，25% ～ 60% 为可疑阳性，≥ 60% 为阳性。检测结果阴性不能排除 MG 的诊断。另外，冰敷试验（the ice-pack test）对诊断 MG 有较高的敏感性，且操作简单，但特异度太

表 7-7 重症肌无力临床评分标准（简表）

测定项目/计分标准	0	1	2	3	4
上睑遮挡角膜（钟表位）	11～1点	10～2点	9～3点	8～4点	7～5点
上睑疲劳试验/s	＞60	31～60	16～30	6～15	≤5
外展/内收露白（mm）+复视	≤2mm 无复视	≤4mm 有复视	＞4mm，≤8mm 有复视	＞8mm，≤12mm 有复视	＞4mm 有复视
上肢前平举/s	＞120	61～120	31～60	11～30	0～10
下肢直腿抬高/s	＞120	61～120	31～60	11～30	0～10
面肌无力	正常	闭目力差，埋睫征不全	闭目力差，能勉强闭上眼裂，埋睫征消失	闭目不能，鼓腮漏气	噘嘴不能，面具样面容
咀嚼吞咽困难（计分×2）	能正常进食	进普食后疲劳，进食时间延长，但不影响每次进食量	进食后疲劳，进食时间延长，已影响每次进食量	不能进普食，只能进半流质	只能通过鼻饲饮食
呼吸肌无力（计分×2）	正常	轻微活动时气短	平底行走时气短	静坐时气短	常用人工辅助呼吸机

低（约25%），具体操作：首先嘱患者双眼向前平视，测量瞳孔轴线上的上下眼睑边缘之间的距离，即睑裂。然后用纱布包裹冰袋，置于下垂眼睑上方2min，冰敷完毕后迅速地（＜10s）再次测量睑裂大小，增加2mm以上视为阳性，冰敷试验主要用于眼肌型MG。

⑩ 约80%的MG患者伴有胸腺异常，包括胸腺增生及胸腺瘤（占15%）。CT为常规检测胸腺方法，胸腺瘤检出率可达94%；MR有助于区分一些微小胸腺瘤和以软组织包块为表现的胸腺增生；必要时可行CT增强扫描；PET-CT有助于区别胸腺癌和胸腺瘤。相反，胸腺瘤患者有1/3可发展为MG。

⑪ 神经电生理检查是诊断本病最为客观、关键的检查指标。常规肌电图及神经传导速度一般正常，对排除其他肌肉病或周围神经病有重要价值。低频重复神经电刺激（RNS）采用低频（2～3Hz）重复电刺激神经干，在相应肌肉记录复合肌肉动作电位（CMAP）。常规检测的神经包括面神经、副神经、腋神经和尺神经。持续时间为3s，结果以第4或第5波与第1波的波幅进行比较，波幅衰减10%以上为阳性，称为波幅递减。部分患者第4波后波幅不再降低和回升，形成U字样改变。服用胆碱酯酶抑制剂的患者需停药12～18h后进行检查。RNS的特异性高，全身型MG中达到97%，在眼肌型MG中达到94%。与突触前膜病变鉴别时需要进行高频RNS（30～50Hz）或者大力收缩后10s观察CMAP波幅变化，递增100%以上为异常，称为波幅递增。

单纤维肌电图（SFEMG）并非常规的检测手段，敏感性很高，不受胆碱酯酶抑制剂影响，主要用于眼肌型MG或临床怀疑MG但RNS未见异常的患者。通过特殊的单纤维针电极测定"颤抖"（Jitter）反映神经肌肉接头（NMJ）的传递功能。"颤抖"一般为15～35μs，超过55μs为"颤抖增宽"，一块肌肉记录20个"颤抖"中有2个或2个以上大于55μs则为异常。检测过程中出现阻滞（block）判定为异常。

⑫ MG伴胸腺瘤患者应尽早行胸腺切除手术，经胸骨正中入路扩大胸腺切除已成为治疗胸腺瘤及合并胸腺增生MG的标准手术方式。扩大胸腺切除指的是在不损伤喉神经、左侧迷走神经及膈神经的前提下，安全切除肿瘤及异位的胸腺组织。异位胸腺组织大多数

存在于前纵隔脂肪中，除此之外，还包括位于包膜、侧甲及横膈膜的脂肪组织。对于非胸腺瘤 AchR-GMG，推荐在疾病早期行胸腺切除，可减少其他免疫抑制剂使用。而对于非胸腺瘤眼肌型 MG，若其他治疗无效，也可能从胸腺切除中获益。对于 MuSK-MG 不推荐行胸腺切除。胸腺切除后起效时间为 6～24 个月不等。部分 MG 患者经胸腺切除后可完全治愈，也有部分 MG 患者胸腺切除后仍需长期免疫抑制治疗。近年来微创手术已成为胸腺切除的主流术式，与开胸手术相比，微创手术创伤小，住院时间短，镇痛药物使用少，创口外观处理效果更美观。需注意的是，胸腺切除需在患者病情相对稳定，能够耐受手术的情况下进行。若症状严重，除非怀疑高度恶性胸腺瘤者外，可先给予相应治疗（如 IVIG），待病情稳定后再行手术，有助于减少并防止术后肌无力危象的发生。

注：1. 重症肌无力（myasthenia gravis，MG）是由自身抗体介导的获得性神经-肌肉接头（NMJ）传递障碍的自身免疫性疾病。乙酰胆碱受体（AChR）抗体是最常见的致病性抗体；此外，针对突触后膜其他组分，包括肌肉特异性受体酪氨酸激酶（MuSK）、低密度脂蛋白受体相关蛋白 4（LRP4）及兰尼碱受体（RyR）等抗体陆续被发现参与 MG 发病，这些抗体可干扰 AChR 聚集、影响 AChR 功能及 NMJ 信号传递。MG 主要临床表现为骨骼肌无力、易疲劳，活动后加重，休息和应用胆碱酯酶抑制剂后症状明显缓解、减轻。MG 各个年龄阶段均可发病，30 岁和 50 岁左右呈现发病双峰，最新流行病学调查显示，我国 70～74 岁年龄组为高发人群。

2. MG 的临床表现与受累肌群有关，全身骨骼肌均可受累，表现为波动性无力和易疲劳性，症状呈"晨轻暮重"，活动后加重、休息后可减轻。眼外肌最易受累，表现为对称或非对称性上睑下垂和（或）双眼复视，是 MG 最常见的首发症状，见于 80% 以上的 MG 患者。面肌受累可致眼睑闭合无力、鼓腮漏气、鼻唇沟变浅、苦笑或呈肌病面容。咀嚼肌受累可致咀嚼困难。咽喉肌受累可出现构音障碍、吞咽困难、鼻音、饮水呛咳及声音嘶哑等。颈肌受累可出现抬头困难或不能。肢体无力以近端为著，表现为抬臂、梳头、上楼梯困难，感觉正常。呼吸肌无力可致呼吸困难。发病早期可单独出现眼外肌、咽喉肌或肢体肌肉无力；脑神经支配肌肉较脊神经支配肌肉更易受累。肌无力常从一组肌群开始，逐渐累及其他肌群，直到全身肌无力。部分患者短期内病情可出现迅速进展，发生肌无力危象。

3. MG 临床上以前采用改良 Osserman 分型，目前多采用美国重症肌无力基金会（MGFA）临床分型（表 7-8），旨在评估疾病严重程度，指导治疗及评估预后。疾病严重程度可根据定量 MG 评分（QMGS）评估（表 7-9）。

表 7-8　MGFA 临床分型

分型	临床表现
Ⅰ 型	眼肌无力，可伴闭眼无力，其他肌群肌力正常
Ⅱ 型	除眼肌外的其他肌群轻度无力，可伴眼肌无力
Ⅱa 型	主要累及四肢肌和（或）躯干肌，可有较轻的咽喉肌受累
Ⅱb 型	主要累及咽喉肌和（或）呼吸肌，可有轻度或相同的四肢肌和（或）躯干肌受累
Ⅲ 型	除眼肌外的其他肌群中度无力，可伴有任何程度的眼肌无力
Ⅲa 型	主要累及四肢肌和（或）躯干肌，可有较轻的咽喉肌受累
Ⅲb 型	主要累及咽喉肌和（或）呼吸肌，可有轻度或相同的四肢肌和（或）躯干肌受累
Ⅳ型	除眼肌外的其他肌群重度无力，可伴有任何程度的眼肌无力
Ⅳa 型	主要累及四肢肌和（或）躯干肌受累，可有较轻的咽喉肌受累
Ⅳb 型	主要累及咽喉肌和（或）呼吸肌，可有轻度或相同的四肢肌和（或）躯干肌受累
Ⅴ型	气管内插管，伴或不伴机械通气（除术后常规使用外）；仅鼻饲而不进行气管内插管的病例为Ⅳb 型

表 7-9 QMGS 项目及评分标准

检查项目	评分标准			
	正常（0 分）	轻度（1 分）	中度（2 分）	重度（3 分）
左右侧视出现复视 /s	≥ 61	11 ～ 60	1 ～ 10	自发
上视出现眼睑下垂 /s	≥ 61	11 ～ 60	1 ～ 10	自发
眼睑闭合	正常	闭合时可抵抗部分阻力	闭合时不能抵抗阻力	不能闭合
吞咽 100mL 水	正常	轻度呛咳	严重呛咳或鼻腔反流	不能完成
数数 1 ～ 50（观察构音障碍）	无构音障碍	30 ～ 49	10 ～ 29	0 ～ 9
坐位右上肢抬起 90°时间 /s	240	90 ～ 239	10 ～ 89	0 ～ 9
坐位左上肢抬起 90°时间 /s	240	90 ～ 239	10 ～ 89	0 ～ 9
肺活量占预计值 /%	≥ 80	65 ～ 79	50 ～ 64	< 50
右手握力 /kg				
男	≥ 45	15 ～ 44	5 ～ 14	0 ～ 4
女	≥ 30	10 ～ 29	5 ～ 9	0 ～ 4
左手握力 /kg				
男	≥ 35	15 ～ 34	5 ～ 14	0 ～ 4
女	≥ 25	10 ～ 24	5 ～ 9	0 ～ 4
平卧位抬头 45°/s	120	30 ～ 119	1 ～ 29	0
平卧位右下肢抬起 45°/s	100	31 ～ 99	1 ～ 30	0
平卧位左下肢抬起 45°/s	100	31 ～ 99	1 ～ 30	0

4.《2020年中国重症肌无力诊疗指南》提出新的MG亚组分类，以血清抗体及临床特点为基础（表7-10），对MG个体化治疗及预后评估更具指导意义。各亚组MG的临床特点如下。

（1）OMG 属MGFA Ⅰ型，可发生于任何年龄阶段。我国青少年儿童以眼肌型为主，很少向全身型转化。成人发病的OMG，在眼肌症状出现2年内容易向全身型转化，2年自然转化率为23%～31%；合并胸腺瘤、异常RNS结果、AchR抗体阳性、病情严重的OMG更易发生转化。早期免疫抑制治疗减少OMG继发转化，部分青少年OMG可能会自行缓解。

（2）AchR-全身型MG 该类患者血清AchR抗体阳性，无影像学怀疑或病理确诊的胸腺瘤；依据发病年龄可分为早发型MG（EOMG）及晚发型MG（LOMG）。EOMG是指首次发病在50之前，女性发病略高于男性，常合并胸腺增生，胸腺切除可获益，与HLA-DR3、HLA-B8以及其他自身免疫性疾病风险基因相关；LOMG是指首次发病在50岁以后，男性发病略高于女性，胸腺萎缩多见，少数伴胸腺增生的患者胸腺切除可能获益。

（3）MuSK-MG 大约在1%～4%的MG患者血清中可检测到MusK抗体，与AchR抗体（IgG1和IgG3）不同，绝大多数MuSK抗体属于IgG4亚型，其与AchR-IgG极少同时出现。MuSK-MG受累肌群较局限，以球部、颈部及呼吸肌受累为主，其次为眼外肌、四肢肌，主要表现为延髓麻痹、面颈肌无力。MuSK-MG与HLA-DQ5相关，通常不伴胸腺异常。

（4）LRP4-MG 在1%～5%的MG以及7%～33%的AchR、MuSK抗体阴性MG患者可检测出LRP4抗体。LRP4-MG的临床特点尚不完全明确，有研究表明该亚组患者临床症状较轻，部分患者可仅表现为眼外肌受累，很少出现肌无力危象；也有研究发现，LRP4抗体阳性患者均为GMG，表现为严重的肢带肌无力和（或）进行性延髓麻痹。目前研究尚未发现LRP4-MG伴有胸腺异常。

（5）抗体阴性MG 极少部分患者血清无上述可检测到的抗体，包括AchR、MuSK及LRP4抗体，称为抗体阴性MG。

（6）胸腺瘤相关MG 约占MG患者的10%～15%，属于副肿瘤综合征，任何年龄均可发病，相对发病高峰在50岁左右。绝大

表 7-10 MG 亚组分类及临床特点

亚组	抗体	合并其他肌无力抗体	发病年龄	胸腺	胸腺切除
OMG	可出现 AChR、MuSK 及 LRP4 抗体	极少	任何年龄	正常或异常	证据不足
AChR-GMG（早发型）	AChR	极少	< 50 岁	胸腺增生	获益
AChR-GMG（晚发型）	AChR	合并 Titin、RyR 抗体	> 50 岁	胸腺萎缩，小部分增生	可能获益（胸腺增生）
MuSK-MG	MuSK	极少	任何年龄	正常	不推荐
LRP4-MG	LRP4	极少	任何年龄	正常	不推荐
抗体阴性 MG	未检测到 AChR、MuSK 及 LRP4 抗体	可能出现	任何年龄	正常或增生	证据不足
胸腺瘤相关 MG	AChR	通常合并 Titin、RyR 抗体	任何年龄	胸腺上皮细胞瘤	可能获益

说明：MG 为重症肌无力；OMG 为眼肌型 MG；GMG 为全身型 MG；AChR 为乙酰胆碱受体；MuSK 为肌肉特异性受体酪氨酸氢激酶；LRP4 为低密度脂蛋白受体相关蛋白 4；Titin 为连接素；RyR 为兰尼碱受体。

多数胸腺瘤相关 MG 可检测出 AchR 抗体，除此之外，多合并连接素（Titin）抗体及 RyR 抗体，胸腺瘤相关 MG 病情略重，需要更长疗程免疫抑制治疗。

5. MG 诊断依据　在具有典型 MG 临床特征（波动性肌无力）的基础上，满足以下 3 点中的任意一点即可做出诊断，包括药理学检查、电生理学特征以及血清抗 AchR 等抗体检测。同时需排除其他疾病。所有确诊 MG 患者需进一步完善胸腺影像学检查（纵隔 CT 或 MRI），进一步行亚组分类。

MG 的诊断流程：对于具有 MG 临床特征的患者，第一步应检测血清 AChR-Ab 和 MuSK-Ab，确定致病抗体的类型；对于血清学阴性的患者，第二步应进行电诊断试验。RNS 敏感度低，但有高度特异性，如果测试结果为阴性，则进行 jitter 检测；药理学试验可作为电诊断试验的替代方法，特别是眼肌型 MG。也有专家建议进行冰敷试验；如果患者上述所有检查均呈阴性，且临床表现为明显波动的不对称上睑下垂和复视，则眼部 MG 是可能的。如果病程短，应考虑治疗观察和复检，因为个别患者随着疾病进展和表位扩散，抗体浓度可增加，再次检测可能呈阳性。

与眼肌型 MG 应鉴别的疾病包括：眼睑痉挛、Miller-Fisher 综合征、慢性进行性眼外肌麻痹或 KSS 综合征、眼咽型肌营养不良、脑干病变、眶内占位病变、脑神经麻痹、Graves 眼病以及先天性肌无力综合征等；与全身型 MG 鉴别的疾病包括：Lambert-Eaton 综合征（LEMS）、进行性延髓麻痹、先天性肌无力综合征、肉毒中毒、吉兰-巴雷综合征（GBS）、慢性炎性脱髓鞘性多发性神经病、炎性肌病以及代谢性肌病等。

（1）Lambert-Eaton 综合征　是免疫介导的累及神经肌肉接头突触前膜电压门控钙通道（VGCC）的疾病，属于神经系统副肿瘤综合征，多继发于小细胞肺癌，也可继发于其他神经内分泌肿瘤。临床表现：四肢近端对称性无力，腱反射减低，以口干为突出表现的自主神经症状，极少出现眼外肌受累，腱反射在运动后可短暂恢复，其他自主神经症状如便秘、性功能障碍、出汗异常较少见。RNS 为低频刺激（2 ~ 3Hz）出现 CMAP 波幅递减大于 10%；高频刺激（20 ~ 50Hz）或者大力收缩后 10s CMAP 波幅递增大于 60%

或 100%。血清 VGCC 抗体多呈阳性，合并小细胞肺癌的 LEMS 可同时出现 SOX-1 抗体阳性。具体鉴别见表 7-11。

表 7-11　重症肌无力（MG）与 Lambert-Eaton 综合征的鉴别

鉴别点	MG	Lambert-Eaton 综合征
病变部位	突触后膜 AChR 病变导致 NMJ 传递障碍	突触前膜电压依赖性钙通道
性别	女性居多	男性居多
伴发疾病	其他自身免疫病	癌症（小细胞肺癌多见）
临床特点	眼外肌、延髓肌受累，全身性骨骼肌波动性肌无力，活动后加重、休息后减轻，晨轻暮重	四肢肌无力为主，下肢症状重，脑神经支配肌不受累或轻
疲劳试验	（+）	短暂用力后肌力增强、持续收缩后又呈病态疲劳
新斯的明试验	（+）	可呈（+），但不明显
低频、高频重复电刺激	波幅均降低，低频更明显	低频使波幅降低，高频可使波幅增高
血清 AChR-Ab	增高	不增高

（2）先天性肌无力综合征（CMS）　是一组罕见的由编码 NMJ 结构及功能蛋白的基因突变所致 NMJ 传递障碍的遗传性疾病，依据突变基因编码蛋白在 NMJ 的分布，CMS 可分为突触前、突触以及突触后突变。CMS 临床表现异质性大，多在出生时、婴幼儿期出现眼睑下垂、睁眼困难、喂养困难及运动发育迟滞等症状，青春期逐渐出现眼球固定，而因 *DOK7*、*RAPSN*、*CHAT* 以及 *GFPT1* 突变所致的 CMS 几乎不出现眼外肌麻痹。与 MG 的鉴别主要依靠血清学抗体检测、肌肉活检及全外显子测序。

（3）**肉毒中毒** 由肉毒梭菌毒素累及 NMJ 突触前膜所致，表现为眼外肌麻痹以及吞咽、构音、咀嚼无力，肢体对称性弛缓性瘫痪，可累及呼吸肌。若为食物肉毒素中毒，在肌无力之前可出现严重恶心、呕吐。瞳孔扩大和对光反应迟钝、四肢腱反射消失、突出的自主神经症状有助于将肉毒中毒与 MG 鉴别。电生理检查结果与 LEMS 相似：低频 RNS 可见波幅递减，高频 RNS 波幅增高或无反应，取决于中毒程度。对血清、粪便及食物进行肉毒梭菌分离及毒素鉴定可明确诊断。

（4）**吉兰-巴雷综合征（GBS）** 典型 GBS 与 MG 鉴别不难。咽颈臂丛型 GBS 以延髓麻痹、抬颈及双上肢近端无力为主要表现，易误诊为 MG，尤其是 MuSK-MG。咽颈臂丛型 GBS 多有前驱感染病史，查体可见双上肢腱反射减低或消失，脑脊液可出现蛋白-细胞分离现象，血清抗 GT1a 抗体可呈阳性，MuSK-MG 则血清 MuSK 抗体阳性，另外 IVIG 对 GBS 效果明显，对 MuSK-MG 疗效不佳或无效。

（5）**炎性肌病** 多种原因导致的骨骼肌间质性炎性病变，表现为进行性加重的弛缓性四肢无力和疼痛。肌电图示肌源性损害。血肌酶明显升高、肌肉活检有助于诊断。糖皮质激素治疗有效。

6. MG 的治疗目标和几个概念介绍如下。

（1）**MG 治疗目标** 依据 MGFA 对 MG 干预后状态的分级，达到微小状态（minimal manifestation status，MMS）或更好，治疗相关副作用（CTCAE）≤1 级。MMS 指没有任何因肌无力引起的功能受限，经专业的神经肌病医师检查可发现某些肌肉无力。CTCAE 1 级指该治疗未引起临床症状或症状轻微，不需要干预。

（2）**危象前状态** MG 病情快速恶化，依据临床医师的经验判断，数天或数周内可能发生肌无力危象。危象前状态的及时识别、干预可避免肌无力危象的发生。

（3）**肌无力危象** MG 病情快速恶化，需要立即开放气道，辅助通气；或者 MGFA 分型为 V 型。

（4）**难治性 MG** 对于难治性 MG，尚无统一的标准，基于现有研究证据定义为：传统的糖皮质激素或者至少 2 种免疫抑制剂（足量、足疗程）治疗无效，干预后状态为无变化或者加重；不能耐受免疫抑制剂的副作用或有免疫抑制剂使用禁忌证，需要反复予 IVIG 或者 PE 以缓解病情；或病程中反复出现肌无力危象。

7.目前，MG 的治疗仍以胆碱酯酶抑制剂、糖皮质激素、免疫抑制剂、静脉注射免疫球蛋白（IVIG）、血浆置换（PE）以及胸腺切除为主，MG 的治疗策略可参照图 7-2 所示。

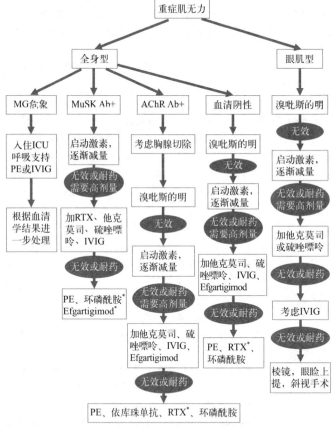

图 7-2 重症肌无力的治疗策略

* 表示可考虑使用，不确定

不同类型 MG 的治疗选择略有不同，简述如下：

（1）青少年MG　青少年MG以眼肌型多见，并可自发缓解。因此，青少年MG以溴吡斯的明治疗为主，不能达到治疗目标时可添加激素及其他非激素类口服免疫抑制剂。激素具有抑制生长发育的副作用，应避免长期使用，若需要长期使用，必须采用最低有效剂量维持以减少不良反应。小剂量糖皮质激素（按体重0.25mg/kg）可有效缓解临床症状，且无相关治疗副作用。青少年MG可定期应用PE或者IVIG，作为免疫抑制剂的替代选择。胸腺切除在青少年MG治疗中证据不足，不作为常规推荐。

（2）MG合并妊娠　MG患者如计划妊娠，应避免使用甲氨蝶呤和MMF等有致畸性的药物，若正在使用上述药物时，建议停药后方可妊娠。MG患者妊娠后对症状有何影响目前尚无明确定论。多数患者的病情不会加重，也不会影响分娩的时间和方式。溴吡斯的明仍为妊娠期的一线用药，不推荐静脉使用胆碱酯酶抑制剂，可诱发子宫收缩；激素相对安全，可以服用；尽管研究证实AZA相对安全，但也有一小部分专家不推荐妊娠期使用AZA。妊娠子痫不推荐使用硫酸镁，因其可阻断神经肌肉接头，推荐使用巴比妥类药物。提倡孕妇自然分娩；肌无力母亲分娩的新生儿可出现短暂性肌无力，应严密观察，一旦发生立即转移至新生儿监护室。

（3）成人眼肌型MG　成人眼肌型MG，尤其是晚发型、合并胸腺瘤、AChR抗体阳性及RNS异常的患者，推荐早期使用激素及免疫抑制剂。有证据表明，早期使用泼尼松及其他免疫抑制剂不仅可改善眼肌无力症状，还可防止眼肌型MG继发全身化。

（4）成人全身型MG　激素和免疫抑制剂联合使用为成人全身型MG的一线治疗。伴有胸腺异常，如胸腺瘤或胸腺增生，应早期行胸腺切除。

（5）难治性MG　可使用利妥昔单抗（RTX）、依库珠单抗或者大剂量环磷酰胺治疗，也可尝试胸腺切除及自体造血干细胞移植。

（6）MuSK-MG　MuSK-MG与AChR-MG在发病机制和临床表现均不同，MuSK-MG对激素反应好，急性期PE可迅速缓解肌无力症状，多项研究证实RTX可显著改善MuSK-MG的临床症状，延长复发时间以及降低激素用量。MuSK-MG不推荐胸腺切除。

（7）危象前状态或肌无力危象　患者一旦确诊为危象前状态或

肌无力危象，应积极给予快速起效治疗（IVIG 或 PE），同时评估其呼吸功能，监测动脉血气分析，并进一步判断肌无力危象的类型（表 7-12）。一旦出现呼吸衰竭（Ⅰ型或Ⅱ型），应及时做气管内插管、正压通气。筛查危象诱因，如是否由感染、手术或使用加重肌无力的药物所致，并积极采取相应控制措施（如控制感染、停用加重病情的药物等）。若为肌无力危象，酌情增加胆碱酯酶抑制剂剂量，直到安全剂量范围内（全天量小于 480mg）肌无力症状改善满意为止，不主张静脉给予胆碱酯酶抑制剂，可增加呼吸道分泌物，导致气道管理困难；若为胆碱能危象，应停用胆碱酯酶抑制剂，酌情使用阿托品，一般 5 ~ 7d 后再次使用，从小剂量开始逐渐加量，目前胆碱能危象已很少见。机械通气的患者须加强气道护理，定时翻身、拍背、吸痰及雾化，积极控制肺部感染，逐步调整呼吸机模式，尽早脱离呼吸机。

表 7-12　肌无力危象和胆碱能危象的鉴别诊断

项目	肌无力危象	胆碱能危象
心率	心动过速	心动过缓
肌肉	肌肉无力	肌肉无力和肌束震颤
瞳孔	正常或变大	缩小
皮肤	苍白，可伴发凉	潮红、温暖
腺体分泌	正常	增多
新斯的明试验	肌无力症状改善	肌无力症状加重

（8）免疫检查点抑制剂（immune checkpoint inhibitors，ICIs）相关 MG（ICIs-MG）　在使用 ICIs 治疗肿瘤的同时，引起既往 MG 病情加重或复发，以及 ICIs 治疗后新发的 MG，可以同时合并肌炎及心肌炎。ICIs 主要通过激活并促进 T 细胞抗肿瘤免疫，从而杀伤肿瘤细胞。ICIs 包括细胞毒 T 淋巴细胞抗原 4（CTLA-4）抑制剂（ipilimumab 等）、程序性死亡受体 1（PD-1）及其程序性死亡配体 1（PD-L1）抑制剂（nivolumab、pembrolizumab 等）。ICIs-MG 病情较重，肌无力危象发生率高。需要更积极治疗，推荐大剂量甲泼尼

龙（甲强龙）冲击联合 IVIG 或 PE，是否需要停用 ICIs 需根据肿瘤治疗情况。

（9）MG 患者合并其他疾病　MG 患者可合并 Graves 病、多发性肌炎、多发性硬化、干燥综合征、周期性瘫痪、Hashimoto 病、类风湿关节炎、系统性红斑狼疮、吉兰-巴雷综合征、再生障碍性贫血等疾病，部分患者还可能累及心肌，表现为心电图异常、心律失常等。因此，在积极治疗 MG 的同时，还要兼顾可能合并的其他疾病。

8. MG 患者需要避免使用或谨慎使用的药物包括部分激素类药物、部分抗感染药物（如氨基糖苷类抗生素等以及两性霉素等抗真菌药物）、部分心血管药物（如利多卡因、奎尼丁、β受体阻滞剂、维拉帕米等）、部分抗癫痫药物（如苯妥英钠、乙琥胺等）、部分抗精神病药物（如氯丙嗪、碳酸锂、地西泮、氯硝西泮等）、部分麻醉药物（如吗啡、哌替啶等）、部分抗风湿药物（如青霉胺、氯喹等）。其他注意事项包括：禁用肥皂水灌肠；注意休息、保暖；避免劳累、受凉、感冒、情绪波动等。

第八章 周围神经病

第一节 吉兰-巴雷综合征

长期医嘱	临时医嘱
神经内科护理常规	血常规 + 血型
一级护理❶	尿常规、粪常规 + 便培养
普通饮食 　或 鼻饲流质饮食	血清生化全套（肝肾功能、电解质、血糖、血脂等）、前白蛋白
病重通知 　或 病危通知　prn	凝血功能
持续低流量吸氧　prn	血气分析　prn
心电监测　prn	血沉、C 反应蛋白（CRP）
吸痰　prn	痰培养 + 药敏试验 + 微生物鉴定　prn
气管内插管或切开（必要时呼吸机辅助）	毒物筛查（重金属和有机化合物，prn）
保留导尿　prn	血液传染病学检查（包括乙型肝炎、丙型肝炎、梅毒、艾滋病等）
维生素 B_1　100mg im qd	
维生素 B_{12}　500μg im qd	腰椎穿刺检查（脑脊液常规、生化、免疫学——24h IgG 鞘内合成率和寡克隆区带，脑脊液细胞病理学，脑脊液 / 血液抗 GM1、GQ1b、GD1a 等抗体，脑脊液 / 血病毒 IgG+IgM）❸
维生素 B_6　10mg po tid	
人免疫球蛋白　0.4g/kg iv gtt 　qd×5❷ 　或 血浆置换　每次 30mL/kg×5	
	胸部正侧位 X 线片或胸部 CT
	心电图、超声心动图

续表

长期医嘱	临时医嘱
	神经电生理检查（包括针极肌电图、神经传导速度、F波、H反射、诱发电位等）❹
	脑和脊髓MRI（包括冠状位增强）、神经超声 prn❺
	神经心理评价
	康复科会诊❻

❶ 吉兰-巴雷综合征（Guillain-Barré syndrome，GBS）若起病急骤，发展迅速，累及延髓支配肌肉甚至呼吸肌，会出现吞咽困难，构音不清，呼吸肌麻痹，部分患者有明显的自主神经功能障碍（如体位性低血压、高血压、心动过速、心动过缓、严重心脏传导阻滞、窦性停搏），故需密切观察，悉心护理，给予吸氧、心电监测，监测生命体征，并书面告知家属病重（或病危）。有呼吸困难和延髓支配肌肉麻痹的患者应注意保持呼吸道通畅，加强吸痰防止误吸；若有明显呼吸困难，肺活量明显降低，血氧分压持续下降，应尽早进行气管内插管或气管切开，机械辅助通气；有吞咽困难和饮水呛咳者，需给予鼻饲，以保证营养，并防止误吸导致吸入性肺炎；合并有消化道出血或胃肠麻痹者，则给予静脉营养支持。患者如出现尿潴留，则留置导尿管以帮助排尿。对有神经疼痛的患者，适当应用药物缓解疼痛；如出现肺部感染、泌尿系感染、压力性损伤、下肢深静脉血栓形成，注意给予相应的对症处理，以防止病情加重。

❷ 对于确诊的GBS，或临床怀疑GBS但病情进展加重者，建议尽早启动免疫治疗。推荐静注人免疫球蛋白（IVIG）或进行血浆置换。IVIG治疗方案：400mg/（kg·d），静脉滴注，连续3～5d。血浆置换方案：每次血浆交换量为30～50mL/kg，在1～2周内进行3～5次。IVIG和血浆置换疗效相当，但IVIG简单易行，不需要复杂设备，且相对安全。血浆置换需要特殊设备和大量血浆，置换过程中血流动力学改变，可能造成血压变化、心律失常，或因使

用中心导管引发气胸、出血并可能合并败血症、发生输血后肝炎、输液反应、电解质紊乱、局部感染及过敏反应等。故 IVIG 通常为治疗 GBS 的首选。

免疫治疗主要针对发病 2 周以内的 GBS 患者，发病 2 周以上的 GBS 应用免疫治疗尚缺乏充分的循证证据支持，可根据患者具体情况，个体化选择治疗方案。对于免疫治疗后效果不佳或出现症状波动的患者，可在第 1 次 IVIG 结束后 2 周再次使用 IVIG 或补体 C5 抑制剂［依库珠单抗（eculizumab）］，但目前尚缺乏充分的循证证据支持，建议根据具体临床情况个体化选择。IVIG 治疗后不建议再进行血浆置换，因后者会将近期输入的 IgG 清除。

❸ 脑脊液检查在 GBS 的诊断与鉴别诊断中具有重要价值。GBS 的典型特征是脑脊液蛋白质升高而脑脊液细胞计数正常（白细胞数一般 < 10 个 /μL），即脑脊液蛋白-细胞分离现象。葡萄糖和氯化物正常。需注意的是，发病后第 1 周约 30% ～ 50% 的患者和第 2 周约 10% ～ 30% 的患者蛋白质水平正常，故脑脊液蛋白水平正常不能排除 GBS。明显的白细胞数增多（> 50 个 /μL）提示其他病变，如脑膜癌病或脊髓、神经根的感染性或炎性疾病。轻度的白细胞数增多（10 ～ 50 个 /μL）有时也可见于 GBS，但仍需考虑其他疾病，如神经根的感染性原因。另外，有的患者脑脊液出现寡克隆区带，部分患者脑脊液抗神经节苷脂抗体阳性。血及脑脊液病毒学检测（如巨细胞病毒抗体、EB 病毒抗体）对病因学判断有一定意义。

❹ 神经电生理检查在 GBS 的诊断、分型方面具有重要的作用。根据运动神经传导测定判断周围神经是否存在脱髓鞘性病变。通常选择一侧正中神经、尺神经、胫神经和腓总神经进行测定。注意神经电生理检测结果必须与临床相结合进行解释，在病程的不同阶段电生理改变特点也会有所不同，初期电生理无改变的患者在接下来的 1 ～ 2 周内应重新复查。

典型感觉运动型 GBS（AIDP）的神经电生理诊断标准如下。

A. 运动神经传导：至少 2 根运动神经存在下述参数中的至少 1 项异常。

a. 远端潜伏期较正常值上限延长 25% 以上。

b. 运动神经传导速度较正常值下限下降 20% 以上。

c. F 波潜伏期较正常值上限延长 20% 以上和（或）出现率下降等，F 波异常往往是最早出现的电生理改变。

d. 运动神经部分传导阻滞：周围神经常规测定节段的近端与远端比较，复合肌肉动作电位（compound muscle action potential，CMAP）负相波波幅下降 20% 以上，时限增宽小于 15%。

e. 异常波形离散：周围神经常规测定节段的近端与远端比较，CMAP 负相波时限增宽 15% 以上。当 CMAP 负相波波幅不足正常值下限的 20% 时，检测传导阻滞的可靠性下降。远端刺激无法引出 CMAP 波形时，难以鉴别脱髓鞘和轴索损害。

B. 感觉神经传导：感觉神经传导速度明显减慢，常伴有感觉神经动作电位波幅下降，部分患者可以见到腓肠神经感觉传导正常，而正中神经感觉传导异常的现象。

C. 针极肌电图：单纯脱髓鞘病变肌电图通常正常，如果继发轴索损害，在发病 10d 至 2 周后肌电图可出现异常自发电位。随着神经再生则出现运动单位电位时限增宽、高波幅、多相波增多，大力收缩时运动单位募集减少。

❺ MRI 并不用于 GBS 的常规检查，但可帮助排除其他疾病，如脑干感染、卒中、脊髓或前角细胞炎症、神经根压迫或软脑膜癌。神经根粗强化支持 GBS 的诊断，但敏感而不特异。脊髓 MRI 在与急性弛缓性脊髓炎的鉴别中有一定价值。另外，周围神经的超声检查有潜在的诊断价值，在病程早期发现颈神经根肿大，有助于早期诊断 GBS。

❻ GBS 初期四肢肌萎缩不明显，后期出现肢体远端肌萎缩，病情稳定后，应尽早请康复科会诊，早期进行正规的神经功能康复锻炼，以预防肌萎缩和关节挛缩。

注：1. 吉兰-巴雷综合征系一类免疫介导的急性炎性周围神经病。临床特征为急性起病，临床症状多在 2 周左右达到高峰，表现为多发神经根及周围神经损害，常有脑脊液蛋白-细胞分离现象，多呈单时相自限性病程，静注人免疫球蛋白（IVIG）和血浆置换治疗有效。急性炎性脱髓鞘性多发神经根神经病（acute inflammatory demyelinating polyneuropathies，AIDP）和急性运动轴突性神经病（acute motor axonal neuropathy，AMAN）是 GBS 中最为常见的两

个亚型。另外，较少见的 GBS 亚型包括急性运动感觉轴突性神经病（acute motor-sensory axonal neuropathy，AMSAN）、米勒-费希尔（Miller-Fisher）综合征（MFS）、急性全自主神经病和急性感觉神经病等。国际上也有其他分型，如将 GBS 分为经典感觉运动型和变异型，变异型可为纯运动型、咽-颈-臂型、截瘫型等，每种类型所占比例及临床表现见表 8-1。

表 8-1　GBS 的分型

表型	所占比例 /%	临床表现
经典感觉运动型	30 ~ 85（欧美为 70，亚洲为 30 ~ 40）	快速进展性对称性肌无力和感觉障碍，腱反射减弱或消失，通常在 2 周内达高峰
纯运动型	5 ~ 70（一般 5 ~ 15，孟加拉国 70）	运动无力，不伴感觉障碍
截瘫型	5 ~ 10	轻瘫局限于下肢
咽-颈-臂型	< 5	咽喉部、颈部和上臂肌无力，不伴下肢肌无力
双侧面瘫伴感觉障碍	< 5	双侧面肌无力，感觉障碍，腱反射减弱
纯感觉型	< 1	急性或亚急性感觉神经病不伴其他症状
Miller-Fisher 综合征	5 ~ 25	眼外肌麻痹，共济失调和腱反射消失；不完全型如孤立性共济失调（急性共济失调性神经病）或眼外肌麻痹（急性眼外肌麻痹）；约 15% 患者与经典感觉运动型 GBS 叠加
Bickerstaff 脑干脑炎	< 5	眼外肌麻痹，共济失调，腱反射消失，锥体束征和意识障碍，常与经典感觉运动型叠加

2. 当患者临床上出现快速进展性双侧肢体无力和（或）感觉障碍，腱反射减弱或消失，面瘫或延髓麻痹，以及眼肌麻痹和共济失调时，应该怀疑 GBS。GBS 的诊断可依据美国 NINDS（National Institute of Neurological Disorders and Stroke）制订的标准（表 8-2）。

表 8-2　GBS 的诊断标准

NINDS 诊断标准（1978 年，1990 年修订，Asbury 等）	
必备条件	**警示现象（不支持诊断）**
✓ 进展性双侧上、下肢肌无力（起病时可仅有下肢受累） ✓ 受累肢体腱反射减弱或消失（在病程中某个时间点）	• 脑脊液单核或多核细胞数增多（> $50×10^6$/L） • 明显的、持久性不对称肌无力 • 起病时即出现膀胱或肠道症状，或病程中持续存在 • 起病时即出现严重的呼吸功能不全，而肌无力症状相对轻微 • 起病时有感觉体征但肌无力轻微 • 起病时有发热 • 达峰时间 < 24h • 存在提示脊髓损伤的清晰的感觉平面 • 反射亢进或阵挛 • 巴氏征阳性 • 腹痛 • 肌无力症状轻微而进展缓慢，不伴呼吸功能受累 • 起病后症状持续进展 > 4 周 • 意识障碍（除 Bickerstaff 脑干脑炎外）
支持诊断	
• 进展期持续数天至 4 周（通常 < 2 周） • 症状和体征相对对称 • 相对轻微的感觉症状和体征（纯运动型无） • 累及脑神经，尤其是双侧面瘫 • 自主神经功能障碍 • 肌肉痛或神经根性后背部或肢体疼痛 • 脑脊液蛋白水平增高（蛋白正常不能排除诊断） • 电生理示运动或感觉运动性周围神经病表现（早期电生理正常不能排除诊断）	

3. GBS 主要表现为急性弛缓性瘫痪，临床上应与有类似表现的其他疾病相鉴别（表 8-3）。

表 8-3 GBS 的鉴别诊断

CNS	周围神经
➢ 脑干炎症或感染（如结节病、干燥综合征、视神经脊髓炎或抗 MOG 相关疾病） ➢ 脊髓炎症或感染（如结节病、干燥综合征、横贯性脊髓炎） ➢ 恶性肿瘤（如脑膜癌或淋巴瘤） ➢ 脑干或脊髓压迫 ➢ 脑干卒中 ➢ 维生素缺乏（如维生素 B_1 缺乏导致的 Wernicke 脑病、维生素 B_{12} 缺乏导致的脊髓亚急性联合变性）	➢ 慢性炎性脱髓鞘性神经根神经病（CIDP） ➢ 代谢或电解质紊乱（如低血糖、甲状腺功能减退、卟啉病或铜缺乏） ➢ 维生素缺乏（如维生素 B_1 缺乏引起的脚气病、维生素 B_{12} 或维生素 E 缺乏） ➢ 中毒（如药物、酒精、维生素 B_6、铅、铊、砷、有机磷酸酯、乙二醇、二乙二醇、正己烷） ➢ 危重病多发神经病 ➢ 神经痛性肌萎缩 ➢ 血管炎 ➢ 感染（如白喉或 HIV）
前角细胞	神经肌肉接头
➢ 急性弛缓性脊髓炎（如脊髓灰质炎、肠病毒 D68 或 A71、西尼罗河病毒、日本脑炎病毒或狂犬病病毒）	➢ 重症肌无力 ➢ Lambert-Eaton 综合征 ➢ 神经毒素（如肉毒中毒、破伤风、蜱麻痹或蛇咬伤） ➢ 有机磷中毒
神经根	肌肉
➢ 感染（如伯氏疏螺旋体、巨细胞病毒、EB 病毒、HIV、水痘-带状疱疹病毒） ➢ 压迫 ➢ 软脑膜恶性肿瘤	➢ 代谢或电解质紊乱（如低钾血症、甲亢性低血钾性周期性瘫痪、低镁血症或低磷血症） ➢ 炎性肌病 ➢ 急性横纹肌溶解 ➢ 药物中毒性肌病（如秋水仙碱、氯喹、依米丁或他汀类） ➢ 线粒体病
其他	转换障碍或功能性疾病

4. 约2/3的GBS患者在发病前6周内有感染症状。在病例对照研究中，有6种病原体与GBS相关：空肠弯曲杆菌、巨细胞病毒、戊型肝炎病毒、肺炎支原体、EB病毒和寨卡病毒。此外，某些疫苗（如流感疫苗）、手术、恶性肿瘤、生物制剂（如TNF拮抗剂、免疫检查点抑制剂或Ⅰ型干扰素）等也与GBS之间存在一定相关性，但证据并不充分。

目前倾向于用"分子模拟"机制解释GBS发病机制。由于病原体（病毒、细菌）的某些组分与周围神经髓鞘具有共同或相似的"抗原决定簇"，机体免疫系统发生了错误识别，产生自身免疫性T淋巴细胞和自身抗体，并针对周围神经组分发生免疫应答，引起周围神经髓鞘脱失或轴索变性，个别情况下可发生可逆性传递阻滞（与郎飞结钠通道功能障碍有关）。

研究发现，某些病原体感染与特定的GBS亚型相关，如空肠弯曲杆菌感染主要与GBS-AMAN或纯运动型相关；另外，在某些GBS亚型也发现与之相关的特异抗体，如免疫组织化学研究显示人类第Ⅲ、Ⅳ、Ⅵ、Ⅸ、Ⅹ对脑神经的髓外部分及神经-肌肉接头（NMJ）处存在GQ1b的高表达，从而产生眼外肌麻痹、上睑下垂和延髓麻痹症状，此类患者血清中可检测到相对特异的抗GQ1b抗体。GBS亚型与抗体的相关性见表8-4。

5. AIDP是GBS中最常见的类型，也称经典型GBS，主要病变是多发神经根和周围神经的运动和感觉神经节段性脱髓鞘。因此如果腓肠神经活检，可见有髓纤维脱髓鞘现象，少数患者可见吞噬细胞浸润，小血管周围偶有炎性细胞浸润。剥离单条纤维可见节段性脱髓鞘。AIDP诊断标准如下：a.常有前驱感染史，呈急性起病，进行性加重，多在4周内达高峰。b.对称性肢体和延髓支配肌肉、面部肌肉无力，重者有呼吸肌无力。四肢腱反射减低或消失。c.可伴有感觉异常和自主神经功能障碍。d.脑脊液出现蛋白-细胞分离现象。e.电生理检查提示运动神经传导远端潜伏期延长、传导速度减慢、F波异常、传导阻滞、异常波形离散等周围神经脱髓鞘改变。f.病程有自限性。

6. AMAN以脑神经和脊神经运动纤维轴索病变为主，包括两种类型：一种为运动神经轴索变性，一种为运动神经可逆性传导阻

表 8-4 GBS 的亚型、临床表现和相关抗体

GBS 亚型	主要临床表现	神经传导研究结果	抗体（主要为 IgG，也可为 IgM 和 IgA）
AIDP	感觉运动型 GBS，常有脑神经功能受累伴自主神经功能障碍	脱髓鞘性多发性神经病	多种
AMAN	纯运动型 GBS，脑神经受累罕见	轴索性多发性神经病，感觉动作电位正常	GM1a，GM1b，GD1a，GalNAc-GD1a
AMSAN	类似重度的 AMAN，但累及感觉纤维，引起感觉障碍	轴索性多发性神经病，感觉动作电位降低或缺如	GM1，GD1a
咽-颈-臂型	主要为口咽、面部、颈部和肩部肌肉无力	多数患者正常，有时可见上肢异常，多数为轴索性	GT1a > GQ1b > GD1a
MFS	共济失调，眼肌麻痹，反射消失	多数患者正常，感觉传导分离性改变，可能出现 H 反射	GQ1b，GT1a

滞。前者病情通常较重，预后差；后者在免疫治疗后可以较快恢复，预后相对较好。AMAN临床特点如下：a.急性起病、相对对称的四肢无力、脑神经受累，腱反射减低或消失，无明显感觉异常。b.发病前数周内常有前驱因素，如腹泻和上呼吸道感染等，以空肠弯曲杆菌感染多见。c.病情在2周左右达高峰，一般不超过4周。d.脑脊液出现蛋白-细胞分离现象，部分患者血清和脑脊液抗GM1、GD1a抗体阳性。e.电生理检查提示近乎纯运动神经受累，感觉神经传导基本正常，运动神经传导表现为两种类型：一种为轴索变性，远端刺激运动神经时CMAP波幅较正常值下限下降20%以上，严重时引不出CMAP波形，2~4周后重复测定，CMAP波幅无改善；一种为可逆性传导阻滞，免疫治疗2~4周后重复测定，随着临床的好转，传导阻滞和远端CMAP波幅可有明显改善。运动神经传导速度通常正常。针极肌电图早期可见运动单位募集减少，发病1~2周后，肌电图可见大量异常自发电位，此后随神经再生则出现运动单位电位的时限增宽、波幅增高、多相波增多。

7. AMSAN以神经根和周围神经的运动与感觉纤维轴索变性为主，临床表现通常较重。其临床特点：a.急性起病，通常在2周内达到高峰，少数在24~48h内达到高峰。b.对称性肢体无力，多数伴有脑神经受累，重症者可有呼吸肌无力、呼吸衰竭。患者同时有感觉障碍，部分甚至出现感觉性共济失调。c.常有自主神经功能障碍。d.脑脊液呈蛋白-细胞分离，部分患者血清和脑脊液抗神经节苷脂GM1、GD1a抗体阳性。e.电生理检查：除感觉神经传导测定可见感觉神经动作电位波幅下降或无法引出波形外，其他同AMAN运动轴索变性类型。

8. MFS与经典GBS相对对称的肢体无力不同，MFS以眼肌麻痹、共济失调和腱反射消失为主要临床特点。a.可有腹泻和呼吸道感染等前驱症状，以空肠弯曲杆菌感染常见。b.急性起病，病情在数天至数周内达到高峰。c.多以复视起病，也可以肌痛、四肢麻木、眩晕和共济失调起病。相继出现对称或不对称性眼外肌麻痹，部分患者有眼睑下垂，少数出现瞳孔散大，但瞳孔对光反应多数正常。可有躯干或肢体共济失调，腱反射减低或消失，肌力正常或轻度减退，部分有延髓部肌肉和面部肌肉无力。部分患者可有四肢远端和面部麻木和感觉减退，膀胱功能障碍。d.脑脊液可有蛋白-细胞分离现象。e.常伴血清和脑脊液 GQ1b 抗体阳性，GQ1b 抗体除了见于 MFS，还有中枢受累为主的 Bickerstaff 脑干脑炎，临床表现眼肌麻痹、共济失调、肢体无力，可伴有锥体束征和意识障碍；也有单纯眼肌麻痹受累为主者或以共济失调受累为主者。f.电生理检查常无特殊发现，部分患者见感觉神经动作电位波幅下降，传导速度减慢；脑神经受累者可出现面神经 CMAP 波幅下降；瞬目反射可见 R1、R2 潜伏期延长或波形消失。

9.急性泛自主神经病较少见，以自主神经受累为主。其临床特点如下。a.前驱事件：患者多有上呼吸道感染或消化道症状。b.急性发病，快速进展，多在 1～2 周内达高峰，少数呈亚急性发病。c.临床表现：视物模糊、畏光、瞳孔散大、对光反应减弱或消失、头晕、体位性低血压、恶心呕吐、腹泻、腹胀，重者肠麻痹、便秘、尿潴留、阳萎、热不耐受、出汗少、眼干和口干等。d.肌力一般正常，部分患者有远端感觉减退和腱反射消失。e.脑脊液出现蛋白-细胞分离。f.电生理检查：神经传导和针极肌电图一般正常。皮肤交感反应、R-R 变异率等自主神经检查可见异常。电生理检查不是诊断的必需条件。

10.急性感觉神经病少见，以感觉神经受累为主。临床特点：a.急性起病，快速进展，多在 2 周左右达高峰。b.广泛对称性的四肢疼痛和麻木，感觉性共济失调，四肢和躯干深浅感觉障碍。绝大多数患者腱反射减低或消失。c.自主神经受累轻，肌力正常或有轻度无力。d.神经电生理检查提示感觉神经脱髓鞘损害。e.病程有自限性。

11.治疗相关波动（treatment-related fluctuations，TRF）指 GBS 患者经最初治疗获得临床改善或稳定后的 2 个月内再次发生疾病进展的情况。TRF 见于 6%～10% 的 GBS 患者，需与"无任何治疗反应"相鉴别。TRF 提示治疗效果已消退，但炎症仍在持续，因此 TRF 可从进一步治疗中获益，重复 1 个疗程 IVIG 或血浆置换是常用的治疗方案。约 5% 的 GBS 患者临床症状反复，表现为 3 次或以上的 TRF，和（或）起病后临床症状进展超过 8 周，此时诊断应考虑慢性炎症性脱髓鞘性多发性神经根神经病（CIDP）急性发作或急性起病的 CIDP。治疗按照 CIDP 诊治指南进行。

12. 大部分 GBS 患者，即使曾机械通气，1 年后基本能恢复。约 80% 的患者 6 个月后能独立行走。约 3% ~ 10% 的病例死亡，主要死于呼吸衰竭、感染、低血压、严重心律失常等并发症。

第二节　慢性炎症性脱髓鞘性多发性神经根神经病

长期医嘱	临时医嘱
神经内科护理常规	血常规 + 血型、尿常规、粪常规
一级护理 ❶	
普通饮食	血清生化全套、血清蛋白电泳
泼尼松　60mg po qd❶	凝血功能
或 甲泼尼龙　1000mg ⎫ 　　　0.9% 氯化钠　⎬ iv gtt qd 　　　注射液　500mL ⎭	糖化血红蛋白
	血沉、C 反应蛋白（CRP）
和（或）人免疫球蛋白	肿瘤标志物
0.4g/kg iv gtt qd×5d 　或 血浆置换　每次 30mL/kg× 　　　3 ~ 5 次	类风湿因子（RF）、抗链球菌溶血素 O、免疫全套、抗中性粒细胞胞质抗体谱（ANCA）、甲状腺功能及相关抗体
吗替麦考酚酯　0.5g po bid❷ 　或 硫唑嘌呤　50mg po bid	血清 / 尿免疫固定电泳 ❹
奥美拉唑肠溶胶囊　20mg po qd	血清血管内皮生长因子（VEGF）　prn
氯化钾缓释片　500mg po tid	血液传染病学检查（包括乙型肝炎、丙型肝炎、梅毒、艾滋病等）
碳酸钙　0.75g po bid	
骨化三醇软胶囊　0.25μg po bid	
维生素 B₁　100mg im qd❸	血清莱姆抗体、虎红平板凝集试验等　prn
维生素 B₁₂　500μg im qd	
普瑞巴林　75mg po bid prn	神经电生理检查（神经传导检测＋针极肌电图 +F 波、H 反射、体感诱发电位等）❺

长期医嘱	临时医嘱
	腰椎穿刺检查（脑脊液常规、生化、免疫学，细胞病理学、脑脊液/血清抗神经节苷酯抗体及副肿瘤抗体等）❻
	血清抗 CNTN1、抗 NF155、抗 NF140/186，抗 Caspr1 抗体　prn
	血清抗 MAG 抗体　prn
	胸部正侧位 X 线片或胸部 CT
	心电图、超声心动图
	腹部超声、甲状腺超声、泌尿生殖系超声
	胸、腹部 CT（必要时增强扫描）
	全身骨 ECT 扫描　prn
	骨髓穿刺　prn
	全身 PET-CT　prn
	头颅 X 线片、骨密度　prn
	髋关节 MRI　prn
	周围神经超声❼
	神经根、臂丛或腰骶丛神经 MRI+ 增强
	神经活检　prn❽
	血液科会诊
	神经心理评价、康复科会诊、高压氧科会诊

❶ 慢性炎性脱髓鞘性多发性神经根神经病（chronic inflammatory demyelinating polyradiculoneuropathy，CIDP）的一线治疗首选糖皮质激素（口服泼尼松或静脉冲击甲泼尼龙）和静脉注射免疫球蛋白（IVIG）（运动型 CIDP 首选 IVIG）。如两者无效，可考虑血浆置换。

糖皮质激素治疗方案有多种，但并无证据表明哪一种更有效。临床以口服方案最为常用。通常诱导期以泼尼松每日 $1 \sim 1.5mg/kg$ 或 60mg/d 剂量开始，维持 4 周，之后缓慢逐渐减量，一般每 $2 \sim 4$ 周减 $5 \sim 10mg/d$，至 20mg/d 后每 $4 \sim 8$ 周减 5mg/d，6 个月时减至维持量；对于症状较为严重的患者可短期冲击甲泼尼龙（如 $500mg/d \times 4$）后改口服泼尼松 60mg 的方法。糖皮质激素治疗效果的判断通常需要 3 个月的时间。如果 3 个月症状无改善可认为激素治疗无效。在使用激素过程中注意补钙、补钾和保护胃黏膜。一般激素疗程在 $1.5 \sim 2.0$ 年左右。IVIG 使用方法：诱导期每日 0.4g/kg 静脉滴注，连续 5d。通常在使用 IVIG 后 3 周之内即可看到效果。如第 1 次 IVIG 治疗无效，可再次给予足量治疗 1 次（仅 15% 的患者第 2 次治疗后可有缓解），如仍无效，方可判断 IVIG 无效。从临床实践来看，多数患者如果第 1 次无效，第 2 次使用时，通常不会有效果。维持期可每隔 3 周给予 IVIG 剂量 1g/kg（分次输注），总计 6 个月，也可根据具体病情考虑小剂量维持（如每隔 $2 \sim 6$ 周给予 $0.4 \sim 1g/kg$）。2022 年 ProCID 试验首次系统地检验了低剂量（0.5g/kg）IVIG 和大剂量（2.0g/kg）IVIG 在维持治疗 CIDP 的有效性。数据表明，低剂量 IVIG 维持治疗也足以满足 65% 的 CIDP 患者，大剂量 IVIG 可能更有利于改善那些对低剂量无反应的患者。近年来，国外学者探索皮下注射免疫球蛋白进行维持治疗的方案，结果发现每周 0.4g/kg 优于 0.2g/kg。血浆置换每次交换量为 30mL/kg，诱导期一般进行 $3 \sim 5$ 次置换，每次间隔 $2 \sim 3d$，维持期尚无固定方案。三种一线治疗方法可任选一种，一种无效可换用另一种，但需注意，在应用 IVIG 后 3 周内，不要进行血浆置换治疗。约 80% 的患者对以上三种治疗有不同程度的改善。

❷ 如出现上述一线治疗无效，或激素依赖且需较大剂量，或激素无法耐受，或 IVIG 及血浆置换频次过多，可选用或加用硫唑嘌呤（每日 $2 \sim 3mg/kg$，分 $2 \sim 3$ 次口服）、吗替麦考酚酯（$2 \sim 3g/d$）、环孢素（$3 \sim 6mg/kg$）作为减少一线药物治疗剂量或频次的辅助用药。难治性病例，可试用利妥昔单抗或环磷酰胺。最新的 2022 欧洲 CIDP 诊治指南不推荐甲氨蝶呤、干扰素 β-1a、芬戈莫德用于 CIDP 的治疗，不建议使用他克莫司、干扰素 -α、其他单抗类（阿仑单抗、

那他珠单抗），以及硼替佐米、益赛普、氨基吡啶、氟达拉滨、阿巴西普、免疫吸附。

❸ CIDP 患者可常规应用维生素 B_1、维生素 B_{12}（甲钴胺）等神经营养药物。如伴有神经痛，可应用普瑞巴林、加巴喷丁、阿米替林、度洛西汀、曲马多或卡马西平等对症治疗。

❹ 对于临床疑诊 CIDP 的患者应常规进行 M 蛋白检测，包括血清蛋白电泳和免疫固定电泳、尿免疫固定电泳以及轻链的检测。如果检测到 M 蛋白，应请血液科会诊协助进一步评价（如骨髓穿刺或淋巴结穿刺活检，排除骨髓瘤）。远端型 CIDP 如果检测到 IgM 型 M 蛋白，应进一步检测抗 MAG 抗体。对于远端型 CIDP，如果二者检测均阴性，应考虑在不同时期再次检测。远端型 CIDP 且伴有疼痛者，应检测血清血管内皮生长因子（VEGF），其中如果 IgA 或 IgG 的 λ 轻链阳性者，应怀疑 POEMS 综合征。另外多发性骨髓瘤、轻链淀粉样变性临床均可类似 CIDP，M 蛋白的测定有助于早期筛选鉴别。由于 M 蛋白阳性在 50 岁以上健康人群可达 $1.0\% \sim 3.2\%$，70 岁以上人群可达 5%，且不同类型的 M 蛋白相关周围神经病的表现也不同，因此在发现 M 蛋白阳性时，要注意识别其与周围神经病究竟是伴随关系还是因果关系。

❺ 神经电生理检查是诊断 CIDP 必备的、最重要的辅助方法。确诊 CIDP 电生理上需至少 2 根运动神经存在肯定脱髓鞘病变的证据，且至少有 2 根感觉神经存在传导异常；如果只有一根运动神经存在肯定脱髓鞘的证据，则可诊断为可能的 CIDP。临床检测时要求至少检测一侧的正中神经、尺神经、腓总神经和胫后神经，如果一侧检测达不到诊断标准，则可测定对侧神经，或对正中神经、尺神经进行近端测定（包括腋部和 Erb 点）刺激。运动神经脱髓鞘的诊断标准：a. 至少有 2 根运动神经远端潜伏期较正常值上限延长50% 以上。b. 至少有 2 根运动神经传导速度较正常值下限下降 30%以上。c. 至少有 2 根神经 F 波潜伏期较正常值上限延长 20% 以上[当远端复合肌肉动作电位（CMAP）负相波波幅较正常值下限下降20% 以上时，则要求 F 波潜伏期延长 50% 以上]或无法引出 F 波。d. 运动神经传导阻滞：至少有 2 根神经常规节段（如正中神经腕至肘部、尺神经腕部至肘下）近端与远端比较，CMAP 负向波波幅下

降30%以上，且远端CMAP波幅应大于正常值下限的20%。如果以Erb点和腕部进行比较，则要求负向波波幅下降至少50%。e. 异常波形离散：至少有2根神经常规节段近端与远端比较，CMAP负向波时限增宽30%以上（若为胫神经，则时限增宽至少100%）。当远端肌肉CMAP波幅小于1mV时，为了准确判断是否为髓鞘病变，建议在该神经支配的近端肌肉进行测定。感觉神经脱髓鞘的诊断标准：至少2根神经感觉传导异常（远端潜伏期延长，SNAP波幅下降，或传导速度减慢）。CIDP针极肌电图通常正常，若继发轴索损害时可出现异常自发电位、运动单位电位时限增宽和波幅增高，以及运动单位丢失。

❻ 如果临床和电生理检查能够诊断CIDP，则不必行脑脊液检查。而在下述情况时，可以考虑进行脑脊液检查来辅助诊断CIDP和进行鉴别诊断：临床和电生理检查后只能诊断为可能的CIDP、急性或亚急性起病、怀疑有感染或恶性肿瘤。CIDP患者约80%～90%存在脑脊液蛋白-细胞分离现象，蛋白质通常在0.75～2.00g/L。部分CIDP患者脑脊液蛋白可以正常。需注意，50岁以上患者脑脊液蛋白正常值本就较年轻患者增高，腰椎管狭窄患者也可有蛋白质增高，当缺乏明确的脱髓鞘证据，仅仅有脑脊液蛋白的增高时，诊断CIDP需慎重。另外，临床拟诊CIDP的患者，如果存在以下特点，建议行抗NF155、抗CNTN1、抗Caspr1以及抗NF140/186抗体的检测，以排除自身免疫性郎飞结病：a. IVIG和糖皮质激素治疗效果不佳者；b. 急性或亚急性起病，曾诊断为GBS或急性起病的CIDP（A-CIDP）患者；c. 有低频性震颤、与感觉受累或其他小脑表现不相称的共济失调、远端为主的肌无力者；d. 伴呼吸衰竭和脑神经受累者；e. 有肾病综合征者；f. 脑脊液蛋白特别高者。

❼ 在临床和电生理检查即能够诊断为CIDP时，不必进行周围神经超声或磁共振检查；临床和电生理检查只达到可能CIDP的诊断标准时，如果进行周围神经超声检查，发现正中神经近端和（或）臂丛至少2个部位存在神经增粗（截面积＞8mm²），则有助于CIDP的诊断。临床实际工作中，其他神经的非嵌压部位的增粗也有一定的价值，如果出现节段性的明显增粗，更有意义。CIDP

患者磁共振检查中 T2 相可见神经根和神经丛粗大，增强 MRI 可有神经根强化。对于周围神经超声无法检查的部位，如腰骶丛、椎管内神经根，可以考虑磁共振检查。必须强调的是，周围神经的影像学检查并无特异性，当检查到神经增粗时，如果诊断 CIDP，必须在临床和电生理检查基础上排除其他疾病，如多灶性运动神经病、遗传性运动感觉神经病 I 型、单克隆球蛋白（M 蛋白）相关周围神经病等。

❽ 不建议常规进行神经活检用于 CIDP 的诊断。只有在某些特定临床情况下，如高度疑诊 CIDP，但临床、电生理、影像学和脑脊液检查均仍不能确定诊断时；或疑诊 CIDP，但免疫治疗无效，需要考虑为其他疾病（如遗传性感觉运动神经病、淀粉样变性、结节病、血管炎性周围神经病、神经鞘瘤 / 神经纤维瘤等）时，可考虑神经活检辅助诊断。CIDP 主要病理改变为有髓神经纤维出现节段性脱髓鞘，轴索变性，施万细胞增生并形成洋葱球样结构，单核细胞浸润等。

注：1. 慢性炎性脱髓鞘性多发性神经根神经病是一类由免疫介导的运动感觉周围神经病，其病程呈慢性进展或缓解复发，时间超过 2 个月，多伴有脑脊液蛋白-细胞分离，电生理表现为周围神经传导速度减慢、传导阻滞及异常波形离散，病理显示有髓纤维多灶性脱髓鞘、神经内膜水肿、炎细胞浸润等特点。CIDP 属于慢性获得性脱髓鞘性多发性神经病（chronic acquired demyelinating polyneuropathy，CADP），是 CADP（如 CIDP、MMN、POEMS、MGUS、淋巴瘤、Refsum 等）中最常见的一种类型，大部分患者对免疫治疗反应良好。

2. 按照周围神经病变的分布特点和受累纤维种类，CIDP 分为了 2 大类，即 CIDP 经典型和 CIDP 变异型。经典型 CIDP 是指进展或复发的、对称性上下肢近端或远端肌无力，至少有 2 个肢体感觉受累，病程超过 8 周，四肢腱反射减弱或消失。变异型 CIDP 则包括以下 5 种。a. 远端型 CIDP：主要表现为下肢远端为主的感觉运动受累。b. 多灶型 CIDP：感觉异常和肌无力以多灶的模式不对称分布，通常上肢为主，有 1 个以上肢体受累。c. 局灶型 CIDP：感觉和运动受累局限于一个肢体。d. 运动型 CIDP：只有运动症状和体征而无感觉受累。e. 感觉型 CIDP：仅有感觉的症状体征而无运动受累。在经典型 CIDP 中所有肢体的腱反射均减低或消失，而在变异型（如局灶型或多灶型 CIDP）中，不受累肢体腱反射可以正常。另外，随着病情进展，部分 CIDP 变异型可能发展为典型 CIDP。

3. CIDP 各变异型之间可能具体免疫机制存在差异。远端型 CIDP 患者中近 2/3 为 IgM 型副蛋白血症神经病，且多为抗髓鞘相关糖蛋白（myelin-associated glycoprotein，MAG）阳性，此类患者对 IVIG 或激素治疗无效。多灶型 CIDP 即 Lewis-Sumner 综合征（LSS），也称多灶性获得性脱髓鞘性感觉运动神经病（multifocal acquired demyelinating sensory and motor neuropathy，MADSAM），首先累及上肢神经，呈不对称分布，脑神经（如动眼神经、三叉神经、面神经、迷走神经、舌下神经）受累的比例高于其他类型。局灶型 CIDP 相对罕见，常累及臂丛或腰骶丛，也可累及单根神经。运动型 CIDP 表现为相对对称的近/远端肌无力，临床和电生理检查感觉正常，激素治疗会加重，而 IVIG 治疗有效，类似于多灶性运动神经病。注意，临床表现为运动型 CIDP 者，如果电生理发现有感觉纤维受累，则归为运动受累为主的 CIDP，而非运动型 CIDP，前者对糖皮质激素治疗反应通常较好。感觉型 CIDP 表现为步态共济失调，震动觉和位置觉减退，皮肤感觉异常，不存在肌无力。通常为短暂的临床过程，约 70% 的患者会进展出现肢体无力。在感觉型 CIDP 中，如果电生理发现有运动神经传导减慢或传导阻滞等改变，则应诊断为感觉受累为主的 CIDP。感觉型 CIDP 电生理诊断通常较为困难，由于很容易受到相位抵消等因素的影响，病情稍重即无法引出感觉神经动作电位波形，会影响髓鞘病变的判断。

4. 急性起病的 CIDP（Acute-onset CIDP，A-CIDP） 大约 13% 的典型 CIDP 患者可急性起病，4 周内进展迅速，最初可能被诊断为吉兰-巴雷综合征（GBS），经 IVIG 治疗后好转，但 8 周后继续恶化，或在初步改善后至少复发 3 次，此类患者称为 A-CIDP。实际上约 5% 最初诊断为 GBS 的患者后来被重新归类为 A-CIDP，发病 4 周内的患者其实很难被准确地识别出究竟为 GBS 还是 A-CIDP。与 GBS 不同的是，CIDP 患者的脑神经、呼吸肌、自主神经通常不受累。

5.临床表现为典型CIDP的患者，在电生理检查时，如2根运动神经存在脱髓鞘病变的证据，且2根感觉神经存在传导异常，则诊断为肯定的典型CIDP；如果只有一根运动神经存在脱髓鞘的证据，则可诊断为可能的典型CIDP。其他变异型CIDP的诊断亦然。可能的CIDP，如果满足2项或以上支持标准，也诊断为肯定（确诊）的CIDP。支持标准包括以下4项：a.脑脊液检查示蛋白-细胞分离现象；b.神经影像显示正中神经近端、颈神经根和臂丛的超声检查示至少2个部位存在神经增粗，或脊神经根、臂丛或腰丛的MRI检查显示神经根/丛增粗强化；c.免疫治疗（IVIG、血浆置换或糖皮质激素）有明确的临床改善；d.神经活检支持周围神经脱髓鞘（轴索的髓鞘变薄和小的洋葱球，撕单纤维显示髓鞘变薄或脱髓鞘，血管周围巨噬细胞聚集，电镜下脱髓鞘特征）。

6.慢性多发性周围神经病有代谢性、营养障碍性、药物性、中毒性和血管炎性周围神经病等，多以轴索受累为主。容易与CIDP混淆的其他慢性脱髓鞘性神经病如多灶性周围神经病（MMN）、POEMS、副蛋白血症、淋巴瘤伴周围神经病、Refsum病和遗传性脱髓鞘性周围神经病（如CMT1）等。

（1）MMN　是一种仅累及运动的不对称的慢性脱髓鞘周围神经病。成人男性多见，初为不对称的上肢远端无力，渐及上肢近端和下肢，也可下肢起病。受累肌分布呈现多数单神经病的特点。肌电图有特征性表现，即多灶性（非嵌压部位）运动神经传导阻滞。MMN与Lewis-Sumner综合征很相似，两者的鉴别点在于：前者无感觉症状、血清中可检出IgM型抗GM1抗体、静脉丙种球蛋白治疗有效而激素无效；后者伴感觉症状、血清中无IgM型抗GM1抗体、激素治疗有效。

（2）POEMS（Polyneuropathy，Organomegaly，Endocrinopathy，M protein，Skin abnormality Syndrome）　它的命名体现了疾病的特点，即多发性周围神经病（髓鞘脱失为主）、脏器肿大（如肝、脾、淋巴结肿大）、内分泌异常（糖尿病、甲状腺功能低下等）、M蛋白（通常为IgG型，λ轻链增多）和皮肤改变（肤色发黑）等等。血管内皮生长因子升高可协助诊断。还可以行骨髓穿刺和扁平骨摄片，以排除潜在的骨硬化性骨髓瘤。

（3）MGUS 伴周围神经病　即意义未明的单克隆 γ 球蛋白病（monoclonal gammopathy of unknown significance，MGUS）伴周围神经病，最多见的是 IgM 型 MGUS，与 CIDP 略有不同的是，MGUS 伴发的周围神经病感觉症状重于运动症状，远端受累更明显，约 50% 患者抗髓鞘相关糖蛋白（MAG）抗体阳性。IgM 型 MGUS 伴周围神经病对一般免疫抑制剂或免疫调节剂治疗反应差，用利妥昔单抗治疗可能有效。偶尔 IgG 型或 IgA 型 MGUS 亦可伴发脱髓鞘周围神经病，其临床和电生理特点与 CIDP 无异。免疫固定电泳发现 M 蛋白是 MGUS 伴周围神经病诊断的关键。

（4）恶性肿瘤伴发周围神经病　恶性肿瘤伴发的周围神经病为非肿瘤直接浸润所致，而是通过免疫介导导致的周围神经病，因此临床表现为 GBS 或 CIDP。霍杰金淋巴瘤较为常见，当周围神经病症状出现在淋巴瘤诊断之前时，较难与 CIDP 鉴别。

（5）Refsum 病　Refsum 病是因植烷酸氧化酶缺乏引起植烷酸沉积而导致的遗传性运动感觉周围神经病，可发生在青少年或成人，主要表现为周围神经病、共济失调、耳聋、视网膜色素变性及鱼鳞皮肤等，脑脊液蛋白明显升高，易误诊为 CIDP。血浆植烷酸明显增高可诊断该病。

第三节　自身免疫性郎飞结病

长期医嘱	临时医嘱
神经内科护理常规	血常规＋血型、尿常规、粪常规
一级护理	
普通饮食	血清生化全套＋蛋白电泳
维生素 B_1　100mg im qd	凝血功能
维生素 B_{12}　500μg im qd	血沉、C 反应蛋白（CRP）
泼尼松　60mg po qd[①] 　或 甲泼尼龙　1000mg 　　0.9% 氯化钠注射液 　　500mL ｝iv gtt qd	血液传染病学检查（包括乙型肝炎、丙型肝炎、梅毒、艾滋病等）

续表

长期医嘱	临时医嘱
或 血浆置换 　　每次 30mL/kg× 　　　3～5 次	类风湿因子（RF）、抗链球菌溶血素 O、免疫全套、抗中性粒细胞胞质抗体谱（ANCA）、甲状腺功能及相关抗体
利妥昔单抗　500mg 0.9% 氯化钠注射液　｜iv gtt 　　500mL	肿瘤标志物
	血清免疫固定电泳、尿本周蛋白
普瑞巴林　75mg po bid prn	淋巴细胞亚群
	腰椎穿刺检查（脑脊液常规、生化、免疫学、细胞病理学、脑脊液 / 血清抗神经节苷酯抗体及副肿瘤抗体等）
	血清郎飞结和结旁抗体谱（抗 CNTN1、抗 NF155、NF140/186、抗 Caspr1 等）[2]
	胸部正侧位 X 线片或胸部 CT
	心电图、超声心动图
	腹部超声、甲状腺超声、泌尿生殖系超声
	乳腺超声（女性）
	胸、腹部 CT（必要时增强扫描）
	神经电生理（神经传导检测＋针极肌电图＋F 波、H 反射、体感诱发电位等）
	周围神经超声
	神经根、臂丛或腰骶丛神经 MRI＋增强
	头颅 MRI＋增强　prn
	神经活检（光镜＋电镜）　prn[3]
	康复科会诊

❶ 自身免疫性郎飞结病如检测到抗 NF155、抗 CNTN1 抗体阳性，抗体亚型多为 Ig4，该亚型抗体因发生 Fab 臂交换，功能上是单价的，不能激活补体，或与抑制性 Fcγ 受体结合，从而无法激活细胞或补体介导的免疫反应，因此对 IVIG 治疗反应差，但对糖皮质激素或血浆置换有效，因此临床工作中，可首选激素口服或冲击治疗（激素减量过程中可联合吗替麦酚酯等免疫抑制剂），无效后再考虑利妥昔单抗（RTX）等免疫抑制剂，此为较合理的选择。RTX 标准方案为每周 1 次静脉滴注，剂量 $375mg/m^2$（体表面积），连用 4 次；或 1000mg/次，共用 2 次，间隔 2 周；国内考虑经济因素，探索小剂量 RTX 治疗方案，按总量 600mg（第 1d 100mg 静脉滴注，第 2d 500mg 静脉滴注）应用。使用利妥昔单抗期间，需监测淋巴细胞亚群，根据 B 细胞 CD19/20 变化决定下一次输注时机，一般间隔 6 个月。对于抗体为 IgG1 或 IgG3 亚型的郎飞结病，IVIG 治疗仍是有效的。如抗 CNTN1 抗体，在发病初期以 IgG3 亚型为主，此时 IVIG 可短暂有效。

❷ 脑脊液（CSF）蛋白水平显著升高是郎飞结病的特征性表现之一，所以拟诊 CIDP 的患者，如果脑脊液蛋白特别高，需进一步测血清（有条件者可同时检测脑脊液，但血清阳性率高）郎飞结相关抗体（CBA 法）。高分辨率的周围神经超声通过测量周围神经走行中特定部位的神经截面积的大小，为周围神经的形态学改变提供证据。并可通过测量颈神经根和四肢神经干走行中不同部位的神经截面积来评估病情，用于观察随访疾病进展及治疗效果。自身免疫性郎飞结病患者神经超声可见神经干走行不同部位的神经截面积增大。神经 MRI 可发现神经根或臂丛、腰骶丛处弥漫性神经肿胀、信号异常或局灶性神经增粗，打药后强化等。抗 NF155 阳性患者可同时出现中枢神经系统脱髓鞘，建议完善头颅增强核磁检查。

❸ 自身免疫性郎飞结病可取腓肠神经进行病理检查。主要病理改变限于结区和结旁区，由于抗体破坏轴突-胶质连接，导致结旁区髓鞘与轴膜解离，但无明显炎症或巨噬细胞介导的脱髓鞘。疾病进展期可见神经内膜水肿，有髓纤维的减少和进行性轴突变性。皮肤活检显示有髓纤维郎飞结增宽，IgG4 抗体在结旁区沉积。病理检查

中由于缺乏典型的脱髓鞘和有髓纤维丢失，可能导致误诊为轴突性神经病。神经活检也有助于排除血管炎性周围神经病和遗传性周围神经病。

注：1. 郎飞结是有髓神经纤维各节髓鞘之间裸露的部分，包括结区、结旁区、近结旁区。每个区域具有独特的结构，其内排列着不同的离子通道、蛋白和细胞黏附分子（表8-5），介导轴突-胶质的相互作用，对维持神经冲动跳跃性传导起重要作用。自身免疫性郎飞结病（autonomic nodopathies, AN），是指郎飞结和结旁抗体介导的周围神经病，以前一直被归为CIDP的亚型，目前已逐渐成为一组独立的疾病。这些抗体针对的靶抗原包括接触蛋白（contactin-1, CNTN1）、接触蛋白相关蛋白（contactin-associated protein 1, Caspr1）、神经束蛋白-155（neurofascin 155, NF155）和NF-186等。不同抗体介导的周围神经病具有特定的临床表现，病理特征和治疗反应均与经典脱髓鞘性周围神经病不同。

表 8-5　郎飞结区和结旁区的抗原

结区	结旁区	近结旁区
NF140/186	Contactin-1	电压门控钾通道
Nr-CAM	Caspr1	（VGKC）
Gliomedin	NF155	Caspr2
电压门控钠	Cx32	LGI1（癫痫、神
通道（VGSC）	髓鞘相关糖蛋白（MAG）	经性肌强直）
	Sulphoglucuronyl paragloboside（SGPG）	Contactin-2

2. 不同自身免疫性郎飞结病的临床特点见表8-6。

3. 抗CNTN1 AN　抗CNTN1 IgG4抗体与急性或亚急性起病（GBS样）、早期运动轴突受累，对IVIG效果不佳有关，此外，也可出现感觉共济失调、姿势性震颤、脑神经受累（包括面部无力）和呼吸衰竭。脑脊液（CSF）蛋白水平显著升高，神经电生理检查提示获得性脱髓鞘，远端运动潜伏期延长，神经传导速度减慢，但

表 8-6　郎飞结和结旁抗体靶点、抗体亚型、临床表型和治疗反应

抗体靶点	抗体亚型	临床表现	检测方法	治疗反应
结旁区				
NF155	IgG4	亚急性或慢性起病，年轻男性，肢体远端无力，共济失调和震颤	CBA: NF155+ ELISA: NF155+ 撕单神经：结旁区	IVIG 反应不佳，80% 利妥昔单抗有效，50% 可能对类固醇或血浆置换有效
CNTN1	IgG4 IgG3（急性期）	亚急性起病，进展性运动神经病，早期出现失神经电位，共济失调，脑神经受累，60% 合并肾病综合征	CBA: CNTN1+ ELISA: CNTN1+ 撕单神经：结旁区	除疾病早期 IgG3 型抗体外，对 IVIG 反应不良；利妥昔单抗治疗有效
Caspr1	IgG4 IgG3（急性期或单相病程）	感觉性共济失调和震颤，脑神经受累，50% 有神经痛，早期失神经电位	CBA: Caspr1+ 或 Caspr/CNTN1+ ELISA: Caspr1+ 撕单神经：结旁区	IVIG 反应不佳，IgG3 型 GBS 样单相病程患者可能对 IVIG 有效；90% 利妥昔单抗治疗有效
结区和结旁区				
泛 NF	IgG1, IgG3（急性期或单相病程），IgG4	急性/亚急性病程，严重单相病程，四肢瘫，脑神经受累，呼吸受累，自主神经功能障碍，可逆性传导表现，1/3 合并肾病综合征	CBA: NF140, NF155, NF186+ ELISA: NF140, NF155, NF186+ 撕单神经：结区和结旁区	IVIG 反应不佳，利妥昔单抗反应良好

在早期可有轴突变性。由于 IgG4 抗体沿肾小球基底膜沉积，多达 60% 的患者并发肾病综合征。这两种疾病的发病和缓解具有密切的时间关系，它们都对 IVIG 或类固醇标准治疗无效，但在利妥昔单抗治疗后可长期缓解。疾病急性期可检测到抗 CNTN1 IgG3 型抗体，此时患者对 IVIG 反应良好。

4.抗Caspr1 或抗Caspr1/CNTN1 AN　研究发现抗 Caspr1/CNTN1 抗体的主要靶点是 Caspr1，单用 Caspr1 ELISA 可检测到，在将 CNTN1 加入到 Capr1 时反应性最佳（CBA 法和 ELISA）。此外，抗 Caspr1 与抗Caspr1/CNTN1 两组患者的临床特征无显著差异，因此将抗Caspr1/CNTN1 阳性患者纳入到抗Caspr1 AN 中。抗Caspr1 AN 临床表型以急性或亚急性起病为特征，约 50% 患者最初被误诊为 GBS，表现为感觉运动神经病，早期出现运动轴突损害，感觉性共济失调，面肌无力，眼外肌麻痹及呼吸衰竭。高达 50% 的患者主诉疼痛。CSF 蛋白水平显著升高，平均为 3.6g/L。神经生理学检查显示存在获得性脱髓鞘，但常出现早期轴突损伤和急性失神经支配。大多数患者对 IVIG 或类固醇反应不佳，但一些抗Caspr1 IgG3 抗体和 GBS 样单相病程的患者对 IVIG 有反应。90% 的患者对利妥昔单抗治疗有效，随访期抗 Caspr1 抗体滴度下降并转阴。

5.抗NF155 AN　既往诊断 CIDP 的患者中，约 5% ~ 10% 检测到抗 NF155 阳性。与其他类型 AN 不同，抗 NF155 阳性患者发病年龄较年轻，呈慢性进行性病程，只有约 10% 患者呈 GBS 样急性发病。临床表型以远端运动神经病、共济失调、伴有小脑体征的低频震颤为主，对 IVIG 反应不佳。约 1/4 的患者脑神经受累，包括面肌无力和眼外肌麻痹。少数患者出现中枢神经系统脱髓鞘病合并视神经炎。几乎所有患者的脑脊液蛋白水平平均升高，中位数为 2g/L。神经生理学检查提示获得性脱髓鞘，大多数患者对 IVIG 无效，但大约 50% 的患者可能对类固醇或血浆置换有反应。约 80% 的患者经利妥昔单抗治疗后进入缓解期，抗体滴度下降，但约 20% 的患者在随访期间可能复发。

6.抗泛NF AN　抗泛 NF IgG1 和 IgG3 抗体靶向有三种 NF 亚型（NF140、NF155 和 NF186）的免疫球蛋白结构域，该型 AN 可导致急性重度周围神经病，出现四肢瘫（或近闭锁综合征）、脑神经受累、呼吸衰竭、自主神经功能障碍和肾病综合征（1/3患者可出现）。抗泛NF AN 呈明显的单相病程，易被误诊为GBS。神经生理学检查显示传导阻滞（无波形离散）和CMAP波幅下降，并在临床缓解后恢复，提示由于郎飞结病理改变导致的可逆性传导衰竭。CSF蛋白水平正常或轻度升高，明显低于其他结旁抗体阳性的患者。同样，患者对IVIG反应不佳，但对利妥昔单抗反应良好，在随访期间抗体滴度转阴。肾病综合征（周围水肿和低白蛋白血症）对利妥昔单抗也有反应。

7. 郎飞结和结旁抗体是AN诊断和评估预后的特异性生物标志物，应依据临床病程、表型和电生理检查结果指导抗体的检测。2021年欧洲CIDP指南（EAN/PAS）推荐在临床拟诊CIDP但：a. 对标准治疗（IVIG或激素）效果不佳者；b. 急性或亚急性起病，进展性病程、最初诊断为GBS或A-CIDP者；c. 有低频性震颤、与感觉受累或其他小脑表现不相称的共济失调，或主要表现为远端肌无力者；d. 伴呼吸衰竭和脑神经受累者；e. 合并肾病综合征者；f.CSF蛋白水平特别高的患者，应进行郎飞结和结旁抗体检测。通常在血清中检测郎飞结和结旁抗体。一些患者由于血脑屏障破坏，在脑脊液中也可以检测到。因为有假阳性的报道，强烈推荐所有患者进行二次验证以确保其特异性。最敏感的技术是CBA法（采用编码人类NF140、NF155、NF186、CNTN1和Caspr1的哺乳动物表达载体）或撕单神经免疫组化方法。ELISA是一种灵敏度和特异度高的筛查方法。在检测抗Caspr1 IgG时，Caspr1单转染CBA法的灵敏度较低，可能由于Caspr1在膜表面的充分表达有赖于CNTN1的存在，因此，建议采用ELISA或Caspr1/CNTN1共转染的细胞进行CBA检测抗Caspr1抗体。抗Caspr1阳性患者Caspr1/CNTN1 CBA呈阳性，而CNTN1 CBA呈阴性。抗泛NF抗体识别所有3种NF亚型的共同Ig结构域，并在撕单神经纤维中与郎飞结和结旁区结合，与抗NF155抗体的典型结旁结合模式不同。

第四节 多灶性运动神经病

长期医嘱	临时医嘱
神经内科护理常规	血常规＋血型、尿常规、粪常规＋粪培养
一级护理	
普通饮食	血清生化全套（肝肾功能、电解质、血糖、血脂等）、前白蛋白
维生素 B_1 100mg im qd	
维生素 B_{12} 500μg im qd	凝血功能
人免疫球蛋白 0.4g/（kg·d）iv gtt qd×5d[1]	血沉、C 反应蛋白（CRP）
	肿瘤标志物
	RF、ASO、免疫全套、抗中性粒细胞胞质抗体谱（ANCA）、甲状腺功能、抗甲状腺球蛋白抗体、抗甲状腺过氧化物酶抗体[2]
	血清免疫固定电泳、尿本周蛋白检测
	血液传染病学检查（包括乙型肝炎、丙型肝炎、梅毒、艾滋病等）
	胸部正侧位 X 线片或胸部 CT
	心电图、超声心动图
	腰椎穿刺检查（脑脊液常规、生化、免疫学，细胞病理学，脑脊液和血清抗 GM1、GQ1b、GD1a 抗体，脑脊液和血液抗 Hu、抗 Yo、抗 Ri 等）[3]
	神经电生理检查（包括针极肌电图、神经传导速度、F 波、H 反射、诱发电位等）[4]

续表

长期医嘱	临时医嘱
	胸、腹部CT（必要时增强扫描）、甲状腺电脑超声、泌尿系电脑超声（男性）、妇科多系统电脑超声（女性）、乳腺电脑超声（女性）、全身骨ECT扫描 prn
	颈髓＋臂丛神经MRI+增强 prn⑤
	神经超声 prn
	康复科会诊

❶ 多灶性运动神经病（MMN）是一种可治疗性疾病，免疫球蛋白治疗已是MMN的标准化治疗。多个回顾性研究中均证实70%～90%的MMN患者首次使用免疫球蛋白治疗有效。首次静脉注射免疫球蛋白（IVIG）剂量为2g/kg，分2～5d输注，其疗效通常能维持数周，大部分需要重复输注治疗。如在治疗数周至数月后肌力及运动功能下降，应予第2次全剂量免疫球蛋白冲击，随后的维持治疗每4周一次，每次1d，剂量为0.4g/kg。皮下注射免疫球蛋白是IVIG治疗的可替代方案，适用于难以建立静脉通路的患者。

对于绝大多数MMN患者来说，泼尼松龙和血浆置换疗法无效，甚至加重临床症状。环磷酰胺是第一个用于治疗MMN的药物，对大部分病例有效，但因严重不良反应限制了其长期临床应用。利妥昔单抗是一种抑制B细胞特异抗原CD20的单克隆抗体，在治疗MMN中，结果不太一致。依库珠单抗是一种直接抑制补体C5的单克隆抗体，有研究表明可改善患者的运动能力和传导阻滞。MMN的治疗策略见图8-1。

❷ MMN为不对称性周围神经病，因此尤需与血管炎性周围神经病，副蛋白血症及副肿瘤相关周围神经病鉴别，故需行风湿免疫学、免疫固定电泳、肿瘤等筛查。

❸ MMN患者大约2/3出现肌酸激酶水平轻微升高。约30%的

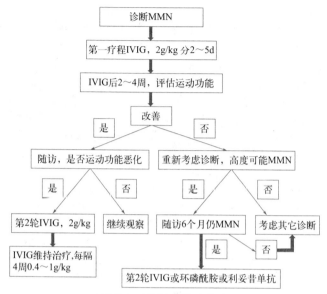

图 8-1　MMN 的治疗策略

患者脑脊液蛋白水平轻度升高，一般不超过 1g/L，其余脑脊液检查结果正常，无寡克隆区带。约 50%MMN 患者血清中检测到神经节苷脂 GM1 特异性 IgM 抗体，因此可作为诊断 MMN 的一个标记。

❹ 在运动神经非嵌压部位检测到运动神经传导阻滞是诊断 MMN 的重要依据。对多根神经由远端至近端分段测定，有助于提高 MMN 诊断的敏感度。在 MMN 中，传导阻滞的产生主要与钠离子通道被神经节苷脂 GM1 抗体封闭有关。临床可采用欧洲周围神经病学会推荐的传导阻滞电生理诊断标准，具体内容如下。a. 肯定的运动传导阻滞：常规神经节段测定时，近端与远端比较负相波波幅或面积下降≥ 50%，负相波时限增宽≤ 30%。b. 可能的运动传导阻滞：在上肢常规神经节段测定时，近端与远端比较负相波波幅或面积下降≥ 30%，负相波时限增宽≤ 30%；或近端与远端比较负相波波幅或面积下降≥ 50%，负相波时限增宽> 30%。注意判断运动神经传导阻滞时，所测定神经的远端 CMAP 负相波波幅应至少为正

常下限的 20% 以上；或负相波波幅不低于 1mV，否则判断传导阻滞应慎重。由于 MMN 为多灶性受累，增加测定神经数量，并进行多节段测定，近端神经检测，有助于提高诊断的敏感度，必要时可进行微移技术（inching technique）测定。

❺ 磁共振检查可作为电生理测定的补充，有可能提高 MMN 诊断的敏感度，也有助于除外颈椎病、青少年上肢远端肌萎缩等。在部分患者臂丛或腰骶丛神经磁共振平扫和增强检查发现增粗的神经，呈长 T2 信号或局限性增强，有助于证实更多的病灶。但影像学所见的神经增粗并非 MMN 的特异性改变。另外，高频神经超声检查可见臂丛神经或周围神经干局灶性神经增粗的表现。

注：1. 多灶性运动神经病（multifocal motor neuropathy，MMN）是一种免疫介导的周围神经病，临床上表现为进行性、非对称性、以上肢远端为重的肢体无力，而感觉神经没有或只有很轻的受累。电生理检查以持续性、多灶性、节段性运动神经传导阻滞（CB）为特征。传导阻滞是 MMN 的特征，但并非一直出现。部分患者抗神经节苷脂 GM1 IgM 抗体滴度升高。病理学发现传导阻滞部位有慢性脱髓鞘改变、轴索变性及再生神经簇数目增加。激素及血浆置换治疗无效，大剂量静脉滴注免疫球蛋白（IVIG）治疗有效。

2. MMN 可能的病理机制　正常情况下郎飞结能确保电信号的跳跃式传导。神经节苷脂 GM1 在维持旁区的紧密连接、锚定钾通道及聚集钠通道中发挥重要作用。50% 的 MMN 患者体内产生 GM1 特异性 IgM 抗体，这些抗体可以结合郎飞结处的 GM1 并激活补体，从而导致施旺细胞膜与轴膜的链接破坏，使离子通道簇移动或破坏。补体的沉积，膜攻击复合物的形成，可能会破坏膜的完整性并导致轴索损伤。

3. 根据欧洲神经病学联盟 / 周围神经病学会 2010 年制订的 MMN 诊断标准：A. 临床上符合两条核心标准和所有排除标准（见表 8-7）；B. 电生理检查至少发现一条神经存在确诊的或很可能的传导阻滞；C.MMN 支持标准：a.IgM 型抗神经节苷脂 GM1 抗体滴度增高；b. 脑脊液蛋白增高（通常＜ 1g/L）；c.MRI 检查显示臂丛 T2 加权像高信号伴弥漫性神经肿胀；D. 经大剂量丙种球蛋白静脉注射治疗后有客观的临床改善。

表 8-7 MMN 的临床标准

核心标准（两条都具备）

（1）缓慢或阶梯样进展的局灶性、不对称性[a]肢体无力，即至少有两根运动神经受累，且持续＞1个月[b]，如果症状和体征只限于1根神经，只能考虑可能的 MMN

（2）无客观的感觉异常，除了下肢轻微的震动觉异常[c]

支持标准

（1）主要累及上肢[d]

（2）受累肢体的腱反射减低或丧失[e]

（3）脑神经不受累[f]

（4）受累肢体可见痉挛和肌束震颤

（5）肌无力对免疫治疗有反应

排除标准

（1）上运动神经元体征

（2）明显的球部受累

（3）感觉障碍远比下肢震动觉轻微异常严重

（4）最初数周内出现弥漫性对称性无力

a：如果肌力 MRC 评分（Medical Research Council Scale）＞3，需要两侧相差1个 MRC 级别，如果肌力≤3，则需要两侧相差2个 MRC 评分级别；b：通常超过6个月；c：在 MMN 病程中可出现感觉症状和体征；d：发病时主要累及下肢者大约占10%；e：曾有腱反射轻微亢进的报道，尤其是在受累的上肢，只要符合排除标准的第1项就不能排除 MMN；f：曾有舌下神经受累的报道。

4. 脱髓鞘性神经病的常见疾病谱见表 8-8。

表 8-8 脱髓鞘性神经病的常见疾病谱

1. 免疫介导性神经病	2. 遗传性神经病
AIDP	CMT1
CIDP	CMT4、CMTX
多灶性运动神经病伴传导阻滞	异染性脑白质营养不良
副蛋白血症相关神经神经病	球形细胞脑白质营养不良
HIV 感染相关的炎性神经病	（Krabbe 病）
移植物抗宿主病	肾上腺脑白质营养不良

续表

线粒体病（MNGIE 等）	六碳化合物
3. 代谢性神经病	5. 感染
糖尿病	白喉
尿毒症	6. 恶性肿瘤
4. 中毒性神经病	一些与淋巴瘤、癌症有关的
氨碘酮	急性、亚急性神经病
马来酸哌克昔林（冠心宁）	

5. MMN 需与以下疾病鉴别，见表 8-9。

表 8-9 MMN 的鉴别诊断

临床表现	MMN	ALS	LMN	CIDP	LSS
肌无力分布	不对称	不对称	不对称	对称	不对称
明显感觉症状	无	无	无	是	是
腱反射	正常或减弱	亢进	减弱	减弱或消失	减弱
病程	慢性进展	快速进展	慢或快进展	进展或复发	进展或复发
脑脊液蛋白 > 1g/L	无	无	无	是	罕见
GM1 特异性 IgM	常见	罕见	罕见	罕见	罕见
臂丛 MRI 异常	不对称	无	无	对称	不对称
对 IVIG 反应	有	无	无	是	是
对激素反应	无，可加重	无	无	是	是

注：MMN：多灶性运动神经病；ALS：肌萎缩侧索硬化；LMN：下运动神经元疾病；CIDP：慢性炎性脱髓鞘性多发性神经病；LSS：Lewis-Sumner 综合征。

6. 大部分 MMN 患者病情发展缓慢，通常 10 余年后仍能生活自理。但是，随着病情进展，通常会出现受累肢体的无力萎缩，而导致不同程度的残疾。

第五节 特发性面神经麻痹

长期医嘱	临时医嘱
神经内科护理常规	血常规、尿常规、粪常规＋隐血试验
二级护理	
普通饮食	血清生化全套
泼尼松 50mg po qd❶	凝血功能
阿昔洛韦 0.2g po tid❷	血沉、C反应蛋白（CRP）、免疫全套等
维生素 B₁ 注射液 100mg im qd❸	
	血清莱姆抗体、病毒全套❺
甲钴胺注射液 500μg im qd	血糖、糖化血红蛋白，糖耐量试验
妥布霉素滴眼液 滴眼 q6h❹	
	血液传染病学检查（包括乙型肝炎、丙型肝炎、梅毒、艾滋病等）
	胸部正侧位X线片或肺CT
	心电图
	腰椎穿刺（脑脊液常规、生化、免疫学等） prn
	神经电生理检查（包括瞬目反射、面神经传导、F波、额肌及口轮匝肌肌电图等）❻
	头颅CT、颞骨CT❼
	头颅MRI＋MRA❼
	眼科会诊
	针灸或康复、理疗科会诊❽
	神经外科会诊❾

❶ 糖皮质激素具有抗炎、抗氧化、清除自由基、稳定溶酶体膜、抑制血管源性水肿的作用。对于所有无禁忌证的 16 岁以上特发性面神经麻痹（idiopathic facial nerve palsy）患者，急性期尽早（72h 内）

口服使用糖皮质激素治疗，可以促进神经损伤的尽快恢复，改善预后。通常选择泼尼松或泼尼松龙口服，30～60mg/d，连用5d，之后于5d内逐步减量至停用。发病3d后使用糖皮质激素口服是否能够获益尚不明确。儿童特发性面神经麻痹恢复通常较好，使用糖皮质激素是否能够获益尚不明确。

❷ 特发性面神经麻痹可能是由于潜伏在膝状神经节处的疱疹病毒在机体抵抗力下降时重新被激活，侵及面神经导致周围性面瘫。因此，对于急性期的患者，可以根据情况尽早联合使用抗病毒药物和糖皮质激素，特别是对于面肌无力严重或完全瘫痪者；但不建议单用抗病毒药物治疗。抗病毒药物可以选择阿昔洛韦或伐西洛韦，如阿昔洛韦口服每次0.2～0.4g，每日3～5次，或伐昔洛韦口服每次0.5～1.0g，每日2～3次；疗程7～10d。

❸ 神经营养治疗为特发性面神经麻痹的基础治疗，可促进受损的面神经恢复，临床上通常给予B族维生素，如维生素 B_1 100mg和甲钴胺500μg肌内注射，每日1次，疗程2～3周。无吸收障碍者也可以口服。有人认为扩张血管，增加面神经血供，有助于神经损伤的恢复，可适当给予血管扩张药如地巴唑、贝前列素钠等。

❹ 当患者存在眼睑闭合不全时，应重视对患者眼部的保护。由于眼睑闭合不拢、瞬目无力或动作缓慢，导致异物容易进入眼部，泪液分泌减少，使得角膜损伤或感染的风险增加，必要时应请眼科协助处理。建议根据情况选择滴眼液或膏剂防止眼部干燥，合理使用眼罩保护，特别是在睡眠中眼睑闭合不拢时尤为重要。

❺ 周围性面瘫的继发性病因很多，包括先天性（面神经管狭窄）、感染［病毒、支原体、细菌、特异性感染（梅毒、HIV、莱姆病）、真菌、麻风、伤寒］、创伤（双侧颅底骨折、面部外伤等）、肿瘤（淋巴瘤、转移瘤、白血病、副肿瘤综合征）、代谢性（Wernicke脑病等）、免疫性（吉兰-巴雷综合征、重症肌无力、Miller-Fisher综合征、结节病、多发性硬化等）、血管性（脑梗死、脑缺血、锁骨下盗血、椎基底动脉压迫）、中毒性（农药、重金属、有机溶剂）、医源性（动脉栓塞、狂犬疫苗接种史）、内分泌性（糖尿病、甲状腺病、尿毒症周围神经病）、自身免疫性（系统性红斑狼疮、贝赫切特综合征、结节性动脉炎）、血液系统疾病（红细胞增多症、血

小板减少性紫癜）等，因此需要做相应的实验室检查进行鉴别，如血糖、传染病、莱姆抗体、腰穿及影像学检查等。

❻ 特发性面神经麻痹如果面肌瘫痪较轻，由于通常恢复较好，一般不必进行电生理检查。对于面肌完全瘫痪者，在发病后 1～2 周进行电生理测定，可能会对预后的判断有一定指导意义。当面神经传导测定复合肌肉动作电位波幅不足对侧 10%，针极肌电图检测不到自主收缩的电信号时，近半数患者恢复不佳。瞬目反射又称眼轮匝肌，瞬目反射 R1 波的潜伏期可反映面神经全长的传导，包括骨性面神经管内段，弥补面神经传导检测的不足。一侧面瘫患者刺激患侧眶上神经后，患侧 R1、R2 波潜伏期延长或消失，而健侧 R2'波潜伏期正常；而刺激健侧眶上神经，健侧 R1、R2 波潜伏期正常，患侧 R2'波潜伏期延长或消失，为传出型障碍。针极肌电图一般在面神经受损后 1～2 周出现异常：纤颤电位、正锐波，提示神经源性损害，是判断神经变性的客观依据。面神经 F 波检测可发现面神经传导通路的异常。

❼ 特发性面神经麻痹的诊断主要依据临床病史和体格检查。一般来说，影像学检查是没有必要的。但头颅 CT、颞骨 CT 及头颅 MRI+MRA 有助于与血管性疾病、多发性硬化、脑桥小脑肿瘤、中耳炎等鉴别。典型特发性面神经麻痹 MRI 可显示面神经强化。

❽ 在国内，临床实践中经常采用针灸和理疗等方法来治疗特发性面神经麻痹。针灸治疗特发性面神经麻痹缺乏高质量的研究。不同的专家对针灸和理疗的疗效和时机尚持不同意见。有专家认为，针灸宜在发病 1 周后进行。

❾ 特发性面神经麻痹经药物、物理、针灸等治疗 3 周后不见恢复或部分恢复后又停止者，可考虑外科手术行面神经减压术，减压术的主要目的是裸露面神经并解除其压力、改善血液供应，促进神经功能的恢复，目前多采用鼓室及乳突段减压术。需注意，手术减压有引起严重并发症的风险，常见并发症包括：第Ⅷ对脑神经损伤、抽搐发作、单侧听力丧失和脑脊液漏等。

注：1. 特发性面神经麻痹又称 Bell 麻痹或面神经炎，是因茎乳孔内面神经非特异性炎症所致的周围性面瘫，为面瘫最常见的原因。该病确切病因未明，可能与病毒感染或炎性反应等有关。临床特征

为急性起病，多在3d左右达到高峰，表现为单侧周围性面瘫，无其他可识别的继发原因。该病具有自限性，但早期合理的治疗可以加快面瘫的恢复，减少并发症。

2. 特发性面神经麻痹的临床特点有以下几点。

（1）任何年龄、季节均可发病。

（2）急性起病，病情多在3d左右达到高峰。

（3）临床主要表现为单侧周围性面瘫，如受累侧闭目、皱眉、鼓腮、示齿和闭唇无力，以及口角向对侧歪斜；可伴有同侧耳后疼痛或乳突压痛。根据面神经受累部位的不同，可伴有同侧舌前2/3味觉消失、听觉过敏、泪液和唾液分泌障碍。个别患者可出现口唇和颊部的不适感。当出现瞬目减少、迟缓、闭目不拢时，可继发同侧角膜或结膜损伤。

3. 面神经麻痹有中枢性和周围性之分，简单的区分办法是要求患者皱起额纹。如果额纹皱起为中枢性病变；如果只有一侧额纹皱起则为周围性。特发性面神经麻痹属于周围性面瘫，也称核下性面瘫，表现为患侧所有面部表情肌肉瘫痪，即上下面部都发生瘫痪；患侧额纹消失、眼裂扩大、鼻唇沟平坦、口角下垂；在微笑或露齿动作时，口角向健侧歪斜；病侧不能作皱额、蹙眉、闭目、鼓气和噘嘴等动作；鼓腮和吹口哨时，因患侧口唇不能闭合而漏气；进食时，食物残渣常滞留于患侧的齿颊间隙内，并常有口水自该侧淌下；由于泪点随下睑外翻，使泪液不能按正常引流而外溢。

中枢性面瘫，也称核上性面瘫，是病变破坏大脑皮质中枢至面神经核之间的信息联系所引起的面肌瘫痪。因支配上半部分面肌的面神经运动细胞核团接受两侧皮质脑干束的纤维支配，其轴突组成的面神经运动纤维支配同侧睑裂以上的表情肌，而支配睑裂以下面肌的面神经运动细胞核团仅受对侧皮质脑干束控制，当一侧中央前回下部锥体细胞及其轴突（即上运动神经元）发生变性，则引起病变对侧睑裂以下的表情肌瘫痪，如鼻唇沟消失、口角下垂等。但肌肉不萎缩、额纹仍存在，患者可皱眉、提眉，常伴有面瘫同侧肢体偏瘫、腱反射异常、Babinski征阳性等。另有一种情感性面瘫，主要表现在笑或哭等情感运动时显示有面肌麻痹，而随意运动时，面肌仍能收缩，该种情感性面瘫也属于中枢性面瘫，系由于锥体外系的基底节、丘脑或丘脑下部损害所致。

4.面神经损害的节段不同，除均产生面肌麻痹外，还可出现其他的症状和体征，有助于定位，简述如下。

（1）茎乳孔或以下的节段受损 因该部分鼓索支已分出，所以仅表现为病变侧面部表情肌瘫痪，不伴有舌前 2/3 味觉的障碍和听觉过敏。

（2）面神经管中鼓索支和镫骨肌支之间受损 表现为病变侧周围性面肌瘫痪，舌前 2/3 味觉丧失，涎腺分泌功能障碍。

（3）面神经管中镫骨肌支和膝状神经节之间受损 表现为病变侧周围性面肌麻痹，舌前 2/3 味觉丧失，涎腺功能障碍以及听觉过敏。

（4）膝状神经节处受损 表现为病变侧周围性面肌瘫痪，舌前 2/3 味觉丧失、除涎腺分泌功能障碍外，还有泪腺分泌丧失、听觉障碍以及鼓膜、耳甲和乳突区的疼痛。另外因膝状神经节病变多为带状疱疹病毒所致，故在神经节纤维的分布区如鼓膜、外耳道、耳郭外侧面及耳郭与乳突间可发生疱疹（Ramsay-Hunt 综合征）。

（5）脑桥和膝状神经节之间受损 此部位相当于内听道及脑桥小脑角，因该处面听神经一起走行，故病损时除周围性面瘫外，还有耳鸣、耳聋及眩晕。同时，中间神经也一起受损，可有舌前 2/3 味觉减退及唾液、泪液分泌减少。脑桥小脑角的病变尚可影响三叉神经、小脑半球及小脑脚。表现为同侧面部疼痛或麻木、同侧平衡共济失调及眼球震颤。

（6）脑桥内核性及核下性损害 脑桥内的病变可损害面神经核或其发出的面神经根纤维，表现为周围性面瘫，由于面神经核及其发出的纤维与展神经核关系密切，因此，脑桥病变除引起面瘫外，还常引起同侧展神经麻痹，并可同时损害皮质脊髓束而出现对侧肢体偏瘫，临床称交叉性瘫痪。

（7）面神经核以上损害 脑桥内面神经核以上至大脑皮质中枢（中央前回下 1/3）间的损害引起的面瘫为中枢性面瘫，又叫核上性面瘫。其特点是病变对侧眼睑以下的面肌瘫痪，常伴有面瘫同侧的肢体瘫痪，无味觉及涎腺分泌障碍。

5. Ramsay-Hunt 综合征是水痘-带状疱疹病毒（VZV）激活后出现典型的特发性面神经麻痹，常发生在 60 岁以上的老年人。临床特点：①耳郭和外耳道红斑、疼痛、水泡样疹，皮疹和水泡也可出现在口腔、软腭和食管的顶部；②耳鸣和耳痛，疼痛可能较严重并放射至颈部；③感音性耳聋，通常是短暂性的，极少数为永久性；④听觉过敏；⑤眩晕或头晕；⑥（少见）味觉缺失，口干和（或）眼干。

6. 特发性面神经麻痹的鉴别诊断见表 8-10。

表 8-10 特发性面神经麻痹的鉴别诊断

疾病名	体征/症状鉴别	实验室检查鉴别
吉兰-巴雷综合征	多为双侧周围性面瘫，伴四肢对称性弛缓性瘫痪	脑脊液蛋白-细胞分离
莱姆病	可表现为单侧或双侧面瘫，伴其他脑神经受累表现，可有发热、头痛、皮肤红斑、关节炎等，有暴露于高危环境或蜱咬伤的病史	伯氏疏螺旋体的PCR或免疫检测阳性，确诊需蛋白质印迹法
中耳疾病及并发症	可有发热、疼痛及耳部症状	耳镜检查及颞骨CT可见异常
肿瘤	进行性面神经麻痹，腮腺肿物，局部疼痛，耳鸣或同侧听力下降，其他部位可及原发灶	MRI可见肿瘤病灶（沿面神经分布或内听道、脑桥小脑角、腮腺、颞骨）
糖尿病性神经病变	常伴其他脑神经麻痹，以动眼神经、展神经、面神经多见，可单独发生	血糖及糖耐量异常
卒中	中枢性面瘫，伴肢体瘫痪或失语，额肌运动不受累	头神经影像学可见病灶
面神经损伤	外伤或手术史（如：腮腺切除术）	颞骨CT可见颞骨骨折或面神经病灶
Ramsay-Hunt综合征	耳郭、外耳道可见疱疹	血清学（急性期、恢复期）确定水痘-带状疱疹病毒滴度上升

7. 大多数特发性面神经麻痹预后良好。大部分患者在发病后 2～4 周开始恢复，3～4 个月后完全恢复。在面肌完全麻痹的患者，即使未接受任何治疗，仍有 70% 在发病 6 个月后也可以完全恢复。部分患者可遗留面肌无力、面肌联带运动、面肌痉挛或鳄鱼泪现象。

第六节　面肌痉挛

长期医嘱	临时医嘱
神经内科护理常规	血常规＋血型
二级护理	尿常规、粪常规＋隐血试验
普通饮食	血生化全套
卡马西平　100mg po tid❶ 　或 氯硝西泮　0.5mg po tid 　或 加巴喷丁　300mg po bid	凝血功能
	血沉（ESR）、C 反应蛋白
A 型肉毒毒素（BTX-A）局部注射❷	血液传染病学检查（包括乙型肝炎、丙型肝炎、梅毒、艾滋病等）
	心电图
	头颅 MRI+3D-TOF-MRA❸
	神经电生理（包括针极肌电图、侧方扩散、脑干诱发电位等）❹
	神经外科会诊（微血管减压术）❺

❶ 面肌痉挛治疗方法包括药物、肉毒毒素注射以及外科手术。药物治疗常用于发病初期、无法耐受手术或者拒绝手术者以及作为术后症状不能缓解者的辅助治疗。对于临床症状轻、药物疗效显著，并且无药物不良反应的患者可长期应用。常用药物包括卡马西平、奥卡西平以及地西泮等；卡马西平一般 400～600mg/d 口服时症状开始改善，600～1000mg/d 时发作完全消失，成人最高剂量不应超过 1200mg/d，停药后可迅速复发，因而需长期维持治疗。但长期服用较大剂量的卡马西平常可出现头晕、嗜睡、共济失调、白细胞减少、震颤等副作用，甚至有剥脱性皮炎的风险，严重的剥脱性皮炎可危及生命。其他备选药物有巴氯芬、氯硝西泮、苯妥英钠、

氟哌啶醇、加巴喷丁等，如氯硝西泮每次 0.5 ～ 1.0mg，每日 3 次服用，可使症状减轻，剂量加大后常有乏力、嗜睡等副作用。

❷ A 型肉毒毒素（BTX-A）注射治疗面肌痉挛主要应用于不能耐受手术、拒绝手术、手术失败或术后复发、药物治疗无效或药物过敏的成年患者。90% 以上的患者对初次注射肉毒毒素有效，1 次注射后痉挛症状完全缓解及明显改善的时间为 1 ～ 8 个月，大多集中在 3 ～ 4 个月，而且随着病程延长及注射次数的增多，疗效逐渐减退。两次治疗间隔不应少于 3 个月，如治疗失败或重复注射后疗效逐步降低，应该考虑其他治疗方法。因此，肉毒毒素注射不可能作为长期治疗面肌痉挛的措施。需要指出的是，每次注射后的效果与注射部位选择、注射剂量大小以及注射技术是否熟练等因素密切相关。

❸ 面肌痉挛患者在接受微血管减压（MVD）手术之前必须进行影像学评估，最好选择 MRI 检查，对于无法接受 MRI 检查的患者应该进行头颅 CT 扫描。MRI 检查的意义在于明确可能导致面肌痉挛的颅内病变，如肿瘤、脑血管畸形（AVM）、颅底畸形等，同时明确与面神经存在解剖接触的血管，甚至显示出血管的类别、粗细以及对面神经的压迫程度。尤其是 3D-TOF-MRA 已经成为 MVD 手术前常规的检查，经过不断发展，目前已经能够 360° 显示与面神经存在解剖关系的所有血管。但必须指出的是，MRI 检查显示的血管并不一定是真正的责任血管，同时 3D-TOF-MRA 检查阴性也不是 MVD 手术的绝对禁忌证，只不过对于检查阴性的患者选择 MVD 需要更加慎重，需要再次检查患者的面肌痉挛诊断是否确切，必要时应参考电生理学评估结果。

❹ 电生理学评估有助于面肌痉挛的鉴别诊断和客观了解面神经与前庭神经的功能水平，主要包括肌电图（EMG）、听觉脑干诱发电位（BAEP）和异常肌反应（abnormal muscle response，AMR）或称为侧方扩散反应（lateral spread response，LSR）检测。AMR 即通过刺激面肌痉挛患者面神经的一个分支（如颞支、下颌缘支），在面神经其他分支（如颧肌、额肌）获得稳定的病理性诱发肌反应，而在正常人群以及面肌痉挛患者的健侧面部则无法诱发出 AMR，AMR 的产生与责任血管对面神经的压迫直接相关，因此 AMR 被认

为是面肌痉挛的特征性波形，具有一定的诊断意义。AMR 监测在术中能够帮助辨别责任血管，以及判断检验面神经根部的减压是否充分足够，AMR 波形在术后消失经常预示着疗效理想。EMG 一般采用同芯针电极插入额肌、眼轮匝肌、口轮匝肌等记录其运动单位变化情况，在面肌痉挛患者中 EMG 可记录到一种阵发性高频率的自发电位（最高每秒可达 150 次）。BAEP 可反映整个听觉传导通路功能，主要观察 Ⅰ、Ⅲ、Ⅴ波，潜伏期延长说明神经传导障碍，对疾病的定位有一定价值，也可结合纯音测听综合评估术前的前庭蜗神经功能。

❺ 1966 年 Jannetta 提出的微血管压迫面神经根致使神经传导通路异常的"神经血管压迫（neurovascular compression，NVC）"是目前大多数学者认可的原发性面肌痉挛（hemifacial spasm，HFS）的发病机制（周围学说），即面神经根在出脑桥段受责任血管压迫导致神经脱髓鞘改变，引起异位动作电位"交叉传导"。2015 年 Dou 等对这一学说深入研究后认为，责任动脉的压迫在发病机制中的作用并不是单纯机械压迫，其本质是神经血管接触面的磨损，脱髓鞘面神经纤维异位动作电位由责任动脉壁交感神经末梢触发。基于周围学说而进行的微血管减压术（microvascular decompression，MVD），手术效果确切，目前已成为治疗原发性面肌痉挛的首选手术方法。此外，MVD 也可治疗原发性三叉神经痛和舌咽神经痛。

注：1. 面肌痉挛（hemifacial spasm，HFS）是指一侧或双侧面部肌肉（眼轮匝肌、表情肌、口轮匝肌）反复发作的阵发性、不自主地抽搐，在情绪激动或紧张时加重，严重时可出现睁眼困难、口角歪斜以及耳内抽动样杂音。面肌痉挛包括典型面肌痉挛和非典型面肌痉挛两种，典型面肌痉挛是指痉挛症状从眼睑开始，并逐渐向下发展累及面颊部表情肌等下部面肌，而非典型面肌痉挛是指痉挛从下部面肌开始，并逐渐向上发展最后累及眼睑及额肌。临床上非典型面肌痉挛较少，绝大多数都是典型面肌痉挛。面肌痉挛好发于中老年，女性略多于男性，但发病年龄有年轻化的趋势。面肌痉挛虽然大多位于一侧，但双侧面肌痉挛也并非罕见。

2. 面肌痉挛可因脑桥小脑区表皮样囊肿、脑膜瘤或神经鞘瘤等引起，称为继发性面肌痉挛，此类面肌痉挛症状典型，多合并同侧三叉神经痛或耳鸣、眩晕、听力下降等前庭蜗神经受压迫症状，颅内 MRI+MRA 可鉴别。原发性面肌痉挛的发病机制目前多数学者认可"周围学说"，即脑桥小脑角血管神经压迫。根据影像学观察的结果，面神经在出脑干处最易受到小脑后下动脉、小脑前下动脉及椎动脉的压迫。静脉血管压迫面神经亦可导致面肌痉挛。面神经在出脑干处受压产生脱髓鞘反应，形成所谓的"假突触"，其可被邻近神经的电活动激发产生"异位放电"，从而引起痉挛发生。基于此学说，临床上采用微血管减压术（MVD）治疗面肌痉挛取得了较高的成功率。此外，非血管因素也可能在面肌痉挛的发生中发挥作用，如 a. 局部蛛网膜粘连增厚，压迫面神经；b. 面神经运动和兴奋性异常增高；c. 全身性疾病（如多发性硬化）；d. 家族性 HFS 机制尚不明，推测可能与遗传有关。

3. 面肌痉挛需要与双侧眼睑痉挛、梅杰综合征、咬肌痉挛、面瘫后遗症等面部肌张力障碍性疾病进行鉴别。

（1）双侧眼睑痉挛　表现为双侧眼睑反复发作的不自主闭眼，往往双侧眼睑同时起病，患者常表现睁眼困难和眼泪减少，随着病程延长，症状始终局限于双侧眼睑。眼睑痉挛首选的治疗方法是 BTX-A 局部注射，口服药物包括多巴胺能药物（左旋多巴）、抗胆碱能药物（苯海索）、γ-氨基丁酸受体激动剂（氯硝西泮、巴氯芬）、抗组胺药（赛庚啶）以及卡马西平等，疗效因人而异，对于难治性眼睑痉挛可选择眼轮匝肌切除术，经颅磁刺激和 DBS 也可有效改善症状。

（2）梅杰综合征　患者常常以双侧眼睑反复发作的不自主闭眼起病，但随着病程延长，会逐渐出现眼裂以下面肌的不自主抽动，表现为双侧面部不自主的异常动作，而且随着病情加重，肌肉痉挛的范围会逐渐向下扩大，甚至累及颈部、四肢和躯干的肌肉。

（3）咬肌痉挛　为单侧或双侧咀嚼肌的痉挛，患者可出现不同程度的上下颌咬合障碍、磨牙和张口困难，三叉神经运动支病变是可能的原因之一。

（4）面瘫后遗症　表现为同侧面部表情肌的活动受限，同侧口角不自主抽动以及口角与眼睑的连带运动，依据确切的面瘫病史可以鉴别。

4.BTX-A 注射方法介绍如下。

（1）注射部位　采用上睑及下睑肌肉多点注射法，即上、下睑的内外侧或外眦部颞侧皮下眼轮匝肌共 4 或 5 点。如伴面部、口角抽动还需于面部中、下及颊部肌内注射 3 点。依病情需要，也可对眉部内、外或上唇及下颌部肌肉进行注射。

（2）剂量　每点起始量为 2.5U/0.1mL。注射 1 周后有残存痉挛者可追加注射，病情复发者可作原量或加倍量（5.0U/0.1mL）注射。但 1 次注射总剂量不应超过 55U，1 个月内使用总剂量不应超过 200U。

（3）制品稀释　取 1 支 100U "注射用 A 型肉毒毒素" 加 0.9% 氯化钠注射液 4mL，稀释成 0.1mL 毒素含 2.5U。要严格掌握适应证和注射技巧，保证最小剂量治疗最佳效果。在 1 次注射后 1 ～ 3d 症状明显改善，若疗效不佳，可于 1 周后重复注射，疗效不减。注射后要轻轻压迫 2 ～ 3min，预防出血和水肿。注射部位保持自然状态，不要按摩，以防药物弥散。必须熟悉面部的肌肉、神经、血管的解剖知识，做到准确、定量、慢注、减少渗漏，尽量减少并发症的发生。

（4）不良反应　少数患者可出现短暂的症状性干眼、暴露性角膜炎、流泪、畏光、复视、眼睑下垂、瞬目减少、睑裂闭合不全、不同程度面瘫等，多在 3 ～ 8 周内自然恢复。反复注射肉毒毒素患者将会出现永久性的眼睑无力、鼻唇沟变浅、口角歪斜、面部僵硬等体征。

（5）使用过程注意事项

① 本品有剧毒，要专人保管，使用者应为受过专门训练人员。

② 发热、急性传染病者缓用；有心、肝、肺疾病，活动性肺结核、血液病者及孕妇和 12 岁以下儿童慎用本品。

③ 氨基糖苷类抗生素能加强肉毒毒素的作用，使用本品期间应禁用氨基糖苷类抗生素。

④ 应备有 1∶1000 肾上腺素，以备过敏反应时急救用。患者在注射后应留院内观察半小时，无异常反应即可离去。

⑤ 使用时，新鲜配制、及时应用，也可储存于 2 ～ 8℃冰箱中，于 4h 内用完。

⑥ 使用后的注射器、药液等物品,应严密消毒,按感染性医疗垃圾处理、销毁。

5. 微血管减压术治疗面肌痉挛适应证

(1) 原发性面肌痉挛诊断明确,经头颅 CT 或 MRI 排除继发性病变。

(2) 面肌痉挛症状严重,影响日常生活和工作,患者手术意愿强烈。

(3) 应用药物或肉毒毒素治疗的患者,如果出现疗效差、无效、药物过敏或毒副作用时应积极手术。

(4) 微血管减压术后复发的患者可以再次手术。

(5) 微血管减压术后无效的患者,如认为首次手术减压不够充分,且术后 AMR 检测阳性者,可考虑早期再次手术。随访的患者如症状无缓解趋势甚至逐渐加重时也可考虑再次手术。

手术并发症包括:a. 脑神经功能障碍,主要为面瘫、耳鸣、听力障碍,少数患者可出现面部麻木、声音嘶哑、饮水呛咳、复视等;b. 小脑、脑干损伤,包括梗死或出血;c. 脑脊液漏;d. 低颅内压综合征等。

第七节　糖尿病神经病

长期医嘱	临时医嘱
神经内科护理常规	血常规、尿常规、粪常规
一级护理	血清生化全套
糖尿病饮食	凝血功能
盐酸二甲双胍　0.5g po tid❶	糖化血红蛋白
维生素 B₁　100mg im qd	糖耐量试验、C 肽胰岛素释放试验　prn
甲钴胺注射液　500μg im qd❷	
α-硫辛酸　300～600mg 0.9% 氯化钠注射液　250mL　iv gtt qd❸	叶酸、维生素 B₁₂ 水平
	血沉、C 反应蛋白(CRP)
	肿瘤标志物

长期医嘱	临时医嘱
依帕司他 50mg po tid❹	毒物筛查 prn
0.9% 氯化钠注射液 100mL 前列地尔注射液 10μg 入壶 qd❺	免疫全套、抗中性粒细胞胞质抗体谱（ANCA）、甲状腺功能及抗体
或 贝前列素钠 40μg po tid	血清免疫固定电泳、尿免疫固定电泳
乙酰左卡尼汀 250mg po tid❻	血液传染病学检查（包括乙型肝炎、丙型肝炎、梅毒、艾滋病等）
普瑞巴林 75mg po bid prn❼	
度洛西汀 60mg po qd prn	胸部正侧位 X 线片或胸部 CT
	心电图、动态血压监测、超声心动图
	卧立位血压监测、直立倾斜试验
	腹部电脑超声（肝胆胰脾肾）、泌尿生殖系统超声（膀胱残余尿）
	腰椎穿刺检查（脑脊液常规、生化、免疫学、细胞病理学） prn
	神经电生理检查（包括针极肌电图、神经传导速度、体感诱发电位、R-R 间期、交感皮肤反应、定量感觉测定等）❽
	皮肤活检 prn❾
	角膜共聚焦显微镜检查 prn
	腰部或颈部 MRI（包括冠状位增强） prn
	内分泌科、心脏科、消化科会诊
	神经心理评价

❶ 糖尿病神经病变的发病率和严重程度与高血糖的持续时间和血糖水平呈正相关，强化血糖控制对降低1型糖尿病（T1DM）患者发生神经病变的作用是肯定的。良好的血糖控制不仅能降低T1DM患者远端对称性多发性神经病变（distal symmetric polyneuropathy，DSPN）发生率，也能减少糖尿病自主神经病变的发生。血糖控制越严格，患者受益越多。T1DM患者早期血糖控制接近正常，可以有效地预防DSPN和心脏自主神经病变（cardiac autonomic neuropathy，CAN）的发展。2型糖尿病（type 2 diabetes mellitus，T2DM）患者神经病变的发病机制可能较T1DM复杂，血糖控制接近正常使神经病变获益的证据没有T1DM强，但也应积极控制血糖以预防和延缓DSPN的发生发展。针对有多种危险因素的T2DM患者应制订综合管理的血糖控制目标以预防CAN发生发展。在糖尿病前期、代谢综合征以及T2DM患者中，推荐生活方式干预用于预防DSPN和CAN的发生。长期规律、合理的运动可减轻体重，改善脂质代谢，控制血糖、血压，降低糖尿病神经病变的发病率。对于病情较晚期、有多种危险因素和共病的T2DM患者，单一强化血糖控制对预防DSPN的效果有限，目标应为以患者为中心的综合管理。

❷ 治疗糖尿病神经病变除了控制血糖外，应给予针对发病机制的治疗，如营养神经、抗氧化应激、抑制醛糖还原酶活性、改善微循环等，另外，一些中药也可以用于糖尿病神经病变的治疗。营养神经药物如甲钴胺为活性维生素 B_{12} 制剂，更易进入神经细胞内，可以促进神经元内核酸和蛋白质的合成，对髓鞘形成和轴突再生具有显著的促进作用，能够修复损伤的神经细胞，改善神经传导速度。甲钴胺可明显改善糖尿病神经病变患者的临床症状、体征以及神经传导速度。推荐用法：甲钴胺针剂500～1000μg/d肌内注射或静脉滴注2～4周，其后给予甲钴胺片500μg，每日3次口服，疗程至少3个月。

❸ 抗氧化应激药物如α-硫辛酸是一种强有力的抗氧化因子，能够通过抑制脂质过氧化，增加神经营养血管的血流量，提高神经 Na^+-K^+-ATP 酶活性，直接清除活性氧簇和自由基，保护血管内皮功能。α-硫辛酸600mg/d静脉滴注或口服可改善神经电生理改变，减轻及延缓神经损害的发展，建议早期给予治疗。此外，硫辛

酸在改善糖尿病患者胃轻瘫、男性勃起功能障碍方面也有一定的疗效。推荐用法：α-硫辛酸 600mg/d，疗程 3 个月；症状明显者先采用 α-硫辛酸注射液 600mg/d 静脉滴注 2～4 周，其后 600mg/d 口服序贯治疗。

❹ 抑制醛糖还原酶活性药物如依帕司他是一种醛糖还原酶抑制剂，能抑制多元醇通路异常、改善代谢紊乱，长期治疗可以有效改善糖尿病神经病变的症状，并延缓疾病的进展。依帕司他联合 α-硫辛酸（600mg/d）或甲钴胺治疗糖尿病神经病变，均优于单药治疗。此外，依帕司他还可以改善糖尿病 CAN、糖尿病胃轻瘫、糖尿病勃起功能障碍（erectile dysfunction，ED）和瞳孔对光反射减退。推荐用法：成人剂量每次 50mg，每日 3 次，于餐前口服，疗程至少 3 个月。

❺ 改善微循环药物可选择以下 4 种。a. 前列腺素及前列腺素类似物：可增加血管平滑肌细胞内环磷酸腺苷（cAMP）含量、舒张血管平滑肌、降低血液黏度、改善微循环。前列腺素 E1 能改善 DSPN 症状、体征以及神经传导速度。口服贝前列腺素钠也有类似作用。前列腺素 E1 联合甲钴胺或 α-硫辛酸治疗，临床效果和神经传导速度的改善均优于单药治疗。推荐用法：前列腺素 E1 脂微球载体制剂 10μg/d 静脉滴注 2 周，然后序贯给予贝前列腺素钠 20～40μg，每日 2～3 次口服，连续治疗 8 周。b. 己酮可可碱：通过抑制磷酸二酯酶活性使 cAMP 含量升高，扩张血管，改善微循环；并具有抗炎、抑制血小板黏附聚集和预防血栓生成作用。推荐用法：静脉注射或静脉缓慢滴注，一次 0.1～0.2g，每日 1～2 次，每日最大剂量不应超过 0.4g，连续使用 8 周；口服的缓释片每日 1～2 次，一次 0.4g，连续使用 8 周。c. 胰激肽原酶：能够扩张小动脉增加毛细血管血流量、激活纤溶酶、降低血液黏度、改善血液流变学和组织灌注。还具有抑制血小板聚集、防止血栓形成、改善血液循环等作用，在改善 DSPN 症状及体征以及神经传导速度方面，与前列腺素 E1 脂微球载体制剂相似。推荐用法：胰激肽原酶每日 40U，肌内注射，连续 10d，然后隔天肌内注射一次，连续 20d 为 1 个疗程。口服制剂为 120～240U/ 次，每日 3 次，疗程 3 个月。d. 巴曲酶：具有降解纤维蛋白原，改善高凝、高黏状态和微循环障碍的

作用。首次剂量 10BU，以后隔日给 5BU，30BU 为 1 个疗程，可有效改善麻木、冷感等症状及神经传导速度。

❻ 改善细胞能量代谢药物如乙酰左卡尼汀，由肉碱乙酰转移酶催化生成，可促进细胞能量合成。其作用机制包括刺激脑内有氧代谢、减轻细胞氧化应激损伤、减轻细胞兴奋毒性作用等，并能通过减少突触的谷氨酸浓度起到减轻痛觉过敏的作用，与神经系统疾病关系紧密。乙酰左卡尼汀能有效缓解糖尿病神经病变患者的疼痛，还可以改善其神经纤维再生和振动知觉，改善糖尿病神经病变患者神经电生理参数。推荐用法：口服 250～500mg，每日 2～3 次，疗程 6 个月。

此外，一些具有活血化瘀作用的中药及中药制剂也常被用于糖尿病神经病变的治疗，如木丹颗粒、复方丹参滴丸。a. 木丹颗粒主要包含丹参、延胡索、当归等，是益气活血、通络止痛的中药复方制剂，对糖尿病患者的神经损伤有修复作用，在治疗 DSPN 方面与甲钴胺有同等疗效。推荐用法：一次 1 袋（7g），每日 3 次，饭后 30min 服用，用温开水冲服。4 周为 1 个疗程，可连续服用 2 个疗程。b. 复方丹参滴丸由丹参、三七、冰片等药物组成，可提高机体抗凝和纤溶活性，抑制血小板聚集和血栓形成，并可以阻断羟自由基的产生和阻止脂质过氧化。复方丹参滴丸单用或者联合甲钴胺均可以改善 DSPN 患者的症状及神经传导速度。用法用量：每次 15 丸，每日 3 次，3 个月为 1 个疗程。

❼ 严重的神经痛影响糖尿病患者的生活质量，包括活动受限、抑郁、社会功能受损。治疗糖尿病神经病理性疼痛，应考虑首先选用普瑞巴林或度洛西汀。考虑到患者的社会经济情况、共患病和潜在的药物相互作用，加巴喷丁也可以作为一种有效的初始治疗药物。三环类抗抑郁药也可有效减轻糖尿病患者的神经病理性疼痛，但其具有较高的发生严重不良反应的风险，故应谨慎使用。最新的研究结果显示，对于疼痛评分较高的患者，联合治疗方案：阿米替林＋普瑞巴林（A-P）、普瑞巴林＋阿米替林（P-A）和度洛西汀＋普瑞巴林（D-P）具有相似的镇痛效果，且均有良好的耐受性（最大剂量分别为阿米替林 75mg/d、普瑞巴林 600mg/d、度洛西汀 120mg/d）。鉴于成瘾和其他并发症的高风险，阿片类药物，包括

他喷他多和曲马多，不推荐作为治疗 DSPN 相关疼痛的一线或二线药物。此外，糖尿病性神经痛可选择非药物治疗。针灸镇痛在临床上已被广泛接受。电刺激治疗：包括经皮神经电刺激治疗、脊髓电刺激治疗和调频电磁神经刺激等，可以不同程度地缓解患者疼痛的症状。

❽ 糖尿病患者通过神经电生理检查不仅能够确认是否存在周围神经病变，并可辅助判断其类型以及严重程度；对于无症状的糖尿病患者，电生理检查有助于发现其亚临床周围神经病变。特别是当患者存在以下不典型症状或体征时，如症状或体征不对称、最初表现为肌无力而不是感觉缺失、近端的症状和体征比远端更明显、疾病进展迅速，尤需进行神经电生理检查。a. 感觉神经传导测定：主要表现为感觉神经动作电位波幅降低，下肢远端更为明显，传导速度相对正常，符合长度依赖性轴索性周围神经病的特点。当存在嵌压性周围神经病时，跨嵌压部位的感觉神经传导速度可有减慢。b. 运动神经传导测定：远端运动潜伏期和神经传导速度早期通常正常，一般无运动神经部分传导阻滞或异常波形离散，后期可出现复合肌肉动作电位波幅降低，传导速度轻度减慢。在单神经病或腰骶丛病变时，受累神经的复合肌肉动作电位波幅可以明显降低，传导速度也可有轻微减慢。在合并嵌压性周围神经病者，跨嵌压部位传导速度可明显减慢。c. 针极肌电图检查：可见异常自发电位，运动单位电位时限增宽、波幅增高，大力收缩时运动单位募集减少。d. 皮肤交感反应可以检测交感神经节后 C 类纤维功能状态，有助于发现交感神经通路的异常，表现为潜伏时延长、波幅降低或引不出波形。心率变异度测定可反映副交感神经的功能。e. 定量感觉测定（quantitative sensory test，QST）是评估小纤维神经病的可靠手段，可以定量评估痛温觉的异常。f. 体感诱发电位用于外周段深感觉传导通路的测定。

❾ 皮肤活检 PGP9.5 免疫组织化学染色表皮神经纤维密度（IENFD）减少是诊断小纤维神经病的"金标准"。IENFD 活检结果具有良好的稳定性和重复性。不足之处是该检查是有创的。角膜共聚焦显微镜可以通过检查角膜的神经支配，即时分析角膜神经密度和形态，被认为是目前研究小纤维神经病的重要工具。糖尿病患者

怀疑神经根、丛病变时可行磁共振检查，冠状位脂肪抑制后增强可见神经根丛增粗强化。

注：1. 糖尿病神经病变是1型糖尿病（T1DM）和2型糖尿病（T2DM）最为常见的慢性并发症，是因不同病理生理机制所致、具有多样化表现的一组临床综合征。糖尿病神经病变分为弥漫性神经病变、单神经病变、神经根或神经丛病变。弥漫性神经病变又分为远端对称性多发性神经病变（DSPN）和自主神经病变。DSPN包括小纤维、大纤维和混合纤维神经病变，自主神经病变包括心脏自主神经病变（CAN）、胃肠道自主神经病变和泌尿生殖道自主神经病变（以及泌汗功能障碍、无症状低血糖、瞳孔功能异常）等。单神经病变可累及单脑神经或周围神经，同时累及多个单神经的神经病变为多发性单神经炎。神经根或神经丛病变常见的为神经丛神经病变和胸神经根病变。在上述类型中，DSPN为最常见的类型，其次为自主神经病变。DSPN约占糖尿病神经病变的75%，通常也称为糖尿病周围神经病。约50%的糖尿病患者最终会发生DSPN，如果采用更敏感的神经传导测定法诊断时，DSPN患病率则增加至60%～75%，DSPN在糖尿病前期即可发生。

2. 糖尿病神经病变发病机制较为复杂。目前认为主要与高血糖、脂代谢紊乱以及胰岛素信号通路异常所导致的一系列病理生理变化相关，其中包括多元醇途径、糖酵解途径、己糖胺途径、晚期糖基化终末产物途径、Toll样受体4信号转导通路、氧化低密度脂蛋白受体1信号通路等，单独或共同作用导致细胞 Na^+-K^+-ATP 酶表达下调、内质网应激、线粒体功能障碍、DNA损伤、炎症信号增强及炎症因子水平升高。此外，胰岛素信号通路异常可引起神经营养信号缺失，抑制神经轴突生长，促进细胞凋亡。糖尿病微循环障碍可导致缺氧，从而引起神经元等细胞的损伤。最终导致神经元、神经胶质细胞、血管内皮细胞等发生不可逆性损伤，促使糖尿病神经病变的发生。

3. DSPN一般表现为对称性多发性感觉神经病变，最开始影响下肢远端，随着疾病的进展，逐渐向上发展，形成典型的"袜套样"和"手套样"感觉。最常见的早期症状是由小纤维神经病变（small fiber neuropathy，SFN）引起的，表现为疼痛和感觉异常。50%的糖尿病患者会出现神经痛，表现为灼痛、电击样痛和锐痛；其次是酸痛、瘙痒、冷痛和诱发性疼痛。DSPN若累及大神经纤维则导致麻木以及位置觉异常，多达50%的DSPN可能是无症状的，因此患者有足部受伤的危险。

4. T2DM患者在确诊时、T1DM患者在确诊后5年均应接受关于DSPN的筛查，此后至少每年接受一次筛查。有周围神经病变症状的糖尿病前期患者也应纳入筛查范围内。DSPN的筛查评估包括详细的病史采集及5项筛查。5项筛查包括踝反射、振动觉、压力觉、针刺痛觉及温度觉等，两种或以上检查相结合，可提高检测DSPN的敏感度和特异度。128Hz音叉检查振动觉、10g尼龙丝试验检查压力觉和踝反射可用于评估大纤维神经功能（压力感知和平衡感，若异常则会麻木、位置觉异常），而温度觉或针刺痛觉可用于评估小纤维神经功能（伤害性感受、保护性感觉，若异常，则出现疼痛，如灼烧感、电击感、刀刺感），10g尼龙丝试验还可用于明确足溃疡和截肢的风险。

5. DSPN诊断标准为：a.具有明确的糖尿病病史；b.在确诊糖尿病时或确诊之后出现的神经病变；c.出现神经病变的临床症状，如疼痛、麻木、感觉异常等，5项检查（踝反射、振动觉、压力觉、温度觉、针刺痛觉）任意1项异常；若无临床症状，则5项检查任意2项异常也可诊断；d.排除其他原因所致的神经病变，包括具有神经毒性的药物（如化疗药物）、维生素B_{12}缺乏、颈腰椎疾病（压迫、狭窄、退行性变）、脑梗死、慢性炎症性脱髓鞘神经病变、遗传性神经病变和血管炎、感染（如获得性免疫缺陷综合征）及肾功能不全引起的代谢毒物对神经的损伤。如以上检查仍不能确诊，需要进行神经电生理检查。

6. 心脏自主神经病变（CAN）早期可无症状，只有通过深呼吸降低心率变异性（heart rate variability，HRV）才能检测到。由于心脏迷走神经及交感神经功能紊乱，晚期可表现为静息状态下心动过速（心率＞100次/min）、体位性低血压。体位性低血压患者还可出现血压昼夜变化消失，夜间可出现仰卧位高血压以及餐后低血压表现，还可表现为运动不耐受、晕厥、无症状型心肌梗死、心搏骤停甚至猝死。可以采用HRV及体位变化时血压测定（卧立位血压试验或直立倾斜试验，收缩压降低≥20mmHg或舒张压降低≥10mmHg即为阳性，考虑为体位性低血压）、24h动态血压监测等方法协助诊断。HRV的检测包括深呼吸HRV、卧立位HRV和Valsalva动作HRV（两次心电图，最大RR间期/最小RR间期）。正常人在深呼吸或体位改变时，心率会加快，HRV增高，而在CAN患者，其心率可能无变化，HRV下降。CAN的诊断依据：临床症状和（或）体格检查，常见症状包括心悸、头晕、虚弱无力、视力障碍、晕厥等；异常体征包括静息性心动过速、体位性低血压及HRV下降。

7. 胃肠道自主神经病变的主要临床表现包括食管动力障碍、胃食管反流、胃轻瘫、腹泻、大便失禁和便秘等。上消化道内镜和食管24h动态pH值监测评估可用于诊断胃食管反流。胃轻瘫主要表现为恶心、呕吐、早饱、腹胀感及上腹疼痛。对于有糖尿病神经病变、糖尿病视网膜病变和（或）糖尿病肾病的患者应进行胃轻瘫的评估。在诊断胃轻瘫之前需排除胃排出道梗阻或其他器质性原因。胃排空闪烁扫描（测定固体和液体食物排空的时间，延迟胃排空定义为2h胃内容物＞60%或4h胃内容物＞10%）为诊断胃轻瘫的"金标准"。[13]C-辛酸呼气试验及胃电图也有助于诊断胃轻瘫。至于其他消化道功能紊乱，如小肠功能障碍，测压法可以明确是否存在肠道动力异常。钡剂测压可辅助诊断大肠功能障碍，超声可辅助诊断胆囊功能障碍。

8. 泌尿生殖道自主神经病变表现为性功能障碍和膀胱功能障碍。性功能障碍在男性可导致勃起功能障碍（erectile dysfunction，ED）和（或）逆向射精，在女性表现为性欲降低、性交时疼痛增加、性唤起能力降低以及阴道润滑性下降。膀胱功能障碍表现为夜尿、尿频、尿急、尿流速降低、尿潴留及尿路感染等。针对糖尿病患者每年应询问患者的性欲以及达到和维持勃起的能力，以筛查是否存在男性ED。对于ED患者应进行性激素水平的测定以排除性腺功能减退，还应该排除药物及其他原因所导致的病变。膀胱功能评估应首先通过超声检查判定膀胱容量和残余尿量以确定糖尿病神经源性膀胱，若有必要，再通过全面尿动力学检查进一步评估。

9. 糖尿病患者比非糖尿病患者更容易发生单神经病变，糖尿病单神经病变常累及正中神经、尺神经、桡神经和腓总神经（糖尿病患者在神经走行易受嵌压部位如腕管、肘管、腓骨小头处更容易受累）。脑神经病变较罕见，一般为急性发作，最容易累及动眼神经，表现为上睑下垂，累及其他脑神经（包括Ⅳ、Ⅵ和Ⅶ脑神经）时表现为眼球活动障碍、眼球固定、面瘫等，通常会在几个月内自行缓解。同时累及多个单神经的神经病变为多发性单神经炎。糖尿病神经根神经丛病变，又称糖尿病性肌萎缩症或糖尿病性多神经根神经丛病变，通常累及腰骶神经丛，主要发生在T2DM患者中。患者通常急性或亚急性起病，出现单侧大腿剧烈疼痛和体重减轻，然后是运动无力、肌萎缩，诊断时需要首先排除其他原因的神经根或神经丛病变。

10.外周和中枢神经元的改变是糖尿病神经病理性疼痛重要的发病机制。在高糖情况下，外周神经伤害感受器的离子通道激活导致神经元超兴奋性（周围敏化）。有髓轴突电压门控钾离子通道Kv表达下调，同样也会引起神经元超兴奋性。神经元超兴奋性使刺激反应过度和异位神经元活动，从而导致脊髓疼痛传入信号异常增加。脊髓小胶质细胞活化可以促进脊髓层面神经元超兴奋性（中枢敏化）。一些与疼痛感受及情绪认知相关的上、下行传导束功能异常也参与糖尿病神经病理性疼痛的发生，包括上行传导束如脊髓丘脑通路、脊髓网状束等，以及抑制痛觉信号传入脊髓层面的下行传导束。糖尿病患者疼痛症状的表现多种多样，例如：双侧烧灼样疼痛、闪痛或电击样；针刺感或刺痛；行走痛，常描述为"赤脚走在热沙上"；肌肉痉挛；触碰床单后引起疼痛；轻微刺激就可引起重度疼痛，常从足趾开始，随后双侧对称性扩展，呈套袜状分布并逐渐影响到足部和下肢。痛性糖尿病周围神经病变症状常于夜间加重，导致患者无法入睡。疼痛症状偶尔也可累及双手，指尖常最先受累。神经病理性疼痛严重影响患者生活质量，干扰睡眠，甚至可导致抑郁。另一方面，抑郁可进一步加重神经病理性疼痛。糖尿病性神经痛的治疗以药物治疗为主，包括以下4类。a.抗惊厥类药：如普瑞巴林、加巴喷丁，为电压门控钙离子通道α2-δ亚基的配体。治疗糖尿病神经病理性疼痛，推荐首选普瑞巴林，普瑞巴林能够至少改善DSPN疼痛的30%～50%。初始剂量为25～75mg，每日

1～3次，推荐剂量为300～600mg/d。加巴喷丁也可以作为一种有效的初始治疗药物，且更经济实惠，初始剂量为100～300mg，每日1～3次，推荐剂量为900～3600mg/d。b. 5-羟色胺-去甲肾上腺素再摄取抑制剂：包括度洛西汀和文拉法辛。度洛西汀被认为是有效的糖尿病性神经痛治疗药物，它还能提高与神经病变相关的生活质量。初始剂量为20～30mg/d，推荐剂量为60～120mg/d。c. 三环类抗抑郁药：属于非选择性单胺摄取抑制剂，可以通过增加突触内单胺水平来直接影响下行性神经元的活性。阿米替林是最常用的三环类药物。由于其心脏和胆碱能的不良反应，故应谨慎使用，特别是老年患者。推荐初始剂量为10～25mg/d，维持剂量为25～100mg/d。d. 阿片类药物：包括他喷他多和曲马多。曲马多是一种阿片类受体弱激动剂，具有缓解疼痛的作用，同时可以抑制去甲肾上腺素和5-羟色胺的再摄取。他喷他多通过激动阿片类受体和抑制去甲肾上腺受体发挥轻度镇痛作用，但有高成瘾性和安全问题。另外，三环类抗抑郁药去甲替林以及抗癫痫药卡马西平可能对治疗糖尿病性疼痛有效。局部外用的8%辣椒素贴片和利多卡因贴剂亦有研究证明可以显著减少疼痛，提高患者生活质量。对于糖尿病性神经痛，首选单药治疗，必要时可不同作用机制的药物联合治疗。

11. 糖尿病自主神经病变的治疗重点在于改善临床症状。严重CAN的患者主要表现为体位性低血压，建议分4个步骤处理：第一步，评估和调整目前用药，停用或减量使用可能加重体位性低血压症状的药物（包括多巴胺能药物、三环类抗抑郁药、抗胆碱能药物及各种降压药等）；第二步，非药物治疗措施；第三步，单药治疗；第四步，联合用药。在非药物治疗措施中，充分地饮水可提高直立位血压，改善症状。高钠饮食有利于患者症状的改善，建议患者在每日正常饮食基础上增加2.3～4.6g盐。对于合并有仰卧位高血压的患者，睡眠时床头楔形抬高15～23cm可同时改善仰卧位高血压和清晨低血压。而对于有餐后低血压症状者，少食多餐、低升糖指数饮食有益于减轻症状。此外，适当强度的锻炼、避免体温升高、纠正贫血或维生素 B_{12} 缺乏、穿着压力衣物等均为有效的治疗方法。若非药物治疗措施无法达到满意的疗效，或患者发生晕厥或跌倒，则须开始药物治疗。获得FDA批准的治疗体位性低血压的药物有米多君和屈昔多巴。另外，推荐使用的药物为氟氢可的松和吡啶斯的明。建议药物治疗首先从单药开始，逐渐加量至最大耐受剂量；如症状无改善，则考虑换用其他药物或添加第二种药物，同样从最低起始剂量开始逐渐加量。每次治疗变动后，2 周内应对血压和心率进行监测和评估。

12. 胃肠道自主神经病变　糖尿病胃轻瘫的治疗是有难度的。改变饮食状态对改善症状有帮助，比如少吃多餐，减少食物中纤维素的含量等。应当停用对胃动力有影响的药物，如阿片类药物、抗胆碱能药物、三环类抗抑郁药物、GLP-1 受体激动剂、普兰林肽等。对于严重的胃轻瘫患者，FDA 目前仅批准了甲氧氯普胺用于改善胃动力，但由于其严重的锥体外系不良反应，考虑短期使用。另外，研究发现，静脉使用红霉素可改善糖尿病胃轻瘫患者的胃肠动力，但需要注意可能发生菌群失调的不良反应。

13. 泌尿生殖道自主神经病变

（1）ED　严格控制血糖能降低糖尿病患者 ED 的发生率，控制血压、血脂也有帮助。一线药物治疗包括磷酸二酯酶 5 型抑制剂，病情严重者可以采取经尿道前列腺素注射、海绵体内注射、真空装置、阴茎假体植入术等。

（2）下尿路刺激症状和女性性功能障碍　控制血糖、治疗下尿路感染、穿着合适材料和松紧度的内衣有助于改善下尿路刺激症状。适当锻炼、心理治疗、局部治疗可能改善女性性功能障碍。

（3）糖尿病神经源性膀胱　治疗目的包括保护肾脏功能，控制膀胱内压在安全范围内，提高控尿能力，减少残余尿量，预防尿路感染。治疗方法包括：保守治疗、外科治疗、神经调节、神经电刺激等。保守治疗可以采用留置导尿、排尿意识训练、间歇导尿、手法治疗、药物治疗及肉毒毒素注射。药物包括：胆碱能受体激动剂（氨甲酰胆碱）可用于逼尿肌无力患者，抗胆碱能药物（舍尼亭）可用于逼尿肌反射亢进患者。

第九章　癫痫和癫痫持续状态

第一节　癫痫

长期医嘱	临时医嘱
神经内科护理常规	血常规、尿常规、粪常规
一级护理	血清生化全套 ❸
普通饮食	凝血功能检测
卡马西平　0.1g po bid❶	血沉（ESR）、C 反应蛋白（CRP）
或 拉莫三嗪　50mg po qd	血氨、血清乳酸
丙戊酸钠　0.2g po bid❷	血气分析
或 左乙拉西坦　0.25g po bid	血、尿代谢筛查　prn
	血液传染病学检查（包括乙型肝炎、丙型肝炎、梅毒、艾滋病等）
	抗癫痫药血药浓度（丙戊酸钠、卡马西平、苯妥英钠、苯巴比妥等）❹
	药物基因多态性检测　prn
	靶向基因检测或 mNGS　prn❺
	胸部正侧位 X 线片或胸部 CT
	心电图、超声心电图
	头颅 CT 和头颅 MRI（包括 T1W、T2W、FLAIR、SWI、海马相 +3D，必要时增强）❻

续表

长期医嘱	临时医嘱
	单光子发射计算机断层扫描（SPECT）或正电子发射断层扫描（PET）、功能核磁共振（fMRI）、脑磁图、诱发电位等 prn
	脑电图（长程脑电图或视频脑电监测）❼
	眼科检查（视力、视野、眼底等）
	神经心理评定（汉密尔顿焦虑、抑郁量表，韦氏成人智力筛查等）
	神经外科会诊❽
	迷走神经刺激（VNS）等❾
	为明确癫痫病因根据需要完善以下相关检查：
	血清脑囊尾蚴抗体
	血清同型半胱氨酸、抗心磷脂抗体、抗链球菌溶血素O、类风湿因子、免疫全套、甲状腺功能及抗体、抗中性粒细胞胞质抗体（ANCA）、肿瘤标志物等
	腰椎穿刺（脑脊液常规、生化、涂片染色、细胞学、免疫学、TORCH、自身免疫性脑炎相关抗体、必要时mNGS）
	数字减影脑血管造影（DSA）（prn）

❶ 新诊断的癫痫患者70%左右可以通过服用单一抗癫痫药物使发作得以控制，所以初始治疗的药物选择非常重要，选药正确可以增加治疗的成功率。根据发作类型和综合征分类选择药物是癫痫治疗的基本原则。局灶性癫痫的药物治疗应遵循尽可能单药治疗的原则，若单药控制不佳，再选择不同作用机制的抗癫痫发作药物联合治疗，同时兼顾患者的年龄、性别、合并用药、共患病及患者意

愿等因素综合考虑。目前国内可用于局灶性癫痫治疗的药物较多，第一代抗癫痫发作药物如苯妥英钠、苯巴比妥用于局灶性癫痫虽疗效确切，但因不良反应众多，现有逐步淘汰的趋势，但其中卡马西平、丙戊酸目前在国内临床广泛使用，疗效肯定、价格相对低廉。在国内常用于治疗局灶性癫痫的第二代药物包括拉莫三嗪、奥卡西平、左乙拉西坦、托吡酯、唑尼沙胺等，其优势在于药物不良反应和药物相互作用较少。第三代新型抗癫痫发作药物如吡仑帕奈、拉考沙胺、艾司利卡西平和布瓦西坦等，在作用机制及药代动力学上有进一步的改进，为局灶性癫痫治疗提供了更多的选择。加巴喷丁、普瑞巴林在国内主要用于神经病理性疼痛的治疗，用于中国人群局灶性癫痫的临床数据非常有限。

2022 年《中国成人局灶性癫痫规范化诊治指南》推荐：a. 拉莫三嗪、卡马西平、左乙拉西坦、唑尼沙胺可作为成人局灶性癫痫的首选单药治疗（Ⅰ级证据，A 级推荐）；b. 针对大于 65 岁的老年局灶性癫痫患者，拉莫三嗪可作为首选单药治疗（Ⅰ级证据，A 级推荐）；c. 奥卡西平、丙戊酸、艾司利卡西平、布瓦西坦可用于成人局灶性癫痫的单药治疗（Ⅲ级证据，B 级推荐）；d. 吡仑帕奈（Ⅰ级证据，A 级推荐），拉考沙胺（Ⅱ级证据，B 级推荐），艾司利卡西平、布瓦西坦、唑尼沙胺和托吡酯（Ⅳ级证据，C 级推荐）可用于成人耐药局灶性癫痫的添加药物治疗。抗癫痫发作药物作用机制见表 9-1。

表 9-1　抗癫痫发作药物作用机制

抗癫痫发作药物	作用机制
卡马西平、奥卡西平、艾司利卡西平	电压门控钠通道阻滞剂
丙戊酸	电压门控钠通道阻滞剂、T 型钙通道阻滞剂、GABA 增强剂
托吡酯	电压门控钠通道阻滞剂、L 型钙通道阻滞剂、AMPA 亚型和红藻氨酸亚型谷氨酸受体拮抗剂、GABAA 受体增强剂、碳酸酐酶抑制剂、钾通道激活剂

续表

抗癫痫发作药物	作用机制
拉莫三嗪	电压门控钠通道阻滞剂、N/P 型钙通道阻滞剂
左乙拉西坦、布瓦西坦	Sv2a 突触囊泡蛋白调节剂
唑尼沙胺	电压门控钠通道阻滞剂、T 型钙通道阻滞剂、清除羟基和氮氧化物自由基
拉考沙胺	选择性增强电压门控钠通道的慢失活
吡仑帕奈	高选择性非竞争性 AMPA 亚型谷氨酸受体拮抗剂

❷ 丙戊酸是新诊断的全面强直-阵挛发作患者的一线用药。卡马西平和奥卡西平可用于仅有全面强直-阵挛发作的患者。如果丙戊酸不适用则使用拉莫三嗪、左乙拉西坦或苯巴比妥。如果患者也有肌阵挛发作或疑诊青少年肌阵挛癫痫，拉莫三嗪可能会加重肌阵挛发作。如果患者同时有失神或肌阵挛发作，或者怀疑青少年肌阵挛癫痫，不能使用卡马西平、奥卡西平、加巴喷丁、苯妥英钠、普瑞巴林、替加宾或氨己烯酸。

丙戊酸是强直或失张力发作患者的一线药物治疗。如果丙戊酸无效或不能耐受，可选拉莫三嗪添加治疗。如果添加治疗仍然无效或者不能耐受，可考虑托吡酯。不建议应用卡马西平、奥卡西平、加巴喷丁、普瑞巴林、替加宾或氨己烯酸。

乙琥胺或丙戊酸是治疗失神发作的一线用药。如果出现全面强直-阵挛发作的风险高，如无禁忌证，应优先考虑丙戊酸。当乙琥胺和丙戊酸不适用、无效或不能耐受时，可考虑拉莫三嗪。如果两个一线抗癫痫药无效，可考虑乙琥胺、丙戊酸和拉莫三嗪三种药中的两药联合使用。如果联合治疗无效或不能耐受，可考虑选用氯硝西泮、氯巴占、左乙拉西坦、托吡酯或唑尼沙胺。不能选用卡马西平、加巴喷丁、奥卡西平、苯妥英钠、普瑞巴林、替加宾或氨己烯酸。

丙戊酸是新诊断肌阵挛发作患者的一线用药。如果丙戊酸不适用或不耐受，可考虑使用左乙拉西坦或托吡酯。注意，与左乙拉西坦和丙戊酸比较，托吡酯的副作用相对大。当一线治疗无效或无法耐受，可考虑选用氯巴占、氯硝西泮或唑尼沙胺。不能使用卡马西平、加巴喷丁、奥卡西平、苯妥英钠、普瑞巴林、替加宾或氨己烯酸。

❸ 应用抗癫痫药物（AEDs）治疗前应检查血常规和肝肾功能，并定期复查。某些药物如卡马西平、奥卡西平可能出现低钠血症等不良反应，尤其对于老年患者，应定期监测血电解质。不同的人对药品的反应可能会有差异，部分亚洲人在首次服用卡马西平时出现皮肤反应的风险较大，有研究发现携带 *HLA-B*1502* 基因的患者服用卡马西平更易发生严重皮肤反应（Stevens-Johnson综合征和中毒性表皮坏死松解症）。因此，有条件者在首次服用卡马西平前应进行 *HLA-B *1502* 基因筛查，阳性患者避免服用卡马西平。对苯妥英钠、拉莫三嗪和奥卡西平也是如此。另外，*CYP2C9* 和 *CYP2C19* 基因型可影响苯妥英的代谢能力，对于中间代谢和慢代谢者，苯妥英起始剂量应分别按照常规剂量的 75% 和 50% 给药。

❹ 通过血药物浓度的测定，临床医师可以依据患者的个体情况，利用药代动力学的原理和方法，调整药物剂量，进行个体化药物治疗。这不仅提高药物治疗效果，也避免或减少可能产生的药物不良反应。血药浓度检测的指征如下：a. 由于苯妥英钠具有饱和性药代动力学特点，治疗窗很窄，安全范围小，易发生血药浓度过高引起的毒性反应。因此患者服用苯妥英钠达到维持剂量后以及每次剂量调整后，都应当测定血药浓度。b. AEDs 已用至维持剂量仍不能控制发作时应测定血药浓度，以帮助确定是否需要调整药物剂量或更换药物。c. 在服药过程中患者出现了明显的不良反应，测定血药浓度，可以明确是否药物剂量过大或血药浓度过高所致。d. 出现特殊的临床表现，如患者出现肝、肾或胃肠功能障碍，癫痫持续状态、妊娠等可能影响药物在体内的代谢，应监测血药浓度，以便及时调整药物剂量。e. 合并用药尤其与影响肝酶系统的药物合用时，可能产生药物相互作用，影响药物代谢和血药浓度。f. 成分不明的药物，特别是国内有些自制或地区配制的抗癫痫"中成药"，往往加入廉价 AEDs。血药浓度测定有助于了解患者所服药物的真实情况，引导患者接受正规治疗。g. 评价患者对药物的依从性（即患者

是否按医嘱服药）。血药浓度应在达到稳态浓度之后测定，即患者连续服用维持剂量超过 5 个半衰期后取血测定。为观察药物疗效一般测定谷浓度，清晨空腹取血；为了检查药物的不良反应往往测定峰浓度，即服药后达峰时间取血。不要盲目追求有效浓度范围，应该结合患者临床症状来决定是否需要调整药物剂量。

❺ 遗传因素是导致癫痫尤其是特发性癫痫的重要原因。分子遗传学研究发现，大部分遗传性癫痫的分子机制为离子通道（如钾、钠、钙通道）或相关分子的结构或功能改变。怀疑为遗传相关癫痫时，可针对性地进行靶向测序、全外显子测序等。癫痫的遗传学病因主要有四种表现形式：单基因遗传性癫痫、多基因遗传性癫痫、遗传性多系统疾病中的癫痫、细胞（染色体）遗传异常所致的癫痫。一些局灶性癫痫患者颅内病变与遗传性结构性病灶相关，如结节性硬化、家族性多发性海绵状血管瘤等；或与遗传代谢相关，如线粒体脑肌病伴高乳酸血症和卒中样发作（MELAS）、肝豆状核变性等；少部分局灶性癫痫为特发性，可能合并家族史：如家族性颞叶癫痫可能与 *LGI1*、*CPA6*、*RELN*、*DEPDC5* 基因突变相关，常染色体显性遗传夜发性额叶癫痫可能与神经元烟碱型乙酰胆碱受体 *CHRNA4*、*CHRNB2*、*CHRNA2* 基因突变相关，家族性局灶性癫痫伴可变灶可能与 *NPRL2*、*NPRL3*、*DEPDC5* 基因突变相关，对该类患者可针对性地进行基因检测。与癫痫相关的常见遗传性疾病见表 9-2。

❻ 神经影像技术是癫痫病因诊断、外科治疗的重要工具，在癫痫领域主要用于确定病因、评估病变性质、评估致痫灶（或致痫区）、评估脑功能区。根据其成像原理及使用目的，大致分为结构影像学和功能影像学两大类，前者包括 MRI 及 CT，后者主要包括正电子发射体层摄影（PET）、磁共振波谱分析（MRS）、功能磁共振成像（fMRI）、单光子发射计算机体层摄影（SPECT）、脑磁图（MEG）等。临床工作中需要根据患者个体情况，选择适当的检查技术，既满足临床工作的需要，又避免过多的检查，加重患者经济负担。建议局灶性癫痫患者应进行头部 1.5T 以上 MRI 检查（如 T2 FLAIR 像能较好地显示局灶性皮质发育不良，冠状面扫描和海马体积测量能较好地评估是否存在颞叶内侧海马硬化，增强扫

表 9-2 与癫痫相关的常见遗传性疾病

疾病分类	具体疾病
进行性肌阵挛癫痫	神经元蜡样褐脂质沉积症、唾液酸沉积症、拉福拉（Lafora）病、翁-伦（Unverricht-Lundborg）病、肌阵挛癫痫伴破碎红纤维病、齿状核红核苍白球路易体萎缩等
神经皮肤综合征	结节性硬化、神经纤维瘤病、伊藤黑色素减少症、表皮痣综合征、斯德奇-韦伯（Sturge-Weber）综合征等
皮质发育畸形	孤立的无脑回畸形、Miller-Dieker 综合征、X 连锁无脑回畸形、皮质下带状灰质异位、脑室周围结节样灰质异位、局灶性灰质异位、半侧巨脑回、双侧大脑外侧裂周围综合征、多处小脑回畸形、裂脑畸形、局灶或多灶性皮质发育不良等
大脑发育障碍	艾卡尔迪（Aicardi）综合征、前脑无裂畸形等
染色体异常	脆性 X 综合征、13 三体综合征、18 三体综合征、4P Wolf-Hirschhorn 综合征、21 三体综合征、环状 20 染色体、12p 部分三体综合征、环状 14 染色体、15 染色体反转复制综合征等
相邻基因综合征	Angelman 综合征、Miller-Dieker 综合征、Prader-Willi 综合征等
遗传性代谢性疾病	非酮性高甘氨酸血症、D-甘氨酸血症、丙酸血症、亚硫酸盐氧化酶缺乏症、果糖 1,6-二磷酸酶缺乏症、其他有机酸尿症、吡哆醇依赖症、氨基酸病（苯丙酮尿症，其他）、尿素循环障碍、碳水化合物代谢异常、生物素代谢异常、叶酸和维生素 B_{12} 代谢异常、葡萄糖转运蛋白缺乏、Menkes 病、糖原贮积病、球形细胞脑白质营养不良、延胡索酸酶缺乏、过氧化物体病、黏多糖贮积症 Ⅲ 型、线粒体病等

可帮助鉴别颅内感染和肿瘤性病变），考虑钙化或出血性病变时结合头部 CT，无阳性发现建议行 3.0T 以上 MRI 癫痫高分辨率结构序列成像（HARNESS）有助于排查颅内结构病变；若结构影像学结果为阴性，推荐头部氟代脱氧葡萄糖 PET 用于致痫区定位（局灶性癫痫致痫灶的检出率达 62%）；其他功能影像学检查 MRS、fMRI、SPECT 及脑磁图可作为辅助手段用于致痫区定位。

❼ 癫痫发作最本质的特征是脑神经元异常过度放电，脑电图（EEG）可描记大脑皮质的电活动，是癫痫诊断中重要的辅助检查。头皮脑电图无创、可重复、操作相对容易，在确定发作性事件是否为癫痫发作、癫痫发作分类以及癫痫综合征诊断方面均有不可替代的作用。因此对怀疑有癫痫发作的患者均建议进行头皮脑电图检查。此外，EEG 也有助于评价首次出现痫性发作以后的再次出现癫痫发作的可能性，也有助于判断治疗反应，作为减药、停药的参考指标之一。癫痫患者发作间期头皮脑电图可见局灶性尖波、（多）棘波、尖-慢复合波、（多）棘-慢复合波等痫性放电；若异常放电位于脑深部如岛叶、额叶底部或脑中线部位，发作期头皮脑电图可能无法记录到明显的痫性放电。应用过度换气、闪光刺激等方法可提高头皮脑电图痫性放电的检出率。对于常规脑电图无阳性发现的患者，建议行动态脑电图（AEEG）或长程视频脑电图（VEEG），并附加蝶骨电极以提高检查阳性率。VEEG 检查时对患者同时进行脑电图记录和同期录像，易于观察癫痫发作与脑电图变化间的实时关系，检查时间可为数小时至数天，是目前诊断癫痫最可靠的检查方法，也是进行癫痫鉴别诊断和癫痫外科手术前评估的重要手段。相对于头皮脑电图，颅内电极脑电图可以提供高空间分辨率、高时间分辨率的电生理信号。若诊断为耐药性癫痫，患者须行术前评估定位致痫区，当临床症状、头皮脑电图以及影像学检查结果不一致，或病灶解剖结构位于脑深部如岛叶但头皮脑电图、影像学检查无异常发现时，可考虑行颅内电极脑电图。临床最常用的是硬膜下电极脑电图（SDEG）和立体定向脑电图（SEEG）。

❽ 癫痫的外科治疗是应用神经外科的技术手段，采用切除、离断癫痫灶或阻断癫痫电传导的方法来控制或缓解癫痫发作的方法，主要针对的人群为药物难治性癫痫以及癫痫与颅内病变有明确相关

性的患者。癫痫外科治疗是以控制或者减轻癫痫发作、改善患者生活质量为目的的干预性治疗手段，现已成为除药物治疗以外的一项最主要的癫痫治疗方法。对于短时间内可能导致神经功能迅速恶化的病变如脑肿瘤、脑脓肿、快速进展的 Rasmussen 脑炎等，可经评估后尽早实施手术，其余患者则遵循以下指征：a.明确为耐药性癫痫，病程 2 年以上，使用 2 种或 2 种以上足量、足疗程合理选用的抗癫痫发作药物疗效不佳或无效；b.经临床症状、脑电图及影像学等评估有明确致痫灶；c.患者和家属有手术治疗意愿。手术方式主要有切除性手术和姑息性手术。切除性手术的前提是致痫区和功能区定位明确，且切除致痫区不会损害患者的重要神经功能，如针对颞叶癫痫的前颞叶切除术，针对海马硬化的选择性杏仁核-海马切除术等；实施姑息性手术的前提是患者患有全面性癫痫发作、致痫区定位困难或为多灶性、致痫区位于脑重要功能区，如胼胝体切开术可以使失张力发作、跌倒发作、全身强直-阵挛性发作等患者明显受益。

❾ 对于致痫灶位于重要功能区或定位困难、存在多灶、外科手术失败的耐药局灶性癫痫，可选择迷走神经刺激（VNS）、反应性神经电刺激（RNS）、脑深部电刺激（DBS）等神经调控术。神经调控术通过植入性电极的电刺激作用，调节神经递质网络从而减少癫痫发作，其中以迷走神经刺激术在国内外开展较早，应用技术较为成熟。近年来，无创神经调控术如经颅磁刺激（TMS）、经颅直流电刺激（TDCS）、经皮迷走神经刺激（tVNS）等在耐药局灶性癫痫患者中的应用因耐受性良好、不良反应较少而逐渐受到关注。

注：1. 癫痫发作（epileptic seizure）是指脑神经元异常过度、同步化放电活动所造成的一过性临床表现。癫痫发作应具有三方面要素。a.临床表现：癫痫发作必须有临床表现［症状和（或）体征］，可多种多样，如感觉、运动、自主神经、意识、情感、记忆、认知及行为等障碍。b.起始和终止的形式：癫痫发作一般具有突发突止、短暂一过性、自限性的共同特点。通常可以根据行为表现或脑电图改变来判断癫痫发作的起始和终止。癫痫持续状态是一种表现持续或反复发作的特殊情况。c.脑部异常过度同步化放电：要通过脑电图检查才能证实。这是癫痫发作区别于其他发作性症状的最本

质的特征。按照有无急性诱因，癫痫发作大体上可分为诱发性发作（provoked seizure）和非诱发性发作（unprovoked seizure）。诱发性发作最常见于中枢神经系统疾病（感染、脑卒中等）或全身系统性疾病（血糖异常、电解质紊乱、中毒、发热等）的急性期，是一种急性症状性发作（acute symptomatic seizure），这种发作仅代表疾病急性期的一种症状，并不意味急性期过后一定反复出现癫痫发作。非诱发性发作则找不到明确的急性诱因。例如，病毒性脑炎急性期出现的癫痫发作是诱发性发作，而脑炎数年后出现的癫痫发作则为非诱发性发作。有癫痫发作但通常不诊断为癫痫的情况包括：新生儿良性发作、热惊厥、酒精或药物戒断性发作、中枢神经系统或全身系统性疾病的急性期出现的发作。

2. 癫痫（epilepsy）是多种原因导致的脑部神经元高度同步化异常放电的临床综合征，临床表现具有发作性、短暂性、重复性和刻板性的特点。根据大脑受累的部位和异常放电扩散的范围，功能失常可表现为运动、感觉、意识、行为、自主神经等不同程度的功能障碍，或者几种情况同时存在。国内的诊断标准认为反复出现的癫痫发作称为癫痫。仅有一次发作不诊断为癫痫。2014 年国际抗癫痫联盟（ILAE）推荐癫痫的临床实用定义为：癫痫是一种脑部疾病，符合如下任何一种情况可确定为癫痫：a. 至少 2 次间隔 > 24h 的非诱发性（或反射性）发作；b. 一次非诱发性（或反射性）发作，并且在未来 10 年内，再次发作风险与两次非诱发性发作后的再发风险相当时（至少 60%）；c. 诊断某种癫痫综合征（指由一组特定的临床表现和脑电图改变组成的癫痫疾患——即脑电临床综合征）。有 2 次癫痫发作的患者第 3 次发作的概率大约为 73%（95%CI：59% ~ 87%）。对于首次发作再发风险 > 60% 包括以下四项任何一项：脑电图有发作间期痫样放电，临床病史或神经影像发现远期症状性的病因，神经系统查体异常，睡眠中首次痫性发作。另外，若符合如下任何一种情况，可认为癫痫诊断可以解除（resolved epilepsy）：a. 已经超过了某种年龄依赖癫痫综合征的患病年龄；b. 已经 10 年无发作，并且近 5 年已停用抗癫痫药物。

3. 癫痫的发生是内在遗传因素和外界环境因素在个体内相互作用的结果。ILAE 分类工作组建议将癫痫病因分为 6 大类：遗传性、结构性、代谢性、免疫性、感染性及病因不明。每名患者可以有单个或多个病因，需特别关注可治病因。癫痫的常见获得性病因有以下9种。

（1）海马硬化 是颞叶癫痫最常见的病因。

（2）出生前及围生期脑损伤 颅内出血和出生窒息（缺血缺氧性脑病）与日后的癫痫明显相关。

（3）中枢神经系统感染 是发生癫痫的重要危险因素，脑炎或脑膜炎、脑囊虫病、结核瘤和弓形虫病是症状性癫痫的常见原因。

（4）脑血管病 脑卒中是老年人癫痫最主要的病因，大多数发生在1年内，部位表浅尤其是皮质或近皮质区域的脑卒中更容易发生癫痫，出血性要比缺血性脑卒中更容易患癫痫，反复多次脑卒中患者的癫痫发病率明显增高，卒中后早期出现癫痫发作也提示日后发生癫痫的风险增加；脑动静脉畸形、海绵状血管瘤、皮质静脉性梗死也是癫痫的常见病因。

（5）脑肿瘤 幕上脑肿瘤患者中，有50%可出现癫痫，低度恶性肿瘤要比迅速浸润生长的肿瘤更容易导致癫痫，肿瘤位于皮质或近皮质区域时容易出现癫痫，尤其是位于额-中央-颞叶区的肿瘤；常引起癫痫的原发性脑肿瘤包括恶性程度低的神经胶质瘤、神经节神经胶质瘤、胚胎发育不良性神经上皮瘤（DNET）、错构瘤、下丘脑错构瘤及脑膜瘤；脑转移瘤也容易发生癫痫，甚至出现癫痫持续状态。

（6）颅脑损伤 颅脑外伤是癫痫的重要病因之一，50%～60%的患者首次发作出现在外伤后1年内；发生癫痫的风险取决于外伤的部位和严重程度，开放性头外伤比闭合性头外伤日后更容易患癫痫，额叶或颞叶脑组织损伤更容易发生癫痫，颅脑外伤后早期出现癫痫发作提示日后发生癫痫的风险增加。

（7）脑部手术 脑部手术后发生癫痫的风险取决于潜在疾病的性质、手术的部位和范围。外科治疗脑脓肿后患癫痫的风险最高。

（8）神经变性 累及脑皮质的神经变性病可以出现癫痫，如青少年型Huntington病、Creutzfeldt-Jakob病等。

（9）脱髓鞘病变 癫痫与多发性硬化有一定关系，多发性硬化患者发生癫痫的风险是正常人群的3倍。我国约有600万的活动性癫痫患者，每年有40万左右新发癫痫患者。病因与年龄的关系较为密切，不同的癫痫年龄组往往有不同的病因（表9-3）。

表 9-3 癫痫患者不同年龄组常见病因

新生儿及婴儿期	先天以及围生期因素（缺氧、窒息、头颅产伤）、遗传代谢性疾病、皮质发育畸形等
儿童以及青春期	特发性（与遗传因素有关）、先天以及围生期因素（缺氧、窒息、头颅产伤）、中枢神经系统感染、脑发育异常等
成人期	海马硬化、头颅外伤、脑肿瘤、中枢神经系统感染性疾病等
老年期	脑血管意外、脑肿瘤、代谢性疾病、变性病等

4. 癫痫的诊断分为五个步骤：a. 确定发作性事件是否为癫痫发作，传统上，临床出现两次（间隔至少 24h）非诱发性癫痫发作时就可诊断癫痫；b. 确定癫痫发作的类型；c. 确定癫痫及癫痫综合征的类型；d. 确定病因，包括遗传性、结构性、代谢性、免疫性、感染性及病因不明等；e. 确定残障（disability）和共患病。癫痫发作史在癫痫的诊断、分类诊断等方面具有重要作用。此外尚需收集出生史、生长发育史、热性惊厥病史、家族史等，为诊断癫痫提供更多的线索。

5. 癫痫的确诊和发作类型的准确判断是正确治疗、合理用药以及预后判断的先决条件。世界范围内普遍应用的是 ILAE 在 1981 年推出的癫痫发作分类。该分类方案以临床表现和 EEG 改变（发作间期及发作期）作为分类依据，将癫痫发作分为：部分性发作、全面性发作（最初的临床发作表现及 EEG 改变提示"双侧大脑半球同时受累"）、不能分类的发作。2010 年 ILAE 对癫痫发作的概念和分类进行了部分修订，将部分性发作的名称修正为局灶性发作，并定义为：恒定起源于一侧大脑半球内，呈局限性或更广泛分布的致痫网络，可以继发累及对侧半球。1981 年及 2010 年 ILAE 癫痫发作的分类对比见表 9-4。

2017 年 ILAE 提出了新的癫痫发作类型和病因分类建议，将癫痫发作分为局灶性起源、全面性起源、未知起源 3 大类（表 9-5）。基于癫痫是一种脑网络病，新的分类法更关注癫痫发作的起源，局灶性发作致痫网络的异常电活动起源固定于一侧大脑半球皮质或皮

表 9-4　1981 年及 2010 年 ILAE 癫痫发作的分类对比

1981 年分类	2010 年分类
全面性发作	全面性发作
强直-阵挛发作（大发作） 失神发作 肌阵挛发作 阵挛发作 强直发作 失张力发作	强直-阵挛发作（大发作） 失神发作 　典型失神 　不典型失神 　伴特殊表现的失神（肌阵挛失神、眼睑肌阵挛） 　肌阵挛发作（肌阵挛、肌阵挛失张力、肌阵挛强直） 　阵挛发作 　强直发作 　失张力发作
部分性发作	局灶性发作
简单部分性发作（无意识障碍） 复杂部分性发作（有意识障碍） 继发全面性发作	根据需要，对局灶性发作进行具体描述
不能分类的发作	发作类型不明 癫痫性痉挛

质下，可继发累及对侧大脑半球的癫痫发作。全面性发作起源于双侧大脑半球脑网络上的一点，并迅速波及整个网络。对于局灶性发作，首先应依据发作时患者意识（awareness）是否受损进行分类，因而将既往的"简单部分性发作"更新为"意识保留的局灶性发作"，将"复杂部分性发作"更新为"意识受损的局灶性发作"，"部分继发全面发作"则更新为"局灶性进展为双侧强直-阵挛发作"，并在局灶性发作中单独列出。其次，如果能获取详细的患者发作时的临床表现或主观感受，根据发作最初始的症状，局灶性发作可进一步分为局灶起源运动发作（包括自动症、失张力发作、阵挛发作、癫痫性痉挛发作、过度运动发作、肌阵挛发作、强直发作）和局灶起源非运动发作（包括自主神经发作、行为终止发作、认知发作、情

感发作、感觉发作）。因此，既往临床工作中延续多年的"部分性癫痫"术语目前已不再使用，相应改为"局灶性癫痫"。值得注意的是，局灶性癫痫患者致痫灶可包括单灶和多灶，或累及单侧大脑半球，因此虽然大多有惯常发作，但每次局灶性发作的临床表现不完全相同，即同一患者可以有多个致痫网络和多种发作类型，但每种发作类型的异常电活动起源部位和初始临床症状应该一致。

表 9-5　2017 ILAE 癫痫发作分类
（ILAE 分类和名词委员会，2017 年）

局灶性起源	全面性起源	未知起源
意识清楚　意识受损		
运动发作 　自动症 　失张力发作 　阵挛发作 　癫痫样痉挛发作 　过度运动发作 　肌阵挛发作 　强直发作 **非运动发作** 　自主神经性发作 　行为中止 　认知性发作 　情感性发作 　感觉性发作	**运动性** 　强直-阵挛 　阵挛发作 　强直发作 　肌阵挛发作 　失张力发作 　肌阵挛-强直-阵挛 　肌阵挛-失张力发作 　癫痫样痉挛发作 **非运动性(失神)** 　典型失神 　非典型失神 　肌阵挛失神发作 　眼睑肌阵挛失神	**运动性** 　强直-阵挛发作 　癫痫样痉挛发作 **非运动性** 　行为中止
		不能归类
局灶性进展为 双侧强直-阵挛性		

6. 癫痫综合征（epileptic syndrome）指由一组特定的临床表现和脑电图改变组成的癫痫疾患（即脑电临床综合征）。临床上常结合发病年龄、发作类型、病因学、解剖基础、发作时间规律、诱发因素、发作严重程度、其他伴随症状、脑电图及影像学结果、既往史、家族史、对药物的反应及转归等资料，做出某种癫痫综合征的诊断。诊断癫痫综合征对治疗选择、判断预后等方面具有一定指导

意义。目前临床普遍应用的是1989年ILAE推出的《癫痫和癫痫综合征的国际分类》方案。临床常见的癫痫综合征如下3种。

（1）婴儿痉挛症 又称West综合征。通常起病于3～12个月，特征性表现为癫痫性痉挛发作、脑电图高度失律和精神运动发育障碍三联征，为临床最常见的癫痫性脑病，总体预后不良。

（2）Lennox-Gastaut综合征 是一种临床常见的年龄相关性癫痫性脑病。多发生于1～8岁儿童，部分病例由West综合征演变而来，主要特征为多种癫痫发作类型、脑电图广泛性慢的（1.5～2.5Hz）棘-慢综合波和精神智力发育迟滞三联征。最常见的发作类型有强直、不典型失神及失张力发作，也可有肌阵挛、全面强直-阵挛及局灶性发作。通常发作频繁，药物难以控制，总体预后不良。

（3）青少年肌阵挛癫痫（JME） 为常见的特发性全面性癫痫综合征。通常起病于12～18岁，生长发育及神经系统检查正常。临床主要表现为觉醒后不久出现肌阵挛发作，80%以上的病例有全身强直-阵挛发作，约1/3的病例有失神发作。发作间期脑电图特征为双侧性4～6Hz多棘-慢综合波。本病对药物治疗反应好，但多数患者需长期治疗。

7.在成人局灶性癫痫中，临床最常见的癫痫综合征为颞叶癫痫和额叶癫痫。颞叶癫痫发作起源于内侧颞叶的海马、杏仁核、海马旁回和颞叶外侧新皮质区域，以成人和青少年多见，患者年幼时可能有热性惊厥史，发作类型包括伴意识受损或保留的局灶性发作，或进展为双侧强直阵挛发作。其中绝大多数病例以下4种。

（1）颞叶内侧癫痫（MTLE） 发作早期有上腹部不适感或胃气上升感等消化道不适症状，面色苍白、潮红、发绀、心率或心律改变、呕吐、尿急、竖毛或瞳孔改变等自主神经症状或者恐惧、焦虑、抑郁等情感症状，还可出现似曾相识感或陌生感、对过去经受过的事物快速回忆或遗忘等认知障碍症状。MTLE发作时多合并意识受损，伴有咂嘴或吞咽和上肢的不自主摸索动作等自动症，癫痫发作可持续1～2min，发作后无相关回忆。

（2）颞叶外侧癫痫（LTLE）也称新皮质癫痫，意识受损出现较MTLE晚，发作早期易出现听觉（滴答声、吹口哨声、耳鸣）、视觉（闪光、视物变形）、眩晕（头晕、视物旋转）等感觉发作，自动症发生的比率低于 MTLE，癫痫发作持续时间较 MTLE 短，但更易继发双侧强直阵挛发作。

（3）颞叶癫痫附加症（TPE）　致痫网络起源于颞叶和其比邻结构如额叶底面或眶额皮质，外侧裂周围包括岛叶、额盖或顶叶及后颞皮质。因此，TPE 可以出现颞叶及所累及其他脑区的相关症状组合。

（4）颞叶癫痫其他亚型　包括颞极（较早出现意识受损，较早出现自主神经症状如胃气上升感）和颞叶内-外侧癫痫（早期出现口咽、语言及发声自动症，持续时间长，常大于 1min），发作表现与 MTLE 相似。绝大部分颞叶癫痫为症状性癫痫，少部分病例有家族史，可能为遗传相关特发性癫痫，即家族性颞叶癫痫。结构异常是颞叶癫痫最常见的病因。

8. 在成人局灶性癫痫中，额叶癫痫患病率仅次于颞叶癫痫，发作时可出现意识受损或保留。部分发作性症状可与颞叶癫痫重叠，仅从临床症状有时难以区分，如都可出现恐惧、焦虑等情感发作或咀嚼、吞咽等口咽部自动症。额叶癫痫每次发作时间短暂，刻板性突出，通常以过度运动症状或特殊躯体姿势为主要表现：如反复出现蹬踏、骨盆扭动和其他下肢复杂运动自动症；额叶辅助运动区起源的发作往往会引起不对称的肢体强直动作，如"击剑样姿势"，即头眼偏向致痫灶的对侧，伴对侧的手臂伸展，同侧的手臂屈曲，可伴随发声和语言顿挫；运动皮质区起源的发作可表现为异常放电沿运动区逐渐扩布的杰克逊发作。常染色体显性遗传夜发性额叶癫痫为一种特殊的额叶局灶性癫痫，通常表现为在非快速眼动睡眠期出现短暂、反复、刻板的不对称强直或肌张力障碍异常姿势或过度运动，以及呼喊、尖叫等症状，较易被误诊为睡眠障碍，部分病例与神经元烟碱型乙酰胆碱受体基因突变相关。成人额叶癫痫常见病因包括肿瘤、脑血管病、动静脉畸形、脑外伤、局灶性皮质发育不良等。额叶癫痫解剖定位和临床发作症状特点见表9-6。

9. 枕叶癫痫主要表现为视觉障碍突出的局灶感觉发作，常见视幻觉和视错觉，如发作性盲点、偏盲、黑矇或者表现为火花、闪光、光幻觉。若致痫网络累及颞、顶、枕连接区域可出现复杂的视觉感受，如视物的大小和远近的改变、物体倾斜或变形等。致痫网络异常放电也可累及颞叶，出现颞叶癫痫的类似症状。

表 9-6 额叶癫痫解剖定位和临床发作症状特点

解剖定位	发作症状
中央前回	偏侧肢体阵挛抽动、头偏转和发作后偏瘫，杰克逊发作，言语停顿、发声或言语障碍（前 Rolando 区），下肢强直性运动（旁中央小叶）
辅助运动区	头眼偏向癫痫发作灶的对侧、伴对侧的手臂伸展、同侧的手臂屈曲、可伴随发声和言语顿挫（即击剑样姿势），重复发声、言语停顿
背外侧部	局灶性肢体强直或阵挛，头、眼向对侧偏转，发音困难、言语停顿
眶额区	运动发作伴意识受损、手势性自动症，嗅幻觉、嗅错觉，自主神经症状如心率、心律、呼吸节律改变以及上腹部不适等
前额极区	强迫性思维重复动作，古怪姿势，头、眼向对侧转动，言语或动作停止
岛盖	恐惧感，咀嚼、流涎、吞咽、喉鸣、味幻觉，发音困难、言语停顿，面部痉挛，自主神经症状如心率/心律改变、呼吸节律改变、上腹部不适等
扣带回	愣神、重复发声、头眼偏转，恐惧感、痴笑，自主神经症状如心率、心律、呼吸节律改变以及上腹部不适等

10. 顶叶癫痫主要表现为局灶感觉发作，通常意识保留，以躯体感觉异常为突出表现，可出现部分肢体感觉缺失、麻木、疼痛、灼烧或触电感、躯体失认、幻多肢症等异常表现，顶下小叶受累可产生严重眩晕与空间定向障碍。

11. 岛叶癫痫 岛叶位于大脑外侧裂深部，与额叶、颞叶、顶叶以及杏仁核和基底核存在紧密的神经纤维联系，因此岛叶起源的癫痫发作异常电活动可沿致痫网络向邻近脑区扩散，其发作表现复杂多变，可出现嗅觉、味觉、听觉、痛温觉等感觉异常，或出现局灶性运动症状及自主神经功能异常，症状学与颞叶癫痫、额叶癫痫、顶叶癫痫较难鉴别。Isnard 等研究结果提示，局灶性癫痫发作如出现偏侧肢体的电流感或疼痛、口周不适感、呼吸困难或窒息感、呕吐感、咽喉部紧缩伴双手掐脖动作、发音困难或构音障碍等症状，则提示致痫区可能位于岛叶。

12. 抗癫痫药物治疗的原则

（1）根据发作类型和综合征分类选择药物　这是癫痫药物治疗的基本原则，同时还需要考虑禁忌证、可能的副作用、特殊治疗人群（如育龄妇女、儿童、老人等）的需要、药代动力学和治疗费用等。

（2）单药治疗的原则　70%～80%左右的癫痫患者可以通过单药治疗控制发作。主要优点包括：方案简单，依从性好；药物不良反应相对较少；致畸性较联合用药小；无药物之间的相互作用等。如果一种一线药物已达最大可耐受剂量仍然不能控制发作，可加用另一种一线或二线药物，至发作控制或最大可耐受剂量后逐渐减掉原有的药物，转换为单药。如果2次单药治疗无效，再选第三种单药治疗获益的可能性较小，可以考虑选择多药联合治疗。

（3）合理的多药治疗　约20%的患者在2次单药治疗后仍然不能很好地控制发作，此时建议考虑合理的多药联合治疗。多药联合治疗应该综合考虑以下因素：选择不同作用机制的药物；避免有相同的不良反应、复杂的相互作用和肝酶诱导的药物合用。如果联合治疗仍不能获得更好的疗效，建议选择疗效和不良反应之间的最佳平衡点，改善患者生活质量。

（4）抗癫痫药物的调整　抗癫痫药物初始治疗应该从小剂量开始，缓慢增加剂量直至发作控制或最大可耐受剂量，最大量不要超过药物的治疗量上限或根据药物浓度决定。儿童一律按体重计算药量，但最大剂量不应该超过成人剂量。常用抗癫痫药物使用方法及有效血药浓度见表9-7。治疗过程中患者如果出现剂量相关的副作用（如头晕、嗜睡、疲劳、共济失调等），可暂时停止增加剂量或酌情减少当前用量，待副作用消退后再继续增加量至目标剂量。应定期查血常规、肝肾功能、电解质等，以及时发现药物副作用并及时处理。如果癫痫药物治疗失败应该检查患者的依从性、重新评估癫痫的诊断、选择另一种有效且副作用较小的药物，逐渐加量至发作控制或最大可耐受剂量。发作控制后可考虑逐渐减掉原来的抗癫痫药物，减药应在新药达稳态血药浓度之后进行，减量应该缓慢进行。

（5）抗癫痫药物的不良反应　所有的抗癫痫药物都可能产生不

表 9-7 常用抗癫痫药物使用方法及有效血药浓度

		起始剂量	增加剂量	维持剂量	最大剂量	有效浓度	服药次数/（次/日）
卡马西平	成人	100～200mg/d	逐渐增加 每周100～200mg	400～1200mg/d	1600mg/d	4～12mg/L	2～3
	儿童	<6岁 5mg/（kg·d）6～12岁 100mg/d	5～7d增加1次 每2周增加1次 100mg/d	10～20mg/（kg·d）400～800mg/d	400mg 1000mg		2 2～3
氯硝西泮	成人	1.5mg/d	0.5～1mg/3d	4～8mg/d	20mg/d		3
	儿童	10岁以下或体重<30kg，0.01～0.03mg/（kg·d）	0.3～0.05mg/（kg·3d）	0.1～0.2mg/（kg·d）		20～90μg/L	2～3
苯巴比妥（鲁米那）							
	成人	30～60mg/d	每周30mg	90～180mg/d	180mg/d	15～40mg/L	1～3

续表

	起始剂量	增加剂量	维持剂量	最大剂量	有效浓度	服药次数/（次/日）
儿童	2mg/（kg·d）		2～5mg/（kg·d）			1～3
苯妥英钠（大仑丁）						
成人	200mg/d	逐渐增加	250～300mg/d	500mg/d	10～20mg/L	2～3
儿童	5mg/（kg·d）	逐渐增加	4～8mg/（kg·d）	250mg		2～3
丙戊酸钠						
成人	5～10mg/（kg·d）	逐渐增加	600～1200mg/d	1800mg/d	50～100mg/L	2～3
儿童	15mg/（kg·d）	逐渐增加	20～30mg/（kg·d）			2～3
加巴喷丁						
成人	300mg/d	300mg/d	900～1800mg/d	2400～3600mg/d		3

续表

	起始剂量	增加剂量	维持剂量	最大剂量	有效浓度	服药次数/(次/日)
拉莫三嗪						
单药治疗						
成人	50mg/d	每周25mg	100~200mg/d	500mg/d		2
儿童	0.3mg/(kg·d)	0.3mg/(kg·d)	2~10mg/(kg·d)			2
与肝酶诱导类AEDs物合用						
成人	50mg/d	每2周50mg	100~200mg/d			2
儿童	0.6mg/(kg·d)	0.6mg/(kg·d)	5~15mg/(kg·d)			2
与丙戊酸类药物合用						
成人	12.5mg/d	每2周12.5mg	100~200mg/d			2
儿童	0.15mg/(kg·d)	0.15mg/(kg·d)	1~5mg/(kg·d)			2
左乙拉西坦						
成人	1000mg/d	每2周500~1000mg	1000~4000mg/d			2

续表

	起始剂量	增加剂量	维持剂量	最大剂量	有效浓度	服药次数/（次/日）
儿童	10～20mg/(kg·d)	每周10～20mg/(kg·d)	20～60mg/(kg·d)			
奥卡西平						
成人	300mg/d	每周300mg	600～1200mg/d	2400mg/d		2
儿童	8～10mg/(kg·d)	每周10mg/kg	20～30mg/(kg·d)	45mg/(kg·d)		2
托吡酯						
成人	25mg/d	每周25mg	100～200mg/d			2
儿童	0.5～1mg/(kg·d)	0.5～1mg/(kg·d)	3～6mg/(kg·d)			
唑尼沙胺						
成人	100～200mg/d	每1～2周100mg	200～400mg/d	600mg/d	20～30mg/L	2
儿童	2～4mg/(kg·d)	每周2～4mg/kg	4～8mg/(kg·d)	12mg/d		

引自：中国癫痫临床诊疗指南（2015年修订版）。

良反应，其严重程度在不同个体有很大差异。可以分为剂量相关的不良反应、特异体质的不良反应、长期的不良反应、致畸作用。最常见的不良反应包括对中枢神经系统的影响如镇静、思睡、头晕、共济障碍、认知障碍、记忆障碍等，对全身多系统的影响如血液系统、消化系统、体重改变、生育问题、骨骼健康等和特异体质反应。详见表9-8。

（6）抗癫痫药物之间的相互作用 常见抗癫痫药物之间的相互作用包括肝酶诱导、肝酶抑制和蛋白结合置换作用等。

13. 癫痫患者开始药物治疗的原则

（1）当癫痫诊断明确时应开始抗癫痫药治疗，治疗的起始决定需要与患者或其监护人进行充分的讨论，衡量风险和收益后决定，讨论时要考虑到癫痫综合征的类型及预后；通常情况下，第二次癫痫发作后推荐开始用抗癫痫药治疗；虽然已有两次发作，但发作间隔期在一年以上，可以暂时推迟药物治疗；以下情况抗癫痫药治疗在第一次无诱因发作后开始：a. 患者有脑功能缺陷；b. 脑电图提示明确的痫样放电；c. 患者或监护人认为不能承受再发一次的风险；d. 头颅影像显示脑结构损害。

（2）应尽可能依据癫痫综合征类型选择抗癫痫药物，如果癫痫综合征诊断不明确，应根据癫痫发作类型作出决定。

14. 癫痫减停药原则 癫痫患者在经过抗癫痫药物治疗后，大约有60%～70%可以实现无发作。通常情况下，癫痫患者如果持续无发作2年以上，即存在减停药的可能性，但是否减停、如何减停，还需要综合考虑患者的癫痫类型（病因、发作类型、综合征分类）、既往治疗反应以及患者个人情况，仔细评估停药复发风险，确定减停药复发风险较低时，并且与患者或其监护人充分沟通减药与继续服药的风险/效益比之后，可考虑开始逐渐减停抗癫痫药物。撤停药物时的注意事项如下：a. 脑电图对减停抗癫痫药物有参考价值，减药前须复查脑电图，停药前最好再次复查脑电图。多数癫痫综合征需要脑电图完全无癫痫样放电再考虑减停药物，而且减药过程中需要定期（每3～6个月）复查长程脑电图，如果撤停药过程中再次出现癫痫样放电，需要停止减量。b. 少数年龄相关性癫痫综合征，超过患病年龄，并不完全要求撤停药前复查脑电图正

表 9-8 抗癫痫药物常见的不良反应

药物	剂量相关的副作用	长期治疗的副作用	特异体质副作用	对妊娠的影响 FDA 妊娠安全分级
卡马西平	复视、头晕、视物模糊、恶心、困倦、中性粒细胞减少、低钠血症	低钠血症	皮疹、再生障碍性贫血、Stevens-Johnson 综合征、肝损害	D 级 能透过胎盘屏障，可能导致神经管畸形
氯硝西泮	常见：镇静（成人比儿童更常见）、共济失调	易激惹、攻击行为、多动（儿童）	少见，偶见白细胞减少	D 级 能透过胎盘屏障，有致嗜睡性及胎儿镇静、肌张力下降
苯巴比妥	疲劳、嗜睡、抑郁、注意力涣散、多动、易激惹（见于儿童）、攻击行为、记忆力下降	少见皮肤粗糙、性欲下降、突然停药可出现戒断症状、焦虑、失眠等	皮疹、中毒性表皮坏解症、肝炎	D 级 能透过胎盘屏障，可导致新生儿出血
苯妥英钠	眼球震颤、共济失调、厌食、恶心、呕吐、攻击行为、巨幼红细胞贫血、	痉挛、齿龈增生、面部粗糙、多毛、骨质疏松、小脑及脑干萎缩（长期大量使用）、性欲缺乏、维生素 K 和叶酸缺乏	皮疹、周围神经病、Stevens-Johnson 综合征、肝毒性	D 级 能透过胎盘屏障，可能导致胎儿头面部畸形、心脏发育异常、精神发育缺陷及新生儿出血

续表

药物	剂量相关的副作用	长期治疗的副作用	特异体质副作用	对妊娠的影响 FDA妊娠安全分级
丙戊酸钠	震颤、厌食、恶心、呕吐、困倦	体重增加、脱发、月经失调或闭经、多囊卵巢综合征	肝毒性（尤其在2岁以下的儿童）、血小板减少、急性胰腺炎（罕见）、丙戊酸钠脑病	D级 能透过胎盘屏障，可能导致神经管畸形及新生儿出血
加巴喷丁	嗜睡、头晕、疲劳、复视、感觉异常、健忘	较少	罕见	C级
拉莫三嗪	复视、头晕、呕吐、困倦、恶心、共济失调、嗜睡	攻击行为、易激惹	皮疹、Stevens-Johnson综合征、中毒性表皮坏死松解症、肝衰竭、再生障碍性贫血	C级
奥卡西平	疲劳、困倦、复视、头晕、共济失调、恶心	低钠血症	皮疹	C级
左乙拉西坦	头痛、困倦、易激惹、感染、类流感综合征	较少	无报告	C级

续表

药物	剂量相关的副作用	长期治疗的副作用	特异体质副作用	对妊娠的影响 FDA妊娠安全分级
托吡酯	厌食、注意力障碍、语言、记忆障碍、感觉异常、无汗	肾结石、体重下降	急性闭角型青光眼（罕见）	C级

FDA妊娠安全分级：美国食品药品监督管理局（FDA）根据药物对动物或人类所具有的不同程度的致畸性，将药物对妊娠的影响分为五级。A级一妊娠头3个月的孕妇对胎儿有发现对胎儿的危害（并且也没有其在其后6个月有危害性的证据）。此类药物对胎儿的影响甚微。B级一动物研究没有发现对胎儿的危害，但在孕妇有充分的良好对照研究；或动物研究发现对胎儿有危害，但对孕妇的充分的良好对照研究没有发现对胎儿有危害。此类药品对胎儿影响较小。C级一动物研究有致畸或杀死胚胎的作用，但对孕妇没有充分的良好对照研究；或无动物研究，也没有动物研究。此类药品必须经过医师评估，权衡利弊后才能使用。D级一有危害人类胎儿的明确证据，但在某些情况下（如孕妇存在严重的、危及生命的疾病，没有更安全的药物可供使用，或药物虽安全但使用无效）孕妇用药的益处大于危害。X级一动物或人类研究表明，能导致胎儿异常；或根据人类和动物用药经验，有危害胎儿的明确证据。孕妇使用该药物显然对胎儿没有益处。禁用于怀孕或可能怀孕的妇女。

引自：中国癫痫临床诊疗指南（2015年修订版）。

常。存在脑结构性异常者或一些特殊综合征（如 JME 等）应当延长到 3 ~ 5 年无发作。c.单药治疗时减药过程应当不少于 6 个月；多药治疗时每种抗癫痫药物减停时间不少于 3 个月，一次只撤停一种药。d.在撤停苯二氮䓬类药物与巴比妥药物时，可能出现的药物撤停相关性综合征和（或）再次出现癫痫发作，撤停时间应当不低于 6 个月。e.如撤药过程中再次出现癫痫发作，应当将药物恢复至减量前一次的剂量并给予医疗建议。f.停药后短期内出现癫痫复发，应恢复既往药物治疗并随访；在停药 1 年后出现有诱因的发作可以观察，注意避免诱发因素，可以暂不应用抗癫痫药物；如有每年 2 次以上的发作，应再次评估确定治疗方案。

15. 癫痫外科治疗　尽管 70% ~ 80% 的癫痫患者可以通过抗癫痫药物治疗得到控制，但仍有 20% ~ 30% 的患者对癫痫药物治疗反应差，癫痫发作难以控制，称为难治性癫痫（正规应用两种或以上 AED，经过合理、足量的单药或联合治疗后，仍不能完全控制发作的癫痫）。近年来癫痫外科手术治疗迅速发展，为难治性癫痫患者提供了新的治疗途径。但需要神经内科、神经外科、神经电生理、神经影像学、儿科等多学科人员进行综合全面术前评估。

手术适应证：a.药物难治性癫痫，难治性癫痫定义为临床经过迁延，频繁的癫痫发作至少每月 4 次，应用适当的第一线抗癫痫药物正规治疗，血中的药物浓度在有效范围内，无严重的药物不良反应，至少观察 2 年仍不能控制发作，影响日常生活，同时并无进行性中枢神经系统疾病或占位性病变。b.症状性癫痫：主要包括脑外伤、脑肿瘤、脑血管性病变（如 AVM、海绵状血管瘤、脑缺血后软化灶、脑面血管瘤病等）、皮质发育不良、错构瘤、Rasmussen 综合征等。c.特殊的癫痫综合征：内侧颞叶癫痫、有明确可以切除病变的新皮质癫痫和婴幼儿期适合半球切除的癫痫类型等。

手术禁忌证主要包括有进展性神经系统变性疾病或者代谢疾病者；合并有严重的全身性疾病者；合并有严重精神障碍、严重的认知障碍者；由于身体某些器官问题和（或）营养状况不能耐受手术者；确诊为良性癫痫患者；患者及其家属不同意手术。

16. 在诊断药物难治性癫痫之前，应注意排除是否为"假性"药物难治性癫痫。重点考虑有无如下可能：a.非癫痫性发作；b.癫痫发作的分类错误（如将失神发作误诊为复杂部分性发作）；c.针对发作类型的选药不当（如用卡马西平控制失神发作）；d.药物剂量不足或给药方法不当；e.患者服药依从性差；f.加重发作的可控诱因（如过量饮酒、缺少睡眠等）；g.其他可导致癫痫难治的病因（如维生素 B_6 依赖症、葡萄糖转运体 I 缺陷症等）。另外，有些癫痫患者可能同时存在癫痫发作和非癫痫发作，应注意鉴别，必要时行长程视频-脑电图监测明确诊断。避免因为将发作性症状都误认为是癫痫发作，而不断增加药物剂量或频繁更换药物来控制"难治性癫痫"的情况。

17.我国已步入老龄化社会，老年癫痫的发病率高，共患病发生率高，病因复杂，诊断和治疗面临许多挑战。老年人群中癫痫的病因主要包括脑血管病、神经退行性痴呆、颅内肿瘤和创伤等。老年癫痫的诊断困难，原因主要包括：a.临床表现不典型，与短暂性脑缺血发作、发作性全面性遗忘症和晕厥等疾病临床表现易混淆；b.共病率较高，常伴有心血管及其他神经系统疾病，使诊断复杂化；c.发作间期脑电图慢波活动可能增多，普通脑电图痫样放电（棘波、尖波、棘/尖-慢综合波或节律性阵发性慢波）检出率可能较低，需完善长程脑电图监测。老年癫痫常用的治疗手段包括药物治疗、外科治疗（包括神经调控疗法）和生酮饮食，其中抗癫痫药物治疗是老年癫痫最重要和最基本的治疗方式。老年癫痫以局灶性癫痫更多见，按照 2022 版《中国老年癫痫患者管理专家共识》，药物治疗首选拉莫三嗪，在用药过程中应尽可能缓慢加量、维持较低有效治疗剂量、加强必要的血药浓度监测，应充分考虑老年患者的基础疾病和肝/肾功能状况，全面评估抗癫痫药物的药代动力学特点和药物之间的相互作用和药物不良反应的风险。对合并有严重心脑血管基础病的老年癫痫患者，慎重使用钠通道阻滞剂和丙戊酸，可考虑选择左乙拉西坦、托吡酯、第三代抗癫痫药物如拉考沙胺、吡仑帕奈等。对合并有泌尿系统疾病的老年癫痫患者，慎重使用托吡酯、加巴喷丁等主要经肾脏代谢的抗癫痫药物。另外，老年癫痫患者应尽可能不首选易引起低钠血症的药物，如卡马西平或奥卡西平。对于部分药物难治性癫痫患者手术治疗有一定获益。不同抗癫痫药物主要代谢途径及蛋白结合率对比见表 9-9。

表 9-9 不同抗癫痫药物主要代谢途径及蛋白结合率对比

抗癫痫药	消除途径	经肝脏代谢比例/%	血浆蛋白结合率/%	半衰期/h	诱导/抑制作用	特异质不良反应
苯巴比妥	肾脏/肝脏	75	45~60	100	诱导 CYP2C、CYP3A、UGT	肝炎
苯妥英	肝脏	95	90	13~69	诱导 CYP2C、CYP3A、UGT, 抑制 CYP2C9	肝毒性
卡马西平	肝脏	99	75	12~17	诱导 CYP2C、CYP3A、UGT	肝损害
丙戊酸	肝脏	98	93	9~16	抑制环氧化物水解酶、CYP2C9、UGT	肝毒性
加巴喷丁	肾脏	0	0	5~7	无诱导/抑制作用	—
拉莫三嗪	肝脏	90	56	25	无诱导/抑制作用	肝衰竭

续表

抗癫痫药	消除途径	经肝脏代谢比例/%	血浆蛋白结合率/%	半衰期/h	诱导/抑制作用	特异质不良反应
托吡酯	肾脏/肝脏	35	15	23	弱诱导 CYP3A，弱抑制 CYP2C19(>200mg/d)	—
左乙拉西坦	肾脏	0	0	7	无诱导/抑制作用	—
奥卡西平	肝脏	99	40	8~10	诱导 CYP3A4/5，抑制 CYP2C19	—
拉考沙胺	肾脏/肝脏	60	14	12~14	无诱导/抑制作用	—
吡仑帕奈	肝脏	99	95	105	弱诱导 CYP2B6 和 CYP3A4/5	—

说明：CYP：细胞色素 P450 酶；UGT：尿苷二磷酸葡萄糖醛酸转移酶。

第二节 癫痫持续状态

长期医嘱	临时医嘱
神经内科护理常规	血常规、尿常规、粪常规
一级护理	血清电解质、血糖、肝肾功能、心肌酶、肌钙蛋白、脑钠肽（BNP）
禁食	
病重或病危通知　prn	
持续低流量吸氧　prn	C 反应蛋白
心电监测　prn	血气分析
测生命体征（BP、R、P、瞳孔）　q0.5h	凝血功能
	抗癫痫药物浓度测定
经鼻、口腔吸痰	心电图
记 24h 出入量	胸部 X 线片（床边）
5% 葡萄糖注射液 500mL　地西泮注射液 100mg　iv gtt（慢滴 12h）❶	头颅 CT 或 MRI 检查　prn
	视频脑电图监测
	血、尿、胃内容物毒物测定 prn
20% 甘露醇　125mL iv gtt q8h prn	地西泮　10mg iv（缓慢，2mg/min）
	苯巴比妥钠　0.1g im q12h❷
	癫痫专科或麻醉科会诊

❶ 癫痫持续状态（status epilepticus，SE）是严重的神经科急症，其中全面性惊厥性癫痫持续状态（generalized convulsive status epilepticus，GCSE）具有潜在致死性，采取有效手段迅速终止临床发作和脑电图的痫样放电是降低死亡率和改善预后的关键。2022 年《终止癫痫持续状态发作的专家共识》推荐按下列顺序选择治疗方法以期能够快速终止发作：地西泮或劳拉西泮→氯硝西泮→苯巴比妥、丙戊酸、左乙拉西坦→咪达唑仑→异丙酚→氯胺酮→联合用药→生酮饮食→亚低温→电休克治疗。初始治疗首选静脉推注 10mg 地

西泮（< 2mg/min），10 ～ 20min 内可酌情重复一次，或肌内注射 10mg 咪达唑仑（院前急救和无静脉通路时，优先选择肌内注射咪达唑仑）。若有效（癫痫发作停止），则用 80 ～ 100mg 地西泮加入 5% 葡萄糖注射液中静脉滴注（12 h）；若用药有效，但维持中复发，可再次推注 10 ～ 20mg 地西泮；若治疗无效，应停药并改用其他推荐药物。

初始苯二氮䓬类药物治疗失败后，可选择丙戊酸 15 ～ 45mg/kg［< 6mg/（kg•min）］静脉推注，后续 1 ～ 2mg/（kg•h）静脉泵注，或左乙拉西坦 1000 ～ 1500mg 静脉注射，后续 0.05 ～ 2mg/（kg•h）静脉滴注。也可苯巴比妥 15 ～ 20mg/kg（50 ～ 100mg/min）静脉注射，或苯妥英钠 18mg/kg（< 50mg/min）。

经过上述处理，仍有大约三分之一的癫痫持续状态不能很好控制，称为难治性癫痫持续状态（RSE）。此时，需转入重症监护病房，静脉输注麻醉药物，以持续脑电图监测呈现爆发-抑制模式或电静息为目标。同时应予以必要的生命支持与器官保护。建议咪达唑仑 0.2mg/kg 负荷量静脉推注，后续持续静脉泵注 0.05 ～ 0.40mg/（kg•h），或者丙泊酚 2mg/kg 负荷量静脉推注，后续按 1 ～ 4mg/（kg•h）静脉泵入，维持 10 ～ 12h。在维持中复发可再推注 1 次。

对于咪达唑仑及丙泊酚治疗失败后的超级难治性癫痫持续状态，可选择的手段包括：氯胺酮麻醉、生酮饮食、亚低温治疗（目标温度 31 ～ 35℃）和电休克治疗。氯胺酮属麻醉剂，对呼吸有明显的抑制作用，需要在麻醉师的指导下应用，最好在神经重症病房中且在严密监护下进行，必要时需机械通气以维持正常的呼吸功能。必要时可考虑联合用药，如氯胺酮＋咪达唑仑，若无效可选氯胺酮＋咪达唑仑＋丙戊酸联合应用。

❷ 临床实际操作时，在应用上述方法控制发作后，可应用长效抗癫痫药物苯巴比妥 0.1g 肌内注射，每 8 ～ 12h 1 次，巩固和维持疗效。同时，根据发作类型选用口服抗癫痫药物，必要时可鼻饲给药，达有效血药浓度后逐渐停止肌内注射苯巴比妥。

注：1. 癫痫持续状态　两次癫痫发作之间意识障碍未恢复到正常或一次发作持续 5min 以上（失神发作需超过 10 ～ 15min），有意识障碍的局灶性发作一次持续 10min 以上可诊断为 SE，无意识

障碍的局灶性发作的持续时间尚在实践总结中。

2. 难治性癫痫持续状态（refractory status epilepticus，RSE） RSE 定义为使用足够剂量的抗SE发作药物2～3种（通常为苯二氮䓬类药物后续另一种或两种抗癫痫药物）后仍无法终止发作，且脑电图（EEG）上显示为痫样放电。

3. 超级RSE RSE后使用两种以上的抗SE药物治疗，发作仍然继续或虽有效但停药后复发，称为超级RSE，这种类型的SE往往需要选用特殊的治疗方法来处理。

4. 脑电持续状态 有些患者无临床发作，但长程脑电监测下有持续或周期发作性痫性放电（棘-慢波）30min以上者，称为脑电-临床分离现象，也称为癫痫性脑电持续状态。

5. 癫痫持续状态按发作类型分为两种。a. 惊厥性SE（convulsive SE，CSE）：可根据惊厥发作类型进一步分为全面性及局灶性。b. 非惊厥性SE（non-convulsive SE，NCSE）：NCSE是指持续性脑电发作导致的非惊厥性临床症状，通常定义为＞30min。

诊断NCSE必须结合临床和EEG，需满足：a. 明确的和持久的（＞30min）行为、意识状态或感知觉改变；b. 通过临床或神经心理检查证实上述改变；c. 脑电图（EEG）持续或接近持续的阵发性放电；d. 不伴持续性的惊厥症状如肌肉强直、阵挛等。根据患者情况，NCSE又分为可活动患者的NCSE（包括某些癫痫患者的不典型失神持续状态、复杂部分性发作持续状态等）和危重患者的NCSE（包括CSE治疗后、中枢神经系统感染、中毒性脑病、脑血管卒中后、代谢性脑病等危重症意识障碍患者）。

6. 癫痫持续状态是一种与多种并发症有关的急性癫痫发作，发作终止后一般不需要长期治疗，而癫痫是一种慢性脑部疾病，需要长期治疗。所以，当SE发作停止后，如发作前有癫痫者，则需继续给予抗癫痫发作的治疗。

7. 癫痫持续状态治疗终止标准为临床发作停止、脑电图痫样放电消失和患者意识恢复。当在初始治疗或第二阶段治疗终止发作后，建议立即予以同种或同类肌内注射或口服药物过度治疗，如苯巴比妥、卡马西平、丙戊酸、奥卡西平、托吡酯和左乙拉西坦等；注意口服药物的替换需达到稳态血药浓度（5～7个半衰期），在此期间，静脉药物持续24h。当第三阶段治疗终止RSE后，建议持续脑电监测直至痫样放电停止24～48h，静脉用药至少持续24～48h，方可依据替换药物的血药浓度逐渐减少静脉输注麻醉药物。

8. 癫痫持续状态的治疗需要EEG指导，原因如下：a. 国际抗癫痫联盟要求在SE的治疗中，不仅需要终止SE的临床发作，而且要求同时终止EEG上的痫样放电，许多惊厥性SE患者用药后临床发作停止，但意识并没有恢复，提示其有可能转变成了非惊厥性SE，需要增加剂量以求完全控制SE的发生，此时，EEG检查能发现非惊厥性SE的存在，帮助临床医师制订进一步的治疗方案。b. 2015年，国际抗癫痫联盟提出的非惊厥性SE诊断标准中，经EEG检查发现痫样放电是必须具备的标准之一。c. 许多抗SE药物并非用药后马上就会起效，而是需要观察一段时间后才能知道药物的效果，从而给进一步的治疗带来不确定性，但EEG检查对药物治疗的反应非常敏感，用药以后几乎很快就能看到EEG的变化，这种变化在多数情况下能反映药物的疗效。d. SE发作终止后需要维持治疗一段时间，但具体的时间并没有定论，用药后EEG恢复正常是停止维持治疗的基本条件。e. 用药后SE发作没有终止有可能是剂量不足，也有可能是患者耐药，双频指数EEG接近或低于40%是患者最大的耐受剂量，不宜再增加药物的剂量。所以，在采用推荐药物治疗SE时，若有条件可以同步行EEG检查，以改进药物治疗的效果。

第十章　自身免疫性脑炎

长期医嘱	临时医嘱
神经内科护理常规	血常规、尿常规、粪常规
一级护理	血清生化全套（肝肾功能、电解质、血糖、血脂等）、前白蛋白
普通饮食 　或 鼻饲流质饮食	
病重通知或病危通知　prn	凝血功能和血液系统 3 项（叶酸、维生素 B_{12}、铁蛋白）
吸氧　prn	
心电监测　prn	血沉、C 反应蛋白（CRP）、类风湿因子、抗链球菌溶血素 O
测生命体征（T、P、R、BP、瞳孔）	血气分析
0.9% 氯化钠注射液 500mL　iv gtt 甲泼尼龙琥珀酸钠　qd[1] 1.0g 　或 醋酸泼尼松片　60mg po qd	血液传染病学检查（包括乙型肝炎、丙型肝炎、梅毒、艾滋病等）
	免疫全套、抗中性粒细胞胞质抗体（ANCA）
人免疫球蛋白　0.4g/（kg·d） iv gtt ×5d	甲状腺功能和相关抗体
丙戊酸钠　500mg po bid[2]	细胞因子、补体、淋巴细胞亚群
奥氮平片　2.5mg po qn[3]	肿瘤标志物
雷贝拉唑钠肠溶胶囊　20mg po qd	腰椎穿刺（脑脊液常规、生化、免疫，细胞病理学，脑脊液染色，脑脊液 / 血病毒抗体，脑脊液病原微生物 mNGS，血 / 脑脊液抗神经元细胞内 / 细胞表面抗原抗体、抗 AQP4 等）[4]
氯化钾缓释片　0.5g po tid （用激素时）	
碳酸钙片　0.75g po tid（用激素时）	
骨化三醇软胶囊　0.25μg po bid	
	胸部正侧位 X 线片或胸部 CT
	心电图、超声心电图

续表

长期医嘱	临时医嘱
	腹部 B 超、泌尿系及睾丸超声、乳腺超声、肺部 CT、腹部及盆腔 CT（＋增强）
	头颅 MRI 平扫＋增强 ❺
	PET-CT prn
	脑电图＋多导睡眠图
	外科或妇科或肿瘤科会诊 ❻
	神经康复科会诊

❶ 自身免疫性脑炎（autoimmune encephalitis，AE）泛指一类由自身免疫机制介导的脑炎，通常免疫治疗效果良好。免疫治疗分为一线免疫治疗、二线免疫治疗、长程（维持）免疫治疗、升级免疫治疗和添加免疫治疗等。一线免疫治疗包括糖皮质激素、静脉注射免疫球蛋白（IVIG）和血浆置换。所有首次发病的 AE 患者均应接受一线免疫治疗。对于可能的 AE，可酌情试用一线免疫治疗。静脉注射糖皮质激素（如甲泼尼龙）应作为首选的一线免疫治疗。一般情况下，应联合使用糖皮质激素与 IVIG；对于重症 AE 患者，可联合使用激素冲击治疗与 IVIG。对于重症或难治性 AE 患者，可考虑以多轮 IVIG 为基础的强化（重复）一线免疫治疗。二线免疫治疗包括利妥昔单抗等抗 CD20 单抗与静脉注射环磷酰胺，主要用于一线免疫治疗效果不佳的重症患者。若使用两种或以上一线免疫治疗，2 周后病情无明显好转，应及时启动静脉注射利妥昔单抗治疗。若利妥昔单抗无法获得，或者存在禁忌证，可考虑使用静脉注射环磷酰胺等药物。在改善长期预后方面，二线免疫治疗优于强化（重复）一线免疫治疗。长程（维持）免疫治疗方案包括吗替麦考酚酯（抑制淋巴细胞和浆细胞）、硫唑嘌呤和重复利妥昔单抗等。对于强化一线免疫治疗（例如多轮 IVIG）后，或者二线免疫治疗后，病情无明显好转，可考虑加用长程（维持）免疫治疗。一般情况下，长程（维持）免疫治疗的疗程不少于 12 个月。升级免疫治疗主要为

静脉注射托珠单抗（阻断IL-6信号转导），仅对难治性重症AE患者，若使用二线免疫治疗1～2个月后病情无明显好转，可考虑升级至静脉注射托珠单抗治疗。添加免疫治疗包括甲氨蝶呤鞘内注射、硼替佐米（蛋白酶体抑制剂）和低剂量白细胞介素2（IL-2，主要作用于调节性T细胞）。仅对难治性重症AE患者，若使用二线免疫治疗1～2个月后病情无明显好转，经过严格筛选后，可考虑添加免疫治疗。以抗NMDAR脑炎为例，2022版《中国自身免疫性脑炎诊治专家共识》推荐免疫治疗流程见图10-1。

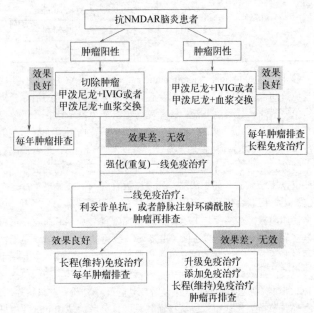

图 10-1 抗 NMDAR 脑炎的免疫治疗流程

所有 AE 复发患者均应接受一线免疫治疗，并应考虑及时（在一线免疫治疗后 2 周内）启动二线免疫治疗和（或）长程（维持）免疫治疗。根据病情严重程度、免疫治疗反应、复发次数及治疗相关不良反应等个体情况，复发患者的长程（维持）免疫治疗疗程应达到 12 ～ 24 个月。

副肿瘤性 AE 的治疗与抗神经元细胞表面或者突触蛋白抗体相关 AE 的治疗类似。对于 T 细胞介导的副肿瘤性 AE（如抗 Hu 抗体相关脑炎），可能对免疫治疗反应欠佳。考虑到细胞毒性 T 细胞在副肿瘤性 AE 发病中的重要作用，一般选择作用于所有淋巴细胞的药物（如环磷酰胺、吗替麦考酚酯、硫唑嘌呤等），也可选择主要作用于 T 细胞的药物（如他克莫司、环孢素等）。各种药物的具体用法简介如下。

a. 糖皮质激素：一般采用激素冲击治疗，即甲泼尼龙 1000mg/d，连续静脉滴注 3d，然后 500mg/d，静脉滴注 3d。而后减量为甲泼尼龙 40 ～ 80mg/d，静脉滴注 2 周；或者改为口服醋酸泼尼松 1mg/（kg·d），2 周（或者口服甲泼尼龙，按 5mg 醋酸泼尼松 –4mg 甲泼尼龙）；之后每 2 周减 5mg。对于轻症患者，可以不采用冲击治疗而直接采用口服激素。口服激素总疗程一般为 6 个月。口服激素期间，应同时给予补钙、补钾和抑酸、保护胃黏膜等治疗，预防激素副作用。b. IVIG：根据患者体重按总量 2g/kg，分 3 ～ 5d 静脉滴注。对于重症患者，建议与激素联合使用，可每 2 ～ 4 周重复应用 IVIG。重复或者多轮 IVIG 适用于重症 AE 患者和复发性 AE 患者。c. 血浆置换：对于血清抗体阳性的重症 AE 患者，可考虑使用血浆置换。其中，免疫吸附是一种特殊的治疗性血浆置换技术，能够通过吸附柱较为特异地吸附并清除血液中的致病性抗体。血浆置换可与激素联合使用。若同时使用 IVIG，应先予血浆置换，再予以 IVIG 治疗。血浆置换可能难以作用于鞘内合成的自身抗体。d. 利妥昔单抗：有常规剂量方案和低剂量方案可供选择。常规方案按 375mg/m² （体表面积）静脉滴注，每周 1 次，共给药 3 ～ 4 次。低剂量方案：总量 600mg（第 1 天 100mg 静脉滴注，第 2 天 500mg 静脉滴注），或者总量 400mg（每次 100mg，每周 1 次，连用 4 次）。如果一线治疗无显著效果，可以考虑在其后 2 周左右使用利妥昔单抗。使用利妥昔单抗期间，酌情监测外周血 CD19+ 淋巴细胞。e. 静脉注射环磷酰胺：按 750mg/m² （体表面积），溶于 100mL 0.9% 氯化钠注射液，静脉滴注，时间超过 1h，每 4 周 1 次。连续应用 6 次或病情缓解后停用。f. 吗替麦考酚酯：常规口服剂量 1000 ～ 2000mg/d，分 2 ～ 3 次口服，至少 1 年。诱导期剂量可用至 2500 ～ 3000mg/d；动态检测周围血淋巴细胞亚群与 IgG 水平有助于剂量的个体化。主要用于复发的患者；也可作为难治性 AE 的添加免疫治疗。该药致畸风险较高，孕妇慎用。g. 硫唑嘌呤：口服剂量为 100mg/d，至少 1 年。用于预防复发。h. 托珠单抗：主要用于难治性重症 AE 患者。根据患者体重按 8mg/kg 静脉滴注，每 4 周 1 次。对于感染等不良反应风险高的患者，可酌情使用减量方案（2 ～ 6mg/kg）。i. 鞘内注射甲氨蝶呤：采用甲氨蝶呤 10mg（用 0.9% 氯化钠注射液稀释成 10mL）与地塞米松磷酸钠注射液 10mg（2mL），每周 1 次，连续 3 ～ 4 周。治疗周期中需要严密监测患者的神经系统症状、体征，注意急性化学性蛛网膜炎、脊髓神经根病、白质脑病等不良反应。j. 硼替佐米：每个疗程共 21d，单次剂量按 $1.3mg/m^2$（体表面积）皮下注射，每周注射 2 次，连续注射 2 周（即在第 1、第 4、第 8、第 11 天注射），后停药 10d（即从第 12 天至第 21 天）。每次与地塞米松 20mg 联用。一般使用 1 ～ 6 个疗程。k. 低剂量 IL-2：疗程共 9 周。第 1 周：150 万 IU/d 皮下注射，连用 5d；第 3 周 300 万 IU/d 皮下注射，连用 5d；第 6、第 9 周用法与第 3 周相同。

❷ AE 患者的癫痫发作一般对于抗癫痫药物反应较差。可选用广谱抗癫痫药物，例如苯二氮䓬类、丙戊酸钠、左乙拉西坦、拉莫三嗪和托吡酯等。卡马西平、拉考沙胺等钠离子通道阻滞剂可能对抗 LGI1 抗体相关脑炎患者更有效。终止癫痫持续状态的一线抗癫痫药物包括地西泮静脉推注或者咪达唑仑肌内注射；二线药物包括静脉注射丙戊酸钠；三线药物包括丙泊酚与咪达唑仑。丙泊酚可用于终止抗 NMDAR 脑炎患者难治性癫痫持续状态。恢复期 AE 患者一般不需要长期维持抗癫痫药物治疗。需要注意的情况包括：奥卡西平可能诱发或者加重低钠血症；抗 LGI1 抗体相关脑炎患者的特异质不良反应发生率较高，如果使用卡马西平、奥卡西平、拉莫三嗪等药物，需要特别注意不良反应。

❸ AE 患者精神症状的控制可以选用的药物包括奥氮平、氯硝西泮、丙戊酸钠、氟哌啶醇和喹硫平等。需要注意药物对意识水平的影响和锥体外系不良反应等；免疫治疗起效后应及时减停抗精神病药物。

❹ AE 患者腰穿压力正常或升高，脑脊液白细胞增多（$>5\times10^6/L$），

或者脑脊液细胞学呈淋巴细胞性炎症,或者特异性寡克隆区带阳性。为明确抗神经细胞抗体,建议脑脊液与血清同时检测。抗神经元表面抗原抗体和部分抗神经突触胞内抗原抗体(如 GAD 抗体)检测主要采用间接免疫荧光法(IIF)。根据抗原底物分为基于细胞底物的试验(CBA)与基于组织底物的试验(TBA)2 种。CBA 采用表达神经元细胞表面抗原的转染细胞,TBA 采用动物的脑组织切片为抗原底物。CBA 具有较高的特异度和敏感度。应尽量对患者的配对的脑脊液与血清标本进行检测,脑脊液与血清的起始稀释滴度分别为 1∶1 与 1∶10。抗神经细胞胞内抗原抗体(多数为副肿瘤抗体)和部分抗神经突触胞内抗原抗体如两性蛋白(amphiphysin)抗体检测主要采用免疫印迹方法。但其带来的假阳性或假阴性问题不容忽视,因此必要时需结合临床并通过 TBA 或 CBA 予以验证。自身免疫性脑炎相关的抗神经细胞抗体见表 10-1。

❺ AE 患者头颅 MRI 平扫可有单侧或者双侧边缘系统 T2 或FLAIR 高信号,或者其他区域的 T2 或者 FLAIR 异常信号(除外非特异性白质改变和卒中);PET 示边缘系统高代谢改变,或者多发的皮质和(或)基底节的高代谢。脑电图常有异常发现,表现为局灶性癫痫或者癫痫样放电(位于颞叶或者颞叶以外),或者弥漫或者多灶分布的慢波节律。成年抗 NMDAR 脑炎患者出现异常 δ 刷状波,常对应住院时间延长及不良预后。

❻ 抗 NMDAR 脑炎患者一经发现卵巢畸胎瘤应尽快予以切除。对于未发现肿瘤且年龄 ≥ 12 岁的女性抗 NMDAR 脑炎患者,建议病后 4 年内每 6 ～ 12 个月进行 1 次盆腔超声检查。AE 患者如果合并恶性肿瘤,应由相关专科进行手术、化疗或放疗等综合抗肿瘤治疗;在抗肿瘤治疗期间一般需要维持对 AE 的免疫治疗,以一线免疫治疗为主。

注:1. 脑炎是由脑实质的弥漫性或者多发性炎性病变导致的神经功能障碍。其病理改变以大脑灰质与神经元受累为主,也可累及白质和血管。自身免疫性脑炎(AE)泛指一类由自身免疫机制介导的脑炎。AE 合并相关肿瘤者,称为副肿瘤性 AE。自 2007 年抗 N-甲基-D-天冬氨酸受体(NMDAR)脑炎被发现以来,一系列抗神经元细胞表面或者突触蛋白的自身抗体被陆续发现。最常见 AE 为抗

表 10-1 自身免疫性脑炎相关的抗神经细胞抗体

分类	对应抗原	抗原位置	发病年龄/岁	好发性别	脑炎综合征	肿瘤比例	肿瘤类型
抗细胞表面抗原抗体	NMDAR	神经元胞膜	1 ~ 85	女性比例高	抗 NMDAR 脑炎	12 ~ 45 岁女性 40%	卵巢畸胎瘤
	LGI1	神经元胞膜	15 ~ 96	男性比例 >60%	边缘性脑炎	5% ~ 10%	胸腺瘤
	GABA_BR	神经元胞膜	20 ~ 80	男性多见	边缘性脑炎	50%	小细胞肺癌
	CASPR2	神经元胞膜	25 ~ 70	男性 >70%	莫旺综合征、边缘性脑炎	<10%	胸腺瘤
	IgLON5	神经元胞膜	40 ~ 80	男女比例接近	脑病伴睡眠障碍	<10%	—
	AMPAR	神经元胞膜	35 ~ 85	女性 >70%	边缘性脑炎	60%	小细胞肺癌、胸腺瘤
	DPPX	神经元胞膜	45 ~ 75	男性 >60%	脑炎多伴腹泻	<10%	B 细胞淋巴瘤
	GABA_AR	神经元胞膜	1 ~ 75	男女比例接近	脑炎	25%	胸腺瘤

续表

分类	对应抗原	抗原位置	发病年龄/岁	好发性别	脑炎综合征	肿瘤比例	肿瘤类型
抗细胞表面抗原抗体	mGluR5	神经元胞膜	20～30	男女比例接近	脑炎	60%	霍奇金淋巴瘤
	突触蛋白-3α	神经元胞膜	40～50	女性多见	脑炎	—	—
	D_2R	神经元胞膜	0.5～17	男女比例接近	基底节脑炎	0	—
	GlyR	神经元胞膜	40～60	男女比例接近	PERM	20%	胸腺瘤
抗细胞内突触抗原抗体	GAD	神经元胞质	10～85	女性>70%	边缘性脑炎	<10%	胸腺瘤、小细胞肺癌
	两性蛋白	神经元胞质	60～70	女性比例略高	边缘性脑炎	>80%	小细胞肺癌、乳腺癌
抗细胞内抗原抗体	AK5	神经元胞质	60～70	男性多见	边缘性脑炎	<10%	—
	Hu(ANNA-1)	神经元胞核	60～70	女性比例略高	边缘性脑炎	>80%	小细胞肺癌、神经母细胞瘤

续表

分类	对应抗原	抗原位置	发病年龄/岁	好发性别	脑炎综合征	肿瘤比例	肿瘤类型
抗细胞内抗原抗体	CV2/CRMP5	少突细胞质	40~70	男女比例接近	边缘性脑炎	>80%	小细胞肺癌、胸腺瘤
	Ma2	神经元核仁	男30~40 女60~70	男性>70%	边缘性脑炎、间脑炎	>80%	精原细胞瘤、非小细胞肺癌
	KLHL11	神经元胞核	40~50	100%为男性	菱脑炎	>80%	精原细胞瘤

说明：部分抗体也与其他神经综合征相关，如僵人综合征、亚急性小脑变性与感觉神经元神经病等；NMDAR：N-甲基-D-天冬氨酸受体；LGI1：富亮氨酸胶质瘤失活蛋白1；GABA$_B$R：γ-氨基丁酸B型受体；CASPR2：接触蛋白相关蛋白2；IgLON5：IgLON家族蛋白5；AMPAR：α氨基-3羟基-5-甲基-4-异唑酸受体；DPPX：二肽基肽酶样蛋白；GABA$_A$R：γ-氨基丁酸A型受体；mGluR：代谢型谷氨酸受体；D$_2$R：多巴胺2型受体；GlyR：甘氨酸受体；GAD：谷氨酸脱羧酶；AK5：腺苷酸激酶5；ANNA-1：1型抗神经元核抗体；CV2/CRMP5：塌陷反应调节蛋白5；KLHL：Kelch样蛋白；PERM：伴有强直与肌阵挛的进行性脑脊髓炎；—：无数据可参考。

NMDAR 脑炎，约占 AE 病例的 54% ~ 80%，其次为抗 LGI1 抗体相关脑炎与抗 GABA$_B$R 抗体相关脑炎等。这一大类新型 AE，与经典的副肿瘤性边缘性脑炎有明显不同，其靶抗原位于神经元细胞表面，主要通过体液免疫机制引起相对可逆的神经元功能障碍，免疫治疗效果良好。

2. AE 的临床表现包括以下 3 项。

（1）前驱症状与前驱事件 抗 NMDAR 脑炎常见发热、头痛等前驱症状。抗 NMDAR 脑炎偶尔可以发生于单纯疱疹病毒（HSV-1）脑炎等中枢神经系统（CNS）病毒感染之后。

（2）主要症状 包括精神行为异常、认知障碍、近事记忆力下降、癫痫发作、言语障碍、运动障碍、不自主运动、意识水平下降与昏迷、自主神经功能障碍等。

（3）其他症状 a. 睡眠障碍，AE 患者可有各种形式的睡眠障碍，包括失眠、快速眼动睡眠行为障碍、日间过度睡眠、嗜睡、睡眠觉醒周期紊乱，在抗 NMDAR 脑炎、抗 LGI1 抗体相关脑炎、抗 IgLON5 抗体相关脑病中较常见；b. CNS 局灶性损害，相对少见，抗 NMDAR 脑炎可合并 CNS 炎性脱髓鞘事件，表现为肢体瘫痪、复视，也可以出现小脑性共济失调；c. 周围神经和神经肌肉接头受累，神经性肌强直等周围神经兴奋性增高的表现见于抗 CASPR2 抗体相关莫旺综合征。抗 GABA$_B$R 抗体相关边缘性脑炎可以合并肌无力综合征。抗二肽基肽酶样蛋白（DPPX）抗体相关脑炎常伴有腹泻。

3. 根据不同的抗神经元抗体和相应的临床综合征，AE 可分为以下 3 种主要类型（见表 10-2）。

（1）抗 NMDAR 脑炎 抗 NMDAR 脑炎是 AE 的最主要类型，其特征性临床表现符合弥漫性脑炎，与经典的边缘性脑炎有所不同。

（2）边缘性脑炎 以精神行为异常、癫痫发作（通常起源于颞叶）和近记忆力障碍为主要症状，脑电图与影像学符合边缘系统受累。抗谷氨酸脱羧酶（GAD）抗体、抗 LGI1 抗体、抗 GABA$_B$R 抗体与抗 AMPAR 抗体相关的脑炎符合边缘性脑炎的特点。

（3）其他 AE 综合征 包括莫旺综合征、抗 GABA$_A$R 抗体相关脑炎、伴有强直与肌阵挛的进行性脑脊髓炎（PERM）、抗 DPPX 抗体相关脑炎、抗 IgLON5 抗体相关脑病等，这些 AE 综合征或者同

表 10-2 自身免疫性脑炎临床分类

临床分类	受累部位	临床表现	相关抗体
抗 NMDAR 脑炎	多灶样、弥漫性受累	多样，可表现为精神行为异常、口面部不自主运动、肢体震颤与舞蹈样动作、癫痫、意识障碍、中枢性低通气、自主神经功能障碍等	抗 NMDAR 抗体
边缘性脑炎	边缘系统	精神行为异常、癫痫发作、近事记忆下降	抗 GAD 抗体、抗 LGI1 抗体、抗 GABA$_B$R 抗体、抗 AMPAR 抗体
其他 AE 综合征	可累及中枢与周围神经	莫旺综合征、抗 GABA$_A$R 抗体脑炎、伴有肌强直与肌阵挛的进行性脑脊髓炎（PREM）、抗 DPPX 抗体相关脑炎、抗 IgLON5 抗体相关脑病等	抗 GABA$_A$R 抗体、抗 GlyR 抗体、抗 DPPX 抗体

时累及中枢与周围神经系统，或者表现为特征性的临床综合征。

4. AE 的诊断首先需要综合分析患者的临床表现、脑脊液检查、神经影像学和脑电图等结果，确定其患有脑炎，继而选择 AE 相关的抗体检测予以诊断。确诊的 AE 符合下列（1）、（2）、（3）与（4）4 个诊断条件；可能的 AE 符合（1）、（2）与（4）3 个诊断条件。

（1）临床表现　急性或者亚急性起病（<3 个月），具备以下 1 个或者多个神经与精神症状或者临床综合征。a.边缘系统症状：近事记忆减退、癫痫发作、精神行为异常，3 个症状中的 1 个或者多个。b.脑炎综合征：弥漫性或者多灶性脑损害的临床表现。c.基底

节和（或）间脑/下丘脑受累的临床表现。d. 精神障碍，且精神心理专科认为不符合非器质疾病。

（2）辅助检查 具有以下1个或者多个的辅助检查异常，或者合并相关肿瘤。a. 脑脊液异常；b. 神经影像学或者脑电图异常；c. 与AE相关的特定类型的肿瘤，例如：边缘性脑炎合并小细胞肺癌，抗NMDAR脑炎合并卵巢畸胎瘤。

（3）确诊实验 抗神经细胞抗体阳性。

（4）合理排除其他病因。

5. 自身免疫性边缘性脑炎的诊断标准：满足全部以下4项条件可确诊自身免疫性边缘性脑炎，若前3项条件中的某1条未能符合，则需抗神经元抗体阳性才能确诊。

（1）亚急性（3个月内迅速进展）起病的工作记忆缺陷（短期记忆丧失）、癫痫发作、精神症状，提示边缘系统受累。

（2）MRI的FLAIR序列示双侧颞叶内侧异常信号影。

（3）至少符合以下1项：a. 脑脊液白细胞增多（白细胞计数 > 5×10^6/L）；b. 脑电图提示源自颞叶的痫样放电或慢波活动。

（4）合理排除其他病因。

6. 抗NMDAR脑炎为最常见的AE，其临床特点包括：a. 儿童、青年多见，女性多于男性；b. 急性起病，一般在2周至数周内达高峰；c. 可有发热和头痛等前驱症状；d. 主要表现为精神行为异常、癫痫发作、近事记忆力下降、言语障碍/缄默、运动障碍/不自主运动、意识水平下降/昏迷、自主神经功能障碍等，自主神经功能障碍包括窦性心动过速、心动过缓、泌涎增多、中枢性低通气、低血压和中枢性发热等；e. 其他中枢神经系统局灶性损害的症状，例如复视、共济失调等。

抗NMDAR脑炎多种辅助检查可有异常：

（1）脑脊液检查 腰椎穿刺压力正常或者升高，脑脊液白细胞数轻度升高或者正常，少数超过 100×10^6/L，脑脊液细胞学多呈淋巴细胞性炎症，可见浆细胞，脑脊液蛋白轻度升高，特异性寡克隆区带可呈阳性，抗NMDAR抗体阳性。

（2）头颅MRI 可无明显异常，或者仅有散在的皮质、皮质下点片状FLAIR高信号。部分病例可见边缘系FLAIR和T2高信号，病灶分布可超出边缘系统的范围，少数病例兼有 CNS 炎性脱髓鞘病的影像学特点。

（3）头颅 PET 可见双侧枕叶代谢明显减低，伴额叶与基底节代谢升高。

（4）脑电图　呈弥漫或者多灶的慢波，偶尔可见癫痫波，异常 δ 刷状波是该病较特异性的脑电图改变，多见于成人重症患者。

（5）肿瘤学　卵巢畸胎瘤在青年女性患者中较常见，在重症患者中比例较高，卵巢超声和盆腔 CT/MRI 有助于发现卵巢畸胎瘤，卵巢微小畸胎瘤的影像学检查可以为阴性。男性患者合并肿瘤者罕见。

（6）神经病理学检查　脑实质内小胶质细胞增生、血管周围间隙及沿脑表面少量 B 淋巴细胞及浆细胞浸润，T 淋巴细胞罕见。

根据 Graus 与 Dalmau 标准（2016 年），确诊的抗 NMDAR 脑炎需要符合以下（1）、（2）与（3）3 个条件：

（1）6 项主要症状中的 1 项或者多项　a. 精神行为异常或者认知障碍；b. 言语障碍；c. 癫痫发作；d. 运动障碍/不自主运动；e. 意识水平下降；f. 自主神经功能障碍或者中枢性低通气。

（2）抗 NMDAR 抗体阳性　建议以脑脊液 CBA 法抗体阳性为准。若仅有血清标本可供检测，除了 CBA 结果阳性，还需要采用 TBA 与培养神经元进行 IIF 予以最终确认，且低滴度的血清阳性（1∶10）不具有确诊意义。

（3）合理排除其他病因。

7. 抗 LGI1 抗体相关脑炎的临床特点　a. 多见于中老年人，男性多于女性。b. 多数呈急性或者亚急性起病。c. 主要症状包括：癫痫发作、近事记忆力下降、精神行为异常。d. 癫痫发作：以各种形式的颞叶癫痫常见，先兆以发作性竖毛（"起鸡皮疙瘩"感）多见。面-臂肌张力障碍发作（faciobrachial dystonic seizure，FBDS）是该病特征性发作症状，部分患者可出现 FBDS，表现为单侧手臂及面部乃至下肢的频繁、短暂的肌张力障碍样不自主动作，其发作时间短暂，一般仅数秒，发作频繁者可达每日数十次。也可伴有双侧肌张力障碍样发作、感觉异常先兆、愣神、意识改变等。e. 部分患者合并语言障碍、睡眠障碍、小脑性共济失调和抗利尿激素分泌不当综合征（顽固性低钠血症）等。

抗LGI1抗体相关脑炎的辅助检查特点如下。a.脑脊液检查：多数腰椎穿刺压力正常，脑脊液白细胞数正常或者轻度升高，特异性寡克隆区带可呈阳性。b.头颅MRI：多数可见单侧或者双侧颞叶内侧（杏仁体与海马）异常信号，部分可见杏仁体肥大，以FLAIR相敏感，部分患者可见基底节区异常信号。c.PET可见内侧颞叶与基底节区呈高代谢。d.脑电图：FBDS发作期脑电图异常比例仅为21%~30%，FBDS发作间期可表现为轻度弥漫性慢波或双侧额颞叶慢波，也可完全正常。

8. 抗GABA$_B$R抗体相关脑炎的临床特点　a.主要见于中老年，男性多于女性；b.急性起病，多在数天至数周内达高峰；c.主要症状包括癫痫发作、精神行为异常、近事记忆力下降；d.严重且难治的癫痫发作是该病主要的特点，以全面强直-阵挛性发作为主，抗癫痫药物通常无效，可迅速进展为癫痫持续状态；e.少数患者可以合并语言障碍、睡眠障碍和小脑性共济失调。

抗GABA$_B$R抗体相关脑炎辅助检查可见如下结果。a.脑脊液检查：多数腰椎穿刺压力正常，少数压力升高；脑脊液白细胞数轻度升高或者正常，脑脊液细胞学呈淋巴细胞性炎症，脑脊液蛋白轻度升高，脑脊液寡克隆区带可呈阳性。b.多数患者头颅MRI可见双侧或单侧的颞叶内侧（海马、杏仁体）病灶。c.脑电图：可见颞叶起源的癫痫放电，以及弥漫或者散在分布的慢波。d.肿瘤学检查：约1/3患者合并小细胞肺癌，这部分患者可有抗Hu抗体阳性，胸部CT与PET可提示肺部恶性肿瘤。上述三种常见的AE鉴别见表10-3。

9. 抗CASPR2抗体相关脑炎的临床及辅助检查特点　a.该病罕见，中位病年龄在60岁左右。b.临床表现为癫痫发作、精神行为异常、近事记忆力下降。部分表现为肌颤搐、肌强直等周围神经过度兴奋，可伴有神经痛。c.莫旺综合征：由抗CASPR2抗体介导的周围神经过度兴奋伴脑病，表现为肌颤搐、肌强直、精神行为异常、失眠、多汗、心律失常等自主神经功能障碍和消瘦等，可发生猝死。d.神经电生理检查：在放松状态下，可见自发的持续快速的二联、三联或者多联的运动单位放电活动，肌颤搐电位和纤颤电位较常见。F波检测可见后放电现象，重复神经电刺激可有后放电现象。患者脑电图可见弥漫分布的慢波。e.少数患者合并肿瘤，以胸

表 10-3　抗 NMDAR 脑炎、LGI1 抗体相关脑炎和抗 GABA$_B$R 抗体相关脑炎的鉴别

项目	抗 NMDAR 脑炎	抗 GABA$_B$R 抗体相关脑炎	抗 LGI1 抗体相关脑炎
发病年龄	平均 19 岁（23 个月至 76 岁）	平均 62 岁（24～75 岁）	平均 60 岁（30～80 岁）
性别比	女性占 80%	女性占 50%	女性占 35%
临床症候	精神异常，语言障碍，运动障碍，癫痫发作，意识水平下降及呼吸节律改变	经典的边缘性脑炎表现，顽固性癫痫，癫痫持续状态	经典的边缘性脑炎表现，肌阵挛发作（60%），典型的面-臂肌张力障碍发作（40%）
MRI	50% 异常，大脑皮质或皮质下 FLAIR 高信号，偶有皮质-脑膜强化，高颅压，脱髓鞘改变	66% 颞叶 FLAIR 高信号	84% 颞叶 FLAIR 高信号
脑脊液	94% 异常，脑脊液蛋白中度升高，淋巴细胞升高，脑脊鞘内合成的抗体升高	90% 异常，脑脊液蛋白中度升高，淋巴细胞升高，脑脊鞘内合成的抗体升高	41% 异常，脑脊液蛋白高度升高，淋巴细胞升高，脑脊鞘内合成的抗体升高
合并肿瘤	绝大多数为卵巢畸胎瘤，与性别、年龄、种族相关	小细胞肺癌占 60%	< 20%（肺部和胸腺肿瘤或其他）
复发倾向	20%～25%，主要为患者不合并肿瘤，急性期未进行免疫治疗法或免疫治疗药物快速减量时	罕见	罕见

腺瘤多见。

10. 抗IgLON5抗体相关脑病的临床及辅助检查特点 a.该病罕见,中位发病年龄在60岁左右。b.以睡眠障碍和运动障碍为主要表现,出现步态不稳、共济失调、构音障碍、吞咽障碍、中枢性低通气、舞蹈样动作、口面部不自主运动等。c.神经影像学与常规脑脊液检查:无特殊发现。d.视频多导睡眠监测(V-PSG):可见阻塞性睡眠呼吸暂停、喘鸣、快速眼动睡眠行为障碍,也可见非快速眼动(NREM)睡眠和REM睡眠期均出现的异常运动、睡眠结构异常。e.基因检测:人类白细胞抗原(HLA)-DRB1*1001和(或)HLA-DQB1* 0501异常。f.神经病理学检查:晚期出现神经元丢失与tau蛋白沉积,伴胶质细胞增生,无炎细胞浸润,以海马、脑干被盖、下丘脑受累明显。g.治疗与预后:多数对免疫治疗效果不佳,少数病例有效,可以发生猝死。

11. 抗AMPAR抗体相关脑炎临床及辅助检查特点 a.该病罕见,青春期至高龄老人均可发病,以中老年为主,女性多见;b.主要表现为边缘性脑炎,也可表现为单纯性遗忘甚至暴发性重症脑炎;c.3/4患者神经影像异常,但无特异性,2/3患者脑电图异常;d.所有患者脑脊液抗AMPAR抗体阳性,2/3血清抗体阳性,多数患者脑脊液蛋白升高;e.半数以上患者合并肺癌或胸腺瘤;f.预后较差,与是否合并肿瘤无明确相关性。

12. 抗DPPX抗体相关脑炎的临床及辅助检查特点 a.该病罕见,青春期至老年均可发病,以中老年为主,男女比例接近2:1;b.半数以上患者出现明显体重减轻及腹泻前驱症状,主要临床表现为精神症状(幻觉、过度惊骇、抑郁)、认知功能下降、神经兴奋性增高(癫痫发作、震颤、肌阵挛、肌强直)、自主神经兴奋性增高(腹泻、睡眠障碍)以及小脑脑干受累症状;c.不足10%患者合并淋巴瘤,有合并系统性红斑狼疮病例报道;d.多数患者神经影像正常,仅少数有白质病变。部分病例^{18}F-FDG PET提示双侧颞叶、丘脑低代谢;e.约1/4患者脑脊液白细胞增高;f.本病对及时且足量足疗程免疫治疗反应较好;g.血清和(或)脑脊液抗DPPX抗体阳性。

13. 抗GABA$_A$R抗体相关脑炎的临床及辅助检查特点 a.该病罕见,婴幼儿至高龄老人均可发病,中位发病年龄40岁;b.主要表现为癫痫发作、认知障碍、行为异常、意识障碍及不自主运动，其中尤以癫痫症状最为突出，近半数患者出现癫痫持续状态，癫痫发作形式以及部位亦不固定；c. 40%患者合并肿瘤，其中以胸腺瘤最为常见；d. 本病也可继发于单纯疱疹病毒性脑炎后；e. 神经影像多数患者表现为皮质及皮质下多发病灶，在T2 FLAIR上呈高信号，以额颞叶受累多见，也可见于顶枕叶及基底节；病灶部位和数量可随着病程而多变，免疫治疗后病变减轻或消失。

14. 抗mGluR5抗体相关脑炎的临床及辅助检查特点　a. 该病罕见，各年段均可发病，中位发病年龄35岁；b. 多为亚急性起病，前驱症状包括头痛、低热、体重减轻、消化道以及呼吸道症状，主要以边缘系统受累表现为主，包括精神与认知障碍、癫痫发作，可出现运动障碍、睡眠障碍以及脑神经受累表现等；c. 半数以上合并肿瘤，特别是霍奇金淋巴瘤，也有合并小细胞肺癌病例报道；d. 脑脊液白细胞增高，多数患者脑脊液特异性寡克隆区带阳性；e. 部分患者头颅MRI影像有阳性发现，除边缘系统外，额顶枕叶、丘脑、脑桥以及小脑均可受累；f. 部分患者脑电图检查可有异常表现，多为局限性或弥漫性慢波，可有癫痫样放电。

15. 抗突触蛋白-3α抗体相关脑炎的临床及辅助检查特点　a. 该病罕见，中青年发病，中位发病年龄44岁；b. 急性起病，前驱症状包括发热、头痛、恶心、腹泻，逐渐进展出现认知功能下降、精神行为异常、癫痫发作、自主神经功能障碍（心率及呼吸频率加快），严重者有中枢性低通气，伴有口周不自主运动、肌阵挛发作、肌张力障碍，整体类似抗NMDAR脑炎临床表现；c. 目前未见合并肿瘤报道；d. 神经影像学检查部分患者有颞叶内侧、海马以及岛叶受累。脑脊液白细胞轻度升高。

16. 抗GAD抗体相关边缘性脑炎/癫痫的临床特点　女性患者多于男性，中位发病年龄为40岁左右，主要表现为癫痫发作、近事记忆障碍和精神行为异常，部分患者以颞叶癫痫为唯一表现。抗GAD抗体相关癫痫是一种以颞叶癫痫为主的急性或慢性癫痫综合征，可伴有轻度的认知功能受损，抗GAD抗体相关癫痫可能属于抗GAD抗体相关边缘性脑炎的不全表型，某些慢性病程者可能属于后遗症，抗癫痫药物治疗效果不佳。部分抗GAD抗体相关边缘性脑炎患者出现自主神经功能异常、意识障碍、低钠血症。患者可合并僵人综合征、自身免疫小脑共济失调以及自身免疫性糖尿病等抗GAD抗体相关疾病，少数患者合并胸腺瘤。辅助检查：头颅MRI显示单侧或者双颞叶内侧异常信号，主要为T2、FLAIR序列高信号，增强MRI一般无明显强化，部分患者头颅MRI无明显异常，PET/CT可见海马区高代谢；2/3的患者脑电图显示颞区局灶性痫样放电；脑脊液白细胞数可正常或呈轻度淋巴细胞炎症，部分患者特异性寡克隆区带阳性。患者血清和脑脊液抗GAD抗体阳性，脑脊液抗GAD抗体高滴度的阳性具有确诊意义。

17. 抗两性蛋白抗体相关脑炎的临床特点　老年患者居多，女性略多于男性。主要表现为癫痫发作、近事记忆障碍和精神行为异常等边缘系统受累症状。也可出现僵人综合征、小脑性共济失调、脊髓病以及多发性神经根神经病。主要合并小细胞肺癌和乳腺癌。血清抗两性蛋白抗体阳性具有确诊意义。

18. 抗AK5抗体相关脑炎的临床及辅助检查特点　a. 该病罕见，主要累及中老年患者，男性居多；b. 主要表现为快速进展性情景遗忘、抑郁、焦虑、行为异常以及精神症状，近半数患者出现体重下降及厌食，不足1/5患者病程晚期合并癫痫，部分患者合并头痛及味觉障碍；c. 目前没有本病合并肿瘤报道，携带HLA-DRB1*03：01-DQA1*05：01-DQB1*02：01被认为是本病的危险因素；d. 绝大部分患者出现颞叶T2、FLAIR高信号，上述病灶会进展为脑萎缩，早期病灶可能会出现强化；e. 多数患者脑脊液白细胞计数增高并伴有特异性寡克隆区带阳性；f. 脑电图通常无癫样放电；g. 神经病理学检查提示血管周围及脑实质内大量CD8阳性T细胞浸润，而B细胞除在血管周围聚集外，在脑实质内仅散在零星分布，同时脑实质中广泛存在激活小胶质细胞；h. 仅约1/5的患者对一线及二线免疫治疗有反应。

19. 其他抗神经细胞内抗原抗体相关脑炎　除抗AK5抗体外，仍有相当数量神经细胞特异性抗体针对胞内抗原，但不是直接的致病性抗体。这些抗体通常在合并肿瘤的情况下在患者血清中被检出，可以作为抗原特异性T细胞介导的细胞毒性免疫反应标志物，也被称为肿瘤神经抗体（onconeural antibodies）。表达此类抗细胞内抗体患者对免疫治疗反应差，预后更与肿瘤本身治疗情况密切相关。包括抗 Hu、Ri、CV2、Ma2 抗体等。

（1）抗 Hu 抗体相关脑炎　又称 1 型抗神经元核抗体（ANNA-1）脑炎。临床主要表现为边缘性脑炎，也可合并或单独表现为感觉性神经元神经病、假性肠梗阻等。抗 Hu 抗体阳性成人患者中约 80% 合并肺癌，特别是小细胞肺癌，并可与抗 $GABA_BR$ 抗体等叠加。在儿童中则与神经母细胞瘤相关。目前也有抗 Hu 抗体阳性但临床无神经系统症状的病例报道。绝大多数抗 Hu 抗体阳性患者神经系统症状对治疗反应差。

（2）抗 CV2 抗体相关脑炎　又称塌陷反应调节蛋白 5（CRMP5）脑炎，靶抗原位于少突胶质细胞胞质内。临床表现为脑炎，以边缘性脑炎为主，也可出现舞蹈症、不自主运动、脑神经受累、小脑性共济失调、脊髓病、周围神经病以及假性肠梗阻等。超过 80% 合并肿瘤，主要是小细胞肺癌和胸腺瘤，并可与抗 LGI1 抗体或抗 CASPR2 抗体等叠加。早期启动免疫治疗及抗肿瘤治疗可能带来较为理想的预后。

（3）抗 Ma2 抗体相关脑炎　临床主要表现为边缘性脑炎或间脑炎（可继发发作性睡病），也可伴脑干受累，也有类似运动神经元病的病例报告。影像学上以颞叶内侧、间脑或脑干 T2、FLAIR 高信号为特点。抗 Ma2 抗体在年轻患者中与男性睾丸精原细胞瘤密切相关，在中老年患者中则与非小细胞肺癌相关并可叠加抗 Ma1 抗体。除睾丸肿瘤治疗彻底的青年男性患者（<45 岁）外，抗 Ma2 抗体相关脑炎通常对治疗反应不佳。

（4）抗 Kelch 样蛋白 11 抗体相关脑炎　该病罕见，报道病例均为男性。临床主要表现为菱脑炎，对应脑干和（或）小脑受累症状体征，也有少数表现为边缘性脑炎。有相当比例病例存在听力下降或耳鸣等前驱症状。与睾丸、纵隔或后腹膜等部位精原细胞瘤密切相关。

20. 免疫检查点抑制剂（immune checkpoint inhibitors，ICI）相关脑炎　ICI 是一类抗肿瘤的免疫治疗生物制剂。ICI 通过阻断 T 淋巴细胞和肿瘤细胞中表达的免疫检查点分子（包括程序性细胞死亡蛋白 1 及其配体、细胞毒性 T 淋巴细胞相关抗原 4）来增强抗肿瘤免疫。ICI 可能继发免疫相关不良事件，包括脑炎。ICI 的使用也可增加副肿瘤性 AE 的发生。约 1/3 的 ICI 相关脑炎患者存在抗神经抗体或者抗肿瘤神经抗体，建议完善相关抗体检测。此外，诊断 ICI 相关脑炎需充分排除脑膜癌病、CNS 感染和代谢性脑病等。

21. AE 需要与多种疾病鉴别诊断

（1）感染性疾病　如病毒性脑炎，神经梅毒，细菌、真菌和寄生虫所致的 CNS 感染，克-雅病（CJD）等；以及免疫抑制剂或者抗肿瘤药物相关的机会性感染性疾病。病毒性脑炎急性期脑脊液抗 NMDAR 抗体阴性。对抗神经元抗体阴性的边缘性脑炎，可试用阿昔洛韦抗病毒治疗。少数单纯疱疹病毒性脑炎患者在恢复期重新出现脑炎症状，此时脑脊液病毒核酸转阴而抗 NMDAR 抗体呈阳性，属于感染后 AE，病毒感染可能是 AE 的诱因之一。

（2）代谢性与中毒性脑病　如 Wernicke 病、肝性脑病和肺性脑病，青霉素类或者喹诺酮类等抗生素、化疗药物或者免疫抑制剂等引起的中毒性脑病、放射性脑病等。

（3）桥本脑病　如果其同时存在抗神经元表面蛋白抗体，则可视为确诊的 AE；如果其抗神经元抗体阴性，则可视为可能的 AE。

（4）CNS 肿瘤　尤其是弥漫性或者多灶性的脑肿瘤，例如大脑胶质瘤病、原发 CNS 淋巴瘤、多发转移癌等。

（5）遗传性疾病　如线粒体脑病、甲基丙二酸血症、肾上腺脑白质营养不良等。

（6）神经系统变性病　如路易体痴呆、额颞叶痴呆、多系统萎缩和遗传性小脑变性等。

22. 多重神经元抗体阳性　随着神经元抗体谱系的扩展以及实验室抗体检测技术的进步，有时候在同一患者身上检出两种或者两种以上的抗神经元抗体，这种多重抗体阳性现象的意义，需要结合具体临床情况进行分析：a. 若合并副肿瘤性抗神经元抗体则提示潜在的肿瘤类型，并可能与预后相关。如抗 GABA$_B$R 脑炎患者叠加抗 Hu 阳性，常提示存在小细胞肺癌（SCLC），预后也较差。b. 叠加的抗神经元抗体可导致叠加的神经综合征，影响神经科临床类型。如抗 GABA$_B$R 抗体与抗 NMDAR 抗体叠加的患者，具有更严重的精神症状。抗 GABA$_B$R 脑炎叠加抗 Hu 抗体可出现感觉性周围神经病。GABA$_B$R 脑炎患者合并 GAD65 抗体阳性，则会伴有小脑性共济失调。NMDAR 脑炎患者如果 AQP4 抗体或 MOG 抗体阳性，可出现明显的炎性脱髓鞘临床及神经影像学表现，且更容易复发，有必要采用长程免疫治疗。c.某些合并存在的自身抗体可能与免疫介导的非神经科合并症相关。如抗 GABA$_B$R 脑炎伴抗甲状腺过氧化物酶（TPO）抗体和抗 GAD65 抗体，可合并自身免疫性甲状腺炎或者成人胰岛素依赖性糖尿病。抗 LGI1 脑炎患者也可合并抗 TPO 抗体相关自身免疫性甲状腺炎。

23. AE 总体预后良好。一般来说，患者早期接受免疫治疗和非重症患者的预后较好。重症抗 NMDAR 脑炎患者的平均重症监护病房治疗周期为 1 ~ 2 个月，病死率在 2.3% ~ 9.5%，少数患者的完全康复需要 2 年以上。抗 LGI1 抗体相关脑炎患者的病死率为 6%。抗 GABA$_B$R 抗体相关脑炎合并小细胞肺癌者预后较差。AE 患者在症状好转或者稳定 2 个月以上而重新出现症状，或者症状加重（mRS 评分增加 1 分及以上）则视为复发。抗 NMDAR 脑炎患者复发率为 12.0% ~ 31.4%，可以单次复发或者多次复发，复发的间隔平均为 5 个月，通常复发时的病情较首次发病时轻；肿瘤阴性患者和未应用二线免疫治疗的患者复发率较高。

第十一章　头面痛

第一节　偏头痛

长期医嘱	临时医嘱
神经内科护理常规	血常规、尿常规、粪常规＋隐血试验
二级护理	
普通饮食	血生化全套
布洛芬　300mg po bid❶ 　　或 对乙酰氨基酚　500mg po bid	凝血功能
	血沉、CRP、血免疫全套
利扎曲普坦　5～10mg po prn❷ 　　或 拉米地坦　100mg po prn❸ 　　或 瑞美吉泮　75mg po prn❹	血液传染病学检查（包括乙型肝炎、丙型肝炎、梅毒、艾滋病等）
甲氧氯普胺　10mg po bid（prn）❺	腰椎穿刺脑脊液检查（常规、生化、免疫学、TORCH、细胞病理学检查）prn
氟桂利嗪　5mg po qn❻ 　　和（或）天舒胶囊　1.36g po tid❼	
神经调控治疗　prn❽	心电图
	胸部正侧位 X 线片或胸部 CT
	TCD 发泡试验、经食管超声和经食管对比增强超声心动图（cTEE）❾
	头颅 CT/ 头颅 MRI+MRA
	脑电图
	基因检测　prn❿
	眼科会诊（视力、视野、眼压和眼底等）
	神经心理科会诊

❶ 偏头痛的临床治疗分为药物治疗和非药物治疗；根据应用时机和目的，可分为急性期治疗与预防性治疗。急性期治疗旨在快速和持续地解除头痛及相关伴随症状，恢复生活、职业、学习及社会能力。建议使用非甾体抗炎药（nonsteroidal anti-inflammatory drugs，NSAIDs）或对乙酰氨基酚治疗轻-中度的发作；对于中重度发作或对非甾体抗炎药治疗效果不佳者，可选用含咖啡因的复方制剂（如阿司匹林 + 对乙酰氨基酚 + 咖啡因）或偏头痛特异性药物（如曲普坦类）等（药物治疗推荐见表 11-1）。NSAIDs 是偏头痛急性期治疗使用最广泛的药物，包括布洛芬、双氯芬酸、阿司匹林、萘普生。主要不良反应是胃肠道不适，少数可出现胃溃疡及出血、肝肾损伤及粒细胞减少等。此外，阿司匹林及其他 NSAIDs 均有可能诱发哮喘，需排除禁忌后应用。对乙酰氨基酚是一种较为安全且耐受性较好的药物，适用于轻-中度的头痛发作，3 个月以上婴儿及儿童也可应用。含咖啡因的复方制剂对中-重度头痛发作的疗效较单一成分制剂更好。但长期频繁应用需警惕药物依赖及药物过度使用性头痛（非甾体抗炎药每月使用超过 15 天，曲普坦类、阿片类和含咖啡因的复方制剂每月使用超过 10 天容易发生）。

❷ 曲普坦类药物为 5-HT1B/1D 受体激动剂。目前国内上市的口服剂型有舒马普坦、利扎曲普坦和佐米曲普坦，鼻喷剂型有佐米曲普坦。其中利扎曲普坦可用于对急性期非特异性药物无效或效果不佳的 6 岁以上儿童。曲普坦类药物（如利扎曲普坦）作用迅速、头痛复发率较低，在头痛期的任何时间应用均有效，但越早应用效果越好。如果以单次最大推荐剂量口服一种曲普坦类药物治疗 3 次偏头痛发作均未成功，应建议患者改为口服另一种曲普坦类药物。如果口服曲普坦对疼痛的缓解有效但效果不佳，可将曲普坦与速效非甾体抗炎药联合使用（如舒马普坦和萘普生）。如果头痛早期即出现严重的恶心呕吐，建议应用非口服剂型或合用止吐药物。需注意具有缺血性冠状动脉疾病、缺血性脑血管病和缺血性外周血管等病史以及不易控制的高血压患者禁用。另外，麦角胺类药物为强效 5-HT1B/1D 受体激动剂，是最早用于偏头痛急性发作的药物。由于不良反应较多、易产生药物依赖而逐渐退出市场。

❸ 地坦类（ditans）药物为 5-HT1F 受体激动剂，主要包括拉米

表 11-1 成人偏头痛发作急性期药物治疗推荐

药物及治疗方式			每次推荐剂量 /mg	每日最大剂量 /mg	证据级别	推荐等级
非特异性治疗	非甾体抗炎药（口服）	布洛芬	200 ~ 400	800	高	强
		萘普生	500	1000	高	强
		双氯芬酸	50 ~ 100	150	高	强
		阿司匹林	300 ~ 1000	4000	高	强
	乙酰苯胺类解热镇痛药（口服）	对乙酰氨基酚	1000	4000	高	强
	含咖啡因的复合制剂（口服）	对乙酰氨基酚 / 阿司匹林 / 咖啡因	1 片	2 片	高	强
特异性治疗	曲普坦类	舒马普坦（口服）	25 ~ 100	200	高	强
		利扎曲普坦（口服）	5 ~ 10	30	高	强
		佐米曲普坦（口服）	2.5 ~ 5	10	高	强
		佐米曲普坦（鼻喷）	2.5 ~ 5	15	高	强
	地坦类（口服）	拉米地坦	50/100/200	24h 内最多 200mg	高	弱
	吉泮类（口服）	瑞美吉泮	75，按需服用	24h 不超过 75mg	高	强
		乌布吉泮	50/100，首剂后间隔 2h 可加服 1 剂	24h 总剂量不超过 200mg	高	强

地坦（lasmiditan），由于其没有 5-HT1B 受体活性，不存在曲普坦类药物收缩血管的不良反应，尤其适合患有心脑血管疾病或有心脑血管疾病风险的偏头痛患者。需要注意的是，地坦类药物存在中枢抑制作用，因此建议服药后至少 8h 不要驾驶车辆。

❹ **吉泮类药物**（gepants）是CGRP受体拮抗剂，其脂溶性较弱，不易透过血脑屏障，与曲普坦类药物相比较，无血管收缩作用和患药物过度使用性头痛的风险。目前获得 FDA 批准用于成人有或无先兆偏头痛的急性治疗的吉泮类药物包括瑞美吉泮（rimegepant）和乌布吉泮（ubrogepant）。此两种药物适用于非甾体抗炎药和曲普坦类药物使用禁忌或治疗无效的患者。同时，瑞美吉泮还有预防性治疗偏头痛的作用，是目前唯一获批偏头痛急性期治疗和预防性治疗双重适应证的药物，且该药物剂型为口腔崩解片，具有服用方便、起效快、生物利用度高的优点。

❺ 氯丙嗪、异丙嗪与甲氧氯普胺等止吐药及多潘立酮等促胃动力药可缓解恶心、呕吐等偏头痛伴随症状，并有利于其他药物的吸收，有研究表明氯丙嗪等多巴胺受体拮抗剂可用于预防有明显前驱症状（如打哈欠、情绪变化）的偏头痛发作。偏头痛患者出现恶心、呕吐症状时口服甲氧氯普胺 10mg/ 次，每日 2 次，并在恶心、呕吐症状消失后停止使用，有助于缓解头痛症状。苯二氮䓬类、巴比妥类镇静剂可通过镇静抗焦虑作用来缓解头痛，但因氯丙嗪等多巴胺受体拮抗剂药物依赖性及镇静、体重增加等不良反应，建议适用于其他药物治疗无效的难治患者。阿片类药物因具有依赖性，易导致药物过度使用性头痛并诱发患者对其他药物的耐药性，仅适用于其他药物治疗无效的严重头痛者，应在综合考量利弊后使用。

❻ 预防性治疗旨在降低偏头痛发作的频率、持续时间及严重程度，改善偏头痛相关性失能，提高生活质量，减少频繁或慢性头痛引发的相关心理疾患，同时提高对急性期治疗的应答率并减少对急性期治疗的依赖，避免药物过度使用性头痛的发生。预防性药物治疗指征包括：每月 2 次以上的偏头痛发作；急性期治疗无效或不能耐受；存在药物过度使用风险；严重影响生活、工作或学习；存在频繁、时间较长或令患者极度不适的先兆；特殊类型的偏头痛，如偏头痛性脑梗死、偏瘫型偏头痛、脑干先兆偏头痛、偏头痛持续状

态等；患者的自我要求等。

预防性治疗药物应根据患者个体情况进行选择，注意药物的治疗效果与不良反应，同时结合患者的共病、与其他药物的相互作用、每日用药次数及经济情况综合考虑。通常首先考虑证据确切的强推荐药物，若治疗失败、存在禁忌证或患者存在弱推荐药物可治疗的合并症时，方才考虑使用弱推荐药物。避免使用共病的禁忌药物，或可能加重偏头痛发作的药物，如硝酸甘油等血管扩张药。药物治疗应从单药、小剂量开始，根据患者对药物的耐受程度，缓慢加量至推荐剂量或最大耐受剂量，同时需注意对每种药物应给予足够的观察期以评估疗效。为避免回忆偏倚，患者需要记录头痛日记以评估治疗效果。若达到最大可耐受剂量时仍无效，应试用其他预防性治疗药物。若数种药物单用均无效，或患者的病史提示其头痛难治或为慢性头痛，可考虑多种药物联合治疗，同样每种药物均需从小剂量开始。有效的预防性治疗需要持续至少 6 个月，评估疗效后决定是否缓慢减量或停药。若再次出现发作频繁，可重新使用既往有效的药物。近年研发的 CGRP 或其受体的注射型单克隆抗体通过选择性阻断 CGRP 或其受体而抑制该通路的生物学活性以发挥治疗作用，主要有 4 种：依瑞奈尤单抗（erenumab）、瑞玛奈珠单抗（fremanezumab）、伽奈珠单抗（galcanezumab）和艾普奈珠单抗（eptinezumab），这 4 种药物在预防发作性和慢性偏头痛的随机试验中均被证实有效，且安全易耐受，但价格昂贵。预防性治疗推荐见表 11-2。除表中所列外，有研究表明辅酶 Q_{10} 和大剂量核黄素（400mg）对偏头痛发作可能也有预防作用。

❼ 中医药既可作为偏头痛急性期和预防性药物治疗的辅助疗法，也可在常规药物治疗不耐受或存在药物禁忌时单独应用。一项随机双盲安慰剂对照试验显示，针对成人发作性偏头痛，天舒胶囊（每次 1.36g，每日 3 次）显著缓解了偏头痛频率、程度及伴随症状，且疗效在停药后仍持续至少 4 周。此外，有研究表明头痛宁胶囊对偏头痛预防治疗同样安全有效。针对慢性每日头痛，包括慢性偏头痛及慢性紧张性头痛，一项随机双盲安慰剂对照试验显示，都梁软胶囊可显著降低头痛频率及头痛相关的功能损害。有证据表明（质量不高）口服中成药联合氟桂利嗪治疗偏头痛优于单用氟桂利嗪。

表 11-2 偏头痛预防性治疗推荐

药物		每次推荐剂量/mg	每日最大剂量/mg	证据级别	推荐等级	注意事项
钙通道拮抗剂	氟桂利嗪	5～10	10	高	强	不良反应常见嗜睡、体重增加、锥体外系症状；禁忌证：抑郁、锥体外系症状；禁忌证：抑郁、体重增加，总疗程不超过6个月
抗癫痫药	丙戊酸钠	500～1000	1800	高	强	不良反应：恶心、体重增加、震颤、脱发、肝功能异常；禁忌证：多囊卵巢、震颤、脱发，肝功能异常；禁忌证：肝病
	托吡酯	25～100	200	高	强	不良反应：嗜睡、认知和语言障碍、感觉异常、体重减轻、泌尿系结石、过敏；禁忌证：泌尿系结石、过敏
β受体阻滞剂	美托洛尔	50～100	200	高	强	不良反应常见心动过缓、低血压、嗜睡、无力、运动耐量降低；少见失眠、噩梦、阳痿、抑郁、低血糖
	普萘洛尔	40～240	240	高	强	禁忌证：哮喘、心力衰竭、房室传导阻滞、心动过缓；慎用于使用胰岛素或降糖药者
钙通道调节剂	加巴喷丁	900～1800	2700	高	弱	不良反应：恶心、呕吐、嗜睡、共济失调、抽搐、眩晕
	普瑞巴林	150～300	600	中	弱	不良反应：头晕、嗜睡、共济失调、意识模糊、乏力、思维异常

续表

药物		每次推荐剂量/mg	每日最大剂量/mg	证据级别	推荐等级	注意事项
抗抑郁药	阿米替林	25～75	300	高	强	不良反应：口干、嗜睡、体重增加、排尿异常、便秘等；禁忌证：青光眼、严重心脏病、近期心肌梗死、癫痫、肝功能损害、前列腺增生等
	文拉法辛	75～225	225	中	弱	不良反应：恶心、口干、出汗（包括盗汗）等；禁忌证：对本药过敏、与单胺氧化酶抑制剂合用
吉泮类	瑞美吉泮	75（隔日）	—	高	强	不良反应：恶心、鼻咽炎、尿路感染、上呼吸道感染
	阿托吉泮	10/30/60	—	高	强	不良反应：便秘、恶心
CGRP或其受体单克隆抗体	依瑞奈尤单抗（皮下注射）	70或140/月	—	高	强	不良反应：注射部位疼痛或红斑、上呼吸道感染、鼻咽炎、便秘
	瑞玛奈珠单抗（皮下注射）	225/月或675/季度	—	高	强	不良反应：注射部位反应（如疼痛或红斑和出血）、上呼吸道感染、鼻咽炎、尿路感染、恶心

续表

药物		每次推荐剂量/mg	每日最大剂量/mg	证据级别	推荐等级	注意事项
CGRP 或其受体单克隆抗体	加卡奈珠单抗（皮下注射）	首月240，之后120/月	—	高	强	不良反应：注射部位反应（如疼痛或红斑）、呼吸道感染
	艾普奈珠单抗（静脉滴注）	100 或 300/季度	—	高	强	不良反应：注射部位反应（如疼痛或红斑）、呼吸道感染
	坎地沙坦	16	—	高	强	不良反应：血管性水肿、急性肾衰竭、血钾升高、横纹肌溶解、粒细胞减少；禁忌证：对本药或同类药过敏者、严重肝肾功能不全或胆汁淤滞患者
其他药物	赖诺普利	20	—	中	弱	不良反应：咳嗽、头晕、头痛、心悸、乏力；禁忌证：对本药或同类药物过敏、双侧肾动脉狭窄、孤立肾有肾动脉狭窄者
	A型肉毒毒素（肌内注射）	155~195IU	195 IU	高	强	不良反应：上睑下垂、肌无力、注射部位疼痛；禁忌证：过敏、重症肌无力或Lambert-Eaton肌无力综合征、注射部位感染

另外，针灸治疗既可以作为急性期治疗，也可作为预防性治疗，近期我国多项研究证实针灸治疗可明显降低发作性偏头痛患者的发作频率，且起效更快、效应值更大、疗效更持久。

❽ 神经调控通过用电流或磁场刺激中枢或周围神经以缓解头痛，可单独或与药物同时用于急性期或预防性治疗，已有多项临床试验结果支持神经调控的有效性和安全性，目前有 4 种神经调控装置（三叉神经电刺激、非侵入性迷走神经刺激、经颅磁刺激及远程电神经调节）可用于偏头痛急性期治疗，其中前 3 种装置亦被批准用作偏头痛预防性治疗。也有研究提示前庭神经刺激（CVS）和经皮乳突电刺激（PMES）对偏头痛有一定预防性治疗作用。

❾ 卵圆孔未闭（PFO）是最常见的先天性心脏异常，也是导致右向左分流的最主要原因。卵圆孔未闭与偏头痛尤其是有先兆偏头痛之间存在双向关系，二者共病率显著高于普通人群。卵圆孔未闭合并偏头痛的潜在病理生理学机制主要有两种假说，一是静脉微血栓反常栓塞假说，二是血管活性物质假说，两种学说均认为卵圆孔未闭相关事件可导致三叉神经脑血管系统激活，从而引发偏头痛（目前认为，皮质扩散性抑制是偏头痛先兆的始动机制）。临床检查和诊断卵圆孔未闭主要依靠超声，包括经颅多普勒超声（TCD）发泡试验和经食管超声心动图（TEE）/ 经食管对比增强超声心动图（cTEE）。TCD 发泡试验主要用于评估右向左分流，无法区分右向左分流的来源，不能直接诊断卵圆孔未闭；TEE/cTEE 可以清晰地显示房间隔结构，观察卵圆孔未闭的形态、大小、开口部位等，区分右向左分流的不同来源，是目前的诊断"金标准"。理论上，经皮卵圆孔封堵术治疗偏头痛有效，但迄今完成的 3 项随机对照临床试验均未达到研究终点，未能证实封堵 PFO 对缓解偏头痛有显著效果。因此目前对于既往无 PFO 相关卒中的偏头痛患者，建议首先使用偏头痛常规药物治疗；对于未能从常规治疗中获益的难治性偏头痛患者，在经过严格评估后认为 PFO 封堵的获益较高而风险较低，可合理选择卵圆孔封堵术。

❿ 遗传因素在偏头痛发病中具有重要作用。目前已证实家族性偏瘫型偏头痛（familial hemiplegic migraine，FHM）是一种常染色体单基因显性遗传病，是先兆性偏头痛的一种亚型，分为 FHM1、

FHM2 和 FHM3 三型，此类型常伴有轻度偏瘫。目前已鉴定出三个致病基因位点，均与离子通道有关，这三个基因分别是 19 号常染色体的 *CACNA1A*（钙通道）——FHM1 型，1 号染色体 *ATP1A2*（K⁺-Na⁺-ATP 酶）——FHM2 型，和 2 号染色体的 *SCN1A*（钠通道）——FHM3 型。近年发现，亚甲基四氢叶酸还原酶（MFTHR）基因 *C677T* 突变与先兆偏头痛相关。总之，偏头痛是遗传与环境共同作用下多基因多因素的复杂疾病，目前关于偏头痛易感基因多态性的研究主要集中在神经递质、血管因子、离子通道、炎性因子等相关基因。

注：1. 偏头痛（migraine）是一种常见的神经系统疾病，其临床特征为反复发作性的、多为单侧的中重度搏动性头痛，常同时伴恶心、呕吐、畏光和畏声等症状，我国 1/7 的偏头痛患者可有先兆症状。偏头痛是第二大常见的神经系统失能性疾病，与焦虑抑郁、睡眠障碍等存在共病关系，也可能增加罹患认知障碍和心脑血管疾病的风险。我国 18～65 岁人群偏头痛年患病率为 9.3%，男女之比为 1：2.2，年患病率峰值在 40～49 岁。50 岁以上人群的新发偏头痛样头痛需警惕继发性头痛。另外，偏头痛具有一定的家族聚集性，我国研究显示遗传率为 46.0%～52.1%。

2. 偏头痛的发病机制目前尚不完全清楚，既往的血管扩张学说已被许多新近的研究结果质疑。目前多认为，偏头痛患者由于多个易感基因之间、易感基因与环境因素之间的复杂相互作用而导致中枢神经系统兴奋/抑制平衡功能失调。有部分证据支持偏头痛起源于外周三叉神经传入纤维的激活和敏化，而更多证据表明偏头痛发作可能源于中枢神经系统如下丘脑或脑干在前驱期的激活。目前较公认的观点是，皮质扩散性抑制参与偏头痛的先兆发生，并可能进一步激活三叉神经血管系统，从而将痛觉信号传递至脑干（如三叉神经脊束核尾核、中枢导水管周围灰质）、丘脑和大脑皮质等高级中枢，并促进多种血管活性物质的释放，共同参与偏头痛发作。偏头痛发作的脑网络可塑性变化包括不同脑区结构或功能连接改变，涉及疼痛感知、处理与情绪调控等多种环节。近年来，具有高度受体特异性的急性期治疗药物如 5-HT1B/D 受体激动剂（曲坦类）、5-HT1F 受体激动剂和 CGRP 受体拮抗剂已在偏头痛发作的急性期治疗中产生效果。这类药物具有高度受体特异性，它们的作用机制为偏头痛发病机制的研究提供了新的思路。

3. 根据偏头痛发作的临床表现可分为前驱期、先兆期、头痛期和恢复期，不同时期的症状可能会有重叠，亦有部分患者仅存在部分分期，如仅有先兆症状而无头痛。

（1）前驱期 前驱症状通常在头痛发作前数小时或数天（2天内）出现，如疲乏、注意力差、颈部僵硬感、思睡、焦虑、抑郁、易怒、畏光、流泪、频繁打哈欠、尿频、恶心、腹泻等，多与下丘脑功能异常有关。偏头痛发作前常常存在诱因，如情绪紧张、劳累、睡眠障碍，其余还包括环境因素（如冷、热、日晒、风吹等）、饮食（如酒精、巧克力、富含硝酸盐的食物等）、特殊气味、密闭空间、体育活动等。

（2）先兆期 东亚地区偏头痛患者中先兆症状的比例低于欧美人群。我国14%的偏头痛患者存在先兆，主要表现为视觉、感觉、语言或脑干功能障碍等相关症状，通常持续5～60min，多于头痛前数十分钟发生，也可与头痛发作同时或在其之后。少数家族性偏瘫型偏头痛患者的症状可持续超过60min。视觉先兆是最常见的先兆类型，表现为单侧闪光、暗点或水波纹等。感觉异常是第二位常见的先兆类型，表现为自一侧肢体、面或舌的某点开始并逐渐波及同侧肢体、面和（或）舌的其他区域的阳性感觉（如麻刺感）或阴性感觉（如发木感），感觉先兆较少作为唯一先兆症状出现。部分患者可出现语言先兆，多表现为语言表达困难。脑干先兆极罕见，可表现为复视、眩晕、耳鸣、共济失调（非感觉损害引起）、构音障碍等。视网膜先兆表现为单眼的视觉先兆症状，临床较少见。

（3）头痛期 偏头痛的典型头痛表现为单侧搏动性疼痛，但也有双侧或全头部疼痛，可因日常活动加重或由于头痛而愿意休息，头痛部位可在同次发作内或不同发作间转换。头痛程度多为中-重度，VAS评分多为4分以上，成人偏头痛持续时间为4～72h，儿童为2～48h，中位持续时间为24h。偏头痛发作时可伴有多种症状，60%以上的患者有恶心、呕吐、畏光、畏声，少部分患者也可出现眼红、流涕、流泪、烦躁不安等症状，我国数据显示70.4%的偏头痛患者有皮肤异常性疼痛（allodynia）。6.4%～59.6%的偏头痛患者在前驱期及头痛期常会伴发眩晕、头晕等前庭症状。77%的患者在偏头痛发作时可合并颈痛。

（4）恢复期　主要指头痛症状消失至完全恢复至基线感觉之间，多数患者存在恢复期表现，表现为疲乏、思睡、注意力差、畏光、易怒、恶心等症状，可持续至头痛停止后12h。

4.国际头痛疾病分类第三版（ICHD-3）中，偏头痛被分为6种亚型，见表11-3。

表11-3　偏头痛分类（ICHD-3）

1.无先兆偏头痛
2.有先兆偏头痛
（1）典型先兆偏头痛
① 典型先兆伴头痛
② 典型先兆不伴头痛
（2）脑干先兆偏头痛
（3）偏瘫型偏头痛
① 家族性偏瘫型偏头痛
a.家族性偏瘫型偏头痛1型
b.家族性偏瘫型偏头痛2型
c.家族性偏瘫型偏头痛3型
d.家族性偏瘫型偏头痛，其他基因位点
② 散发性偏瘫型偏头痛
（4）视网膜型偏头痛
3.慢性偏头痛
4.偏头痛并发症
（1）偏头痛持续状态
（2）不伴脑梗死的持续先兆
（3）偏头痛性脑梗死
（4）偏头痛先兆诱发的痫样发作
5.很可能的偏头痛
（1）很可能的无先兆偏头痛
（2）很可能的有先兆偏头痛
6.可能与偏头痛相关的周期综合征
（1）反复胃肠功能障碍

续表

① 周期性呕吐综合征
② 腹型偏头痛
（2）良性阵发性眩晕
（3）良性阵发性斜颈

5. 无先兆偏头痛的诊断标准见表 11-4。

表 11-4 无先兆偏头痛的诊断标准

1. 符合 1 ～ 4 标准的头痛至少发作 5 次
2. 头痛发作持续 4 ～ 72h（未治疗或治疗效果不佳）
3. 至少符合下列 4 项中的 2 项：
　　① 单侧
　　② 搏动性
　　③ 中-重度头痛
　　④ 日常体力活动加重头痛或因头痛而避免日常活动（如：行走或上楼梯）
4. 发作过程中，至少符合下列 2 项中的 1 项：
　　① 恶心和（或）呕吐
　　② 畏光和畏声
5. 不能用 ICHD-3 中的其他诊断更好地解释

6. 有先兆偏头痛的诊断标准见表 11-5。

表 11-5 有先兆偏头痛的诊断标准

1. 至少有 2 次发作符合 2 和 3
2. 至少有 1 个可完全恢复的先兆症状：
　　① 视觉
　　② 感觉
　　③ 言语和（或）语言
　　④ 运动
　　⑤ 脑干 [下列 7 项中至少存在 2 项：构音障碍、眩晕、耳鸣、听力减退、复视、非感觉损害引起的共济失调、意识水平下降（GCS ≤ 13）]，无运动和视网膜症状
　　⑥ 视网膜

3. 至少符合下列 6 项中的 3 项：

    ① 至少有 1 个先兆持续超过 5min

    ② 2 个或更多的症状连续发生

    ③ 每个独立先兆症状持续 5 ～ 60min（运动症状可以持续长达 72h）

    ④ 至少有一个先兆是单侧的（失语是单侧症状，构音障碍可以是单侧或双侧的）

    ⑤ 至少有一个先兆是阳性的（如闪光和发麻）

    ⑥ 与先兆伴发或在先兆出现 60min 内出现头痛

4. 不能用 ICHD-3 中的其他诊断更好地解释

说明：先兆是复杂的神经系统症状，一般发生在头痛前，也可在头痛期开始后出现，或持续至头痛期。视觉先兆是最常见的先兆，超过 90% 的有先兆偏头痛患者的先兆为视觉先兆，通常表现为闪光和暗点：视野中心的齿轮样图像逐渐向左或向右扩散，边缘散光成角凸出，随后遗留完全或不同程度的暗点。感觉异常是排在第 2 位的先兆，常表现为某一点发麻，然后逐渐移动，累及偏身、面部和（或）舌头，受累区域可逐渐变大或逐渐变小。发生频率更少的是言语障碍，通常表现为失语，但难以区分具体为何种失语。多有视觉先兆的患者偶尔也会出现肢体和（或）言语症状。相反地，有肢体和（或）言语症状的患者几乎同时都有视觉先兆，至少部分发作时会有。当出现多种先兆时，这些不同类型的先兆症状常接连发生，视觉症状开始，随后出现感觉、失语。大多数先兆最长可达 1h，但运动症状往往持续更长。

7. 慢性偏头痛的诊断标准见 11-6。

8. 反复胃肠功能障碍属于可能与偏头痛相关的周期综合征，表现为反复发作的腹痛和（或）腹部不适、恶心和（或）呕吐，主要包括周期性呕吐综合征和腹型偏头痛。周期性呕吐综合征（cyclic vomiting syndrome）多见于儿童，为典型的儿童自限性发作性疾病，恶心、呕吐呈刻板性、周期性发作，发作时患儿多面色苍白、精神萎靡，发作间期症状完全缓解；恶心、呕吐每小时出现 ≥ 4 次，发作持续 1h 至 10 天，且发作间隔 > 1 周。腹型偏头痛（abdominal migraine）主要表现为反复发作性的中重度腹痛，疼痛位于腹中线、

表 11-6 慢性偏头痛诊断标准

1. 符合 2 和 3 的头痛（偏头痛样头痛或紧张型样头痛）每月发作至少 15 天，至少持续 3 个月

2. 符合无先兆偏头痛诊断 2～4 标准和（或）有先兆偏头痛 2 和 3 标准的头痛至少发生 5 次

3. 头痛符合以下任何 1 项，且每月发作大于 8d，持续时间大于 3 个月：

　① 无先兆偏头痛的 3 和 4

　② 有先兆偏头痛的 2 和 3

　③ 患者所认为的偏头痛发作可通过服用曲坦类或麦角类药物缓解

4. 不能用 ICHD-3 中的其他诊断更好地解释

脐周或难以定位，持续 2～72h，多为钝痛，可伴有食欲减退、恶心、呕吐或面色苍白等，发作间期可完全缓解；病史和体格检查无胃肠或肾脏疾病征象；多数患儿后续会发展为常见的偏头痛类型。

9. 前庭性偏头痛（vestibular migraine，VM），表现为反复眩晕伴偏头痛，曾被诊断为偏头痛相关性眩晕/头晕、偏头痛相关性前庭功能障碍、偏头痛性眩晕等。VM 的前庭症状可表现为自发性眩晕（包括内部眩晕-自身运动错觉及外部眩晕-视物旋转或漂浮错觉）、位置性眩晕（也可表现为姿势性不稳）、视觉诱发眩晕、头部运动引发的眩晕或头部运动诱发的头晕伴恶心，多持续数分钟到数小时，很少超过 72h。前庭症状发作可出现在偏头痛发作之前、之中或之后，部分患者甚至没有偏头痛发作。多数前庭功能检查结果在正常范围之内。VM 诊断标准见表 11-7。

10. 前庭性偏头痛的发病基础可能是离子通道缺陷和皮质扩散性抑制（CSD），这和遗传易感性有关。CSD 激活三叉神经血管系统，三叉神经节激活释放 CGRP、P 物质（SP）和其他神经肽，引起脑膜血管炎症如血管扩张、血浆渗出及肥大细胞脱颗粒，最终导致偏头痛症状的发生。由于中枢神经系统内负责痛觉和平衡感的传导通路有重叠，三叉神经核和前庭神经核之间有纤维连接，而且三叉神经同样支配内耳，最终导致前庭症状的发生。曲坦类药物可能对 VM 急性发作治疗有效。预防性治疗药物主要包括钙通道阻滞剂、β 受体阻滞剂、抗癫痫药物、抗抑郁剂等。发作间歇期的症状，尤

表 11-7 前庭性偏头痛的诊断标准

---

1. 至少 5 次发作满足标准 3 和 4

2. 无先兆偏头痛或有先兆偏头痛的现病史或既往史（依据 ICHD 诊断标准）

3. 前庭症状中度或重度，持续 5min 至 72h

4. 至少 50% 的发作与以下 3 项中的至少 1 项相关

    （1）头痛伴随至少符合以下 4 项中的 2 项：

        a. 单侧

        b. 搏动性

        c. 中或重度头痛

        d. 日常体力活动加重头痛

    （2）畏声和畏光

    （3）视觉先兆

5. 不能用 ICHD-3 的其他诊断或其他前庭障碍更好地解释

其是不平衡感，应该考虑前庭康复治疗。

11. 偏头痛的鉴别诊断

（1）紧张性头痛　表现为轻-中度、双侧、压迫性或紧箍样头痛，不因日常活动而加重，多数无偏头痛相关性伴随症状。因 40% 的偏头痛患者可表现为双侧头痛，77% 可有颈项部疼痛或压痛，且患者可以同时存在多种类型的原发性头痛，尤其是头痛程度较轻的无先兆偏头痛，与紧张性头痛表现类似，故需鉴别。偏头痛发作时，日常活动会使头痛加重，且可伴有恶心、呕吐、畏光、畏声，均为与紧张性头痛鉴别的要点。

（2）丛集性头痛　表现为固定偏侧的眶、眶上和（或）颞部的剧烈疼痛，表现刻板，伴病侧自主神经症状（如结膜充血、流泪、流涕、瞳孔缩小、上睑下垂等）和（或）躁动不安感，每次头痛持续时间 15min 至 3h，男性多于女性。头痛发作具有周期性、节律性特点，频率从隔日 1 次至每日 8 次不等，丛集期常于每年春季和（或）秋季，发作间期为数月或数年。丛集性头痛与偏头痛在临床表现上有相似之处，均可由饮酒诱发、曲普坦类与 CGRP 或其受体类药物可能有效、可有自主神经症状等，但在患病性别优势、周期节律性、发作频率、持续时间、是否伴烦躁不安等方面均有不同，可帮助鉴别。

（3）继发性头痛 继发性头痛可能表现为搏动样疼痛等偏头痛性质，尤其是缘于头颈部血管性疾病的头痛，如高血压、未破裂颅内动脉瘤或动静脉畸形、慢性硬膜下血肿等，但其头痛发作的表现、持续时间及过程等特点不典型，部分病例存在局限性神经功能缺损体征、癫痫发作或认知障碍，头颅 CT、MRI 及 DSA 等检查可帮助发现引起继发性头痛的病因。对具有以下情况的头痛，应谨慎排除继发性头痛可能：a.50 岁以后的新发头痛；b.高凝风险患者出现新发头痛；c.肿瘤或艾滋病史者出现的新发头痛；d.突然发生的、迅速达到高峰的剧烈头痛；e.与体位改变相关的头痛；f.伴有发热；g.伴有视盘水肿、神经系统局灶症状和体征（除典型的视觉、感觉先兆外）或认知障碍；h.头痛性质在短时期内发生变化等。

12.偏头痛患者若处于孕期或哺乳期，药物治疗时需注意对胎儿或婴儿的影响。有证据表明对乙酰氨基酚在孕期应用相对安全，为孕期首选的急性期治疗用药，但仍建议尽可能减少服用；其他NSAIDs，包括布洛芬和萘普生，仅孕中期可用；曲普坦类药物可作为孕期的二线用药；甲氧氯普胺可作为止吐剂于孕期使用。哺乳期时，推荐应用对乙酰氨基酚、布洛芬和双氯芬酸作为一线治疗；曲普坦药物尤其舒马普坦在乳汁中浓度较低，可作为二线治疗。不推荐偏头痛患者孕期应用预防性药物治疗，只有在治疗需要显著超过潜在风险时才考虑开始或继续使用。孕期可首选低剂量普萘洛尔、美托洛尔，二线治疗药物可选择阿米替林，当合并焦虑抑郁时亦可考虑使用文拉法辛；丙戊酸钠、托吡酯、赖诺普利和坎地沙坦被证实与胎儿畸形有关，孕期应禁用。哺乳期主要推荐普萘洛尔作为一线治疗，二线用药可考虑托吡酯或丙戊酸钠，托吡酯相关证据较少，服药期间需监测婴儿生命体征及不适反应；丙戊酸钠有致畸风险，若需要使用，应避孕；阿米替林由于其镇静作用且在婴儿体内半衰期较长，应在普萘洛尔无效或有禁忌的情况下考虑使用。

13.偏头痛的诱发因素 睡眠不规律或睡眠不足、饥饿或饱食、压力过大、过度咖啡因摄入、缺乏锻炼、天气变化和饮食等。饮食中常见的诱因有酒、巧克力、含酪胺的食物（成熟奶酪、腌制品、熏制品、发酵食品等）、含咖啡因的饮品（咖啡、茶等）、味精（L-谷氨酸钠）、糖精（阿斯巴甜）、含亚硝酸盐和硝酸盐的食物（腌制品、熏制品等）、柑橘类水果等。理化诱因包括噪声、强光刺激、较大温差、特殊气味（尤其是汽油、酒精、油漆等刺激性气味）。女性患者在经期容易发作头痛，还应避免经期劳累和压力。

第二节　三叉神经自主神经性头痛

长期医嘱	临时医嘱
神经内科护理常规	血常规、尿常规、粪常规
二级护理	凝血功能
普通饮食	血生化全套
舒马曲普坦　6mg ih st❶ 或 面罩高流量吸氧	血免疫全套
	血沉、C反应蛋白（CRP）
泼尼松　60mg po qd	心电图
维拉帕米　40mg po tid	胸部正侧位X线片
吲哚美辛　50mg po bid❷	脑脊液检查（常规、生化、免疫学、TORCH、病原学检查、细胞病理学检查）prn
	经颅多普勒超声（TCD）
	颈部血管超声
	头颅CT或头颅MRI+MRA+增强❸
	功能核磁共振（fMRI）或正电子发射体层成像（PET）
	眼科会诊（视力、视野、眼压和眼底等）

❶ 丛集性头痛（cluster headache，CH）的急性期治疗推荐舒马曲普坦皮下注射和高流量吸氧。皮下注射舒马曲普坦6mg，75%的患者通常在15min内就能缓解疼痛，有效阻止发作，且耐受性好。通过面罩吸入100%的纯氧，流量为6～15L/min，15min内

可有效缓解疼痛，特别是适用每日发作两次以上者。枕下类固醇注射即枕大神经阻滞可作为丛集性头痛的过渡期治疗，疗效至少维持 4 周，可以替代口服类固醇疗法（泼尼松 60mg 早晨顿服，连用 3d，接着每隔 3d 减 10mg，18d 后减完），从而避免了类固醇依赖的可能性。维拉帕米（360mg/d）是预防治疗的首选药物，应从小剂量开始，缓慢逐渐加量，以确定最低有效剂量。另外，褪黑素（10～25mg）和伽奈珠单抗（galcanezumab，一种针对 CGRP 的单克隆抗体）也可用于治疗丛集性头痛。预防性药物治疗的原则是在丛集期的早期即开始坚持每日用药，直至患者头痛消失后至少 2 周，逐渐减量到治疗结束，而不是突然停药，在下一个丛集期开始又重新给药。预防给药过程中出现头痛时，可予吸氧或舒马普坦治疗终止发作。

❷ 阵发性偏侧头痛为三叉神经自主神经性头痛的一种，表现为固定单侧的重度头痛，位置可为眼眶和（或）眶上和（或）颞部，单次发作持续时间为 2～30min，发作频率为数次或数十次 / 天。头痛通常伴有同侧结膜充血、流泪、鼻塞、流涕、前额和面部出汗、瞳孔缩小、眼睑下垂和（或）眼睑水肿。吲哚美辛为其特效药。起始剂量 50mg，每天 2 次，多数患者对于每天 150mg 有效，并且头痛症状迅速缓解。吲哚美辛的胃肠道不良反应是长期治疗的主要问题，对于慢性阵发性偏侧头痛可能需要长期使用吲哚美辛的部分患者可以使用 COX2 抑制剂。

❸ 本文所说丛集性头痛为原发性头痛，但很多颅内病变临床上可产生丛集性头痛样症状，称为症状性或继发性丛集性头痛。继发性丛集性头痛的发病率很低，颅内病因有脑垂体瘤、泌乳素瘤或胶质母细胞瘤、动静脉畸形；颅外病因有颈动脉瘤、颈动脉夹层、鼻窦炎或鼻窦囊肿等。另外，颞动脉炎，中枢神经系统感染等也可有类似表现。鉴于继发性丛集性头痛病因复杂，因此建议根据病情行头颅 CT 或 MRI 增强等影像学检查以排除。另外，下丘脑在丛集性头痛的发作中起着重要作用，通过功能磁共振和 PET 可发现下丘脑激活情况。

注：1. 三叉神经自主神经性头痛（trigeminal autonomic cephalalgias，TACs）是一组以单侧头痛、通常伴有显著同侧头面部副交感自主神

经症状的原发性头痛。实验室及功能影像学检查提示这些综合征激活了正常的三叉神经副交感反射，伴随出现继发性头面部交感神经功能异常的体征。国际头痛分类第三版将其分为丛集性头痛（CH）、阵发性偏侧痛、短暂单侧神经痛样头痛发作[包括短暂单侧神经痛样头痛发作伴结膜充血和流泪（SUNCT）和短暂单侧神经痛样头痛发作伴头面部自主神经症状（SUNA）]，持续性偏侧痛和很可能的三叉神经自主神经性头痛。丛集性头痛作为TACs的一种亚型，临床表现为严格单侧眼眶、眶上和（或）颞部的极重度疼痛，伴痛侧自主神经症状和（或）不安、躁动感，由于其发作时疼痛程度剧烈，又被称为"自杀性头痛"。

2. 丛集性头痛发作常有一定的季节节律性，具体表现为季节交替时容易发生，如春秋季多发、冬季少发。同时，CH发作具有昼夜节律性特点，多数患者的每天头痛发作时间相对固定，故有"闹钟性头痛"之称。CH发作常有诱因。在丛集期内，饮酒、天气变化、气味刺激、情绪因素、精神压力、睡眠不足、药物（组胺、硝酸甘油）等均可诱发发作，其中最常见的诱因是饮酒、天气变化及睡眠不足。CH发作前10~20min可出现头痛侧的不适症状、颅脑自主神经症状等前驱症状（最常见为头面部不适、颈部僵硬感、焦虑、情绪低落、畏光等）。CH偶可见先兆症状，其中视觉先兆是CH患者中最常见的类型。CH发作时表现为单侧的眼眶、眶上和（或）颞部的重度或极重度疼痛，疼痛剧烈时可波及前额、顶、枕或面部，多表现为锐痛、搏动样、挤压痛或炸裂痛，可突发突止。头痛部位始终固定于一侧是其重要特征（亚洲人群出现右侧疼痛频率较高），但也有部分患者出现不同丛集期之间或同一个丛集期内头痛侧别的转换。头痛时伴有同侧自主神经症状是CH的重要特征，超过90%的CH患者至少伴有下述症状之一：结膜充血、流泪、鼻塞、流涕、眼睑水肿、上睑下垂、瞳孔缩小、面部出汗及潮红等。CH患者常伴有抑郁、睡眠障碍等脑功能障碍性疾病。

3. 丛集性头痛的诊断标准（参照ICHD-Ⅲβ）见表11-8。

4. 丛集性头痛（CH）的发病机制目前认为主要缘于三叉神经血管通路、三叉神经-自主神经反射、下丘脑三大重要组成部分的同步异常活动。只有这三个部分都参与，CH才能被启动，然后是中

表 11-8 丛集性头痛的诊断标准

1. 符合 2～4 发作 5 次以上
2. 发生于单侧眼眶、眶上和（或）颞部的重度或极重度的疼痛，若不治疗疼痛持续 15～180min
3. 头痛发作时至少符合下列 2 项中的 1 项：
 ① 至少伴随以下症状或体征（和头痛同侧）中的 1 项：
  a. 结膜充血和（或）流泪
  b. 鼻塞和（或）流涕
  c. 眼睑水肿
  d. 前额和面部出汗
  e. 瞳孔缩小和（或）上睑下垂
 ② 烦躁不安或躁动
4. 发作频率隔日 1 次至每日 8 次
5. 不能用 ICHD-3 中的其他诊断更好地解释

说明：发作性 CH 诊断标准：①发作符合 CH 诊断标准，且在丛集期内发作；②至少 2 个丛集期持续 7 天至 1 年（未治疗），且头痛缓解期≥3 个月。

慢性 CH 诊断标准：①发作符合 CH 诊断标准，且符合标准②；②至少 1 年内无缓解期或缓解期小于 3 个月。

枢神经系统的皮质区域参与，即疼痛的感知和处理被激活。有学者将 CH 的发病过程概述为以下 4 步。第 1 步：易感诱发和启动发作，下丘脑前部的一小块区域决定昼夜节律波动的多种生理功能，一般认为这是 CH 发作的启动点。第 2 步：头痛，由三叉神经的眼支介导。该神经一旦激活，许多肽就会从游离的神经末梢释放出来。由于组胺释放、血管舒张和水肿，导致局部炎症反应。也有证据表明，降钙素基因相关肽（CGRP）和血管活性肠肽（VIP）水平也有升高。第 3 步：副交感神经纤维激活，表现为流鼻涕、结膜充血和额部潮红。副交感神经纤维随面神经行走，止于翼腭神经节，节后纤维投射到包括泪腺、脑膜和脑血管的结构上。假设三叉神经核的强烈激活（疼痛信号）反过来又激活这些副交感神经纤维，则会出现副交感神经兴奋症状，患侧面部的温度升高，证明发作期间颅内血管扩张。第 4 步：交感神经受损，表现为瞳孔缩小、上睑下垂。

可能由于副交感神经血管扩张而压迫或牵拉位于颈内动脉外膜的眼交感神经纤维所致。

5. CH的治疗分为急性期治疗、预防性治疗和过渡期治疗。急性期治疗要求快速缓解头痛，尽早终止头痛发作。强推荐治疗包括：舒马普坦（皮下注射，6mg）、佐米曲普坦鼻喷或口服（5mg或10mg）、100%氧气吸入（6～15mL/min）、蝶腭神经刺激或迷走神经刺激。评价治疗有效性标准包括：a. 15min内无痛；b. 30min内头痛程度（由中重度或极重度疼痛转化为轻度或无疼痛）；c.疼痛改善持续时间达60min；d.治疗15min内无须再次服药。如果a.患者的生活质量、工作或学业严重受损（根据患者本人判断）；b.丛集期内头痛发作频繁；c.急性期药物治疗效果欠佳或患者无法耐受，则考虑预防性治疗。预防性治疗目的是降低丛集期内的头痛发作频率，减轻发作程度，并提高急性期治疗的疗效。有效性指标包括：a.丛集期内头痛发作频率降低；b.头痛持续时间减少；c.头痛程度减轻以及对急性治疗的反应转佳等。由于预防性治疗药物需要一定的时间以及药物剂量才能有效发挥治疗作用，对于每日头痛频率≥2次的高频发作患者，在预防性药物开始使用或增加剂量时可使用过渡性治疗，治疗周期通常持续不超过2周。过渡期治疗推荐皮质类固醇单次或连续枕下注射，或口服糖皮质激素按照1mg/kg连用3～5天逐渐减停，也可100mg连用5天，以后每3d减20mg，同时逐渐加用预防性药物，如维拉帕米（每日240～960mg），亦可口服锂剂（900mg/d，维持血清浓度0.7～1.2mmol/L），或伽奈珠单抗（每月300mg皮下注射）、华法林（维持INR 1.5～1.9）、妥吡酯（每日小于200mg）和褪黑素（每日10mg）。评价过渡性治疗的有效性指标包括：a.CH的发作频率；b.头痛持续时间；c.头痛程度；d.发作急性期用药的次数；e.丛集期时间。对于药物治疗无效的难治性CH或对常规治疗不耐受时，可使用无创或有创的神经调控治疗，以减少头痛对于患者的严重不良影响以及致残性。下列为常用的神经调控治疗方法：a.蝶腭神经节射频消融术；b.蝶腭神经节刺激；c.非侵入性迷走神经刺激；d.侵入性枕神经刺激；e.下丘脑深部刺激术。

6. 阵发性偏侧头痛诊断标准见表11-9。

表 11-9 阵发性偏侧头痛的诊断标准

1. 至少 20 次发作符合 2 ~ 5 标准

2. 重度单侧眼眶、眶上和（或）颞部疼痛，持续时间为 2 ~ 30min

3. 符合下列一项或全部：

　① 头痛同侧至少出现以下一项症状：

　　a. 结膜充血和（或）流泪

　　b. 鼻塞和（或）流涕

　　c. 眼睑水肿

　　d. 前额和面部出汗

　　e. 瞳孔缩小和（或）眼睑下垂

　② 烦躁不安或躁动

4. 发作频率大于 5 次 / 天

5. 治疗剂量的吲哚美辛可绝对预防发作

6. 不能用 ICHD-3 中的其他诊断更好地解释

　7. 短暂单侧神经痛样头痛发作诊断标准见表 11-10。

表 11-10 短暂单侧神经痛样头痛的诊断标准

　1. 至少 20 次符合 2 ~ 4 的发作

　2. 中或重度单侧头痛，伴眶周、眶上、颞部和（或）其他三叉神经支配区域，持续 1 ~ 600s，发作呈单个刺痛，连续刺痛或锯齿样模式

　3. 至少存在下列头面部自主神经症状（和头痛同侧）中的 1 项：

　　① 结膜充血和（或）流泪

　　② 鼻塞和（或）流涕

　　③ 眼睑水肿

　　④ 前额和面部出汗

　　⑤ 瞳孔缩小和（或）眼睑下垂

　4. 发作频率至少为 1 次 / 天

　5. 不能用 ICHD-3 中的其他诊断更好地解释。

　8. 持续性偏侧头痛的诊断标准见表 11-11。

表 11-11 持续性偏侧头痛的诊断标准

1. 符合 2～4 的单侧头痛
2. 头痛时间超过 3 个月，且头痛程度呈中度或重度加重
3. 至少符合下列 2 项中的 1 项：
   ① 至少出现下列各项症状或体征（和头痛同侧）中的 1 项：
      a. 结膜充血和（或）流泪
      b. 鼻塞和（或）流涕
      c. 眼睑水肿
      d. 前额和面部出汗
      e. 瞳孔缩小和（或）眼睑下垂
   ② 烦躁不安或躁动，或活动可加重头痛
4. 治疗剂量的吲哚美辛绝对有效
5. 不能用 ICHD-3 中的其他诊断更好地解释

第三节　紧张性头痛

长期医嘱	临时医嘱
神经内科护理常规	血常规、尿常规、粪常规
二级护理	凝血功能
普通饮食	血清生化全套
对乙酰氨基酚　500mg po bid❶	血沉、CRP、免疫全套
阿米替林　25mg po qn 　或 米氮平　15～30mg po qd	心电图
乙哌立松　50mg po tid	胸部正侧位 X 线摄片
	颈椎正侧位 X 线摄片
	鼻窦 CT　prn
	腰穿脑脊液检查　prn
	经颅多普勒（TCD）
	头颅 CT/MRI+MRA
	神经心理评定

续表

长期医嘱	临时医嘱
	心理科会诊
	针灸理疗科会诊、眼科会诊

❶ 对紧张性头痛（tension-type headache，TTH）特别是偶发性紧张性头痛患者适合对症治疗。药物选择单一用药如阿司匹林（500～1000mg）、对乙酰氨基酚（1000mg），也可选用其他非甾体抗炎药如布洛芬（200～800mg）、萘普生（375～550mg）、双氯芬酸钠（50～100mg）等。含咖啡因的复合制剂（阿司匹林＋对乙酰氨基酚＋咖啡因）也可选用。单种镇痛药每月使用不要超过 14d，含咖啡因的复合镇痛剂每月使用不要超过 9 天，以免导致药物过度使用性头痛。对于频发性和慢性紧张性头痛，应采用预防性治疗，主要方法有：a. 抗抑郁药物如三环类抗抑郁药阿米替林、米氮片、多塞平，也可试用 5-羟色胺和去甲肾上腺素再摄取抑制剂文拉法辛等；b. 肌肉松弛剂如盐酸乙哌立松、巴氯芬等；c. 部分抗癫痫药物如丙戊酸、托吡酯；d. A 型肉毒毒素注射治疗，适用于口服药物无效或不能耐受的顽固性头痛患者。基于 TTH 药物预防的现有证据，阿米替林考虑为一线治疗药物，米氮平为二线治疗药物，必要时考虑文拉法辛或抗癫痫药。预防药物的应用原则是起始剂量宜小，缓慢加量（通常 1 周加 1 次剂量）至最小有效剂量，起效后维持 2～4 周，判定药物是否有效，应足量治疗至少 4～8 周。此外，中药和针灸目前广泛应用于治疗紧张性头痛。

注：1. 紧张性头痛是原发性头痛最常见的类型，表现为慢性头部紧束样或压迫性疼痛，通常为双侧头痛，起病时可能与心理应激有关，转为慢性后常没有明显的心理因素。ICHD-3β 根据发作频率和有无颅骨膜压痛将紧张性头痛分为偶发性紧张性头痛、频发性紧张性头痛、慢性紧张性头痛、很可能的紧张性头痛。

2. 偶发性紧张性头痛的诊断标准（参照 ICHD-3）见表 11-12。

3. 频发性紧张性头痛平均每月发作 1～14d 超过 3 个月（每年≥12d 且＜180d），至少发作 10 次。慢性紧张性头痛平均每月发作

表 11-12 偶发性紧张性头痛的诊断标准

---

1. 平均每月发作 < 1 天（每年 < 12 天），至少发作 10 次并符合诊断标准 2 ～ 4

2. 头痛持续 30min 到 7 天

3. 头痛至少符合下列 4 项中的 2 项：
   ① 双侧头痛
   ② 性质为压迫性或紧箍样（非搏动性）
   ③ 轻或中度头痛
   ④ 日常活动如走路或爬楼梯不加重头痛

4. 符合下列全部 2 项：
   ① 无恶心或呕吐
   ② 畏光、畏声中不超过 1 项

5. 不能用 ICHD-3 中的其他诊断更好地解释

时间 ≥ 15d，持续超过 3 个月（每年 ≥ 180d）。

4. 手法触诊产生的颅周压痛增加为紧张性头痛最有特征性意义的异常表现。颅周压痛在发作间期也可出现，在发作期会进一步增强，且与头痛的程度和频率相关。颅骨膜压痛可以通过手法触诊很容易地测量和记录。食指、中指在前额、颞部、咬肌、翼状肌、胸锁乳突肌、夹肌和斜方肌等部位轻微旋转和固定加压，每块肌肉的局部压痛评分为 0 ～ 3 分。各块肌肉压痛分值相加作为个人总压痛评分。触诊的结果可进一步指导治疗，同时也增加了向患者解释病情时的价值和可信度。

第四节　痛性眼肌麻痹综合征

长期医嘱	临时医嘱
神经内科护理常规	血常规、尿常规、粪常规 + 隐血试验
一级护理	
普通饮食	血清生化全套
维生素 B$_1$　100mg im qd	凝血功能
	血沉、C 反应蛋白（CRP）

续表

长期医嘱	临时医嘱
维生素 B$_{12}$ 500μg im qd	糖化血红蛋白、葡萄糖耐量试验（OGTT）、C 肽胰岛素释放试验 [2]
氨酚羟考酮片 10mg po tid	
0.9% 氯化钠注射液 500mL iv gtt qd [1] 甲泼尼龙 0.5～1.0g	免疫全套、抗中性粒细胞胞质抗体谱（ANCA）
或 0.9% 氯化钠注射液 500mL iv gtt 地塞米松 10～20mg qd	血清 ACE（血管紧张素转换酶）[3]
	心电图
	胸部正侧位 X 线片
氯化钾缓释片 500mg po tid	腰椎穿刺
法莫替丁片 20mg po bid	脑脊液检查（常规、生化、涂片、细胞病理学检查，病原微生物 mNGS 等）[4]
碳酸钙 D$_3$ 咀嚼片 0.6g po qd	
	头颅 CT+CTA [5]
	头颅 MRI+ 增强 [6]
	全脑血管造影 prn
	眼科会诊（视力、视野、眼压和眼底等）

[1] 痛性眼肌麻痹综合征可能与非特异性感染或自身免疫机制有关，应用激素治疗常可使疼痛和复视发生戏剧性好转。通常采用甲泼尼龙 500～1000mg/d 缓慢静脉滴注 2～3h，每隔 3d 减半量，或地塞米松 10～20mg/d 静脉滴注 1 周后改口服泼尼松片 1mg/(kg·d)，逐渐减量，总疗程维持 2～3 个月。病情轻者也可直接口服泼尼松 60mg/d，症状缓解后逐渐减量。使用激素期间注意补钾、补钙和抑酸。同时给予 B 族维生素营养神经治疗。

[2] 糖尿病患者常并发眼外肌麻痹，建议对患者行糖耐量试验及生化和血清学检查，用以明确或者排除患者是否存在糖尿病性神经病变。

❸ 痛性眼肌麻痹应常规筛查免疫全套、ANCA、ACE 等排除其他自身免疫性疾病如结节病等。

❹ 脑脊液检查常规和生化多正常，部分患者脑脊液淋巴细胞计数、蛋白轻微增高。但如果为感染病因所致的眼肌麻痹，如结核性、真菌性，可出现异常的脑脊液改变。

❺ 头颅 CT 检查为头痛的常规检查，建议海绵窦区薄层扫描，注意骨质破坏情况，排除恶性病变，比如鼻咽癌、转移瘤等。CTA 用于排除海绵窦区动脉瘤。

❻ 头颅 MRI 检查是痛性眼肌麻痹的必要检查。患者患侧海绵窦较健侧有明显增宽现象，可见近似梭形的软组织影，T1WI 上呈等或稍低信号，T2WI 呈稍高信号，边缘清楚，周围间隙可变窄或消失。T2WI 可见颈内动脉被包绕，管腔可有或无变窄，增强扫描病灶明显强化。类固醇激素治疗后临床症状有所改善，复查 MRI 海绵窦区域的病变随之缩小或消失，强化程度有所减弱。

注：1. 痛性眼肌麻痹（painful ophthalmoplegia）指眼眶区域疼痛伴随①同侧的眼球运动神经麻痹；②眼交感神经麻痹（霍纳综合征）或③三叉神经眼支、偶有上颌支的感觉减退。狭义的痛性眼肌麻痹仅指 Tolosa-Hunt 综合征（Tolosa-Hunt syndrome,THS），指海绵窦、眶上裂或眼眶处的炎性肉芽肿引起的痛性眼肌麻痹，涉及脑神经Ⅲ、Ⅳ、Ⅵ的一支或多支麻痹，一般无视力减退或丧失。如炎症累及眶尖，则引起视力减退，甚至视力丧失，称为眶尖综合征。

2. 广义的痛性眼肌麻痹病因包括：①外伤性；②血管性，如海绵窦颈内动脉瘤、大脑后动脉瘤、颈内动脉海绵窦痿、颈内动脉海绵窦血栓形成、后交通动脉瘤，颈内动脉夹层等；③肿瘤包括原发性如垂体瘤、脑膜瘤、颅咽管瘤、脊索瘤等，转移性如鼻咽癌、鳞癌局部转移和淋巴瘤、多发性骨髓瘤、转移癌等；④感染/炎症，如细菌（鼻窦、蝶窦炎症及囊肿、骨膜炎、脓肿等）、病毒（带状疱疹）、真菌（毛霉菌、防线菌）、螺旋菌（梅毒）、结核分枝杆菌和结节病、韦格纳肉芽肿、嗜酸性肉芽肿、眶部炎性假瘤等；⑤其他，如糖尿病性眼肌麻痹、眼肌麻痹性偏头痛、巨细胞动脉炎等。

3. Tolosa-Hunt 综合征（THS）是最常见的眼外肌麻痹，其典型特征为：①任何年龄均可发病，无显著性别差异；②单侧眼眶痛，胀痛钻痛，为重度；③麻痹多为单侧，第Ⅲ对脑神经最常受累（Ⅲ>多脑神经病>Ⅵ>Ⅳ>Ⅴ1/2>Ⅱ）；④疼痛早于麻痹2周或同时出现；⑤MRI典型表现：病变位于海绵窦或眶上裂；眶尖和（或）球外肌肉；海绵窦的典型影像学表现包括：a.海绵窦大小改变；b.海绵窦轮廓突出；c.增强后硬脑膜有强化；d.颈内动脉海绵窦段有局部狭窄。

4.2005年国际头痛协会提出拟诊THS可依据以下标准。

（1）单次发作或多次发作的单侧眼眶疼痛，未经治疗可持续数周。

（2）第Ⅲ、Ⅳ、Ⅵ对脑神经一支或多支受累出现神经麻痹症状，MR影像和（或）组织活检证实为肉芽肿性炎症。

（3）脑神经麻痹与疼痛同时出现，或在疼痛发作2周内出现。

（4）足量类固醇激素治疗后72h内疼痛和脑神经麻痹症状缓解。

（5）排除其他原因所致的痛性眼肌麻痹。

如果随访两年未发现其他原因者，可诊断为很可能的THS。

5.多种疾病可出现头痛和眼肌麻痹，简介如下。

（1）糖尿病性眼肌麻痹　此类患者多有糖尿病典型临床症状，头面部症状多以动眼神经麻痹最常见，起病急，瞳孔不受累，疼痛程度较轻。同时根据患者的既往病史、血糖、餐后血糖、糖耐量试验结果、影像学检查阴性，营养神经、控制血糖治疗后好转等有助于鉴别。

（2）颅内原发性或转移性肿瘤　如鼻咽癌、淋巴瘤，影像学检查发现颅内占位性病变易于鉴别。淋巴瘤经类固醇激素治疗后可好转，骨髓穿刺或淋巴结病检可确诊。

（3）海绵窦前部或眶上裂动脉瘤　有瞳孔散大、脑膜刺激征阳性，DSA、头颅CTA或MRA可证实。

（4）结核性或化脓性脑膜炎　当脑膜炎以累及颅底区域脑膜为主时，可引起类似THS的症状而易混淆，但脑膜炎病变累及范围广，增强MRI示脑膜片状累及、脑池变窄闭塞、脑膜刺激征阳性、脑脊液生化检查的异常可资鉴别。

（5）颈内动脉海绵窦瘘　临床上有眶部肿胀，闻及血管杂音，眶上静脉曲张明显，对糖皮质激素治疗不敏感，DSA、MRA对海绵窦的显示有一定的临床价值。

（6）眼肌麻痹性偏头痛　偏头痛出现于眼肌麻痹之前，疼痛位于额顶部或额眶部，为阵发性搏动痛或跳痛，激素治疗无效。根据患者的既往病史、家族史、发病频率、疼痛为搏动性、影像学检查阴性等有助于鉴别。

（7）眶部炎性假瘤　可伴结膜、眼睑充血及轻度突眼，可累及单个或多个眼肌，易复发，超声、CT可显示眶内容物肿胀，主要累及肌肉而区别于THS的特定病变部位。

（8）急性闭角型青光眼　多见于老年人，常于夜间或凌晨发病，表现为剧烈眼痛、同侧偏头痛、虹视、视物模糊、视力下降、鼻子发酸、流涕、恶心、呕吐等，体格检查可见角膜雾状水肿，前房浅，瞳孔椭圆形散大固定，晶体前囊可见青光眼斑，眼压多高于50mmHg，需积极降眼压治疗，眼压平稳后，予以青光眼手术治疗。

（9）其他　如全身性肉芽肿、结节病、梅毒、韦格纳肉芽肿病等需结合免疫指标及影像学检查有助于鉴别诊断。

6.痛性眼肌麻痹的治疗药物主要是糖皮质激素，治疗遵循个体化原则，足剂量足疗程，总疗程维持2～3个月或更长，症状消失后逐渐减量。疗程过短容易复发，文献报道复发率33%～45%，提高激素剂量和延长治疗周期可降低复发率，但应注意激素副作用。

第五节　三叉神经痛

长期医嘱	临时医嘱
神经内科护理常规	血常规、尿常规、粪常规
二级护理	血生化全套
普通饮食	凝血功能
卡马西平　0.1g po bid❶ 或 奥卡西平　0.15g po bid	血沉、C反应蛋白
	心电图
加巴喷丁　0.3g po tid	胸部正侧位X线片或胸部CT
	颅骨X线片、牙齿X线片

续表

长期医嘱	临时医嘱
	腰穿脑脊液检查（常规、生化、免疫学、细胞病理学检查，TORCH、病原学检查等） prn
	脑电图 prn
	头颅 CT/ 头颅 MRI+MRA❷
	三叉神经体感诱发电位
	口腔科会诊 ❸
	疼痛科会诊
	神经外科会诊 ❹

❶ 原发性三叉神经痛的一线治疗药物包括卡马西平（200～1200mg/d）和奥卡西平（600～1800mg/d）。虽然卡马西平的疗效优于奥卡西平，但后者安全性方面的顾虑更少一些。二者均应从小剂量开始，逐渐加量，直到疼痛缓解，以后逐渐减量，找出最小有效量维持。如果出现眩晕、步态不稳、白细胞减少等不良反应需停药。加巴喷丁（或普瑞巴林）、拉莫三嗪、匹莫齐特等可考虑用于辅助治疗原发性三叉神经痛。其他药物如 5-羟色胺去甲肾上腺素再摄取抑制剂和三环类抗抑郁药治疗三叉神经痛中缺乏循证医学证据。典型原发性三叉神经痛的自然恢复几乎是不可能的，药物治疗的效果可能是部分缓解、完全缓解与复发交替出现，因此，鼓励患者根据发作的频率来调整药物剂量。药物治疗无效或副作用较大可考虑手术治疗。

❷ 腰穿及头 CT、MRI 等检查用于鉴别原发性和继发性三叉神经痛。三叉神经体感诱发电位可显示三叉神经传导功能损害。对于诊断为原发性三叉神经痛的患者，在实施微血管减压术前均建议接受头颅 MRI 检查。头颅 MRI 检查虽不能确定责任血管，但可显示三叉神经根周围的血管及其与三叉神经后根之间的解剖关系。

❸ 三叉神经痛易误诊为牙痛，特别是发病初期，常到口腔科就诊，因此早期牙齿 X 线片检查及口腔科会诊非常必要。

❹ 三叉神经痛药物治疗效果不佳者或有严重不良反应者，可选择外科手术治疗。外科手术方式有多种，包括经皮三叉神经半月神经节射频温控热凝术、Meckel 囊球囊压迫术、Meckel 囊甘油注射、伽马刀治疗及微血管减压手术。

注：1. 三叉神经痛指局限在三叉神经支配区内的一种反复发作的短暂性阵发性剧痛。2018 年发布的国际头痛学会头痛疾病国际分类第 3 版中将伴有形态改变的神经血管压迫造成的三叉神经痛定义为经典性三叉神经痛，继发于其他疾病的三叉神经痛为继发性三叉神经痛，其他没有阳性发现的三叉神经痛则被归为特发性三叉神经痛（表 11-13）。

2. 经典性或特发性三叉神经痛表现为三叉神经分布区域内的反复发作的短暂性剧烈疼痛，呈电击样、刀割样和撕裂样剧痛，突发突止。每次疼痛持续数秒至数十秒，间歇期完全正常。疼痛发作常由说话、咀嚼、刷牙和洗脸等面部随意运动或触摸面部某一区域（如上唇、鼻翼、眶上孔、眶下孔和口腔牙龈等处）而被诱发，这些敏感区称为"扳机点"。为避免发作，患者常不敢吃饭、洗脸，面容憔悴、情绪抑郁。发作严重时可伴有同侧面肌抽搐、面部潮红、流泪和流涎，又称痛性抽搐。多见于 40 岁以上的患者。

3. 继发性三叉神经痛又称症状性三叉神经痛，是由颅内外各种器质性病变引起的三叉神经继发性损害而致的三叉神经痛，疼痛发作时间通常较长，或为持续性疼痛、发作性加重，多无"扳机点"。体检可见三叉神经支配区内的感觉减退、消失或过敏，部分患者出现角膜反射迟钝、咀嚼肌无力和萎缩。经 CT、MRI 检查可明确诊断。多见于 40 岁以下的患者。

4. 三叉神经是第 V 对脑神经，为混合神经，含有感觉纤维（一般躯体传入纤维）和运动纤维（特殊内脏传出纤维）。其中，感觉纤维占大部分，胞体位于三叉神经节内，其周围突形成三叉神经的 3 个分支：眼神经、上颌神经与下颌神经，分别经眶上裂、圆孔与卵圆孔出颅腔。三叉神经节的中枢突形成三叉神经感觉根，由脑桥臂进入脑干，止于三叉神经的感觉核团。传导痛温觉的纤维主要止于三叉神经脊束核，传导触觉的纤维主要止于脑桥核，传导本体感觉的纤维止于中脑核。三叉神经的运动纤维起源于脑桥中部的三叉神

表 11-13　国际头痛学会头痛疾病国际分类第 3 版—三叉神经痛的诊断标准

三叉神经痛

（1）一个或多个三叉神经分支区域内，反复出现的单侧阵发性面部疼痛，疼痛范围不超过三叉神经分布区，且符合标准（2）和（3）

（2）疼痛具有全部以下性质：

① 持续 1s 到 2min

② 剧烈疼痛

③ 疼痛性质类似于电击样、枪击样、刺痛或锐痛

（3）由受影响的三叉神经分布区域内的非伤害性刺激引起

（4）不能被另一个 ICHD-3 诊断所更好地解释

1. 经典性三叉神经痛

（1）反复出现的单侧阵发性面部疼痛，满足三叉神经痛的诊断

（2）核磁共振检查或手术探查证实的伴有形态改变的神经血管压迫（不只是接触）

2. 继发性三叉神经痛

（1）反复出现的单侧阵发性面部疼痛，满足三叉神经痛的诊断，或纯阵发性或伴有连续性或近乎连续性的疼痛

（2）已经证实的一种潜在的疾病，该疾病能够引起并解释神经痛

（3）不能被另一个 ICHD-3 诊断所更好地解释

3. 特发性三叉神经痛

（1）反复出现的单侧阵发性面部疼痛，满足三叉神经痛的诊断，或纯阵发性或伴有连续性或近乎连续性的疼痛

（2）未有包括电生理或核磁共振检查在内的足够的调查确定符合经典性三叉神经痛或继发性三叉神经痛

（3）不能被另一个 ICHD-3 诊断所更好地解释

经运动核，其轴突形成三叉神经运动根，由脑桥基底部与脑桥臂交界处出脑。感觉根与运动根一起离开脑桥，运动根位于感觉根下内侧，通过三叉神经孔进入颅中窝的 Meckel 腔。感觉根延伸至三叉神经节，分出眼神经、上颌神经与下颌神经出颅腔。在 Meckel 腔内，

运动根位于三叉神经节下方，不进入三叉神经节，跨过三叉神经节后经卵圆孔出颅，加入下颌神经，支配面部咀嚼肌（咬肌、颞肌、翼内肌与翼外肌）的运动。此外，还发出纤维至骨膜张肌、腭帆张肌、下颌舌骨肌及二腹肌前腹。在颅中窝，三叉神经节位于颞骨岩部尖端的三叉神经压迹处，被脑膜包绕的 Meckel 腔内。Meckel 腔外层是包围三叉神经根和三叉神经节的硬脑膜和蛛网膜鞘，位于海绵窦外侧。在海绵窦外侧壁，三叉神经眼支、动眼神经、滑车神经及展神经与 Meckel 腔相毗邻。

5. 微血管减压术通过将责任血管从三叉神经根分离移位而实现减压的目的，是目前治疗三叉神经痛中疗效最好和缓解持续时间最长的治疗方法，术后疼痛完全缓解率大于90%，术后1、3和5年的疼痛完全缓解率为80%、75%和73%。因此对于能耐受开颅手术的患者，微血管减压术是首选外科治疗方法，优于伽马刀或射频等其他手段。适应证包括：a. 经典性三叉神经痛，排除继发病变；b. 症状严重，影响患者日常生活；c. 保守治疗效果差或有严重副作用；d. 患者有积极手术治疗的要求。术后并发症包括脑神经损伤（如复视、听力下降、面瘫和面部麻木等）、脑脊液漏、小脑及脑干损伤、低颅压性头痛、无菌性脑膜炎等。

6. 经皮球囊压迫术（percutaneous balloon compression，PBC）指球囊套管针经皮肤穿刺至卵圆孔，从穿刺针内置入球囊导管（Fogarty 导管）到 Meckel 腔，向导管内注射对比剂，使导管尖端的球囊在 Meckel 腔充盈，压迫三叉神经节及神经根，损伤传导痛觉的神经，从而达到缓解疼痛的目的。与微血管减压术相比较，PBC 更适合应用于以下患者：a. 年龄较大；b. 全身情况较差；c. 微血管减压术后或其他手术后无效或者疼痛复发者；d. 拒绝开颅手术者。PBC 能取得较好的短期内疼痛缓解效果，对各种术后复发的原发性三叉神经痛，也有良好效果。对部分继发性三叉神经痛，如多发性硬化、三叉神经区域带状疱疹后神经痛、肿瘤相关性三叉神经痛也有效。常见并发症如：术中血流动力学剧烈波动、脑神经功能障碍、单纯疱疹复发等，甚至出现血管并发症。

7. 伽马刀放射外科（gamma knife radiosurgery，GKRS）治疗三叉神经痛疗效确切且风险低，是治疗三叉神经痛的重要方法之一。

理论依据是：放射线使钠通道破坏从而影响神经纤维电生理信号传导。由于 γ 纤维较 α 和 β 纤维对放射线更为敏感，因此放射线照射可影响三叉神经的感觉纤维，特别是痛觉神经传导阻滞，以达到减轻或缓解疼痛的目的。GKRS 治疗的前提是明确诊断为三叉神经痛，且影像学资料可显示和定位三叉神经。推荐高龄、体弱和（或）合并严重全身疾病，心、肺、肾等脏器功能不良，不能耐受全身麻醉手术者；凝血功能差，有出血倾向者；拒绝开颅手术的三叉神经痛患者可作为 GKRS 治疗的首选。也推荐不能手术或拒绝手术的继发性三叉神经痛患者（脑桥小脑角区肿瘤和颅内血管畸形、多发性硬化）选择。三叉神经痛采用 GKRS 治疗的起效时间通常为治疗后的 15 ~ 81d。由于 GKRS 治疗后需要一段时间才能起效，因此接受治疗后还需服用控制疼痛的药物。

8. 三叉神经痛鉴别诊断

（1）牙痛　牙痛主要表现为牙龈及颜面部持续性胀痛、隐痛，检查可发现牙龈肿胀、局部叩击痛、张口受限，明确诊断经治疗后疼痛消失。

（2）舌咽神经痛　疼痛部位多位于颜面深部、舌根、软腭、扁桃体、咽部及外耳道等，疼痛性质及持续时间与三叉神经痛相似，少数患者有"扳机点"，一般位于扁桃体窝或舌根部。

（3）蝶腭神经痛　主要表现为颜面深部的持续性疼痛，疼痛可放射至牙根、颧部、眼眶深部、耳、乳突及枕部等，疼痛性质呈烧灼样，持续性，规律不明显，封闭蝶腭神经节有效。

第十二章 神经系统遗传性疾病

第一节 遗传性共济失调

长期医嘱	临时医嘱
神经内科护理常规	血常规、尿常规、粪常规＋隐血试验
二级护理	生化全套
普通饮食	糖化血红蛋白
或 鼻饲流质饮食	凝血功能
维生素 E 100mg po tid	肿瘤标志物
辅酶 Q_{10} 10mg po tid	血沉、C 反应蛋白（CRP）
酒石酸伐尼克兰片（畅沛）[1] 0.5mg po bid	血液传染病学检查（包括乙型肝炎、丙型肝炎、梅毒、艾滋病等）
乙酰唑胺 250mg po tid	免疫全套、甲状腺功能及相关抗体[2]
西酞普兰 20mg po qd	毒物筛查 prn
经颅磁刺激 1 次 bid	代谢筛查 prn
	腰穿（脑脊液常规、生化、免疫、细胞病理学、副肿瘤及自身免疫性脑炎相关抗体等） prn
	胸部正侧位 X 线片或胸部 CT
	心电图、超声心动图
	头颅 MRI（＋MRS）[3]
	PET 检查 prn
	神经电生理（针极肌电图、神经传导速度、脑干诱发电位、体感诱发电位）

续表

长期医嘱	临时医嘱
	基因检测 ❹
	康复科会诊

❶ 遗传性共济失调目前仍以对症治疗为主。针对共济失调，临床观察有一定疗效的药物如：利鲁唑可改善共济失调功能，特别是言语和步态；畅沛（varenicline）是 α4β2 烟碱型乙酰胆碱受体拮抗剂，本用于成人戒烟（从 0.5mg/d 开始，第 4d 0.5mg bid，一周后加量 1mg bid），研究发现可改善脊髓小脑性共济失调（SCA）3 的轴性症状；乙酰唑胺（acetazolamide）可减轻 SCA6（*CACNA1A* 基因突变）和发作性共济失调 2（episodic ataxia 2，EA2）以及常染色体隐性先天性糖基化障碍（PMM2-CDG）等共济失调的严重程度。其他可试用的药物如 5-羟色胺 1A 受体激动剂丁螺环酮、坦度螺酮，NMDA 受体变构激活药 D-环丝氨酸等。另外，神经调节［经颅磁刺激（TMS）、经颅直流电刺激（tDCS）和脑深部电刺激（DBS）］和康复训练对小脑性共济失调也有一定治疗作用。

患者若合并锥体外系症状，可试用左旋多巴及其复合制剂、苯海索、毒扁豆碱、金刚烷胺等；痉挛者可加用巴氯芬、加巴喷丁等；肌阵挛者首选氯硝西泮；肌张力障碍者可选用苯二氮䓬类药物、注射肉毒毒素治疗；不宁腿综合征者选用普拉克索、苯二氮䓬类药物；合并癫痫可选用丙戊酸钠、奥卡西平、卡马西平、托吡酯、左乙拉西坦等。认知功能及精神障碍的治疗：有认知障碍可加用多奈哌齐和美金刚等；伴抑郁症首选选择性 5-羟色胺再摄取抑制剂（SSRI）类抗抑郁药物，如帕罗西汀、舍曲林、西酞普兰等；并发幻觉者常用喹硫平；伴有躁狂的患者选择戊酸钠、碳酸锂等药物；表现有强迫症状、易激惹的患者应提供情感支持，辅以抗抑郁药。神经保护治疗：烟酸、维生素 E 烟酸酯、环扁桃酯等扩张血管、改善循环；胞磷胆碱、吡硫醇、吡拉西坦、辅酶 Q_{10} 等活化神经元；另外可试用 B 族维生素、维生素 C、维生素 E、烟酰胺以及神经保护剂如艾地苯醌、丁苯酞等。随着科技进步，将来有望开展干细胞移植治疗、基因治疗、远红外辐射治疗等。

❷ 遗传性共济失调需与其他遗传性及非遗传性共济失调鉴别。前者需要通过基因检测与遗传性痉挛性截瘫（HSP）复杂型相鉴别；后者包括变性病共济失调和获得性共济失调两大类，变性病共济失调主要与多系统萎缩、原发性晚发小脑共济失调鉴别（其中以MSA-C 为鉴别重点），获得性共济失调主要包括脑卒中致共济失调（脑梗死、脑出血）、中毒性共济失调（酒精、药物、重金属、有机溶剂等所致）、免疫介导性共济失调（多发性硬化、副肿瘤综合征、米勒-费希尔综合征等）、感染 / 感染后疾病（小脑脓肿、小脑炎等）、颅脑创伤、肿瘤性疾病（小脑肿瘤、转移性肿瘤等）、内分泌代谢异常（甲状腺功能减退等）、结构性疾病（Chiari 畸形、发育异常）等，因此对于散发病例、遗传特征不典型者需完善相关检查。

❸ 头颅核磁共振的检查非常有必要，可清楚显示小脑或脑干不同程度萎缩，尤其是脑桥和小脑中脚萎缩，部分患者可见颈髓萎缩。磁共振波谱（MRS）可显示小脑 N-乙酰天门冬氨酸 / 肌酸和 N-乙酰天门冬氨酸 / 胆碱比值显著降低；某些患者 PET 检查可显示小脑、脑干、基底节等部位的局部脑血流量、氧代谢率和葡萄糖代谢率显著降低。

❹ 取患者的外周静脉血，提取其基因组 DNA 进行基因检测，动态突变检测采用目的片段 PCR 扩增后毛细管凝胶电泳的方法，非动态突变检测采用 Sanger 测序或者高通量测序的方法。应该注意的是，部分 SCA2 亚型、SCA7 亚型、SCA8、SCA10、SCA31、SCA36 等几种亚型有时候因拷贝数过大，只能通过 DNA 印迹（Southern bloting）或重复引物 PCR 的方法才能检测出来。

注：1. 遗传性共济失调（hereditary ataxia, HA）是一大类具有高度临床和遗传异质性、病死率和病残率较高的遗传性神经系统退行性疾病，多于20 ~ 40岁发病，临床上以共济运动障碍为主要特征，可伴有复杂的神经系统损害，如锥体束、锥体外系、大脑皮质、脊髓、脑神经、脊神经、自主神经等损伤的症状，亦可伴有非神经系统表现如心脏病变、内分泌代谢异常、骨骼畸形、皮肤病变等。

2. HA 的遗传方式以常染色体显性遗传（AD）为主，部分可呈常染色体隐性遗传（AR），极少数为 X 连锁遗传（X-linked）和线粒体遗传；散发病例亦不少见。常染色体隐性遗传性共济失调中，最常见的为弗里德赖希共济失调（friedreich ataxia，FRDA），约占AR的1/4。X连锁共济失调如X连锁铁粒幼细胞贫血伴共济失调。线粒体共济失调包括肌阵挛性癫痫伴碎红纤维病综合征（MERRF）、神经病-共济失调-色素性视网膜炎综合征、眼肌麻痹-房室阻滞综合征等。常染色体显性小脑共济失调中，大部分为脊髓小脑共济失调（SCAs），其他如齿状核红核苍白球路易体萎缩（DRPLA）和发作性共济失调（EA）。SCAs中绝大多数（SCA 1、SCA 2、SCA 3、SCA 6、SCA 7和SCA 17）由相应的基因外显子CAG三核苷酸拷贝数异常扩增，产生多聚谷氨酰胺链，多聚谷氨酰胺链的延长使蛋白产生毒性最终引起神经元的变性。其中以SCA 3型即马查多-约瑟夫病（Machado-Joseph disease，MJD）最常见，约占SCA的60%～70%，由 *ATXN3* 基因第10号外显子的CAG三核苷酸重复序列异常扩增所致（正常重复次数为12～44次，异常为52～86次，之间为中间突变型，中间突变型的重复次数可能会随着向子代的传递被扩展，因此连续数代中发病年龄提前和病情加重，即为遗传早现现象）。除此之外，也有其他类型的突变包括CTG三核苷酸和ATTCT五核苷酸重复序列扩增。患者所携带的异常扩增序列在遗传给后代时有进一步扩展的趋势，称为动态突变。

3.**遗传性共济失调诊断**前需排除非遗传性共济失调，特别是那些因维生素缺乏或感染、免疫所致的可治性共济失调。常见成人散发性共济失调分类见表12-1。

4.**遗传性共济失调的临床表现**包括神经系统的临床表现和神经系统以外的临床表现。

（1）神经系统表现

a.共济运动障碍：包括步态、平衡、眼动、言语和手灵活性等方面。步态不稳是最常见的首发症状，表现为醉酒样或剪刀步伐；吐词不清可表现为爆发性言语或吟诗样言语，疾病晚期几乎所有患者均出现共济失调性构音障碍；吞咽困难和饮水呛咳也较明显，常由于球部肌肉协调运动障碍导致；书写障碍可表现为"书写过大症"；眼球震颤可表现为水平性、垂直性、旋转性或混合性眼球震颤等；眼球运动障碍可表现为核上性眼肌麻痹、注视麻痹、慢速眼

表 12-1　常见成人散发性共济失调分类

中毒性	酒精、锂剂、苯妥英、胺碘酮、甲苯、化疗药物（氟尿嘧啶、阿糖胞苷）以及汞、有机铅、铊、次水杨酸铋等；其他如卡马西平、丙戊酸、环孢素、异烟肼、甲硝唑、普鲁卡因胺等
感染性	神经梅毒（脊髓痨）、惠普尔病、莱姆病、HIV和 CJD 等。
免疫介导性	副肿瘤小脑变性（抗 Yo/Hu/Tr/CV2）、抗谷氨酸脱羧酶（GAD）性、麦胶性共济失调、桥本脑病等
维生素缺乏	维生素 B_1、维生素 B_{12}、维生素 E 等
神经变性病	多系统萎缩-小脑型、病因不明的散发性成人发病共济失调（SAOA）
遗传性（各种原因导致家族中只有一个患者）	常染色体隐性遗传性共济失调（如弗里德赖希共济失调）、常染色体显性遗传性共济失调症（主要为 SCAs）、脆性 X 综合征、亚历山大病、线粒体脑肌病
其他	中枢神经系统表面铁沉积症、进行性共济失调和腭震颤

动等；指鼻试验可表现为指鼻不准；轮替试验可表现为动作缓慢、节律不均；跟膝胫试验可表现为抬腿和触膝动作不稳；闭目难立征可表现为睁眼和闭眼均站立不稳；震颤可表现为运动性震颤、姿势性震颤或意向性震颤，若伴有锥体外系损害，可出现静止性震颤。

b.锥体束受损表现：表现为躯干及肢体肌张力增高、腱反射活跃或亢进、髌阵挛和踝阵挛、巴宾斯基征阳性等；行走时呈痉挛性步态。

c.锥体外系受损表现：可伴发帕金森病样表现；或出现面和舌肌搐颤、手足徐动症、扭转痉挛、舞蹈样动作。

d.大脑皮质受损表现：可伴发癫痫、认知障碍（注意力下降、记忆力受损、任务执行功能下降等）、肌阵挛、精神行为异常（抑郁、睡眠障碍、偏执倾向等）。

e.脑神经病变：视神经及视网膜病变，包括原发性视神经萎缩、视网膜色素变性等；可伴发听力障碍及嗅觉异常。

f.自主神经病变：可伴发自主神经功能紊乱。

g.周围神经病变：可伴发感觉性、感觉-运动性、轴索或脱髓鞘性周围神经病等。

（2）神经系统以外的临床表现

a.心脏病变：表现为心肌肥厚、房室传导阻滞等。

b.代谢异常：表现为糖代谢异常、脂肪酸代谢异常、磷脂代谢异常、脂蛋白代谢异常、维生素代谢异常等。

c.骨骼畸形：表现为脊柱侧弯或后侧凸等，弗里德赖希共济失调患者以弓形足及脊柱弯曲最为常见。

d.皮肤病变：表现为球结膜和面颈部皮肤毛细血管扩张、鱼鳞病等。

5.遗传性共济失调除了对症治疗外，近年来疾病修饰治疗的研究（包括临床前研究）也带来一些可喜成果，具体见表 12-2 和表 12-3。

表 12-2　常染色体隐性共济失调的疾病修饰治疗

共济失调类型	治疗	作用机制
肝豆状核变性	铜螯合剂	阻滞肠道铜吸收
尼曼-皮克病	美格鲁特（miglustat）	抑制鞘糖脂合成
	鞘内羟丙基环糊精	不明
毛细血管扩张性共济失调综合征	糖皮质激素	可能恢复 *ATM* 基因表达
脑腱黄瘤病	补充鹅去氧胆酸	补充缺失的胆汁酸；脂代谢缺陷
维生素 E 缺乏	维生素 E	替代治疗
核黄素转运缺陷神经病（*SLC52A2* 基因突变）	维生素 B_2	补充促进吸收

续表

共济失调类型	治疗	作用机制
常染色体隐性小脑共济失调2	泛癸利酮	替代治疗
无 β 脂蛋白血症	低脂饮食，补充必需脂肪酸	替代治疗
生物素酶缺乏	生物素	替代治疗
SLC19A3 基因突变	生物素、维生素 B_1	替代治疗
辅酶 Q_{10}、辅酶 Q_4 缺乏	辅酶 Q_{10}	替代治疗
Refsum 病	限制植烷酸，脂质分离	减少毒性物质
Friedreich 共济失调	表达共济蛋白的腺相关病毒（临床前）	Frataxin 替代
	异体干细胞移植（临床前）	增加 Frataxin 水平
	反义寡核苷酸（ASO-靶向共济蛋白三核苷酸扩增）（临床前）	增加 Frataxin 表达

表 12-3 常染色体显性共济失调的疾病修饰治疗

治疗方法	共济失调类型	作用机制
丙戊酸	SCA 3	组蛋白脱乙酰酶的抑制
辅酶 Q_{10}	SCA 1、SCA 3	增强线粒体呼吸链
Troriluzole	SCA 1、SCA 2、SCA 3、SCA 6、SCA 7、SCA 8、SCA 10	调节谷氨酸神经传递

续表

治疗方法	共济失调类型	作用机制
西肽普兰	SCA 3（临床前）	减少 ATXN3 神经元包涵体和星形胶质细胞增生
ASO 靶向 ATXN1	SCA 1（临床前）	下调 ATXN1
ASO 靶向 ATXN2	SCA 2（临床前）	下调 ATXN2
ASO 玻璃体注射	SCA 7（临床前）	下调 ATXN7
ASO 靶向 ATXN3	SCA 3（临床前）	下调 ATXN3
小发夹 RNA 沉默 ATXN3	SCA 3（临床前）	下调 ATXN3
RNAi 靶向 ATXN7	SCA 7（临床前）	减少野生型和突变型 ATXN7
无谷胶饮食	SCA 35（临床前）	毒性物质减少

6. 对 SCA 患者做好遗传咨询工作非常重要。SCA 多为常染色体显性遗传，有如下特点：a. 先证者的父亲或母亲多数携带有致病基因，若发病较晚或者在症状出现之前就去世，家族史也可能为阴性；b. 如果先证者父母一方携带一个异常扩增的突变基因，则先证者每个同胞有 50% 的可能遗传突变基因，其后代携带致病基因的可能性也有 50%；c. 由于遗传早现，在同一 SCA 家系中发病年龄逐代提前，症状逐代加重，尤其是在父亲向子代遗传时更明显；d. 产前诊断前须经分子诊断首先确定家系中先证者的 *SCA* 基因突变，在此基础上进行胎儿 DNA 遗传诊断；e. 对于无症状高风险成年人，应告知若经检测确诊为携带致病基因后可能对就业、教育、社会地位及家庭关系方面造成负面影响，经检查结果阳性者需安排长期随访；f. 国际上一般认为对于易患成年期起病性疾病的无症状儿童不宜进行症状前诊断检查，理由是这种检查剥夺了孩子了解自身病况的选择权，得到阳性结果后可能会影响其家庭和社会关系，并可能影响患儿的教育和未来的就业情况。

第二节　遗传性痉挛性截瘫

长期医嘱	临时医嘱
神经内科护理常规	血常规、尿常规、粪常规
二级护理	血清生化全套
普通饮食	凝血功能
维生素 B_1　10mg po tid	血清叶酸、维生素 B_{12}、维生素 E 水平
维生素 B_{12}　500μg po tid	
维生素 C　200mg po tid	血、尿代谢筛查　prn
维生素 E　50mg po tid	血清极长链脂肪酸检测
巴氯芬　5mg po tid[1]　或 替扎尼定　2mg po tid	血液传染病学检查（包括乙型肝炎、丙型肝炎、梅毒、艾滋病等）
A 型肉毒毒素注射治疗　prn	腰椎穿刺检查（脑脊液常规、生化、免疫学及细胞学）　prn
	心电图、超声心动图
	胸部正侧位 X 线片或胸部 CT
	脊椎正侧位 X 线片
	头颈胸髓核磁共振（必要时增强）[2]
	胸髓 CTA 或脊髓血管造影 prn
	神经电生理（针极肌电图、神经传导速度、诱发电位等）
	基因检测[3]
	骨科会诊　prn
	神经外科会诊（脊髓刺激器植入）　prn
	眼科会诊、康复科会诊

❶ 遗传痉挛性截瘫（HSP）目前尚无有效的方法预防、终止或逆转该病，只能通过药物治疗、物理治疗或手术治疗来缓解患者症状。改善痉挛的药物可选用口服巴氯芬或替扎尼定，苯二氮䓬类药物如氯硝西泮也有助于减轻痉挛，但副作用大。上述药物均应从最小剂量开始，根据耐受情况缓慢逐步调整剂量。A 型肉毒素注射治疗已被证明可针对性缓解靶肌肉痉挛，缓解疼痛，改善患者步行速度。鞘内泵注巴氯芬可用于更严重的病例。痉挛性膀胱及其相关的尿急症状，可采用抗胆碱能药进行治疗，如奥昔布宁。

若药物治疗效果不佳，可考虑行选择性腰骶段脊神经后根部分切断术，通过电刺激确定责任神经根后，选择性切断肌梭传入的 Ⅰa 类纤维，阻断脊髓反射中的 γ-环路，降低过强的肌张力，从而解除肢体痉挛。长期痉挛造成的足部畸形严重影响患者的正常步行、生活质量，通过跟腱延长术和肌腱转移术可纠正患者马蹄内翻足、弓形足畸形。脊髓刺激器植入在治疗脊髓损伤时被发现缓解痉挛效果明显，对痉挛性截瘫的治疗尚在研究中。另外，重复经颅磁刺激（rTMS）可能在缓解痉挛、改善步态方面有一定作用。

❷ 遗传性痉挛性截瘫患者头颅及脊髓 MRI 多正常或有脊髓变细。部分患者可发现有大脑萎缩、胼胝体变薄、脑积水或脑白质改变等。通过核磁检查也有助于发现其他结构性改变从而与相关疾病鉴别，如发现小脑萎缩需排除脊髓小脑性共济失调，脊髓脱髓鞘病变需排除多发性硬化或视神经脊髓炎谱系疾病，脊髓表面血管流空影需进一步查 CTA 或血管造影以排除硬脊膜动静脉瘘。必要时应完善腰穿检查以排除慢性感染性疾病如神经梅毒、莱姆病，肌电图检查以排除运动神经元病，检测 C22-26 长链脂肪酸水平以排除肾上腺脊髓病，查人嗜 T 细胞病毒 Ⅰ 型（HTLV-1）抗体除外热带痉挛性瘫痪，检测血清维生素 B_{12} 和铜水平排查亚急性联合变性或铜缺乏症等。

❸ 拟诊遗传性痉挛性截瘫可进一步完善基因检测。目前已鉴定出与 HSP 相关的基因超过了 80 个，至少 58 个致病基因被克隆。HSP 的遗传方式有常染色体显性（AD）、常染色体隐性（AR）、X 连锁（XL）和线粒体遗传。其中 AD 最常见，占 70% ～ 80%。在 AD-HSP 中，以 SPG4、SPG3 A 和 SPG31 型最常见，分别占 40%、

10% 和 6.5%。在 AR-HSP 中，以 SPG11、SPG15 和 SPG7 型最常见，分别占 20%、15% 和 1.5% ～ 7%。在 XL-HSP 中，以 SPG1 和 SPG2 型多见。线粒体遗传病主要致病基因是 *MT-ATP6*。基因检测是诊断的金标准，但基因检测未发现现有的 HSP 致病基因突变并不能排除诊断。

注：1. 遗传性痉挛性截瘫（hereditary spastic paraplegia，HSP）是一组具有高度临床和遗传异质性的神经系统遗传性疾病，病理生理学特征为皮质脊髓束的长度依赖性远端轴索变性。其突出的临床表现为双下肢进行性痉挛和无力，从而出现步态异常或步行障碍，通常伴有下肢肌张力增高、腱反射亢进、病理征阳性等锥体束受累的体征。根据发病年龄，HSP 分为早发型（10 岁前）和晚发型（20 ～ 40 岁）。早发型病情进展缓慢，少数患者老年时才丧失行走能力。晚发型病情进展迅速，60 岁左右步行能力丧失。

2. 根据临床表现，HSP 分为单纯型和复杂型。复杂型多见，常为 AR，且发病年龄较早，单纯型多为 AD，发病年龄较晚。单纯型以双下肢进行性痉挛和无力（髂腰肌、腘绳肌和胫前肌最明显）为特征，有时伴深感觉异常（震动觉或关节位置觉轻度减退）、膀胱功能障碍（尿频、尿急）、弓形足。单纯型通常上肢肌力正常，动作灵活，讲话、咀嚼和吞咽不受累。根据发病年龄，单纯型又可分为Ⅰ型和Ⅱ型。Ⅰ型，35 岁前发病，病情进展缓慢；Ⅱ型，35 岁后发病，病情严重且进展快。复杂型除了具有单纯型表现外，可出现其他神经和非神经系统损害症状，包括性格胆怯、情绪不稳、认知障碍、痴呆、癫痫、失语症、肌张力障碍、锥体外系异常（帕金森综合征、舞蹈症、手足徐动、运动障碍）、小脑异常（萎缩、眼球震颤、构音障碍、吞咽困难-假性延髓麻痹、共济失调、震颤、步态异常）、脑积水、畸形（小头畸形、颅后窝异常）、脑白质病变（WMLs）、脊髓萎缩、肌肉萎缩或多发性神经病（PNP）。若下运动经元受累，主要影响上肢和下肢的远端肌肉。另外复杂型 HSP 可呈现 WML，胼胝体变薄，脑或脊髓萎缩。复杂型 HSP 的非神经表现包括视网膜病变、黄斑变性、视神经萎缩、白内障、耳聋、身材矮小、面部畸形、持续性呕吐、骨骼异常（上颌发育不全、脊柱侧弯、髋关节脱位、足畸形）、胃食管反流或皮肤病变等。

3. HSP 的初步诊断主要依靠典型临床症状、阳性家族史，根据患者的起病年龄、首发症状、病情进展等，结合完整和规范的神经系统查体。临床诊断通常参照 HARDING 的诊断标准：a. 临床表现主要是双下肢无力、肌张力增高等上运动神经元受累症状，逐渐出现步态异常，进行性发展为双下肢痉挛性截瘫，部分患者可伴有尿频、尿急、认知障碍、癫痫发作、视力下降、锥体外系症状等；b. 神经系统检查主要为锥体束征，下肢较明显；c. 脑和脊髓 CT 或 MRI 检查多正常，但有部分患者可出现脊髓和（或）小脑萎缩，还可伴有胼胝体萎缩；d. 多有家族史，符合常染色体显性遗传、常染色体隐性遗传、X 连锁隐性遗传或线粒体母系遗传，偶有散发病例；e. 排除其他疾病所致的痉挛性截瘫，如脑性瘫痪、多发性硬化、肾上腺脑白质营养不良、运动神经元病等。HSP 的确诊必须依靠基因检测，但由于 HSP 的显著异质性并且很多亚型仍未被检测出，所以基因检测对于明确诊断也不总是可行的。

4. HSP 发生的分子机制比较复杂，有多条调控通路参与，一些 HSP 相关的蛋白参与了多种通路过程。HSP 相关的细胞信号通路包括：a. 轴突转运功能异常，如 SPG4、SPG10、SPG30；b. 内质网形成障碍及功能异常，如 SPG3A、SPG4、SPG6、SPG8、SPG12、SPG17、SPG31、CCT5；c. 线粒体功能异常及氧化应激，如 SPG7、SPG13、MT-ATP6；d. 髓鞘形成异常，如 SPG2、SPG35、SPG42、SPG44；e. 轴突发育异常，如 SPG1，SPG22；f. 核内体跨膜转运和囊泡形成异常，如 SPG47、SPG48、SPG50、SPG51、SPG52、SPG53；g. 脂质代谢异常，如 SPG17、SPG28、SPG5A；h. DNA 修复异常，如 SPG11、SPG15、SPG48；i. 自噬调控异常，如 SPG15。

5. HSP 应与下列疾病鉴别

（1）运动神经元病，特别是缓慢进展性 ALS 或原发性侧索硬化。当 ALS 累及双下肢且没有显著的肌萎缩和肌束颤动时，ALS 可类似于 HSP。但 ALS 的进展通常比 HSP 更迅速。原发性侧索硬化由于缺乏下运动神经元表现，与 HSP 类似。但与 HSP 不同的是，原发性侧索硬化通常还累及延髓肌和手臂。另外，ALS 和原发性侧索硬化中振动觉均不受累，但在 HSP 中常见振动觉异常。

（2）脊髓结构性损害，例如脊髓栓系综合征和脊髓压迫症。

（3）脑白质营养不良和脱髓鞘性疾病，如进展型多发性硬化、视神经脊髓炎谱系疾病、肾上腺脊髓神经病、球形细胞脑白质营养不良、佩-梅病（Pelizaeus-Merzbacher病）、异染性脑白质营养不良等。

（4）维生素 B_{12} 缺乏症和铜缺乏症所致神经功能缺损。

（5）自身免疫性和炎症性疾病，例如：系统性红斑狼疮、干燥综合征、抗磷脂综合征。

（6）血管畸形，最显著的是硬脊膜动静脉瘘，通常在40～50岁以后起病，表现为进展性或（较少见）波动性症状，包括无力、感觉障碍、步态异常、括约肌功能障碍和疼痛，有时因运动而加重。

（7）多巴反应性肌张力障碍，通常始于儿童期早期，使用相对小剂量的左旋多巴有效。

（8）代谢性疾病，例如：亚甲基四氢叶酸还原酶缺乏症和钴胺素C缺乏症、精氨酸酶缺乏症和尿素循环缺陷、生物素酶缺乏症、苯丙酮尿症、甘氨酸脑病、脑叶酸缺乏症、核苷磷酸化酶缺乏症、次黄嘌呤-鸟嘌呤磷酸核糖转移酶缺乏症。

（9）感染性疾病，如HTLV-1所致热带痉挛性截瘫、HIV、神经梅毒、神经系统莱姆病。

（10）伴显著痉挛的遗传性共济失调，如果共济失调仅限于痉挛的双下肢，则这些可表现为HSP样发病。例如某些脊髓小脑性共济失调、Friedreich共济失调。

第三节　腓骨肌萎缩症

长期医嘱	临时医嘱
神经内科护理常规	血常规、尿常规、粪常规
二级护理	血清生化全套
普通饮食	凝血功能
维生素 B_1　10mg po tid	血液传染病学检查（包括乙型肝炎、
维生素 B_{12}　500µg po tid	丙型肝炎、梅毒、艾滋病等）
维生素 C　300mg po tid❶	免疫固定电泳

续表

长期医嘱	临时医嘱
辅酶 Q$_{10}$　30mg po tid	胸部正侧位 X 线片
	心电图
	脊椎 X 线正侧位片 [2]
	腰椎穿刺检查（脑脊液常规、生化、免疫学）
	神经电生理检查（神经传导检测、针极肌电图、体感诱发电位等）[3]
	基因检测 [4]
	神经活检　prn [5]
	头颅核磁　prn
	眼科、康复科、矫形外科会诊
	神经心理科会诊

❶ 腓骨肌萎缩症（Charcot-Marie-Tooth disease，CMT）目前尚无特殊疗法，临床上主要采取对症支持治疗，如针对神经病理性疼痛和焦虑、抑郁给予相应的药物治疗，针对跟腱挛缩、足部畸形和足下垂等症状，应用踝足矫形器及定制矫形鞋以改善步态异常，减少绊倒、摔倒的风险。此外，康复治疗在 CMT 患者的管理中发挥着重要作用，其中运动疗法占主导地位。运动疗法可以增加肌肉力量、保护关节、避免肌肉挛缩、保持运动幅度、提高患者有氧运动能力。近年来，随着越来越多的致病基因被明确，靶向分子治疗成为了 CMT 治疗新的研究方向，如针对 CMT1A 主要由 *PMP22* 基因突变引起蛋白过度表达，从而导致脱髓鞘神经病变，有人研究了抗坏血酸（维生素 C，1 ~ 3g/d）对 CMT 的治疗作用，但并未显示有意义的疗效。PXT3003 是一种低剂量山梨醇、巴氯芬和纳曲酮的混合物，初步研究结果显示其在 CMT1A 治疗中是有效的。另外，也有关于钙调蛋白激酶Ⅱ抑制剂 KN93 治疗 CMT1X 和姜黄素治疗 CMT1B 的实验研究。针对 CMT2A，有研究表明大剂量辅酶 Q$_{10}$ 可

改善 CMT2A 伴视神经萎缩患者的视力障碍。

❷ 某些 CMT 亚型有骨骼异常如脊柱侧弯，应行脊椎正侧位 X 线片。CMT 患者腰穿脑脊液检查通常正常，少数患者蛋白含量可轻度增高，但若明显升高（如 > 1g/L）则需考虑 CIDP 等获得性周围神经病可能。

❸ 电生理检查对 CMT 的诊断、分型及鉴别诊断有重要意义。CMT 患者神经电生理多表现为慢性神经源性改变，下肢周围神经受累较上肢严重，感觉纤维受累较运动纤维严重，F 波潜伏期均有不同程度的延长或者 F 波未引出，下肢重于上肢。根据正中神经传导速度，可将 CMT 分为脱髓鞘型（CMT1 或 HMSN Ⅰ）和轴索型（CMT2 或 HMSN Ⅱ）两大亚型。正中神经运动传导速度 < 38m/s 时为 CMT1；当正中神经运动传导速度 > 45m/s，同时复合肌肉动作电位（CMAP）波幅降低时为 CMT2；当正中神经运动传导速度为 25 ～ 45m/s 时为中间型 CMT，需考虑 CMT1X。也有将运动神经传导速度 > 45m/s 为正常，35 ～ 45m/s 为中间，15 ～ 35m/s 为减慢，< 15m/s 为极慢的分类法。脱髓鞘型 CMT 的运动神经传导速度通常均匀减慢，若节段性运动神经传导检测出现明显的波形离散、传导阻滞通常提示 CIDP 可能性大。但在 *MPZ* 基因突变的 CMT1B 中，偶尔会出现传导阻滞；CMT1X 中，有时可有不对称的传导速度减慢以及明显的波形离散甚至传导阻滞。

❹ 拟诊 CMT 者通过基因检测有可能明确诊断以及确定 CMT 亚型。首先，应进行详细的病史采集，根据家系发病情况分析属于常染色体显性（AD）、常染色体隐性（AR）还是 X 染色体连锁遗传。对于没有提供阳性家族史的患者，可能并非其家族成员均未患病，而是因为家族内不同患者临床表现变异较大，部分患者症状和体征轻微，也没有进行临床体检及电生理检测。第二，通过神经电生理检查明确是脱髓鞘型还是轴索型。第三，根据以上信息，制订合理的基因检测策略。迄今为止，已有 100 余种基因和 CMT 相关，PMP22、缝隙连接蛋白 B1（GJB1）、线粒体融合蛋白 2（MFN2）和髓鞘蛋白零（MPZ）基因是 CMT 患者最常见的 4 种致病基因，占已确诊 CMT 患者的 90% 以上。除 *PMP22* 基因重复或缺失突变

采用多重连接探针扩增技术（MLPA）之外，NGS 已成为检测 CMT 其他所有已知致病基因的一线方法。如发现已报道的相关基因致病突变，结合典型的临床表现及神经传导检测结果则可诊断为 CMT 的相应类型。对于既往没有报道的可能的致病突变，应进一步行家系验证，若家系中患病成员均携带这一突变，则考虑该突变导致 CMT 相应类型的可能性大，可进一步构建细胞模型或动物模型进行验证；若家系中无其他患病成员且均不携带这一突变，则考虑这一突变可能为新发（de novo）突变，可进行生物信息学分析其是否致病，根据生物信息学分析结果决定是否构建细胞模型或动物模型进行验证；若家系中无其他患病成员，且健康家系成员也携带这一突变，则考虑这一突变不致病。临床拟诊的 CMT 患者约 60% 可得到基因确诊。若基因检测未发现致病基因，通常考虑：a. 其他类型的遗传性周围神经病，如 HMN、HSAN 等，可进一步行相关基因检测；b. 其他类型的获得性周围神经病，如慢性炎症性脱髓鞘性多发性神经病等；c. 部分基因存在启动子区域甲基化或者突变，从而影响基因功能而致病；d. 尚未报道的新的 CMT 致病基因。

❺ 随着基因检测方法应用，绝大多数疑诊病例无须进行神经活检。但当临床及肌电图不典型时，可通过神经活检来协助诊断和鉴别诊断。在常染色体显性 CMT1 中，神经活检可见典型的"洋葱球"表现；在常染色体显性 CMT2 中，神经活检表现为轴索丢失和再生；在 CMTX 中，神经活检可见不同程度的脱髓鞘和轴索丢失并存，可为原发性脱髓鞘或原发性轴索变性；在常染色体隐性 CMT1（又称为 CMT4，为脱髓鞘型）神经活检可见显著脱髓鞘，较常染色体显性 CMT1 严重，并继发轴索变性。在常染色体隐性 CMT2 中，神经活检可见有髓神经纤维数量严重减少，较常染色体显性 CMT2 严重，无脱髓鞘和髓鞘再生的证据。由此可见，神经活检能发现周围神经病变，对 CMT 的诊断和分型有一定提示意义，同时鉴别是否存在后天获得性神经病变，如炎性脱髓鞘、血管炎等，但无法像基因诊断一样明确 CMT 分型。值得注意的是大多数常染色体隐性 CMT 起病更早，病情进展更快，从而导致更严重的肢体远端畸形，如高弓足、爪形手，甚至是脊柱畸形。

588 | 神经内科医嘱速查手册 第3版

注：1. 遗传性周围神经病（hereditary peripheral neuropathies, HPN）不仅包括遗传性运动和感觉神经病（hereditary motor and sensory neuropathies, HMSN），也包括遗传性感觉神经病（hereditary sensory neuropathies, HSN）、遗传性感觉和自主神经病（hereditary sensory and autonomic neuropathies, HSAN）、远端遗传性运动神经病（distal hereditary motor neuropathies, dHMN）以及家族性淀粉样变性、Fabry病、Refsum病、丹吉尔病和一些线粒体病等。遗传性运动和感觉神经病，又称为腓骨肌萎缩症（CMT），由法国神经病学家 Charcot 和 Marie 以及英国神经病学家 Tooth 于1886年率先报告，是临床最常见的具有高度临床异质性和遗传异质性的周围神经系统单基因遗传病，患病率约为 1/2500。通常于儿童期或青少年期发病，临床主要表现为慢性进行性四肢远端肌无力和肌萎缩、感觉减退和腱反射消失，伴高弓足和脊柱侧弯等骨骼畸形。多数患者疾病进展缓慢，出现轻至中度功能损害，但不影响预期寿命。目前已发现 CMT 的致病基因有 100 多个，这些基因不仅涉及髓鞘相关蛋白（如PMP22），也涉及施旺细胞和神经元的线粒体、内质网、胞内分选和细胞信号通路以及轴浆运输、突触传递等相关蛋白。最常见的是 *PMP22* 基因，该基因位于 17 号染色体短臂（17p11.2）长度为 1.4Mb 的区域（此区域共包含9个基因），该区域发生重复突变（3个拷贝数的 PMP22 造成蛋白过度表达）导致 CMT1A，若发生缺失突变则导致遗传性压力易感性神经病（hereditary neuropathy with pressure palsies, HNPP）。另外常见的基因为 *GJB1*（CMTX1）、*MFN2*（CMT2A）和 *MPZ*（CMT1B），这4个基因5种突变类型可解释 > 90% 的 CMT 病例。

2. CMT 临床异质性很大，其起病年龄、轻重程度以及临床表现在不同基因型、不同个体间可能有较大差异。此外，在同一个 CMT 家系中，家系成员在发病年龄、临床表现等方面也可存在一定差异：家系中部分患者可能存在基因突变，但无肌无力和肌萎缩，仅有弓形足和神经传导速度减慢，有的甚至完全无临床症状。典型的 CMT 表现为长度依赖性运动和感觉周围神经病，出现远端肌无力、肌萎缩、感觉缺失及足部畸形（如高弓足），查体时发现腱反射减弱或消失。大部分患者 10 ~ 20 岁时出现症状，随着年龄增长，肌无力及感觉缺失呈缓慢进展和恶化。CMT 患者下肢肌萎缩多不超过大腿的下 1/3，呈"倒立的香槟酒瓶"状（称为"鹤腿"），上肢肌萎缩多从手部小肌肉开始，但通常不超过前臂下 1/3 部位，双手肌萎缩可呈"爪形手"。神经传导检测提示脱髓鞘或轴索受损。CMT 患者电生理损害与临床感觉障碍并不平行（电生理证据＞临床证据），患者无主观感觉障碍且临床体检感觉正常，而感觉神经传导检测常不能引出波形，称为"感觉重塑"（CMT 患者在长期的病程中，逐步形成了中枢节段感知功能重塑，进而产生中枢感觉放大效应，从而使患者的感知觉被放大至"正常"水平）。CMT 各基因型其临床表现有共性也有个性。有些基因型可出现另外的其他临床表现，如出现认知功能进行性减退伴耳聋提示为 *DNMT1* 突变，下肢痉挛提示 *BSCL2* 或 *KIF5A* 突变，视神经萎缩提示 *MFN2* 或 *GDAP1* 突变，声带麻痹提示 *TRPV4*、*SLC5A7* 或 *DCTN1* 突变，阿罗瞳孔常提示为 *MPZ* 突变、短暂性中枢神经系统症状伴白质脑病提示 *GJB1* 突变，脊柱侧弯提示 *MFN2*、*TRPV4* 或 *GARS* 突变等。另外有些 CMT 基因型可出现锥体束征，需与肌萎缩侧索硬化鉴别。

3. 腓骨肌萎缩症分类方案见 12-4 表。另外，CMT3 特指德热里纳-索塔斯综合征，即先天或早发型（婴儿型）严重低髓鞘化周围神经病，而不管其遗传方式如何。有文献提出 HMSN 5 型为脊髓型 CMT，伴锥体束征，因 *MFN2*、*BSCL2*、*GJB1* 突变所致的常染色体显性周围神经病。HMSN6 型指视神经型 CMT，因 *MFN2* 突变的常染色体显性和 *PRPS1* 突变所致的常染色体隐性 CMT。HMSN5 和 HMSN6 型电生理均以轴索性为著，通常尺神经传导速度＞45m/s。

4. CMT 的诊断流程一般分三步进行。

（1）建立周围神经病的诊断 大部分患者表现为长度依赖性的肌无力和（或）感觉缺失，自下肢远端向近端发展，当发展到膝部时，手开始受累，可通过神经传导或肌电图等检查来验证。

（2）疑诊遗传性周围神经病

a. 有家族史（大家系多人发病）。

b. 隐袭起病，慢性进展（数年）。

c. 发病年龄可早至 10 岁前，也可晚至 40 岁后。

d. 发育里程碑可正常或异常，询问运动鞋磨损及体育成绩等。

表 12-4 腓骨肌萎缩症分类方案

类型	病理/表型	遗传方式	占CMT百分比	亚型/基因或染色体
CMT1	髓鞘异常；远端无力、萎缩及感觉缺失；起病：约5~20岁；运动神经传导速度<38m/s	常染色体显性	50~80	CMT1A/PMP22, CMT1B/MPZ CMT1C/LITAF, CMT1D/EGR2 CMT1E/PMP22, CMT1F/2E/NEFL
CMT2	轴索变性；远端无力和萎缩，不同程度地感觉受累；可复杂而严重；运动神经传导速度>38m/s；起病年龄：不确定	常染色体显性	10~15	CMT2A/MFN2, CMT2B/RAB7A CMT2C/TRPV4, CMT2D/GARS CMT2E/1F/NEFL, CMT2F/HSPB1 CMT2G/12q12-q13 CMT2H/2K/GDAP1 CMT2I/2J/MPZ, CMT2L/HSPB8 CMT2M/SYNM, CMT2N/AARS CMT2O/DYNC1H1 CMT2P/LRSAM1, CMT2S/IGHMBP2 CMT2T/DNAJB2, CMT2U/MARS

续表

类型	病理/表型	遗传方式	占CMT百分比	亚型/基因或染色体
中间型	脱髓鞘和轴索变性；运动神经传导速度 >25m/s 并 <38m/s	常染色体显性	小于4	DI-CMTA/未知 DI-CMTB/DNM2, DI-CMTC/YARS DI-CMTD/MPZ, DI-CMTF/GNB4
CMT4	脱髓鞘；隐性遗传；不同表现/表型	常染色体隐性	罕见	CMT4A/GDAP1, CMT4B1/MTMR2 CMT4B2/SBF2, CMT4B3/SBF1 CMT4C/SH3TC2, CMT4D/NDRG1 CMT4E/EGR2, CMT4F/PRX CMT4G/HK1, CMT4H/FGD4 CMT4J/FIG4, CMT2B1/LMNA CMT2B2/MED25
CMTX	轴索变性伴髓鞘异常	X连锁	10～15	CMTX1/GJB1, CMTX2/Xp22.2 CMTX3/未知, CMTX4/AIFM1 CMTX5/PRPS1, CMTX6/PDK3

说明：CMT为腓骨肌萎缩症；DI为显性中间型。

e. 神经传导检测对诊断脱髓鞘 CMT 有帮助, 典型者表现为传导速度均匀减慢。

f. 畸形足 (高弓足、槌状趾、扁平足)。

g. 治疗无效的 CIDP 需怀疑遗传性。

(3) 明确 CMT 及相关疾病 根据临床表型确立基因检测方向、可能的遗传方式 (常显、常隐、X 连锁、母系)、是脱髓鞘性或轴索性 (<38m/s 或>38m/s)、累及的周围神经神经以运动神经为主,感觉神经为主, 或运动神经 + 感觉神经。

5. CMTX1 是除 CMT1A 之外最常见的 CMT 亚型, 由编码连接蛋白 32 (connexin32) 的 *GJB1* 基因突变导致。CMTX1 通常具有 CMT 的典型临床表现, 男性患者常可观察到不对称运动、感觉障碍, 而女性患者由于 X 染色体失活, 临床表现可能较轻微甚至无症状。正中神经运动传导速度为 25 ~ 40m/s, 神经活检可见不同程度脱髓鞘和轴索丢失并存。CMTX1 还可出现中枢神经系统损害表现, *R22Q*、*T55I*、*R75W*、*E102del*、*V139M*、*R142W*、*R164W*、*R164Q*、*C168Y* 以及 *V177A* 突变均可出现急性、短暂性、卒中样脑病, 这可能与中枢神经系统髓鞘病变有关。

6. 遗传性压力易感性周围神经病 (hereditary neuropathy with liability to pressure palsies, HNPP) 是以在易卡压部位神经受到轻微牵拉或压迫后出现受累神经支配区域的麻木、无力为特征的一种常染色体显性遗传的周围神经病。大约 85% 的 HNPP 是由染色体 17p11.2 上含 *PMP22* 基因在内的 1.5Mb 片段的缺失突变所致, 而该区域基因的重复突变可引起腓骨肌萎缩症 1A 型 (CMT1A)。产生缺失或重复突变的原因可能是在精子形成过程中非姐妹染色单体的不等交换所致。另有一小部分 (约 15%) 的 HNPP 为 *PMP22* 基因各种点突变所致, 包括无义突变、错义突变、移码突变或剪接部位突变等。HNPP 与 CMT1A 的鉴别诊断, 见表 12-5。

HNPP 好发于 20 ~ 30 岁, 典型 HNPP 患者大多有阳性家族史, 急性或亚急性起病, 主要表现为反复发作的单神经病或多神经病, 多以感觉运动性神经病为主, 少数可表现为纯感觉性或纯运动性神经病, 感觉症状几乎均为非疼痛性的感觉障碍。临床症状常发生在神经易受压部位, 如腓神经的腓骨小头部位、尺神经的肘部、正中

表 12-5 CMT1A 与 HNPP 的鉴别诊断

	CMT1A（*PMP22* 重复）	HNPP（*PMP22* 缺失）
临床特点	起病年龄多在 20 岁前	无痛性麻木，肌无力和肌萎缩，可复发，呈局灶性
	主要症状是走路或跑步困难	之前有轻微的神经压迫
	远端对称性肌无力、肌萎缩，下肢重于上肢	起病年龄大多在 10～20 多岁
	高弓足很常见	高弓足见于 4%～47% 的患者
	感觉症状（手袜套分布）常不明显，下肢重于上肢	50% 的发作通常在数天内到数周内完全恢复
	疼痛很常见	很少有严重后遗症
	腱反射消失或减低	家庭内患者临床变异很大
	患者之间，甚至在家庭内部，有很大的临床差异	—
电生理特点	均匀、弥漫 MCV 和 SCV 减慢	远端运动潜伏期延长，特别是正中神经和腓神经
	CMAP 波幅下降，特别是下肢远端	卡压部位运动传导速度减慢
	SNAP 波幅常下降或消失	其他节段 MCV 正常或轻度减慢
	—	SCV 减慢，SNAP 波幅常下降
神经病理特点	整个神经全长髓鞘异常洋葱球形成 有髓神经纤维密度下降	节段性脱髓鞘和髓鞘再生腊肠样病理特征，但并非特异 大纤维不同程度丢失

神经的腕部，桡神经或臂丛神经也可受累。该病多于数天、数周或数月内完全恢复，少数可遗留部分神经功能缺损，严重时可出现肌肉萎缩。

HNPP具有明显的临床异质性。除上述典型的临床表现外，部分患者还可出现非典型的临床症状，包括慢性尺神经病、反复发作的臂丛神经麻痹、腕管综合征、短暂复发性感觉位置觉减退、慢性感觉性或感觉运动性多发性神经病、腓骨肌萎缩症样表现、吉兰-巴雷综合征样表现等，少见的如腋神经也可受累。极少数HNPP患者亦发现脑神经（如动眼神经、三叉神经、面神经、听神经、舌下神经等）受损的临床症状。HNPP不仅有周围神经受损，也可累及中枢神经系统，引起脑白质异常和认知障碍。

HNPP患者神经系统查体显示受累神经支配区出现肌肉无力和感觉异常，腱反射减退或消失，而高弓足和脊柱侧弯较罕见。脑神经及中枢神经系统受累的HNPP患者可出现相应的体征。还有约10%～15%的基因突变携带者神经系统查体无异常。

神经电生理检查是HNPP的一项重要的早期诊断工具。HNPP具有特征性的电生理表现，即非对称性局灶性感觉运动神经传导速度减慢，在易卡压部位更易出现，而非卡压部位神经传导速度通常正常或轻度减慢。HNPP患者临床症状与电生理检查异常具有不一致性，即无论有无临床症状、神经是否受累，都可以出现神经电生理检查异常。

HNPP周围神经活检中较为特征的病理改变是：局灶性髓鞘增厚和节段性脱髓鞘。局灶性增厚的髓鞘不实而松散，其间含有正常的髓鞘区域，沿神经纤维纵轴看酷似腊肠，而被称为腊肠样结构。但腊肠样结构并非HNPP所特有，CMT、抗髓鞘相关糖蛋白神经病、慢性炎性脱髓鞘性神经病等疾病也可出现类似病理表现。

HNPP的诊断依据：a.反复发作性单神经或多神经麻痹；b.神经电生理检查有弥漫神经传导速度异常；c.大多有阳性家族史；d.周围神经病理有腊肠样结构形成；e.基因诊断：基因检测有17p11.2上含 *PMP22* 基因、长约1.5Mb的大片段缺失或 *PMP22* 基因点突变。

第四节　急性间歇性卟啉病

长期医嘱	临时医嘱
神经内科护理常规	血常规 + 外周血涂片
一级护理	尿常规、粪常规 + 隐血试验
高糖饮食	血生化全套（肝肾功能、电解质、血糖血脂等）
病重通知　prn	
心电监测　prn	凝血功能
测生命体征（P、R、BP、瞳孔、神志）	血液系统（铁蛋白、维生素 B_{12}、叶酸）
维生素 B_1 注射液　100mg im qd	晒尿试验 ❹
甲钴胺注射液　500μg im qd	毒物筛查（注意铅）❺
10% 葡萄糖注射液　500mL iv gtt bid❶	血、尿淀粉酶 ❻
	血乳酸测定
血红素（IHT）　iv gtt（3 ~ 4）mg/（kg·d）❷	尿卟啉定性试验
	24h 尿 PBG 测定
硫酸羟氯喹　200mg po bid prn❸	24h 尿 ALA 测定
维生素 B_6　10mg po tid	血清酶 HMBS 活性测定
	血沉、C 反应蛋白、免疫全套、抗中性粒细胞胞质抗体（ANCA）等
	血液传染病学检查（包括乙型肝炎、丙型肝炎、梅毒、艾滋病等）
	血、尿免疫固定电泳
	肿瘤标志物
	心电图、超声心动图
	CR 胸部正侧位 + 腹部平片

续表

长期医嘱	临时医嘱
	腹部电脑超声 / 泌尿系超声 / 妇科多系统超声
	电子胃镜、肠镜检查或腹部 CT　prn
	神经电生理（针极肌电图、神经传导速度、F 波、交感皮肤反应、感觉定量测定等）❼
	头颅 MRI 检查（MRI+DWI）❽
	脑电图
	基因检测 ❾
	外科会诊、精神科会诊

❶ 急性间歇性卟啉病（acute intermittent porphyria，AIP）发作时采用高碳水化合物疗法，可静脉补充葡萄糖，或口服高糖饮食。葡萄糖可抑制肝脏 δ-氨基-γ-酮戊酸合成酶（ALAS1）转录，从而使 δ-氨基-γ-酮戊酸（ALA）和胆色素原（PBG，ALA 脱水转化）合成减少。如果患者病情较轻（未出现虚弱、呕吐或低钠血症），建议在开始具体治疗前 48 h 进行高碳水化合物饮食。如果病情较重，常静脉输注葡萄糖（300 ～ 500g/d）。如果病情持续影响进食，则需要更全面的肠外营养方案。目前认为，输注葡萄糖的方案最容易获得，但是效果相对较弱，且因大量游离水的稀释作用会加重低钠血症，在应用时需密切监测电解质。有学者认为葡萄糖和胰岛素的联合治疗可能更有效。

❷ 血红素（IHT）为目前治疗 AIP 首选的特异性药物。血红素不仅通过负反馈下调 ALAS1 的转录，还可通过干扰 mRNA 的稳定性或阻断成熟酶进入线粒体来降低肝脏的 ALAS1 水平。由于血红素治疗起效慢，在重症急性发作时应立即给予静脉血红素治疗，并维持治疗 4d [3 ～ 4mg/（kg·d）]。通常在治疗第 3d 出现尿液和血清 PBG 降低。预防性输注血红素治疗可减少 AIP 急性发作的发生率。目前上市的血红素药物有美国的高铁血红素（hydroxyheme，

商品名为 Panhematin）和欧洲的血红素精氨酸（hemearginate，商品名为 Normosang）。

❸ 氯喹（或羟氯喹）能够动员肝细胞卟啉代谢并促进其经尿液的排泄，故可用于治疗卟啉病。但应避免氯喹的大剂量应用，以防出现类肝炎综合征。卟啉病有时合并维生素 B_6 缺乏，每天可常规补充维生素 B_6。其他对症药物，轻度疼痛可选用对乙酰氨基酚，对于严重疼痛最好选择非肠道麻醉剂（吗啡、海洛因和芬太尼）。对于恶心和呕吐，可以用奋乃静、普马嗪或昂丹司琼控制，但使用甲氧氯普胺被认为是不安全的。对于心动过速和高血压，首选的药物是 β 受体阻滞剂、血管紧张素转换酶抑制剂和钙通道阻滞剂（如地尔硫䓬）。许多的抗癫痫药物都可以诱发 AIP 的急性发作，如果患者出现癫痫发作，可以用地西泮、氯硝西泮或硫酸镁控制，禁止使用巴比妥类药物。若出现精神相关症状可予氟西汀、舍曲林治疗抑郁，锂剂治疗躁狂，三唑仑和替马西泮（羟基安定）控制焦虑，同时起镇静作用。当肌无力累及肋间肌、膈肌等呼吸肌群时，需尽早开放气道辅助患者通气。另外。卟啉病患者多出现低钠血症，需注意纠正。AIP 继发出现低钠血症的原因主要是具有神经毒性的卟啉前体物质积累，作用于无血脑屏障保护的下丘脑，导致抗利尿激素的分泌失调，而使体内水分潴留、尿钠增加以及出现稀释性低钠血症（即抗利尿激素分泌失调综合征），故需限液治疗。许多药物可增强 ALA 合成酶的作用如苯巴比妥类、苯妥英钠、麻醉药、雌激素、避孕药、磺胺药、灰黄霉素等可增强 ALA 合成酶的作用，可能会诱发卟啉病的急性发作，临床用药时应谨慎选择。

❹ 卟啉病发作时大量的 ALA 和尿胆色素原（即尿卟胆原，PBG）由尿中排出，刚排出新鲜尿尿色正常，经过一段时间，尤其在阳光下暴露后，在紫外线光照作用下可转变为发出红色荧光的尿卟啉和卟胆素，故尿液在阳光暴晒下变为暗红色 / 酒红色，亦有一定的诊断提示作用，该方法可用于无条件进行尿卟啉、尿 PBG 检测的基层单位。因卟胆原与二甲氨基苯甲醛可呈红色反应，此即卟胆原定性试验（沃森-施瓦茨二氏试验），用以诊断该病。

❺ 铅中毒和卟啉病均可有肢体瘫痪、腹痛、心律失常、高血压和脑病，且铅中毒也可有卟啉代谢障碍，二者易混淆。在卟啉代谢

过程中，铅至少对 δ-氨基-γ-酮丙酸脱水酶（ALAD）、粪卟啉原氧化酶和亚铁络合酶有抑制作用。由于铅抑制 ALAD，因而使 ALA 形成卟胆原受到抑制，结果血中 ALA 增多，由尿排出；铅抑制粪卟啉原氧化酶，阻碍粪卟啉原Ⅲ氧化为原卟啉Ⅸ，结果使血中粪卟啉增多，尿排出粪卟啉增多；铅抑制亚铁络合酶，使原卟啉Ⅸ不能与二价铁结合为血红素，红细胞中原卟啉（EP）增多，可与红细胞线粒体内含量丰富的锌结合，导致锌原卟啉（ZPP）增加。所以尿中 ALA、粪卟啉及血液中 EP 或 ZPP 测定都是铅中毒的诊断指标。因为铅中毒时尿中粪卟啉和 ALA 的排除量明显增加，而尿中尿卟啉和卟吩胆红素原仅有轻度升高，此点与卟啉病不同，另外铅中毒时血铅水平升高以及外周血涂片可见嗜碱性点彩红细胞可资二者进行鉴别。

❻ AIP 常表现为急性腹痛发作，故首先应与腹内疾病如急性胃肠炎、急性胰腺炎、不完全性肠梗阻、胃肠道穿孔、急性阑尾炎引起的急性腹痛相鉴别，因此需行腹部 B 超，腹部平片或 CT 以及血、尿淀粉酶等相关检查。线粒体神经胃肠型脑肌病（MNGIE）临床可表现为腹痛、神经系统症状等，易与 AIP 混淆，但是线粒体神经胃肠型脑肌病以线粒体结构或功能异常为病因，血乳酸水平升高有一定提示意义，可通过头颅影像学检查、肌肉活检和基因检测相鉴别。另外临床表现痛性周围神经病如淀粉样变周围神经病、血管炎性周围神经病、急性感觉自主神经病、Fabry 病等也应鉴别之。

❼ AIP 的周围神经病变典型者表现为急性运动神经轴索损害，80% 的患者主要累及近端肌肉，其中累及上肢者可达 50%，多表现为肌无力（可由单肢肌无力进展直至四肢松弛性瘫痪）。感觉系统受累发生率约 60%，约半数累及腰背部，其余则呈现"手套-袜套样"感觉障碍分布，表现形式可为神经痛、痛觉减退或麻木，而痛觉消失者较少见。约 75% 可出现脑神经受累，且脑神经病变通常发生在肢体及躯干受累之后，常波及面神经及迷走神经，也可累及三叉神经、舌下神经、副神经及动眼神经。

❽ 卟啉病头颅影像学表现：a. 皮质及皮质下白质病变，以白质受累为主。MRI 表现为长 T1、长 T2 信号，DWI 相上多呈低信号，ADC 呈高信号，FLAIR 相呈较高信号。b. 脑缺血性病变：急性发

作患者中，可逆与不可逆性缺血改变均有出现。前者如血管严重痉挛导致动脉可逆性狭窄，两周后复查未见器质性病变；后者可在MRI 成像显示软化灶。有文献报道，急性血卟啉病患者有类似前循环卒中表现，头颅 MRI 示非对称性异常信号以及弥散受限。c. 双侧深部灰质核团对称性病变，累及尾状核头及豆状核、丘脑，病变呈长 T1 长 T2 信号，FLAIR 相为高信号，DWI 信号稍高，ADC 相呈高或低信号。推测可能与卟啉及其代谢前体产物的毒性作用，频繁痫性发作导致的缺氧性脑病等因素有关。此外，血卟啉病患者有时可出现低钠血症，此种情况下如血钠速度纠正过快亦可能导致髓鞘溶解的发生。

❾ 生理条件下，人体内卟啉以琥珀酰 CoA 与甘氨酸作为原料，在 δ-氨基-γ-酮戊酸合成酶（ALAS）作用下生成 δ-氨基-γ-酮戊酸，后者在 ALA 脱水酶作用生成胆色素原（PBG），而后相继在 PBG 脱氨酶、尿卟啉原Ⅲ聚合酶（UROS）、尿卟啉原脱羧酶、粪卟啉原氧化酶、原卟啉原氧化酶作用下转化为粪卟啉原Ⅲ、原卟啉原Ⅸ和原卟啉Ⅸ，最后在亚铁螯合酶催化作用下，将铁离子嵌入血卟啉原内以生成血红素。上述血红素生物合成途径中的酶缺乏即可导致原发性卟啉病，涉及的基因见表 12-6。急性间歇性卟啉病是其中较常见的一种类型，因 11 号染色体的卟胆原脱氨酶（PBGD）基因缺陷所致。

注：1. 卟啉病（porphyria）是由血红素合成过程中各种酶基因的遗传编码突变引起血红素生成障碍的一类先天代谢性疾病，血红素合成障碍致卟啉或卟啉前体过度产生并在组织中蓄积，从而产生临床症状。根据代谢部位，血卟啉病分为肝细胞性血卟啉病及红细胞生成性血卟啉病，肝细胞性血卟啉病又分为急性肝性血卟啉病及慢性肝性血卟啉病。急性肝性血卟啉病又分为急性间歇性卟啉病（AIP）、混合型血卟啉病（VP）、遗传性粪卟啉病（HCP）、ALAD缺乏性血卟啉病（ALADP）；慢性肝性血卟啉病又分为迟发性皮肤型血卟啉病（PCT）、肝性红细胞生成性血卟啉病（HEP）。红细胞生成性血卟啉病又分为红细胞生成性原卟啉病（EPP）及先天性红细胞生成性卟啉病（CEP）。临床上最常见的 3 种类型包括 AIP、PCT 和 EPP。

2. 急性间歇性血卟啉病（AIP）是卟啉病中较多见的一种，为

表 12-6 原发性卟啉病的相关酶和基因

遗传类型	疾病分类	致病酶及发生情况	基因	外显子
AD	迟发性皮肤型卟啉病（PCT）	尿卟啉原脱羧酶缺乏、较多见，遗传性家族少见，多散发性	UROD	10
	红细胞生成原卟啉病（又称原卟啉病，EPP）	亚铁螯合酶基因缺陷、较多见，常有家族史	FECH	11
	急性间歇性卟啉病（AIP）	卟胆原脱氨酶缺陷，较常见	PBGD	15
	遗传性粪卟啉病（HCP）	粪卟啉原氧化酶缺陷，较少见	CPOX	7
	混合型卟啉病（又称杂色卟啉病，VP）	原卟啉原氧化酶缺陷	PPOX	12
	肝红细胞生成性卟啉病（HEP）	尿卟啉原脱羧酶缺乏、罕见	UROD	10
	先天性红细胞生成性卟啉病（CEP）	尿卟啉原Ⅲ合成酶缺陷，较少见	UROS	9
AR	δ-氨基-γ-酮戊酸脱水酶缺陷型卟啉病（ALADP）	δ-氨基-γ-酮戊酸脱水酶缺陷	ALAD	11
	三羧基卟啉病	粪卟啉原氧化酶缺陷所引起、是遗传性粪卟啉病的一种变型，只有纯合子才发病	CPOX	7

常染色体显性遗传，是由于卟啉在合成血红素过程中，因卟胆原脱氨酶缺乏，体内卟胆原积聚，导致血红素生成障碍，临床表现以突然发作的腹痛、末梢神经炎、精神失常及紫红色尿（称为"4P"）为特点。患者的此酶活性大约只有正常人的50%，卟胆原脱氨酶PBGD基因位于11q23.3区，全长11kb，包含15个外显子和2个不同的启动子。目前已发现近500种基因突变，基因突变既可以发生在外显子，也可以发生在内含子上的剪切位点区域。包括错义、无义、移码突变及框内缺失和插入等。由于卟胆原等代谢产物堆积可损害周围神经，出现肢体之力甚至呼吸麻痹；影响大脑皮质可导致癫痫；影响下丘脑的功能诱发抗利尿激素分泌异常综合征，导致顽固性低钠血症；影响自主神经可致交感神经亢进出现心动过速和高血压以及便秘等。同时，AIP导致血红素生成障碍，通过色氨酸影响5-羟色胺代谢，导致脑、胃肠等组织内5-羟色胺增加，引起神经传递功能异常，导致精神异常等表现；卟胆原还可以直接刺激胃肠道平滑肌引起腹部痉挛疼痛。有些患者在早期因仅仅是腹痛，容易被误诊收到外科进行手术治疗。此外，临床中也不是每个病例都有明显的贫血，有些患者血红蛋白可以略低，甚至正常。

3. AIP急性发作期临床表现：a.腹痛，常为绞痛，难以忍受，不易定位，疼痛可累及腰背部、外生殖器及大腿等部位，腹部大多没有明显压痛，不伴有腹肌紧张和腹膜刺激征；b.恶心、呕吐、腹胀、便秘；c.尿色变深，光线暴露后尿色加深为紫红色；d.高血压、心动过速，有时心律失常；e.痉挛，常与低钠血症有关；f.激动、失眠、意识模糊、精神异常、幻觉、行为异常；g.神经系统方面的症状可以多种多样。周围神经受累类似末梢神经炎，有四肢神经痛、痛觉减退或麻木感，但检查时痛觉的消失较少见。末梢神经累及时，可双侧可不对称。周围运动神经病变，可出现运动方面的症状，如肌无力、垂腕、垂足及四肢弛缓性瘫痪等。可伴有肌肉剧痛，特别是小腿。受累肌群可发生萎缩，肌腱反射减低或消失，但缓解时又可恢复。腹部、肋间或膈肌瘫痪导致呼吸麻痹或呼吸停止。上运动神经元瘫痪罕见。累及脑神经出现眼肌麻痹、视神经萎缩、面神经瘫痪；舌咽、迷走神经受累出现声嘶、呃逆和吞咽困难等症状。自主神经症状是经常存在的症状之一，如窦性心动过速，与迷走神经病变有关，短暂高血压亦多见。精神方面有性格改变、神经衰弱、癔症样发作，不少患者在急性发作之前常有精神紧张、烦躁不安、容易激动，甚至出现幻觉、狂躁、语无伦次等。个别患者可暂时失明，最严重者可发生惊厥，甚至昏迷。

4. 成熟红细胞中，血红蛋白（hemoglolin, Hb）占红细胞内蛋白质总量的95%，它是血液运输 O_2 的最重要物质，和 CO_2 的运输亦有一定关系。血红蛋白是由4个亚基组成的四聚体，每一亚基由一分子珠蛋白（globin）与一分子血红素（heme）缔合而成。血红素也是其他一些蛋白质，如肌红蛋白（myoglobin）、过氧化氢酶（catalase）、过氧化物酶（peroxidase）等的辅基。一般细胞均可合成血红素，且合成通路相同。在人红细胞中，血红素的合成从早幼红细胞开始，直到网织红细胞阶段仍可合成。而成熟红细胞不再有血红素的合成。

5. 血红素合成的基本原料是甘氨酸、琥珀酰辅酶A及 Fe^{2+}，合成的起始和终末过程均在线粒体，而中间阶段在胞液中进行。合成过程分为如下四个步骤。

（1）δ-氨基-γ-酮戊酸（ALA）的生成　在线粒体中，首先由甘氨酸和琥珀酰辅酶A在ALA合成酶（ALAS）的催化下缩合生成ALA。其辅酶为磷酸吡哆醛。此酶为血红素合成的限速酶，受血红素的反馈抑制。

（2）卟胆原的生成　线粒体生成的ALA进入胞液中，在ALA脱水酶（ALAD）的催化下，二分子ALA脱水缩合成一分子卟胆原（PBG）。

（3）尿卟啉原和粪卟啉原的生成　在胞液中，四分子PBG脱氨缩合生成一分子尿卟啉原Ⅲ（UPG Ⅲ）。此反应过程需两种酶即尿卟啉原合酶又称卟胆原脱氨酶（PBGD）和尿卟啉原Ⅲ同合酶（UPG Ⅲ cosynthase）。首先，PBG在尿卟啉原合酶作用下，脱氨缩合生成线状四吡咯，再由尿卟啉原Ⅲ同合酶催化，环化生成尿卟啉原Ⅲ。无尿卟啉原Ⅲ同合酶时，线状四吡咯可自然环化成尿卟啉原Ⅰ（UPG Ⅰ），两种尿卟啉原的区别在于：UPG Ⅰ第7位结合的是乙酸基，第8位为丙酸基；而UPG Ⅲ则与之相反，第7位是丙酸基，第8位是乙酸基。正常情况下UPG Ⅲ与UPG Ⅰ为10000∶1。尿卟啉原Ⅲ进一步经尿卟啉原Ⅲ脱羧酶催化，使其四个乙酸基（A）脱羧变为甲基（M），从而生成粪卟啉原Ⅲ（CPGⅢ）。

（4）血红素的生成　胞液中生成的粪卟啉原Ⅲ再进入线粒体中，在粪卟啉原氧化脱羧酶作用下，使2、4位的丙酸基（P）脱羧脱氢生成乙烯基（V），生成原卟啉原Ⅸ。再经原卟啉原Ⅸ氧化酶催化脱氢，使连接4个吡咯环的甲烯基氧化成甲炔基，生成原卟啉Ⅸ。最后在亚铁螯合酶催化下和 Fe^{2+} 结合生成血红素。血红素生成后从线粒体转入胞液，与珠蛋白结合而成为血红蛋白。正常成人每天合成6g Hb，相当于合成210mg血红素。

6.血红素的合成受多种因素的调节，其中主要是调节 ALA 的生成。

（1）ALA 合成酶血红素合成酶系中，ALA 合成酶是限速酶，其量最少。血红素对此酶有反馈抑制作用。目前认为，血红素在体内可与阻遏蛋白结合，形成有活性的阻遏蛋白，从而抑制 ALA 合成酶的合成。此外，血红素还具有直接的负反馈调节 ALA 合成酶活性的作用。正常情况下血红素生成后很快与珠蛋白结合，但当血红素合成过多时，则过多的血红素被氧化为高铁血红素（hematin），后者是 ALA 合成酶的强烈抑制剂，而且还能阻遏 ALA 合成酶的合成。雄性激素睾酮在肝脏5β-还原酶作用下可生成5β-氢睾酮，后者可诱导 ALA 合成酶的产生，从而促进血红素的生成。某些化合物也可诱导 ALA 合成酶，如巴比妥、灰黄霉素等药物，能诱导 ALA 合成酶的合成。

（2）ALA 脱水酶与亚铁螯合酶　ALA 脱水酶和亚铁螯合酶对重金属敏感，如铅中毒可抑制这些酶而使血红素合成减少。

（3）造血生长因子　目前已发现多种造血生长因子，如多系集落刺激因子、中性粒细胞-巨噬细胞集落刺激因子（GM-CSF）、白细胞介素3（IL-3）及促红细胞生成素（EPO）等。其中促红细胞生成素在红细胞生长、分化中发挥关键作用。成人血清 EPO 主要由肾脏合成，胎儿和新生儿主要由肝脏合成。当血液循环中血细胞比容减低或机体缺氧时，肾分泌 EPO 增加。EPO 可促进原始红细胞的增殖和分化、加速有核红细胞的成熟，并促进 ALA 合成酶生成，从而促进血红素的生成。此外，铁对血红素的合成有促进作用。而血红素又对珠蛋白的合成有促进作用。

7. 基因治疗 AIP 具有较好的应用前景。目前应用于 AIP 的基因治疗主要是基因沉默。该策略将特异性的小干扰 RNA（small interfering RNA，siRNA）引入肝细胞，针对体内的 ALAS1 mRNA 进行沉默，从而降低 ALAS1 的表达，减少 ALA 和 PBG 的产生。该研究方向取得了振奋人心的突破，研发药物 Givosiran 疗效确切和安全可靠，于 2019 年 11 月美国食品药品监督管理局（FDA）批准上市。Ⅲ期临床试验结果显示，Givosiran 可以明显降低 ALA 和 PBG，推荐剂量为 2.5mg/kg，每月 1 次皮下注射。

第五节　肯尼迪病

长期医嘱	临时医嘱
神经内科护理常规	血常规、尿常规、粪常规 + 隐血试验
一级护理	
普通饮食	血清生化全套（关注肌酸激酶）
维生素C　0.2g po tid	凝血功能
甲钴胺　500μg im qd	血沉、C 反应蛋白
维生素 B_1　100mg im qd	血气分析　prn
醋酸亮丙瑞林　3.75mg ih 每 4 周 1 次（prn）❶	血液传染病学检查（包括乙型肝炎、丙型肝炎、梅毒、艾滋病等）
	血免疫全套及抗中性粒细胞胞质抗体筛查
	血清免疫固定电泳、尿本周蛋白
	肿瘤标志物筛查
	糖化血红蛋白、糖耐量试验
	血清叶酸、维生素 B_{12} 水平
	甲状腺功能、甲状旁腺功能、垂体激素及性腺激素（包括睾酮、黄体酮、促卵泡激素、黄体生成素）❷

续表

长期医嘱	临时医嘱
	腰椎穿刺检查（脑脊液常规、生化、免疫学及抗神经节苷脂抗体）
	心电图、超声心动图
	腹部和泌尿生殖系超声及尿动力学检查
	胸部正侧位 X 线片或胸部 CT
	肺功能测定
	神经电生理检查（包括针极肌电图、神经传导速度、F 波、交感皮肤反应、诱发电位、呼吸变异频率等）❸
	头、颈部 MRI
	呼吸睡眠监测
	基因检测（动态突变）❹
	神经肌肉活检　prn

❶ 肯尼迪病（Kennedy disease，KD）又称脊髓延髓性肌萎缩（spinal bulbar muscular atrophy，SBMA），是一种 X 连锁隐性遗传的神经系统变性病，表现为不同程度的下运动神经元损害、感觉障碍和内分泌系统异常。目前缺乏特异性治疗，可适当给予神经营养剂和抗氧化剂。KD 的病因为雄激素受体（*AR*）基因第一外显子 CAG 三核苷酸重复序列数目增多导致其编码的一段多聚谷氨酰胺链（PolyQ）延长，因突变的 AR 不易降解，从而聚集对神经元产生毒性，另外致病 AR 蛋白有一特异配体——睾酮，睾酮可加速突变 AR 蛋白的核移位，这在 KD 的起病过程中具有非常重要意义。目前治疗 KD 的研究主要有以下几方面。a. 雄激素剥夺：亮丙瑞林是一种黄体生成素释放激素（LHRH）类似物，可抑制促性腺素的分泌，抑制睾丸释放睾酮，达到药物去势的目的。有研究表明亮丙瑞林能够抑制致病 AR 蛋白在细胞核内的积聚，改善 KD 患者

的运动功能及吞咽功能、降低患者肌酸激酶的水平。b. 研究发现从生姜、咖喱中萃取的化合物 ASC-J9 可选择性降解 AR 蛋白并减少其在细胞内积聚，有望成为治疗 KD 的新型药物。c. 热休克蛋白 Hsp70 和 Hsp40 的高水平表达在多聚谷氨酰胺疾病中（包括 KD）可抑制异常蛋白的毒性积聚，并可通过多种途径阻止细胞的死亡。因此，通过药物如替普瑞酮（GGA）诱导热休克蛋白增加其表达水平，很有可能成为治疗 KD 的一种新方法。d. KD 患者退化的运动神经元表达高水平的 5-α 还原酶，具有将雄激素转化为具有活性更强的二羟睾酮的作用，通过抑制 5-α 还原酶可能也是有效的治疗方法之一。e. IGF-1 信号通路激活：IGF-1 可促进骨骼肌的生长和再生，并且可通过激活苏氨酸激酶（AKT）降低突变型 AR 蛋白与配体的结合、转录和细胞毒性。BVS857 是一种具有改善药理特性的 IGF-1 类似物，尽管在部分接受 BVS857 治疗的患者中检测到 IGF-1 中和抗体，但接受治疗的患者大腿肌肉体积较治疗前显著增加，IGF-1 在 KD 患者的治疗中可能具有治疗潜力，可能需要通过其他方式激活 IGF-1 信号通路以避免不良免疫反应。f. 脑源性神经营养因子（BDNF）：可以改善神经肌肉功能来减缓疾病进展，亮丙瑞林和 BDNF 的联合治疗可能对 AR 蛋白相关的神经肌肉功能障碍产生协同作用。

对症治疗有助于缓解震颤、肌肉痉挛、呼吸衰竭、吞咽困难等症状。对于痛性痉挛，镁剂、替扎尼定、巴氯芬、加巴喷丁、丙戊酸钠、卡马西平等均可选用。若患者存在糖尿病，则按照现行诊疗原则进行治疗。若患者因吞咽困难出现营养不良，可行经皮内镜胃造瘘术。对于小部分出现呼吸功能障碍的患者，无创正压机械通气可以改善患者症状。若患者晚期出现呼吸衰竭，必要时可根据患者意愿决定是否行机械辅助通气。

❷ KD 患者可出现肌肉损害和内分泌代谢异常。大多数 KD 患者血清肌酸激酶（CK）水平升高，可达正常人的 5 ～ 10 倍。部分患者合并高血压、高脂血症、轻度肝功能异常、尿酸增高、葡萄糖耐受不良、性激素功能异常等，但值得注意的是血清性激素水平正常或变化不明显的部分患者仍然可出现男性乳腺发育或性功能减退等雄性激素功能低下症状。

❸ KD患者肌电图呈广泛前角细胞损害，可出现巨大运动电位。神经传导速度正常或轻度减慢，复合肌肉动作电位（CMAP）和感觉神经动作电位（SNAP）的波幅下降，且后者异常较前者更常见。尽管多数患者就诊时未诉感觉异常，但肌电图常提示感觉神经存在轴索和髓鞘损害。舌肌压力测量能够反映KD患者的吞咽功能，且舌肌压力下降多出现在患者主观意识到吞咽困难之前，因此舌肌压力测量可作为KD的一种新型生物标志，并适用于早期检测。

❹ 雄激素受体（AR）基因是目前唯一已知的KD致病基因，基因分析是诊断KD的金标准。正常人AR基因的第一号外显子内CAG重复序列数为11～36次，而KD患者平均为46次，最少为40次，因此既往文献把AR基因CAG拷贝次数＞40作为确诊标准。但随着对KD的进一步认识和较低CAG拷贝数KD的报道，2011年欧洲神经病学联盟（EFNS）指南将CAG拷贝次数≥35定为诊断KD的标准。CAG重复次数与发病年龄呈负相关，与病情严重程度似乎无关。

注：1. 肯尼迪病（Kennedy disease，KD），又称脊髓延髓性肌萎缩，是一种遗传性神经系统变性疾病，下运动神经元、感觉神经和内分泌系统均可受累。临床表现为缓慢进展的肌无力，球部、面部及肢体肌萎缩，可伴有男性乳房发育和生殖功能降低等雄激素不敏感表现。该病由Kennedy于1968年首次报告，为X连锁隐性遗传，一般只有男性患病。KD的病因是位于Xq11-12的雄激素受体（AR）基因第一外显子一段CAG重复序列数目增多导致其编码的一段多聚谷氨酰胺链（PolyQ）延长，也称为PolyQ疾病。目前，已发现9种PolyQ疾病，分别是肯尼迪病、脊髓小脑共济失调（SCA）1型、2型、3型、6型、7型、17型、亨廷顿病（Humtington Disease，HD）和齿状核红核苍白球丘脑下部核萎缩（dentatorubral pallidoluysian atrophy，DRPLA）。CAG的异常扩增，导致其基因编码的多聚谷氨酰胺异常聚集。突变的雄激素受体（AR）蛋白不仅在脊髓前角细胞、脑干运动神经元中广泛表达，而且在脊髓后角、背根神经节、丘脑等中枢及外周的感觉神经元的细胞核、细胞质中也有广泛表达并最终导致神经变性坏死，以上是KD的重要发病机制。

2. KD均为男性发病，女性基因携带者一般无临床症状，患者多成年、隐袭起病，缓慢进展，以神经系统、内分泌和代谢系统受累为主。

（1）神经系统　主要累及脑干和脊髓下运动神经元，其临床特征表现为受累肢体近端肌肉和延髓支配肌肉的萎缩、无力和束颤，并可有肢体用力时的肌肉痉挛，呈对称性。常见首发症状为双下肢近端无力，也有报道单侧肢体、双上肢、四肢或延髓部肌肉受累首发者。有研究显示双下肢近端无力为首发症状的约占74%，最常见的主诉是蹲起困难及上楼无力；以四肢无力为首发症状的约占11%；以延髓部受累为首发症状的约占11%；以上肢无力为首发症状的约占4%。延髓受累时可出现构音障碍、吞咽困难等真性延髓麻痹症状，有的患者有明显的舌肌萎缩，但舌肌萎缩的程度和构音障碍及吞咽困难的临床症状并无显著相关性；大多患者非延髓部起病，但病情进展中很快累及舌肌，一般就诊时均可见明显的舌肌萎缩、纤颤；文献报道约95%以上的KD患者具有面部尤其是口周肌束震颤，这在其他遗传或获得性神经系统变性病中少见，是该病显著的临床特征。一般认为，KD为下运动神经元损害，但也有研究者认为，KD可累及上运动神经元，但其损害程度远比下运动神经元损害的程度低；部分患者存在感觉异常、肢体震颤、轻度认知功能减退等非运动症状，其中姿势性震颤也是肯尼迪病的一种常见的初始症状，对酒精及普萘洛尔反应良好。

（2）内分泌和代谢异常　KD患者内分泌性腺受累，可伴有雄激素不敏感综合征如男性乳房女性化、性功能下降、生育能力下降、睾丸萎缩、血睾酮升高等。同时，可有葡萄糖及脂肪代谢的异常。

3. 有统计显示KD平均起病年龄为54岁（36～77岁），平均病程13年（3～26年），患者的10年存活率为82%。出现手部震颤时的平均年龄为33岁，出现肌无力症状的平均年龄为44岁，上楼需手扶栏杆时的平均年龄为49岁，出现构音困难症状的平均年龄为50岁，出现吞咽困难症状的平均年龄为54岁，需挂拐的平均年龄为59岁，需坐轮椅的平均年龄为61岁，出现肺炎的平均年龄为62岁，死亡平均年龄为65岁。

4. 临床中KD容易和运动神经元病（MND）混淆。二者鉴别要点如下：a. KD是X连锁隐性遗传，一般只有男性患病，而MND则是男女均可患病；b. KD 病程进展较为缓慢，对日常生活能力造成影响也相对较晚，而 MND 进展迅速，肢体症状残疾明显，平均病程约 3～5 年；c. KD 患者血清 CK 水平多较高，而 MND 多正常或轻度升高；d. KD 患者可无感觉异常主诉，但神经电生理检查可提示累及感觉神经，有学者认为，感觉神经动作电位波幅减低为肯尼迪病普遍表现之一，而 MND 感觉受累的非常少见；e. KD 患者可出现男性乳房发育，性功能减低，血睾酮水平升高等内分泌系统异常，而 MND 多无以上内分泌异常表现。

单从临床表现来讲，KD 和 MND 虽然均以球部和肢体的肌肉萎缩、无力为主，但二者相比，临床特征具有差异性，这些差异包括：a. KD 多为对称起病，而 MND 多为非对称起病；b. KD 通常以肢体近端肌肉受累为主，而 MND 通常以肢体远端肌肉受累为主；c. KD 患者舌肌、下肢肌肉受累较早，累及的部位不具有相邻性和连贯性，而 MND 患者除进行性延髓麻痹（PBP）之外以上肢起病最为常见，并逐渐波及邻近部位；d. KD 患者舌肌萎缩出现的时间较早，但饮水呛咳、构音障碍、吞咽困难等症状出现的时间较晚（舌肌和咽喉肌的分离现象），而 MND 患者一旦出现舌肌萎缩，通常会同时伴有其他球部功能严重受损的症状；e. KD 患者肢体屈肌和伸肌的肌力往往不一致，以上肢为例，屈肌力量通常好于伸肌，三角肌受累通常更严重（三角肌和肱二头肌分离现象），而 MND 患者屈肌和伸肌的肌力通常一致；f. 肌电图神经传导检测结果显示感觉神经受累是 KD 与 MND 患者最大的不同，KD 感觉纤维的动作电位波幅下降比神经传导速度减慢明显，即神经轴索损害比脱髓鞘损害严重；下肢腓肠神经重于上肢正中、尺神经。

5. KD 经 20～30 年后可逐渐进展至日常活动受限。随着疾病进展，呼吸肌受累逐渐加重，且主要累及吸气肌。与其他 MND 相似，KD 患者晚期多因长期卧床或呼吸肌受累而导致肺炎死亡，然而其肺功能改变目前少见报道，患者最终多死于吸入性肺炎等并发症。与 MND 患者相比，KD 患者肺功能和呼吸肌力损害较轻，MND 多因累及呼吸肌而致命，自然病程仅 3～5 年，而 KD 自然病程长，寿命接近正常年限。

第六节 脊髓性肌萎缩症

长期医嘱	临时医嘱
神经内科护理常规	血常规、尿常规（包括尿蛋白定量）
一级护理	
普通饮食	粪常规＋隐血试验
气垫床	血清生化全套（关注肌酸激酶）❷
复合维生素 B 1 片 po tid	
维生素 B₁ 注射液 100mg im qd	凝血功能
甲钴胺注射液 500μg im qd	血气分析
诺西那生钠注射液 （5mL） 12mg 鞘内注射 ❶	糖化血红蛋白
	血沉、C 反应蛋白
	血液传染病学检查（包括乙型肝炎、丙型肝炎、梅毒、艾滋病等）
	肿瘤标志物
	血清叶酸、维生素 B₁₂ 水平
	甲状腺功能、垂体激素及性腺激素
	腰椎穿刺检查（脑脊液常规、生化等）
	肺功能检测（包括肺通气功能及呼吸肌肌力等）
	心电图、心脏彩超
	胸部正侧位 X 线片或胸部 CT
	腹部及泌尿系彩超
	头颅＋颈部 MRI
	神经电生理检查（包括针极肌电图、神经传导速度、F 波等）❸

续表

长期医嘱	临时医嘱
	肌肉活检 prn❹
	基因检测 ❺
	康复科会诊

❶ 脊髓性肌萎缩症（spinal muscular atrophy，SMA）的基因修饰治疗目前已取得重大突破。诺西那生钠注射液（下文简称诺西那生）是美国食品药品监督管理局（FDA）批准的首个用于治疗 SMA 的基因修饰药物，2022 年 1 月 1 日正式纳入我国医保。诺西那生是一种反义寡核苷酸药物，其主要作用机制为阻断核内不均一核糖核蛋白 A1 与运动神经元存活基因 2（survival motor neuron gene 2，*SMN2*）的内含子剪接沉默子基因序列的结合，促进 *SMN2* 基因转录产生含 7 号外显子的全长 mRNA，上调全长 SMN 蛋白表达水平。目前大量研究表明诺西那生在儿童患者中具有良好的治疗效果，在成人 SMA 患者中的疗效有待进一步探索。诺西那生的给药方式为腰椎穿刺鞘内注射（建议在给药前引流与注射药物相同体积的脑脊液，在超声引导下鞘内给药），在当天及第 14d、第 28d 和第 63d 给予 4 次负荷剂量，此后每 4 个月给予一次维持剂量。主要的不良反应为腰穿所致的头痛及腰背痛，个别会出现血小板减少及凝血异常，有的患者还可出现肾功能损害，因此每次鞘内注射前应完善血常规、凝血功能及尿蛋白检测。

此外，基因治疗药物索伐瑞韦（zolgensma）及基因修饰药物利司扑兰（risdiplam）已在国内外获批上市，索伐瑞韦仅需单次静脉输注（iv）给药，利司扑兰是全球首个 SMA 口服疾病修正治疗药物，用药非常便捷，在改善婴幼儿患者的运动里程碑方面发挥着显著作用，药物安全性有保证，不良反应在可控范围之内，但高昂的价格限制了其广泛应用。

❷ 心肌酶学检测在 SMA 的诊断中有着重要作用，SMA Ⅰ型和Ⅱ型患者的肌酸激酶正常或轻度升高，SMA Ⅲ型患者的肌酸激酶明显升高，且随着肌损害的加重而加重，但一般不超过正常值上限的

10 倍，病程晚期肌肉严重萎缩时肌酸激酶的水平开始降低。

❸ 肌电图在 SMA 等神经肌肉疾病的诊断中发挥着不可替代的作用。SMA 患者的肌电图多表现为广泛的神经源性损害，可见正锐波、纤颤电位、运动单位电位（MUP）时限延长、波幅增高等。成年起病的 SMA 与肌萎缩侧索硬化（ALS）的亚型——进行性肌萎缩之间鉴别可能十分困难，必要时可借助肌肉活检或基因检测。

❹ 目前基因检测技术快速发展，肌肉活检不再是诊断 SMA 的必要条件，但是肌肉组织病理形态的某些特点与疾病的严重程度相关，因此在临床实践中仍有重要的意义，尤其当患者 MLPA 基因检测未发现基因变异时。SMA 最显著的病理改变是脊髓前角 α 运动神经元选择性变性，上运动神经元和皮质脊髓束不受累。SMA 各型的共同病例特点是 I 型、II 型肌纤维束性萎缩，I 型纤维代偿性肥大，肌纤维呈同型肌群化改变，反映了前角细胞受损引起失神经及神经再支配现象。尽管各型 SMA 均有明显的肌萎缩，但萎缩情况各不相同。SMA I 型和 II 型患者的肌萎缩在病理切片上表现为大组分布的圆形肌萎缩，呈"棋盘状"散在分布于肌束之间；SMA III 型患者的肌肉病理以肌纤维呈角形萎缩、束形萎缩和同型肌群化为特点；SMA IV 型与 III 型的病理特征相似。

❺ 取患者外周静脉血，提取 DNA 后进行基因检测，采用多重连接探针扩增（MLPA）法检测 SMN1 和 SMN2 基因的 7、8 号外显子拷贝数，若 SMN1 基因 7 号或 7 号和 8 号外显子纯合缺失，则可明确诊断 5q SMA。若 SMN1 基因为杂合缺失，临床仍高度怀疑 SMA 的诊断，则应进行 SMN1 基因的点突变筛查，若检测到 SMN1 基因的微小致病性变异，则可诊断为 SMN1 基因的缺失和微小突变并存的复合杂合突变；若未检测到 SMN1 基因的微小致病突变，且临床症状体征不典型，则应考虑其他诊断。荧光定量 PCR、NGS 等测序技术同样可用于 SMA 的诊断，但其无法同时检测 SMN2 基因拷贝数或无法精确计算 SMN1 基因拷贝数等不足限制了其在 SMA 诊断中的应用。如通过 MLPA 及长程 PCR 等技术未发现 SMN1 基因的纯合缺失及复合杂合突变，但病史、体查、电生理及肌肉病理学检查等仍高度提示 SMA 的诊断，特别是患者父母为近亲结婚时，则应进行 SMN1 基因的全序列分析，如可进行全外显子测序（WES）、

全基因组测序（WGS）寻找导致 SMA 的其他罕见致病基因，这些致病基因导致的 SMA 统称为非 5q SMA，不是现有的诺西那生、索伐瑞韦等基因修饰及基因治疗药物的适应证。*SMN2* 基因 7、8 号外显子拷贝数并非诊断 SMA 所必须，但由于其影响着 SMA 患者病情的严重程度和进展，推荐同时检测。

注：1. 脊髓性肌萎缩症是一种罕见的常染色体隐性遗传病，是婴幼儿期头号致死性遗传病，估计每 10000 名活产婴儿中就有 1 例。临床表现为进行性、对称性的四肢近端及躯干的肌无力、萎缩。SMA 的致病基因（*SMN1*）及其同源基因 *SMN2* 基因均定位于 5q13.2，*SMN1* 的全长转录物可以编码一种含 294 个氨基酸、功能稳定的全长蛋白，即 SMN 蛋白。由于 *SMN2* 基因与 *SMN1* 基因存在 5 个核苷酸的序列差异，其中 7 号外显子第 6 位 c.840 的 C/T 差异，使得 90% 的 *SMN2* pre-mRNA 外显子 7 被选择性剪切，产生截短的 SMN（SMN△7）蛋白，这种 SMN△7 蛋白不稳定、极易降解，仅 10% 的 *SMN2* 基因 pre-mRNA 不被选择性剪切从而产生活性 SMN 蛋白。当 *SMN1* 基因发生纯合缺失或复合杂合突变时，*SMN1* 基因不能表达出活性 SMN 蛋白，而 *SMN2* 基因仅表达少量活性 SMN 蛋白，不足以维持正常的 SMN 蛋白水平，使脊髓前角细胞发生变性坏死，进而导致疾病的发生发展，同时也解释了 *SMN2* 基因拷贝数对疾病严重程度及进展速度的影响。

2. SMA 主要表现为进行性、对称性、以四肢近端及躯干为主的肌无力和萎缩，其临床表现变异度很大，按患者的起病年龄及运动里程碑可分为 5 型（见表 12-7）。

3. SMA Ⅰ 型、Ⅱ 型及 Ⅲ 型患者发病年龄差别大，鉴别诊断有所不同。

（1）儿童期 SMA 应与重症肌无力、脑性瘫痪迟缓型、肌营养不良等软婴综合征鉴别。

a. 重症肌无力：新生儿重症肌无力患儿母亲体内的抗 Ach 受体通过胎盘到达婴儿体内，出生后表现为吸吮困难、吞咽无力、四肢活动减少。多数患儿于出生后 2 ~ 6 周内症状好转，胆碱酯酶抑制剂治疗有效。

b. 脑性瘫痪迟缓型：患儿出生时有缺氧或宫内窘迫史，多伴有

表 12-7 SMA 临床分型

分型	起病年龄	最大运动里程碑	预期寿命	其他表型
SMA 0 型	胚胎期或出生时	需要呼吸支持	＜1 月	孕晚期胎动减弱、较少或停止，患儿出生后哭声微弱，呼吸、吸吮、吞咽无力
SMA Ⅰ 型	＜6 月	不能独坐	＜2 岁	吸吮、吞咽无力，舌肌震颤
SMA Ⅱ 型	6～18 月	可独坐，少数可独站	＞2 岁	手指震颤、肌肉松弛、脊柱畸形
SMA Ⅲ 型	＞18 月	可独立行走，晚期丧失行走能力	不受影响	无
SMA Ⅳ 型	＞21 岁	可独走	不受影响	无

智力发育迟滞，查体肌力存在，肌张力减退，腱反射亢进，巴宾斯基征阳性，感觉正常，病情非进行性加重。

c.进行性假肥大性肌营养不良：X 连锁隐性遗传病，幼儿期发病，表现为走路年龄推迟，行走缓慢且易跌倒，跌倒后不易爬起。半数以上可伴心脏损害、假性腓肠肌肥大、肌酸激酶显著升高及肌电图示肌源性损害，必要时肌肉活检可鉴别。

（2）成年起病的 SMA 与 ALS 等神经肌肉疾病鉴别困难。

a.肌萎缩侧索硬化（ALS）：主要表现为吞咽困难、言语不清等球部症状与肌无力、萎缩的不同组合，多中年以后发病，病情进展快。ALS 患者存在上运动神经元体征，据此可与 SMA 鉴别，但运动神经元病的亚型进行性肌萎缩（PMA）仅有下运动神经元病变的证据，缺乏上运动神经元病变证据，鉴别十分困难，为排他性诊断，必要时可完善基因检测鉴别。

b.腓骨肌萎缩症（CMT）：主要表现为四肢远端进行性加重的肌无力、萎缩和感觉障碍。典型的腓骨肌萎缩症双下肢呈倒立酒瓶状或称"鹤立腿"，伴有高弓足、爪形趾、马蹄内翻畸形等，行走时表现出特殊的跨阈步态，四肢末梢可出现手套、袜套样感觉减退和一系列自主神经和营养代谢障碍。肌电图示运动神经传导速度减慢或正常，感觉神经传导受累，可有慢性神经再生支配现象，进行性失神经改变少见。

4.SMA 患者除了基因修饰及基因替代治疗外，对症支持治疗意义深远。吞咽和喂养困难在 SMA Ⅰ型及Ⅱ型患者中常见，留置胃管或行胃造瘘手术可有效改善患儿的营养状况，同时减少胃食管反流、吸入性肺炎等并发症。呼吸困难是 SMA 患者常见的并发症及死因，及时的无创辅助通气或有创呼吸支持可显著改善患者的呼吸状况。SMA Ⅱ型患儿极易合并脊柱畸形，严重脊柱畸形可影响肺组织的发育成熟以致影响呼吸功能，因此脊柱矫形器的应用及脊柱矫形手术的实施就显得尤为重要；髋关节脱位是另一个常见的骨科问题，无症状的髋关节脱位无须手术干预。基因修饰治疗及基因替代治疗应用于临床之后，康复治疗就显得格外重要，但目前我国尚缺乏专业的 SMA 康复医师及治疗师。

第十三章 一氧化碳中毒迟发性脑病

长期医嘱	临时医嘱
神经内科护理常规	血常规、尿常规、粪常规
一级护理	血清生化全套
病重通知 　或 病危通知　prn	凝血功能
清淡饮食 　或 鼻饲流质饮食	糖化血红蛋白
心电监测　prn	血气分析
高压氧治疗 1～2 次/d[1]	血沉、C 反应蛋白（CRP）、D-二聚体
重复经颅磁刺激（rTMS）1～2 次/d[2]	肿瘤标志物
吡拉西坦片　0.8g po tid[3]	毒物筛查（重金属和有机化合物）
多奈哌齐　5mg po qd	甲状腺功能、抗甲状腺球蛋白抗体、抗甲状腺过氧化物酶抗体
5% 葡萄糖注射液 250mL｜iv gtt qd 胞磷胆碱注射液　0.5g	血液传染病学检查（包括乙型肝炎、丙型肝炎、梅毒、艾滋病等）
0.9% 氯化钠注射液 100mL｜iv gtt bid 依达拉奉注射液 30mg	胸部正侧位 X 线片或胸部 CT
	心电图、超声心动图
0.9% 氯化钠注射液 250mL｜iv gtt qd prn[4] 地塞米松注射液 20mg	下肢静脉系统超声
	头颅 CT 和 头颅 MRI+FLAIR+DWI+ADC[5]
	脑电图、诱发电位、事件相关电位（ERP）和 P300[6]

续表

长期医嘱	临时医嘱
	神经心理评价（MMSE、MoCA、HAMD 或 HAMA 等）
	语言、吞咽功能测评
	深静脉血栓评估
	康复科会诊、理疗科会诊

❶ 一氧化碳（CO）结合血红蛋白的能力是氧的 250 倍左右。CO 进入机体后竞争性结合血红蛋白，形成碳氧血红蛋白，碳氧血红蛋白极其稳定不易解离，使血红蛋白携带氧减少，从而造成机体缺氧，致使多脏器功能受损，重则危及生命。高压氧治疗能促使血红蛋白中的 CO 被迅速置换，提高红细胞中正常的氧合血红蛋白水平，提升血浆溶解氧水平，并向组织输送，同时还能抑制中性粒细胞在受损脑血管内皮上的黏附，减少组织水肿和脂质过氧化。故目前临床上主要应用高压氧来治疗一氧化碳中毒迟发性脑病（delayed encephalopathy after acute carbon monoxide poisoning，DEACMP）。建议高压氧治疗压力 0.20 ～ 0.25MPa，舱内吸氧时间 60min。高压氧治疗的频次、疗程应根据患者情况个体化决定。

❷ 重复经颅磁刺激（rTMS）可以通过影响神经递质、脑血流量、突触可塑性等多种机制调控神经功能，其在改善认知及运动功能方面都有一定作用，且具有安全、无创、耐受性好的优点，在药物治疗相对受限的情况下有希望成为一种辅助治疗的手段，但最佳参数及部位有待探索。

❸ 多奈哌齐、加兰他敏等胆碱酯酶抑制剂和丁苯酞可应用于 DEACMP 认知障碍治疗。齐拉西酮、溴隐亭和利培酮可应用于 DEACMP 精神障碍治疗。另外，多种脑保护治疗药物如吡拉西坦、胞磷胆碱、依达拉奉、鼠神经生长因子、艾地苯醌等可用于治疗 DEACMP。针对 DEACMP 所致的帕金森综合征，可试用美多芭、金刚烷胺等多巴胺能药物。

❹ 糖皮质激素可减少脑组织中脂质过氧化及髓鞘碱性蛋白含

量、稳定生物膜，同时减轻内皮细胞水肿及血管内膜炎症反应、抑制神经细胞膜发生脂质过氧化反应、清除自由基损伤等。糖皮质激素联合高压氧防治 DEACMP 疗效与安全性的 Meta 分析显示糖皮质激素可有效降低迟发性脑病的发生概率。也有研究比较了甲泼尼龙与地塞米松治疗急性 CO 中毒患者预防 DEACMP 发生的有效性与安全性，结果显示两者均可有效预防 DEACMP，且地塞米松疗效优于甲泼尼龙。需注意的是长期卧床的迟发性脑病患者感染风险高，老年患者糖耐量减低或合并糖尿病，因此糖皮质激素的使用应慎重。

❺ DEACMP 早期头颅 CT 并无异常改变，通常在脑病症状出现 2 周后可见双侧大脑皮质下白质、苍白球、内囊呈大致对称的密度减低，后期可见脑室扩大、脑沟增宽。头颅 MRI 表现为 T1WI 低信号，T2WI 及 DWI 高信号，ADC 图轻度低信号或等信号。病灶主要位于半卵圆中心和侧脑室周围白质，严重者病变还可出现在皮质下白质、胼胝体和内外囊。常为对称性，呈片状或弥漫性。双侧对称性苍白球坏死被认为是急性 CO 中毒的特征性病变。

❻ 脑电图检查无特异性改变，部分患者脑电图正常。异常脑电图可以表现为弥漫性慢波活动，随病情好转可逐渐恢复。视觉诱发电位（VEP）检查可见 P100 潜伏期延长，恢复期潜伏期延长改善。正中神经体感诱发电位（SEP）检查见 N32 等中长潜伏期成分选择性受损，异常率超过 70%，并随意识好转而恢复。脑干听觉诱发电位（BAEP）检查结果异常与意识障碍程度密切相关，亦与 CO 中毒患者预后的结局相关。三种诱发电位联合应用，可提高异常者的检出率，对迟发性脑病的病情判断、预后及确定病变部位具有作用。对于急性 CO 中毒"假愈期"的患者，如果出现事件相关电位 P300 潜伏期显著延长，波幅明显降低，常预示有发生迟发性脑病的可能。

注：1. 部分急性一氧化碳中毒患者在意识障碍恢复后，经过 2 ~ 60d 的"假愈期"，可再次出现一系列神经、精神障碍，称为急性一氧化碳中毒迟发性脑病（DEACMP）。DEACMP 是常见的急性一氧化碳中毒的并发症之一，发病率为 3% ~ 40%。其中约 25% 的患者可遗留永久性的神经功能障碍。

2. DEACMP 的发病机制与以下几个方面有关。

（1）缺血缺氧机制 中枢系统对于缺血缺氧尤为敏感，当脑组织缺血缺氧时颅内血管内皮细胞受损，促进血小板及白细胞聚集，使管腔狭窄，进而发生循环障碍，形成血栓。

（2）免疫-炎症反应损伤 一氧化碳中毒后机体内部发生免疫应答，髓磷脂是早期免疫炎性细胞攻击的主要目标，使髓磷脂碱性蛋白发生变性，引起淋巴细胞增生、巨噬细胞浸润。

（3）兴奋性氨基酸毒性 一氧化碳中毒后能量代谢发生障碍，抑制细胞膜上 Na^+-K^+-ATP 酶的活性，使胞外 K^+ 浓度升高，神经元去极化，兴奋性氨基酸被激活，细胞产生兴奋毒性作用，促进了细胞凋亡的发生。

（4）自由基机制 脑组织在缺氧状态下产生大量活性氧自由基，由于各类生物膜的主要组成成分为不饱和脂肪酸，其易与活性氧发生脂质过氧化反应，线粒体膜功能受损可抑制细胞色素 C 活性及还原型辅酶 Ⅱ 氧化酶活性，致使细胞能量枯竭，能量供应减少，机体清除活性氧能力下降，最终致神经元细胞发生水肿坏死。

（5）一氧化氮介导损伤机制 当大脑处于缺血环境中时，可使一氧化氮合酶的表达增强，催化合成过量的 NO，对神经细胞产生毒性作用。

（6）一氧化碳中毒后神经元和星形胶质细胞发生凋亡，星形胶质细胞具有调节突触传导、维持神经元基础代谢、抵抗氧化应激损伤、促进及支持神经元生存和增长的作用，大量损伤的胶质细胞使神经传递功能受损，大脑发生退行性改变，最终造成 DEACMP 的发生。

3. DEACMP 治疗难度大，预后较差，致残率较高，严重危害患者生命健康。为更好地预测迟发性脑病的发生，应积极探究 DEACMP 的促发因素。常见促发因素如下。

（1）一氧化碳中毒时的意识障碍 急性一氧化碳中毒时意识障碍程度越严重，发生 DEACMP 的可能性就越大。昏迷持续时间超过 12 h，DEACMP 的发生率明显升高，超过 48h 者 DEACMP 发生率接近 60%。另外，影像学研究也显示，意识障碍持续时间长的患者，脑白质区神经纤维的弥散受限更明显，迟发性脑病的发生率也越高。

（2）年龄　年龄越大 DEACMP 发生率越高，年龄＞60 岁发生 DEACMP 的风险较 45 岁以下者高 4 倍以上，预后也更差。

（3）一氧化碳中毒治疗不及时　急性一氧化碳中毒早期高压氧治疗可有效降低 DEACMP 的发病率，其主要作用机制是加速碳氧血红蛋白（COHb）解离和一氧化碳的排除，使大脑网状系统和脑干部位氧分压增加，改善脑组织缺血、缺氧状态，有利于休眠细胞复活和神经功能恢复。资料显示高压氧治疗时间是影响 DEACMP 发生的独立危险因素。

（4）高血压和糖尿病　可能由于此类患者多存在心脑动脉粥样硬化，脑组织存在缺氧情况，脑供血处于代偿状态，COHb 结合力大于氧合血红蛋白，且其离解速度又慢于氧合血红蛋白，因此造成脑组织广泛缺氧，导致脑细胞缺血缺氧，甚至坏死，进而加速了 DEACMP 的发生。

（5）头颅 CT/MRI 异常　DEACMP 患者头颅 CT/MRI 典型病变表现为双侧大脑白质、基底节或苍白球低密度或长 T1 长 T2 信号改变，苍白球低密度灶的患者 DEACMP 发生率较 CT 正常患者高 3～4 倍。

（6）吸烟、饮酒史　烟酒可引起机体各组织的氧化损伤，烟中的有害物质可直接损伤血管内皮细胞，破坏机体内环境稳态，导致大脑耐受缺氧能力下降。因此，有吸烟、饮酒史患者发生急性一氧化碳中毒后，机体对缺氧的耐受性减弱，更易损伤脑内神经元，发生 DEACMP。

（7）早期血 C 反应蛋白（CRP）水平　机体受到组织损伤或病原微生物等炎症刺激时肝细胞将产生 CRP，血清 CRP 水平升高与 DEACMP 发生率呈正相关。

4. DEACMP 大多数为亚急性起病，于急性一氧化碳中毒后 2 周左右症状达高峰，少数患者于 2～3d 内达高峰，极少数患者发病过程＞4 周。主要临床表现如下。

（1）认知障碍　表现为不同程度的记忆力、计算力、理解力、定向力减退或丧失，注意力涣散，反应迟钝，不认识亲人，迷路，严重者大小便失禁，生活不能自理甚至呈木僵状态。

（2）精神症状　包括行为怪异、躁狂易怒、幻觉错觉、言语错乱，或表现为淡漠、抑郁等。

（3）锥体外系症状　表现为运动迟缓、表情减少、四肢肌张力增高、静止性震颤、姿势步态异常等。少数患者可出现舞蹈症。

（4）锥体系症状　主要是一侧或两侧肢体的瘫痪，肌张力增高，腱反射亢进，病理征阳性；也可出现假性球麻痹。

（5）大脑皮质局灶性功能障碍　皮质性失明、癫痫发作、顶叶综合征（失认、失用、失写、失算）、运动性失语等。

5. DEACMP 的诊断标准：a. 有明确的急性一氧化碳中毒病史；b. 有假愈期；c. 假愈期后出现以痴呆、精神症状、肌张力增高和震颤麻痹为主的典型临床表现；d. 头颅 MRI 存在以半卵圆中心和侧脑室周围白质为主要部位的对称性 T2 高信号改变；e. 排除其他原因导致的脑病。符合上述表现即可做出诊断。

6. 为预防 DEACMP 的发生，应尽可能做到以下两点。

（1）缩短一氧化碳暴露时间　发生急性一氧化碳中毒时，应立即脱离中毒现场，转移至新鲜空气处。针对昏迷患者，清除呼吸道分泌物，保持呼吸道通畅。缩短暴露时间可降低 DEACMP 的发生风险。

（2）纠正缺氧　目前采用的方法是高流量 100% 的常压氧或高压氧治疗。常压氧和高压氧通过增加氧分压达到更快速度从血液中去除一氧化碳的目的，增加一氧化碳与血红蛋白的解离率，缩短 COHb 的半衰期。当无法获取高压氧治疗时，应立即给予常压氧治疗，可采用鼻导管、面罩、简易呼吸器辅助呼吸给氧，一般氧流量 8～10L/min，直到患者症状恢复和 COHb 正常（≤3%，一般需 6h）。研究显示，24h 内给予 1～2 次高压氧治疗，早期连续高压氧治疗＞6d，可降低 DEACMP 的风险。有学者建议所有急性出现症状的一氧化碳中毒患者均应考虑使用高压氧治疗。

第十四章　睡眠障碍

长期医嘱	临时医嘱
神经内科护理常规	血常规、尿常规、粪常规
一级护理	血清生化全套 +C 反应蛋白
普通饮食	凝血功能
唑吡坦　10mg po qn❶ 　或 艾司唑仑　1mg po qn 　或 雷美替胺　8mg po qn 　或 盐酸曲唑酮　25mg po qd	血清叶酸、维生素 B₁₂、铁蛋白水平
	血液传染病学检查（包括乙型肝炎、丙型肝炎、梅毒、艾滋病等）
	腰椎穿刺检查（脑脊液常规、生化、免疫学、自身免疫性脑炎相关抗体等）　prn
	胸部正侧位 X 线片
	心电图
	头颅 CT 或 MRI　prn
	睡眠日记❷
	多导睡眠图（PSG）检测
	睡眠相关量表评测［如匹兹堡睡眠质量指数（PSQI）、Epworth 思睡量表（ESS）、汉密尔顿抑郁量表（HAMD）、汉密尔顿焦虑量表（HAMA）等］
	神经心理科会诊
	中医科会诊❸

❶ 睡眠障碍有很多类型，最常见的是失眠。通过药物治疗能发挥良好的催眠效能，快速消除失眠症状，避免病程迁延。药物治

疗失眠的关键在于把握获益与风险的平衡，同时要兼顾药物获取的容易程度、经济负担以及患者主观意愿上的依从性。目前临床治疗失眠的药物，主要包括苯二氮䓬类受体激动剂（BZRAs）、褪黑素受体激动剂、食欲素受体拮抗剂和具有催眠效应的抗抑郁药物。治疗失眠首选非苯二氮䓬类药物，如唑吡坦、右佐匹克隆；如首选药物无效或无法依从，更换为另一种短-中效的苯二氮䓬类药物、褪黑素受体激动剂、食欲素受体拮抗剂；具有镇静催眠作用的抗抑郁药物（如多塞平、曲唑酮、米氮平或帕罗西汀等），适用于伴随焦虑和抑郁症状的失眠患者。长期应用 BZRAs 的慢性失眠患者至少每4 周进行 1 次临床评估。推荐慢性失眠患者在医师指导下采用间歇治疗或按需治疗方式服用非苯二氮䓬类药物。抗组胺药物（如苯海拉明）、抗过敏药物以及其他辅助睡眠的非处方药（普通褪黑素以及缬草提取物）不宜用于慢性失眠的治疗。处方药加巴喷丁、喹硫平、奥氮平治疗失眠的临床证据薄弱，不推荐作为失眠治疗的常规用药。酒精（乙醇）不能用于治疗失眠。临床常用具有镇静催眠作用的药物见表 14-1。

❷ 失眠的临床评估包括病史采集（包括系统回顾、用药史等）、睡眠日记、量表评估和客观评估等手段。对于每一例患者都应仔细进行病史采集，获取睡眠状况的具体内容，如失眠的表现形式、作息时间、与睡眠相关的症状以及失眠对日间功能的影响等。推荐患者或家人记录睡眠日记，记录每日上床时间，估计睡眠潜伏期，记录夜间觉醒次数以及每次觉醒的时间，计算睡眠效率，记录夜间异常症状（异常呼吸、行为和运动等），记录日间精力与社会功能受影响程度，建议通过自评与他评量表（如匹兹堡睡眠质量指数、失眠严重程度指数、Epworth 思睡量表、广泛焦虑量表、生活质量问卷等）评估睡眠质量。客观评估主要是指通过多导睡眠图（PSG）监测用于失眠的鉴别诊断和疗效评估。

❸ 祖国医学在治疗失眠的临床实践中积累了丰富经验，当其他治疗无效或不能耐受药物副作用时可请有经验的中医师会诊，采用中医中药辨证施治失眠。另外，有研究显示百乐眠胶囊（每次 4 粒，2 次 /d）对失眠具有一定疗效，能改善失眠患者脑内的神经递质水平，提高睡眠质量。针灸治疗失眠也有一定疗效。

表 14-1 临床常用具有镇静催眠作用的药物

药物名称	药物达峰时间 /h	半衰期 /h	成人睡前口服剂量 /mg	主要适应证	常见不良反应	妊娠分级（FDA）	哺乳分级	备注
非苯二氮䓬类								
唑吡坦	0.50～3.00	0.7～3.5	10	入睡困难或睡眠维持障碍	头晕、头痛、遗忘	C	L3	老年人 5mg
佐匹克隆	1.50～2.00	≤5.0	7.5	入睡困难或睡眠维持障碍	口苦	C	L2	老年人 3.75mg；老年人半衰期约7h
右佐匹克隆	≤1.00	≤6.0	1～3	入睡困难或睡眠维持障碍	味觉异常	C	L2	老年人 1～2mg；65 岁以上半衰期约 9h
扎来普隆	≤1.00	≤1.0	5～10	入睡困难	头晕、共济障碍	C	L2	老年人 5～10mg
苯二氮䓬类								
艾司唑仑	3.00	10.0～24.0	1～2	入睡困难或睡眠维持障碍	宿醉、口干、虚弱。高剂量可致呼吸抑制	X	L3	老年人 0.5mg；老年人可出现呼吸抑制

续表

药物名称	药物达峰时间 /h	半衰期 /h	成人睡前口服剂量 /mg	主要适应证	常见不良反应	妊娠分级（FDA）	哺乳分级	备注
三唑仑	0.25 ~ 0.50	1.5 ~ 5.5	0.125 ~ 0.5	入睡困难	遗忘、欣快、胃部不适、头痛头晕、皮肤刺痛	X	L3	一类精神药品，短期使用
阿普唑仑	1.00 ~ 2.00	12.0 ~ 15.0	0.4 ~ 0.8	入睡困难或睡眠维持障碍	撤药反应、呼吸抑制、头痛、乏力、语言不清	D	L3	老年人半衰期约 19h
地西泮	0.50 ~ 2.00	20.0 ~ 70.0	5 ~ 10	入睡困难或睡眠维持障碍	思睡、头痛、乏力、共济失调	D	L3	主要用于焦虑伴失眠
劳拉西泮	≤ 2.00	12.0 ~ 18.0	2 ~ 4	入睡困难或睡眠维持障碍	疲劳、思睡	D	L3	主要用于焦虑伴失眠

续表

药物名称	药物达峰时间 /h	半衰期 /h	成人睡前口服剂量 /mg	主要适应证	常见不良反应	妊娠分级（FDA）	哺乳分级	备注
褪黑素类								
褪黑素缓释片	未知	6.0	2	入睡困难或睡眠维持障碍	无明确描述	N/A	N/A	适用于大于 55 岁的失眠人群
雷美替胺	0.75	1.0～2.6	8	入睡困难	疲乏、头晕、恶心、呕吐、失眠恶化、幻觉	C	未知	禁与氟伏沙明联用
阿戈美拉汀	未知	1.0～2.0	25～50	抑郁症	头痛、恶心和乏力等	D	L3	
具有催眠作用的抗抑郁药								
多塞平	1.50～4.00	10.0～50.0	6	睡眠维持障碍	思睡、头痛	C	L5	老年人剂量减半
阿米替林	2.00～5.00	10.0～100.0	10～25	抑郁症	过度镇静、体位性低血压、抗胆碱能作用、心脏损害	C	L2	

续表

药物名称	药物达峰时间/h	半衰期/h	成人睡前口服剂量/mg	主要适应证	常见不良反应	妊娠分级（FDA）	哺乳分级	备注
曲唑酮	1.00~2.00	3.0~14.0	25~150	抑郁症	体位性低血压、头晕、阴茎异常勃起	C	L2	适用于焦虑/抑郁伴失眠
米氮平	0.25~2.00	20.0~40.0	3.75~15	抑郁症	过度镇静、食欲/体重增加、抗胆碱能作用	C	L3	适用于焦虑/抑郁伴失眠
食欲素受体拮抗剂								
苏沃雷生	0.50~6.00	9.0~13.0	10~20	入睡困难、睡眠维持障碍	残余的镇静作用	C	未知	发作性睡病禁用

说明：妊娠分级：C为可能有害，D为孕妇慎用，X为孕妇禁用；哺乳分级：L2为较安全；L3为中等安全；L5为禁用；FDA为食品药品监督管理局；N/A为不可用/不适用。

注：1. 睡眠障碍包括失眠、日间思睡（EDS）、睡眠呼吸障碍（SDB）、快速眼动睡眠行为障碍（RBD）及其他异态睡眠、不宁腿综合征（RLS）/睡眠中周期性肢体运动（PLMS）、昼夜节律失调性睡眠-觉醒障碍（CRSWDs）等。失眠是指尽管有合适的睡眠机会和睡眠环境，依然对睡眠时间和（或）质量感到不满足，并且影响日间社会功能的一种主观体验。主要症状表现为入睡困难（入睡潜伏期超过30min）、睡眠维持障碍（整夜觉醒次数≥2次）、早醒、睡眠质量下降和总睡眠时间减少（通常少于6.5 h），同时伴有日间功能障碍。失眠引起的日间功能障碍主要包括疲劳、情绪低落或激惹、躯体不适、认知障碍等。根据病程失眠分为：短期失眠（病程＜3个月）和慢性失眠（病程≥3个月）。需明确的是，失眠是一种主观体验，不应单纯依靠睡眠时间来判断是否存在失眠。部分人群虽然睡眠时间较短（如短睡眠者），但没有主观睡眠质量下降，也不存在日间功能损害，因此不能视为失眠。

2. 失眠的诊断标准如下［以下（1）～（5）必须全部满足］。

（1）患者自述或照料者观察到患者出现以下1种或者多种症状：a. 入睡困难；b. 睡眠维持困难；c. 比期望的起床时间更早醒来；d. 在适当的时间不愿意上床睡觉。

（2）患者自述或照料者观察到患者因为夜间睡眠困难而出现以下1种或者多种症状：a. 疲劳或全身不适感；b. 注意力不集中或记忆障碍；c. 社交、家庭、职业或学业等功能损害；d. 情绪易烦躁或易激惹；e. 日间思睡；f. 行为问题（如多动、冲动或攻击性）；g. 精力和体力下降；h. 易犯错或易出事故；i. 过度关注睡眠问题或对睡眠质量不满意。

（3）这些异常不能单纯以睡眠机会不充足（如充足睡眠时间）或睡眠环境不佳（如环境安全、黑暗、安静、舒适）所解释。

（4）睡眠紊乱和相关日间症状出现至少每周3次。

（5）睡眠和觉醒困难不能被其他类型的睡眠障碍更好地解释。

3. 日间思睡（EDS）指在日间应该维持清醒的主要时段难以持续保持清醒和警觉状态，出现难以抑制的困倦欲睡甚至突然入睡。根据ICSD-3，EDS诊断必须满足以下3项。

（1）每日出现难以克制的困倦欲睡或非预期的白天入睡。

（2）日间思睡如果进行多次睡眠潜伏期试验（MSLT），可见平均睡眠潜伏期≤8 min，睡眠起始REM期少于2次。

（3）日间思睡和（或）MSLT结果不能以其他睡眠疾病、精神疾病和药物或毒品作用而更好地解释。

日间思睡程度通常采用ESS评估。ESS由8项假设的场景构成：a. 坐着阅读时；b. 看电视时；c. 在公共场所坐着不动时（如在剧场或开会）；d. 长时间坐车时中间不休息（超过1h）；e. 坐着与人谈话时；f. 饭后休息时（未饮酒时）；g. 开车等红绿灯时；h. 下午静卧休息时。ESS评分标准：从不=0分；很少=1分；有时=2分；经常=3分。总分24分，评分＞6分为日间思睡，评分＞10分为非常思睡。

EDS药物治疗可选用莫达非尼、哌甲酯、伊曲茶碱、羟丁酸钠、阿托莫西汀。

4. 根据ICSD-3诊断标准，RBD诊断需要符合下列4项。

（1）重复发作的睡眠相关的发声和（或）复杂动作。

（2）PSG证实这些行为发生在快速眼动（REM）睡眠期，或者基于梦境扮演病史，推测该行为发生在REM期。

（3）PSG证实REM睡眠期无肌张力缺失。

（4）不能用其他睡眠障碍、精神障碍、内科疾病、药物或物质应用解释。

RBD鉴别诊断包括非快速眼动（NREM）期异态睡眠（其他异态睡眠包括夜间遗尿、梦魇、夜惊、睡行症和睡眠相关性进食障碍等）、睡眠呼吸障碍、夜间癫痫发作、夜间节律性运动障碍等。

RBD药物治疗可选用褪黑素（3～12mg，睡前服用）、氯硝西泮（0.25～2.0mg）以及多巴胺受体激动剂和雷美替胺、阿戈美拉汀等褪黑素受体激动剂。

5. 不宁腿综合征（RLS）的诊断必须同时满足以下5项。

（1）有活动双下肢的强烈愿望，常伴随双下肢不适感，或不适感导致了活动欲望。

（2）强烈的活动欲望及不适感出现在休息或不活动（如患者处于卧位或坐位）时，或在休息或不活动时加重。

（3）活动（如走动或伸展腿）过程中，强烈的活动欲望及不适感可得到部分或完全缓解。

（4）强烈的活动欲望及不适感在傍晚或夜间加重，或仅出现在傍晚或夜间。

（5）以上表现不能单纯由一种疾病或现象解释，如肌痛、静脉瘀滞、下肢水肿、关节炎、下肢痉挛、体位不适、习惯性拍足等。

RLS 的治疗可选用罗替高汀或其他多巴胺受体激动剂如普拉克索、罗匹尼罗、吡贝地尔等。α-2-δ 钙通道配体如加巴喷丁和普瑞巴林也有效，阿片类药物可作为其他治疗方案无效或难治性 RLS 的治疗。若患者血清铁蛋白水平 < 75μg/L 和（或）转铁蛋白饱和度 < 20% 时，建议补充铁剂。推荐首选口服铁剂联合维生素 C 治疗 3 个月，并评估铁蛋白水平。

睡眠中周期性肢体运动（PLMS）的诊断：PLMS 是指在睡眠过程中出现的周期性、重复、高度刻板的肢体运动，常发生于下肢（偶见于上肢），主要评估手段是 PSG 监测。儿童发作频率 > 5 次 /h、成人 > 15 次 /h 具有诊断价值。

6. 昼夜节律失调性睡眠-觉醒障碍（CRSWDs）的诊断标准如下。

（1）睡眠-觉醒节律失调长期或反复发作，主要由于内源性昼夜节律定时系统改变，或者由于个人内源性昼夜节律与期待或需求的生理环境或社会 / 工作作息时间之间不匹配所导致。

（2）昼夜节律失调导致一系列失眠或思睡，或两者兼有。

（3）睡眠-觉醒节律失调导致有临床意义的痛苦或心理、生理、职业、教育等社会功能的损害。

CRSWDs 主要包括如下类型：睡眠-觉醒时相滞后障碍、睡眠-觉醒时相超前障碍、不规则睡眠-觉醒节律障碍、非 24h 睡眠-觉醒节律障碍、非特异性昼夜节律性睡眠-觉醒障碍、轮班工作睡眠障碍、时区改变睡眠障碍。

CRSWDs 主要采用非药物治疗，如纠正不良睡眠行为、调整作息时间。褪黑素及受体激动剂疗效尚不确切。

7. 睡眠呼吸障碍（SDB）是一组睡眠中呼吸异常的疾病（睡眠中打鼾伴呼吸暂停和日间思睡），伴或不伴清醒期呼吸功能异常，包括阻塞性睡眠呼吸暂停（OSA）及中枢性睡眠呼吸暂停、陈-施呼吸、睡眠低通气综合征及与呼吸努力相关的觉醒障碍（如上气道阻力综合征等）一系列临床综合征。其中 OSA 是 SDB 的主要类型，

PSG 是用于 SDB 诊断的金标准。根据 ICSD-3，OSA 的诊断标准需要具备以下第 1+2 项或第 3 项。

（1）以下表现至少出现 1 项　a. 患者主诉困倦、非恢复性睡眠、乏力或失眠；b. 因憋气或喘息从睡眠中醒来；c. 同寝室或其他目击者报告患者在睡眠期间存在习惯性打鼾、呼吸中断或二者皆有。

（2）PSG 或者睡眠中心外监测（OCST）期间，发生以阻塞性为主的呼吸事件［包括阻塞型呼吸暂停、混合型呼吸暂停、低通气和呼吸努力相关性觉醒（RERAs）］，$\geqslant 5$ 次 /h。

（3）PSG 或者 OCST 监测期间发生阻塞性为主的呼吸事件（包括呼吸暂停、低通气或 RERAs），$\geqslant 15$ 次 /h。

对于 OSA，首先进行非药物治疗，包括改变生活习惯、减肥、控制体重与饮食、适当锻炼、停止或减少饮酒与吸烟、慎用镇静药物以及其他会导致或加重 OSA 的药物（比如氯硝西泮）、侧卧睡眠、抬高床头及避免日间过度劳累。持续气道正压通气（CPAP）是治疗 OSA 最有效的方法，悬雍垂腭咽成形术、下颌前伸矫治器有望成为治疗手段之一。

8. 失眠的干预方式主要包括心理治疗、药物治疗、物理治疗和中医治疗。心理治疗主要包括睡眠卫生教育和针对失眠的认知行为治疗（cognitive behavioral therapy for insomnia，CBT-I）。应强调睡眠卫生教育的重要性，即在建立良好睡眠卫生习惯的基础上，开展其他治疗手段。CBT-I 能够有效纠正失眠患者错误的睡眠认知与不恰当的行为因素，有利于消除心理生理性高觉醒，增强入睡驱动力，重建正确的睡眠觉醒认知模式，持续改善失眠患者的临床症状，且没有不良反应。药物治疗失眠的短期疗效已经被临床试验所证实，但是长期应用仍需承担药物不良反应、成瘾性等潜在风险。物理治疗如光照疗法、经颅磁刺激、生物反馈治疗、经颅微电流刺激疗法等，以及饮食疗法、芳香疗法、按摩、顺势疗法等，均缺乏令人信服的大样本对照研究，只能作为可选择的补充治疗方式。中医治疗失眠的历史悠久，但囿于特殊的个体化医学模式，难以用现代循证医学模式进行评估。

9. 睡眠卫生教育主要是帮助失眠患者认识不良睡眠习惯及其在失眠发生与发展中的重要作用，重塑有助于睡眠的行为习惯。睡眠卫生教育的主要内容包括：①睡前4～6h内避免接触咖啡、浓茶或吸烟等兴奋性物质；②睡前不要饮酒，特别是不能利用酒精帮助入睡；③每日规律安排适度的体育锻炼，睡前3～4h内应避免剧烈运动；④睡前不宜暴饮暴食或进食不易消化的食物；⑤睡前1h内不做容易引起兴奋的脑力劳动或观看容易引起兴奋的书刊和影视节目；⑥卧室环境应安静、舒适，保持适宜的光线及温度；⑦保持规律的作息时间。保持良好的睡眠卫生是消除失眠的前提条件，但是单纯依靠睡眠卫生教育治疗失眠是不够的。

10. 慢性失眠患者在建立良好睡眠卫生习惯的基础上，应当首选CBT-I。CBT-I是认知治疗和行为疗法（睡眠限制、刺激控制）的组合，还可以联合放松疗法。CBT-I联合药物（首选非苯二氮䓬类）治疗可以发挥更好的效果。

（1）刺激控制疗法　刺激控制疗法是一套行为干预措施，目的在于改善睡眠环境与睡眠倾向（睡意）之间的相互作用，恢复卧床作为诱导睡眠信号的功能，消除由于卧床后迟迟不能入睡而产生的床与觉醒、焦虑等不良后果之间的消极联系，使患者易于入睡，重建睡眠觉醒生物节律。刺激控制疗法具体内容：a.只在有睡意时才上床；b.如果卧床20min不能入睡，应起床离开卧室，可从事一些简单活动，等有睡意时再返回卧室睡觉；c.不要在床上做与睡眠无关的活动，如进食、看电视、听收音机及思考复杂问题等；d.不管何时入睡，应保持规律的起床时间；e.避免日间小睡。

（2）睡眠限制疗法　睡眠限制疗法通过缩短卧床清醒的时间，增加入睡驱动能力以提高睡眠效率。睡眠限制疗法的具体内容：a.减少卧床时间以使其和实际睡眠时间相符，在睡眠效率维持85%以上至少1周的情况下，可增加15～20min的卧床时间；b.当睡眠效率低于80%时则减少15～20min的卧床时间；c.当睡眠效率在80%～85%则保持卧床时间不变；d.可以有不超过半小时的规律的午睡，避免日间小睡，并保持规律的起床时间。睡眠效率＝（实际睡眠时间/卧床时间）×100%。

（3）认知治疗和行为疗法　失眠患者常对失眠本身感到恐惧，过分关注失眠的不良后果，常在临近睡眠时感到紧张，担心睡不好。这些负性情绪使失眠症状进一步恶化，失眠的加重又反过来影响患者的情绪，形成恶性循环。认知行为疗法目的就是改变患者对失眠的认知偏差，改变对于睡眠问题的非理性信念和态度。认知行为疗法的基本内容：a. 保持合理的睡眠期望，不要把所有的问题都归咎于失眠；b. 保持自然入睡，避免过度主观的入睡意图（强行要求自己入睡）；c. 不要过分关注睡眠，不因为一晚没睡好就产生挫败感，培养对失眠影响的耐受性。

（4）放松疗法　应激、紧张和焦虑是诱发失眠的常见因素，放松治疗可以缓解这些因素带来的不良效应，已经成为治疗失眠最常用的非药物方法。其目的是降低卧床时的警觉性及减少夜间觉醒。减少觉醒和促进夜间睡眠的技巧训练，主要包括渐进性肌肉放松、指导性想象和腹式呼吸训练。放松训练的初期应在专业人员指导下进行，环境要求整洁、安静，患者接受放松训练后应坚持每天练习 2 ～ 3 次。

11. 失眠治疗的总体原则包括：a. 失眠继发于或伴发于其他疾病时，应同时治疗原发或伴发疾病；b. 应及时发现并纠正失眠患者存在的睡眠卫生不良，给予正确的睡眠卫生教育，并在此基础上给予其他干预方式；c. CBT-I 是治疗成人（包括老年人）失眠的首选方案之一，即使已经接受药物治疗的慢性失眠患者，也应当辅以 CBT-I；d. 短期失眠患者无法完成 CBT-I 时应及时选择药物治疗；e. 慢性失眠患者无法完成 CBT-I，或者 CBT-I 无效时可以选择药物治疗，长期给药应参照药物治疗推荐意见个体化实施；f. 物理治疗可以作为补充和替代干预方案。

第十五章 抑郁和焦虑

长期医嘱	临时医嘱
神经内科护理常规	血常规、尿常规、粪常规
一级护理	血清生化全套 +C 反应蛋白（CRP）
普通饮食	
艾司西酞普兰 10mg po qd❶ 或 盐酸度洛西汀 30mg po qd 或 米氮平 15mg po qd	凝血功能
	垂体激素、性腺激素、甲状腺功能
劳拉西泮 1mg po qn❷	血液传染病学检查（包括乙型肝炎、丙型肝炎、梅毒、艾滋病等）
	腰穿（脑脊液常规、生化、免疫、自身免疫性脑炎相关抗体等） prn
	胸部正侧位 X 线片
	心电图
	头颅 CT 或 MRI prn❸
	脑电图 prn
	多导睡眠图（PSG）监测 prn
	神经心理评定（PHQ-9、GAD-7、HAMD 或 HAMA 等）❹
	神经心理科会诊
	中医科会诊

    ❶ 三环类抗抑郁药（TCAs）、四环类抗抑郁药（马普替林）和单胺氧化酶抑制剂（MAOI，如吗氯贝胺）属传统的第一代抗抑郁药。TCAs 以阿米替林、丙咪嗪、多塞平、氯丙咪嗪（氯米帕明）为代表，通过阻断神经末梢对 5-HT 和 NE 的再摄取发挥抗抑郁作

用，但也有 M1、α1 和 H1 受体阻断作用，因而副作用较大，影响了临床应用。

新型抗抑郁药包括以下几种。a. 选择性 5-羟色胺再摄取抑制剂（SSRIs）：选择性抑制突触前 5-羟色胺能神经末梢对 5-羟色胺的再摄取而获得疗效，代表药物有氟西汀、帕罗西汀、舍曲林、氟伏沙明、西酞普兰、艾司西酞普兰，SSRIs 与三环类抗抑郁药疗效相当。b. 选择性 5-羟色胺及去甲肾上腺素（NE）再摄取抑制剂（SNRIs）：具有 5-羟色胺和 NE 双重再摄取抑制作用，代表药物有文拉法辛和度洛西汀，SNRIs 较 SSRIs 抗抑郁作用稍强。c.NE 及特异性 5-羟色胺抗抑郁剂（NaSSA）：通过增强 NE、5-羟色胺的传递及特异阻滞 5-HT2、5-HT3 受体，拮抗中枢 NE 能神经元突触前膜 α2 自身受体及异质受体发挥作用，代表药物为米氮平，该药镇静作用明显，能改善食欲，抗胆碱能作用轻。d. 5-HT 受体拮抗和再摄取抑制剂（SARIs）：通过拮抗 5-HT2 受体，兴奋其他受体特别是 5-HT1A 受体而发挥作用，主要代表药物为曲唑酮，该药与镇静药联用会加强中枢抑制。e. NE 和多巴胺再摄取抑制剂（NDRIs）：抑制神经元对 5-HT、NE 和多巴胺的再摄取，代表药物为安非他酮。f. 褪黑素受体激动剂和 5-HT2C 受体拮抗剂：代表药物为阿戈美拉汀。g. 选择性 NE 再摄取抑制剂（NRI）：抑制 NE 再摄取，对 5-HT、多巴胺的再摄取没有作用，主要在 SSRIs、三环类抗抑郁药（TCAs）疗效不佳时使用，代表药物为瑞波西汀。抗抑郁药使用说明见表 15-1。

❷ 抗焦虑药包括：a. 苯二氮䓬类（BZD），能增强抑制性神经递质 GABA 的作用，代表药物为阿普唑仑、地西泮、劳拉西泮、氯硝西泮等，抗焦虑作用强，起效快，安全可靠，但长期应用会产生依赖。b. 选择性 5-HT1A 受体激动剂：通过激活突触前 5-HT1A 受体，抑制神经元放电，减少 5-HT 的合成与释放发挥抗焦虑作用。主要代表药物有丁螺环酮和坦度螺酮。c.β 肾上腺素受体阻滞剂：能阻断周围交感神经的 β 肾上腺素受体，对躯体性焦虑尤其是焦虑症的心血管症状，或有药物滥用倾向者较为适宜，代表药物为普萘洛尔；部分抗抑郁药兼具抗焦虑作用，临床也作为抗焦虑药物使用，如帕罗西汀、艾司西酞普兰、文拉法辛、度洛西汀、曲唑酮、多塞平（三环类抗抑郁药）等。SSRIs 和 SNRIs 类药物无成瘾性，整体

表 15-1 抗抑郁药使用说明

名称	药理机制	剂量 / (mg/d)	治疗特点	常用不良反应
西酞普兰	SSRIs	20~40	对合并焦虑症状的抑郁症有效	恶心、呕吐、消化不良、腹泻、出汗、激越、焦虑、头痛、失眠、震颤、性功能障碍、低钠血症、皮肤出血性疾病，可发生撤药症状
艾司西酞普兰	SSRIs	10~20	同西酞普兰；疗效和耐受性相对更为平衡	同西酞普兰，与华法林合用时注意出血风险
氟西汀	SSRIs	20~60	轻度抑制食欲，很少引起体重增加	同西酞普兰，失眠和激越可能更多，可改变胰岛素需要量
帕罗西汀	SSRIs	20~50	治疗伴有焦虑症状的抑郁症更有优势	同西酞普兰，但抗胆碱能和镇静作用更常见；撤药反应常见
氟伏沙明	SSRIs	100~300	对睡眠有一定改善	同西酞普兰，恶心更常见
舍曲林	SSRIs	50~200	改善认知功能；疗效和耐受性相对更为平衡	同西酞普兰

续表

名称	药理机制	剂量/(mg/d)	治疗特点	常用不良反应
文拉法辛	SNRIs	75～225	高剂量时改善焦虑症状	恶心、失眠、口干、嗜睡、头晕、出汗、紧张、头痛、性功能障碍、便秘，大剂量时血压升高，撤药症状常见
度洛西汀	SNRIs	60～120	同文拉法辛；对伴有躯体疼痛的抑郁症有效	恶心、失眠、头痛、头晕、口干、困倦、便秘、厌食，心率和血压轻度增加，包括高血压危象
米氮平	NsSSA	15～45	胃肠道反应小；对食欲和睡眠有改善作用；对性功能影响小	食欲增加、体重增加、水肿，头晕、头痛、白细胞减少。恶心、性功能障碍相对少见
阿戈美拉汀	MT受体激动剂	25～50	耐受性好；对睡眠有改善作用	恶心、头晕、头痛、失眠困倦、偏头痛、肝功能异常
曲唑酮	5-羟色胺调节剂	50～400	对焦虑症状有效；改善睡眠结构；对性功能影响小	镇静、头晕、头痛、恶心、呕吐、震颤、体位性低血压、心动过速、阴茎异常勃起

续表

名称	药理机制	剂量/(mg/d)	治疗特点	常用不良反应
安非他酮	NDRIs	150~450	无体重增加的问题；可用于性功能障碍	失眠、焦虑、激越、震颤、恶心、口干、多汗、耳鸣和皮疹
阿米替林	TCAs	50~250mg/d	对焦虑和抑郁症状均有明显效果	心律失常、体位性低血压、口干、便秘、排尿困难、性功能障碍、谵妄
氟哌噻吨美利曲辛片	复方制剂	1~3片/d	控制焦虑、改善睡眠	口干、便秘、肌阵挛、镇静、视物模糊、撤药反应
圣•约翰草提取物片	中成药	1片/次，2~3次/d	耐受性好	少见

说明：SSRIs为选择性5-羟色胺再摄取抑制剂；SNRIs为5-羟色胺和去甲肾上腺素再摄取抑制剂；NaSSA为去甲肾上腺素和特异性5-羟色胺能抗抑郁药；MT为褪黑素；NDRIs为去甲肾上腺素和多巴胺再摄取抑制剂；TCAs为三环类抗抑郁药。

不良反应较轻，常被推荐为治疗焦虑的一线药物。为快速控制焦虑症状，早期可合并使用苯二氮䓬类抗焦虑药。

其他临床常用抗焦虑抑郁药：a.配方/合剂药物，代表药物为氟哌噻吨美利曲辛（黛力新）。氟哌噻吨（0.5mg）是一种抑制突触后 D1、D2 受体的抗精神病药，美利曲辛（10mg）是一种抑制 5-HT 和 NE 再吸收的抗抑郁剂，氟哌噻吨美利曲辛协同作用，低剂量应用时有兴奋性，适用于轻中度抑郁、焦虑患者。b.中药制剂：有一定镇静安神、抗焦虑和抗抑郁作用，安全性好，可用于轻中度焦虑、抑郁患者，重度患者应联合抗抑郁药使用。代表药物如乌灵胶囊、圣·约翰草提取物片（路优泰）、舒肝解郁胶囊、巴戟天寡糖胶囊等。

❸ 抑郁焦虑患者应进行必要的辅助检查及实验室检查以排除躯体疾病或脑器质性病因。内分泌检查如甲状腺功能、激素检查可排除相关内分泌系统疾病所致的抑郁（甲状腺功能减退症导致抑郁症状非常常见），感染性疾病筛查（乙型肝炎、丙型肝炎、梅毒、艾滋病等）可排除相关感染性疾病所致抑郁，脑电图检查用以排除癫痫或脑炎等神经系统疾病，头颅影像学检查尤其是头颅 MRI 检查，对于排除脑结构性病变非常重要。

❹ 综合医院就诊的患者，若出现过分担心、害怕、烦躁、坐立不安、失眠、颤抖、身体发紧僵硬等情感行为症状，推荐使用简便易操作的"90 秒 4 问题询问法"和 7 项广泛性焦虑障碍量表（generalized anxiety disorder-7，GAD-7）快速筛查与评估焦虑（表 15-2），有测评人员及条件的医院可选用汉密尔顿焦虑量表（HAMA）等他评量表。若患者出现情绪低落、兴趣和愉悦感丧失、精力不足或疲劳感以及自伤或自杀观念/行为，通常提示抑郁，推荐"90 秒 4 问题询问法"、9 项患者健康问卷（patient health questionair-9，PHQ-9）（或前 2 项）快速初步筛查抑郁。有测评人员及条件的可选用汉密尔顿抑郁量表（HAMD）等他评量表。

GAD-7 量表是一种简短的自评问卷，患者只需数分钟就能完成。GAD-7 量表得分范围为 0～21 分，总分 5～9 分提示轻度、可能在临床水平以下的焦虑，建议加强监测；总分 10～14 分提示中度、可能具有临床意义的焦虑，需进一步评估及治疗（如有需要）；总分 15 ～ 21 分提示严重焦虑，很可能需要治疗。如发现就诊者 GAD-7 提示中重度焦虑，建议转诊给精神专科医师进一步评估，以明确诊断和制订必要的治疗方案。

表 15-2　7 项广泛性焦虑障碍量表（GAD-7）

在过去 2 周内，你生活中以下症状出现的频率有多少？	完全不会（0 分）	好几天（1 分）	超过1 周（2 分）	几乎每天（3 分）
1. 感觉紧张、焦虑或急切				
2. 不能够停止或控制担忧				
3. 对各样事情担忧过多				
4. 很难放松下来				
5. 由于不安而无法静坐				
6. 变得容易烦恼或急躁				
7. 感到似乎将有可怕事情发生而害怕				

PHQ-9 是常用的筛查抑郁的自评工具，其采用 0 ～ 3 分的 4 级评分（表 15-3）。总分 27 分。0 ～ 4 分为没有抑郁。5 ～ 9 分为轻度抑郁，应定期复查 PHQ-9，随访观察。10 ～ 14 分为中度抑郁，应制订治疗计划，考虑心理咨询、心理治疗，随访观察，必要时予药物治疗。15 ～ 19 分为中重度抑郁；积极药物治疗和（或）心理治疗。20 ～ 27 分为重度抑郁，应立即开始药物治疗，及时转诊至精神卫生医疗机构，并联合心理治疗和（或）综合治疗。

注：1. 抑郁主要表现为情绪低落、兴趣及愉快感下降，严重者有消极观念或自杀行为。多伴有思维迟钝、注意力不集中、记忆力下降、精力不足或疲劳感、食欲减退、体重减轻、躯体疼痛、性功能下降等症状。临床上常使用的抑郁概念包括"抑郁情绪""抑郁状态"和"抑郁障碍"。"抑郁情绪"可以是一种正常的生理过程，持续时间短，不需要医学处理。"抑郁状态"是一组以显著的抑郁心境为主要特征的综合征，往往表现为病理性情绪、行为和躯体化

表 15-3 9 项患者健康问卷（PHQ-9）

在过去 2 周内，您被以下问题所困扰的频率有多少？	完全不会（0分）	好几天（1分）	超过1周（2分）	几乎每天（3分）
1. 做事时提不起劲或没有兴趣				
2. 感到心情低落、沮丧或绝望				
3. 入睡困难，睡不安或睡眠过多				
4. 感觉疲倦或没有活力				
5. 食欲缺乏或吃太多				
6. 觉得自己很糟或觉得自己很失败，或让自己或家人失望				
7. 对事物专注有困难，例如阅读报纸或看电视时				
8. 动作或说话速度缓慢到别人已经觉察？或正好相反——烦躁或坐立不安、动来动去的情况更胜于平常				
9. 有不如死掉或用某种方式伤害自己的念头				

症状，持续时间较生理性抑郁情绪略长，需要医学处理。"抑郁障碍"即精神医学中所指的"抑郁症"，是指由各种原因引起、以显著而持久的心境低落为主要特征的一类心境障碍，持续时间超过2周，对患者社会功能有显著影响，达到临床诊断标准，需给予积极治疗。抑郁常见症状描述见表15-4。

根据国际疾病与分类第10版（ICD-10），抑郁症的症状学标准里包括3条核心症状及7条其他症状，核心症状：a.心境低落；b.兴

表 15-4 抑郁常见症状描述

抑郁常见症状	描述
情绪/心境低落	望之"愁眉不展、无精打采",询问之答:终日心情压抑、心烦、高兴不起来,觉得自己如同"乌云笼罩",一点小事就会让自己委屈哭泣
兴趣减退及愉快感缺乏	感觉什么都没意思,即使对以前感兴趣的活动(如体育活动、业余收藏、社会交往等)也难以提起兴趣,甚至连正常工作、生活享受和天伦之乐等都体会不到快乐
疲劳感、活力减退或丧失	不愿活动,只想躺着。懒得说话,不愿外出见人。做一点事情就很累,做什么都需别人催促或推自己一把
认知症状	言语减少,说话缓慢。由于思考过程困难,一些简单的问题也需要较长时间才能完成。决断能力明显降低,变得优柔寡断、犹豫不决,甚至对一些日常小事也难以做出决定;注意力不集中、容易分心,无法专心看书,工作效率明显下降
焦虑或激越	患者忧心忡忡、坐立不安,不断地走动、来回踱步、搓手、无目的动作等
躯体症状	多数表现为食欲减退,进食量少,消化功能差,常体重减轻 反复出现失眠,典型表现为早醒 性欲低下在抑郁症患者中相当常见,对性生活无要求及快感缺乏 部分患者以其他躯体症状作为主诉,长期在综合医院门诊反复就诊,表现为慢性疼痛在内的各种躯体不适,历经检查及对症治疗效果不佳。这类非特异性症状包括头痛、颈痛、腰背痛等躯体任何部位的疼痛,口干、

续表

抑郁常见症状	描述
躯体症状	出汗、视物模糊、心慌、胸闷、喉头肿胀，恶心、呕吐、胃部烧灼感、胃肠胀气、消化不良，便秘、尿频、尿急等
自杀观念、自杀计划与自杀	对未来没有希望，觉得活着没意思，认为拖累了家人，与其活着忍受痛苦还不如死了算了，或者进一步想到通过跳楼、服药等方式自杀，甚至安排好了后事，写好了遗书
精神病性症状	严重的抑郁症患者可出现幻觉或妄想等精神病性症状，比如凭空听到有人骂自己是废物，认为周围人的不幸都是自己导致的，认为周围人的一举一动都是针对自己的等

趣和愉快感丧失；c.疲劳感、活力减退或丧失。其他症状：a.集中注意和注意力降低；b.自我评价和自信降低；c.自罪观念和无价值感；d.认为前途暗淡悲观；e.自伤或自杀的观念或行为；f.睡眠障碍；g.食欲下降。当同时存在至少2条核心症状和2条其他症状时，才符合抑郁症的症状学标准。如果符合抑郁症的症状学标准，还需同时满足2周以上的病程标准，并存在对工作、社交有影响的严重程度标准，同时还应排除精神分裂症、双相情感障碍等重性精神疾病和器质性精神障碍以及躯体疾病所致的抑郁症状群，方可诊断抑郁症。抑郁症严重程度的分级标准见表15-5。

2. 焦虑以持续性的紧张、烦躁、恐惧情绪为主要特征，伴有运动性不安（紧张不安、不能静坐、肢体肌肉紧张等）、躯体化症状［消化系统（腹胀、恶心）、呼吸系统（呼吸困难、胸部压迫感）、心血管系统（心悸）］等。临床上常使用的焦虑概念包括"焦虑情绪""焦虑状态"和"焦虑障碍"。"焦虑情绪"的主观体验是紧张和担心；客观表现可以为运动性不安，如搓手、来回走动等。焦虑情绪可以是一种正常的生理过程，持续时间短，不需要医学处理。"焦虑状态"常伴有多种躯体症状的主诉，包括肌肉紧张、头部不适，以及口干、出汗等自主神经功能紊乱的症状。焦虑状态需要医学

表 15-5 抑郁症严重程度的分级标准

标准	轻度	中度	重度	
			不伴精神病性症状	伴精神病性症状
症状学标准	2条核心症状+2条其他症状	2条核心症状+3条其他症状	3条核心症状+4条其他症状	3条核心症状+4条其他症状+幻觉、妄想或木僵
病程标准	上述表现≥2周	上述表现≥2周	上述表现≥2周	
严重程度标准	持续进行日常的工作和社交活动有一定困难	进行工作、社交或家务活动有相当困难	几乎不可能继续进行社交、工作或家务活动	
排除标准	无引起上述表现的重性精神疾病、器质性精神障碍或躯体疾病病因			

处理。"焦虑障碍"即精神医学中所指的"焦虑症",表现为过度的害怕和焦虑,导致了个体、家庭、社会、教育、职业或者其他重要领域的功能显著受损,需要积极进行临床处理。按照临床表现和发病特点,常见的焦虑障碍包括广泛性焦虑障碍(generalized anxiety disorder, GAD)、恐怖性焦虑障碍(社交恐怖、广场恐怖和特定的恐怖等)、惊恐障碍(又称急性焦虑障碍)等。焦虑障碍各有特征。GAD的特点是持续、波动、泛化地担心紧张,其担心对象不明确、不固定。恐怖性焦虑障碍的担忧对象较明确,而且个体伴有明显的回避行为。比如社交恐怖障碍患者害怕受到注视;广场恐怖症是对处于某些情境感到害怕焦虑,如害怕乘坐地铁等公共交通工具或者电影院等封闭的空间;特定恐怖障碍对高处、血液等特定的事物或情况产生害怕或焦虑。惊恐障碍存在特征性的惊恐发作,特点是反复出现的、突然发作的、不可预测的、强烈的紧张焦虑体验,一般历时5~20min,常伴濒死感或失控感,发作时患者非常痛苦,常

伴有强烈的心脏和神经系统症状，如胸闷、心慌、呼吸困难、喉头堵塞、出汗、全身发抖等，常会呼叫救护车或自行到医院急诊就诊，但到达医院时症状往往已缓解，在医院完善各种检查未发现异常，患者发作缓解后一切如常，但通常持续存在焦虑情绪，担心再次发作。广泛性焦虑障碍的临床表现见表15-6。

表 15-6　广泛性焦虑障碍的临床表现

分类	临床表现
精神性焦虑	过度担心、提心吊胆、惶恐不安、警觉性增高、惊跳反应、注意力难以集中、入睡困难、易醒、易激惹
躯体性焦虑	搓手顿足、不能静坐、来回走动、小动作多、肌肉紧张、肌肉酸痛、肢体震颤、语音发颤
自主神经紊乱	心动过速、胸闷气短、头晕头痛、皮肤潮红、出汗或苍白、口干、吞咽梗阻感、胃部不适、恶心、腹痛、腹胀、便秘或腹泻、尿频、早泄、勃起功能障碍、月经紊乱、性欲减退等
其他	疲劳、抑郁、强迫、恐惧、惊恐发作、人格解体

参考《精神障碍诊断与统计手册》第 5 版（DSM-5）中对于广泛性焦虑的诊断标准，焦虑障碍需满足以下标准。

（1）至少 6 个月的多数日子里，诸多时间或活动（如工作或者学校表现），表现出过分的焦虑和担心（焦虑性期待）。

（2）个体难以控制的担心。

（3）这种焦虑和担心包含下列 5 种症状中的至少 2 种（在过去 6 个月中，至少一些症状在多数日子里存在）：a. 坐立不安或感到激动紧张；b. 容易疲倦；c. 注意力难以集中或头脑一片空白；d. 易怒/易激惹；e. 肌肉紧张。

（4）这种焦虑担心或躯体的症状引起有临床意义的痛苦，或导致社交、职业或其他重要功能方面的损害。

（5）这种障碍不能用其他精神障碍更好地解释。

3. 抑郁障碍与焦虑障碍常共同存在，但两者为不同的临床综合征。抑郁障碍以"情绪低落"为核心，焦虑障碍以"害怕、恐惧、担忧、着急"为核心表现。按照等级诊断原则，达到抑郁障碍诊断标准优先诊断抑郁障碍；若抑郁、焦虑各自达到其诊断标准，没有因果关联时也可以共病诊断。

4. 双相情感障碍 双相情感障碍是在抑郁发作的基础上，有过一次及以上的躁狂/轻躁狂发作史。抑郁发作的疾病特征是个体的情感、认知、意志行为的全面"抑制"，双相情感障碍的疾病特征是"不稳定性"。有些抑郁发作患者并不能提供明确的躁狂、轻躁狂发作史，但是具有如下特征：25岁前起病、不典型抑郁症状（如食欲增加、睡眠增加等）、伴焦虑或精神病性症状、有双相情感障碍家族史、抗抑郁药足量足疗程治疗不能缓解等。在这类抑郁症患者的诊治中，要高度关注和定期随访评估躁狂发作的可能性，以及时修正诊断和治疗方案。

5. 抑郁症的治疗原则

（1）综合治疗 对于轻中度的焦虑抑郁障碍、存在明显心理社会因素、药物治疗依从性差或躯体状况不适宜药物治疗（如妊娠）者可优先考虑心理治疗，其中认知治疗和行为治疗（CBT-I）的疗效确切。对中重度抑郁症患者，需要有经验的CBT-I治疗师才能取得疗效，部分患者药物联合心理治疗会更有帮助。

（2）全病程治疗 抑郁症复发率高达50%~85%，其中50%患者的复发在疾病发生后2年内发生。因此倡导全病程治疗，包括急性期、巩固期和维持期治疗。

a. 急性期治疗（8~12周）：控制症状，尽量达到临床治愈（抑郁症状完全消失的时间＞2周）与促进功能恢复到病前水平，提高患者生命质量。

b. 巩固期治疗（4~9个月）：在此期间患者病情不稳定，复燃风险较大，原则上应继续使用急性期治疗有效的药物，并强调治疗方案、药物剂量、使用方法保持不变。

c. 维持期治疗：并非所有抑郁症患者均需要维持治疗，对有复发倾向的患者，应该至少维持治疗2~3年，这些患者包括第3次及以上的复发患者、有明显社会心理应激因素的患者、有残留症状、发病年龄早或者有家族史的患者。

（3）个体化治疗　应根据临床因素进行个体化选择。考虑药物疗效或不良反应的性别差异选择药物种类；考虑不同年龄患者的代谢差异调整药物剂量；对于有自杀观念的患者避免一次处方大量药物，以防意外；考虑患者既往用药史，优先选择过去药物疗效满意的种类。当患者存在人格、认知、行为等问题，或有较为明显的不良事件时，可以考虑心理治疗，或者在药物治疗基础上联合心理治疗。

（4）单一、足量、足疗程用药　通常抗抑郁药尽可能单一使用（小剂量开始，逐步递增，尽可能采用最小有效量，提高服药依从性和安全性），并强调足量足疗程治疗。一般药物治疗 2 ~ 4 周开始起效，治疗的有效率与时间呈线性关系，如果患者使用足量药物治疗 4 ~ 6 周无效，换用同类其他药物或作用机制不同的药物可能有效。

6. 对抑郁和焦虑治疗时，必须综合考虑治疗药物的疗效、患者的耐受性、年龄、躯体疾病的性质、严重程度、症状特点、药物相互作用等因人而异个体化合理用药。SSRIs、SNRIs、NaSSA、SARIs、选择性 5-HT1A 受体激动剂等新型抗抑郁抗焦虑药物具有疗效确切、不良反应少、耐受性好、服用方便等特点，应优先选择。

推荐帕罗西汀、文拉法辛、艾司西酞普兰、度洛西汀、舍曲林、阿戈美拉汀作为广泛性焦虑首选药物使用；丁螺环酮、坦度螺酮、阿普唑仑、地西泮、劳拉西泮、丙米嗪等也可选用；西酞普兰、曲唑酮、氟西汀、米氮平、阿米替林、多塞平等可用，但证据级别不高，不作为首选药物推荐。不推荐单独使用 β 受体阻滞剂。

帕罗西汀、舍曲林、文拉法辛、氟西汀、西酞普兰、氟伏沙明、艾司西酞普兰、米氮平等可作为惊恐障碍首选药物使用；氯米帕明、阿普唑仑、氯硝西泮、地西泮、丙米嗪、劳拉西泮、瑞波西汀等也可选用，但要注意药物的不良反应；度洛西汀可用，但证据级别不高，不作为首选药物推荐。

推荐艾司西酞普兰、氟西汀、帕罗西汀为治疗恐怖性焦虑障碍首选药物。急性、严重焦虑症状或伴明显睡眠障碍时建议苯二氮䓬类（BZD）药物和抗焦虑、抑郁药物联合使用，一旦焦虑症状缓解，为防止药物依赖应在 4 周内逐步停用 BZD 药物，以抗焦虑、抗抑郁药物维持治疗。

推荐艾司西酞普兰、舍曲林、氟西汀、氟伏沙明、帕罗西汀、西酞普兰、文拉法辛、度洛西汀、米氮平、阿戈美拉汀、安非他酮作为综合医院抑郁患者首选药物。严重抑郁可选用TCAs中的阿米替林、氯米帕明等治疗，具自杀观念及行为者转精神科治疗，难治性抑郁需加用增效剂或联合用药，SSRIs、SNRIs常与NaSSA类药物（如米氮平）、5-羟色胺1A受体激动剂（如丁螺环酮或坦度螺酮）、非典型抗精神病药物（如利培酮、奥氮平、喹硫平等）、情感稳定剂（如碳酸锂、丙戊酸钠、卡马西平等）联用。

证据显示，新型抗抑郁药中米氮平、艾司西酞普兰、文拉法辛及舍曲林的抗抑郁疗效较优；艾司西酞普兰、帕罗西汀、文拉法辛抗焦虑疗效较优；度洛西汀治疗疼痛与躯体不适感等躯体化症状疗效较优。

艾司西酞普兰、舍曲林、安非他酮、西酞普兰是耐受性累积排序靠前的药物。氟西汀、舍曲林和氟伏沙明对于儿童青少年相对安全，老年患者首先推荐抗胆碱能及心血管系统不良反应轻微的SSRIs、SNRIs、NaSSA、SARIs等，剂量应个体化，初始剂量为最小推荐初始剂量的1/4 ~ 1/2，缓慢增量。在治疗起始及加量过程中须规律监测肝肾功能。须特别注意阿戈美拉汀的肝功能损害风险。米氮平、帕罗西汀、阿米替林对体重影响较大，TCAs、SSRIs及文拉法辛出现性功能障碍的风险高于米氮平、安非他酮、度洛西汀、阿戈美拉汀等。新型抗抑郁药中米氮平镇静作用较为明显。米氮平胃肠道反应的发生频率较SSRIs低。SSRIs有抗血小板活性作用，在与抗凝或抑制血小板聚集药物联用和已知有出血倾向的患者使用时，建议监测出血的临床征象及相关指标。SSRIs过量服用的毒性显著低于文拉法辛、米氮平和TCAs。对青光眼和前列腺增生患者建议使用SSRIs和SNRIs等抗胆碱能作用轻微药物。针对躯体合并症多的患者，应优先考虑艾司西酞普兰、文拉法辛、度洛西汀、米氮平等。

7. 抗抑郁药物常见不良反应包括口干、恶心、消化不良、腹泻、失眠、多汗等，往往在服药的前几天明显，随着服药时间延长逐渐减轻。严重不良反应如5-羟色胺综合征，是神经系统5-羟色胺功能亢进引起的一组症状和体征，有可能危及生命。通常表现为自主神经功能亢进（发热、恶心、腹泻、头痛、颤抖、脸红、出汗、心动过速、呼吸急促、血压改变、瞳孔散大）、精神状态改变（轻躁狂、激越、意识混乱、定向障碍）和神经肌肉异常（肌阵挛、肌强直、震颤、反射亢进、踝阵挛、共济失调）的三联征。出现 5-羟色胺综合征时应立即停药，并根据症状对症处理。

8. 撤药综合征　抗抑郁药的撤药综合征通常出现在大约 20% 的患者中，在服用一段时间的药物后停药或减药时发生。几乎所有种类的抗抑郁药都有可能发生撤药综合征，其发生与使用药物时间较长，药物半衰期较短有关。通常表现为流感样症状、精神症状及神经系统症状（如焦虑、激越、失眠、恶心、呕吐）等。撤药综合征的症状可能被误诊为病情复发。

9. 妊娠期用药　关于怀孕或计划怀孕妇女是否继续服用抗抑郁药物，需要权衡药物治疗对母亲和胎儿的获益与不治疗的风险，并向患者及家属交代清楚。对重度或有严重自杀倾向的患者可以考虑抗抑郁药治疗，目前孕妇使用最多的是 SSRIs 类药物。研究显示，除帕罗西汀（D 级，有风险性证据，避免应用，其余抗抑郁药为 C 级，可权衡利弊决定是否选用）外，孕期使用 SSRIs 类抗抑郁药并未增加胎儿心脏疾病和死亡风险，但可能增加早产和低体重风险。SNRIs 类药物和米氮平可能与发生自然流产有关。如果产后开始使用 SSRIs 治疗，应避免使用氟西汀，因其活性代谢产物去甲氟西汀更容易通过母乳排泄，半衰期长达 1～2 周，母乳喂养的婴儿可能有蓄积效应，其他 SSRIs 类在乳汁中的浓度较低。

附录 处方常用外文缩写表

项目	中文意义	外文缩写	中文意义	外文缩写
给药次数	每日1次	qd	每晚1次	qn（on）
	每日2次	bid	隔日1次	qod
	每日3次	tid	每2天1次	q2d
	每日4次	qid	每小时1次	qh
	每日5次	quing id	每半小时1次	q1/2h
	每周1次	qw	每4小时1次	q4h
	每2周1次	qiw	每6小时1次	q6h
	隔周1次	qow	每8小时1次	q8h
	每晨1次	qm		
给药时间	上午	am	需要时（临时）	sos
	下午	pm	早餐及晚餐	m et n
	今晚	hn	疼痛时	dol dur
	明晨	cm	早餐前	aj
	明晚	cn	早餐后	pj
	立即	st	中餐前	ap
	随意	a dlid	中餐后	pp
	饭前（晚餐前）	ac	临睡前	hs
	饭后（晚餐后）	pc	用作1次	pd
	必要时（长期）	prn	遵医嘱	md
给药途径及部位	口服	po	静脉滴注	iv gtt 或 iv drip
	内服	us imt	穴位注射	i adacum
	外用	us ent	一次顿服	pro dos
	灌肠	pr	餐间	ie
	吸入	inhal	顿服	ht
	鼻用	pro nar	肌内注射	im
	眼用	pro o	腰椎注射	iI
	耳用	pro aur	静脉注射	iv
	阴道用	pro vgain	腹腔注射	ia
	皮试	AST（et）	球结膜下注射	isc
	皮下注射	ih：H	胸腔注射	ip
	皮内注射	id		

参考文献

［1］　陈会生，杨清武，程昕．急性缺血性卒中替奈普酶静脉溶栓治疗中国专家共识[J].中国神经精神疾病杂志，2022, 48(11): 641-651.

［2］　中华医学会神经病学分会，中华医学会神经病学分会脑血管病学组，中华医学会神经病学分会神经血管介入协作组．中国急性缺血性卒中早期血管内介入诊疗指南2022[J].中华神经科杂志，2022, 55(6): 565-580.

［3］　中华医学会神经病学分会，中华医学会神经病学分会脑血管病学组．中国急性缺血性脑卒中诊治指南2018[J].中华神经科杂志，2018, 51(9): 666-682.

［4］　Mitchell P J, Yan B, Churilov L, et al. Endovascular thrombectomy versus standard bridging thrombolytic with endovascular thrombectomy within 4.5 h of stroke onset: an open-label, blinded-endpoint, randomised non-inferiority trial[J]. Lancet, 2022, 400 (10346): 116-125.

［5］　Fischer U, Kaesmacher J, Strbian D, et al. Thrombectomy alone versus intravenous alteplase plus thrombectomy in patients with stroke: an open-label, blinded-outcome, randomised non-inferiority trial[J]. Lancet, 2022, 400(10346): 104-115.

［6］　Renu A, Millan M, San Roman L, et al. Effect of intra-arterial alteplase vs placebo following successful thrombectomy on functional outcomes in patients with large vessel occlusion acute ischemic stroke: the CHOICE randomized clinical trial[J]. JAMA, 2022, 327(9): 826-835.

［7］　Yoshimura S, Sakai N, Yamagami H, et al. Endovascular therapy for acute stroke with a large ischemic region[J]. N Engl J Med, 2022, 386(14): 1303-1313.

［8］　Jovin T G, Li C, Wu L, et al. Trial of thrombectomy 6 to 24hours after stroke due to basilar-artery occlusion[J]. N Engl J Med, 2022, 387(15): 1373-1384.

［9］　Tao C, Nogueira R G, Zhu Y, et al. Trial of endovascular treatment of acute basilar-artery occlusion[J]. N Engl J Med, 2022, 387(15): 1361-1372.

［10］ Yang P, Song L, Zhang Y, et al. Intensive blood pressure control after endovascular thrombectomy for acute ischaemic stroke（ENCHANTED2/ MT）: a multicentre, open-label, blinded-endpoint, randomised controlled trial[J]. Lancet, 2022, 400(10363): 1585-1596.

［11］ 中华医学会神经病学分会, 中华医学会神经病学分会脑血管病学组. 中国缺血性卒中和短暂性脑缺血发作二级预防指南2022[J]. 中华神经科杂志, 2022, 55(10): 1071-1110.

［12］ 王少石, 周新雨, 朱春燕. 卒中后抑郁临床实践的中国专家共识[J]. 中国卒中杂志, 2016, 11(8): 685-693.

［13］ 中华医学会神经病学分会, 中华医学会神经病学分会脑血管病学组. 中国脑出血诊治指南（2019）[J]. 中华神经科杂志, 2019, 52 (12): 994-1005.

［14］ Greenberg S M, Ziai W C, Cordonnier C, et al. 2022 Guideline for the Management of Patients With Spontaneous Intracerebral Hemorrhage: A Guideline From the American Heart Association /American Stroke Association[J]. Stroke, 2022, 53(7): e282-e361.

［15］ Peter-Derex L, Philippeau F, Garnier P, et al. Safety and efficacy of prophylactic levetiracetam for prevention of epileptic seizures in the acute phase of intracerebral haemorrhage (PEACH): a randomised, double-blind, placebo-controlled, phase 3 trial[J]. Lancet Neurol, 2022, 21(9): 781-791.

［16］ 中华医学会神经病学分会, 中华医学会神经病学分会脑血管病学组, 中华医学会神经病学分会神经血管介入协作组. 中国蛛网膜下腔出血诊治指南2019[J]. 中华神经科杂志, 2019, 52(12): 1006-1021.

［17］ 中国医师协会神经介入专业委员会, 中国颅内动脉瘤计划研究组. 中国颅内破裂动脉瘤诊疗指南2021[J]. 中国脑血管病杂志, 2021, 18(8): 546-574.

［18］ 中国医师协会神经介入专业委员会, 中国颅内动脉瘤计划研究组. 中国颅内未破裂动脉瘤诊疗指南2021[J]. 中国脑血管病杂志, 2021, 18(9): 634-664.

［19］ 美国卒中协会/美国心脏协会. 脑静脉窦血栓形成诊断和管理指南 [J]. 中国脑血管病杂志，2019, 16(10): 557-560.

［20］ 中华人民共和国国家卫生健康委员会. 中国颅内静脉和静脉窦血栓形成诊疗指导规范（2021年版）[J]. 全科医学临床与教育，2022, 20(1): 4-7.

［21］ 中华医学会神经病学分会，中华医学会神经病学分会. 脑血管病学组中国颅内静脉血栓形成诊断和治疗指南2019[J]. 中华神经科杂志，2020, 53(9): 648-663.

［22］ 中华医学会神经病学分会，中华医学会神经病学分会脑血管病学组. 中国脑小血管病诊治指南2020[J]. 中华神经科杂志，2022, 55(8): 807-818.

［23］ 北京医学会罕见病分会遗传性脑小血管病全国协作组. 中国遗传性脑小血管病临床实践工作建议[J]. 中华内科杂志，2022, 61(8): 848-859.

［24］ Bugiani M, Kevelam S H, Bakels H S, et al. Cathepsin A-related arteriopathy with strokes and leukoencephalopathy (CARASAL) [J]. Neurology, 2016, 25; 87(17): 1777-1786.

［25］ 中国医师协会神经内科分会认知障碍专业委员会，《中国血管性认知障碍诊治指南》编写组. 2019年中国血管性认知障碍诊治指南 [J]. 中华医学杂志，2019, 99(35): 2737-2744.

［26］ 汪凯，董强，郁金泰，等. 卒中后认知障碍管理专家共识2021[J]. 中国卒中杂志，2021, 16(4): 376-389.

［27］ 关鸿志. 病毒性脑炎的诊治 [J]. 中华神经科杂志，2022, 55(7): 747-754.

［28］ 肖波，胡凯. 化脓性脑膜脑炎的急性期诊治[J]. 中华神经科杂志，2022, 55(8): 877-885.

［29］ 刘正印，李若瑜，张文宏，等. 隐球菌性脑膜炎诊治专家共识[J]. 中华内科杂志，2018, 57(5): 317-323.

［30］ 王芙蓉，梁奇明. 隐球菌性脑膜炎 [J]. 中华神经科杂志，2022, 55(8): 886-892.

［31］ 中华医学会结核病学分会结核性脑膜炎专业委员会. 2019中国中枢神经系统结核病诊疗指南 [J]. 中华传染病杂志，2020, 38(7): 400-408.

［32］ 赵钢，周林甫，张红鸭. 结核性脑膜炎的诊治[J]. 中华神经科杂志，

2022, 55(10): 1154-1160.

［33］ 中国防痨协会骨关节结核专业分会，中国华北骨结核联盟，中国西部骨结核联盟. 布鲁氏菌性脊柱炎诊断及治疗专家共识[J]. 中国防痨杂志，2022, 44(6): 531-537.

［34］ Clinton W A, Coyle C M, Vedantam R, et al. Diagnosis and Treatment of Neurocysticercosis：2017 Clinical Practice Guidelines by the Infectious Diseases Society of America (IDSA)and the American Society of Tropical Medicine and Hygiene (ASTMH)[J]. Clin Infect Dis, 2018, 366(8): e49-e75.

［35］ Del Brutto O H, Nash TE, White AC, et al. Revised diagnostic criteria for neurocysticercosis[J]. J Neurol Sci, 2017, 15(372): 202-210.

［36］ Guzman C, Garcia H H. Cysticercosis Working Group in Peru. Current Diagnostic Criteria for Neurocysticercosis[J]. Res Rep Trop Med, 2021, 10; 12: 197-203.

［37］ Lantos P M, Rumbaugh J, Bockenstedt L K, et al. Clinical Practice Guidelines by the Infectious Diseases Society of America (IDSA), American Academy of Neurology (AAN)，and American College of Rheumatology (ACR): 2020 Guidelines for the Prevention, Diagnosis, and Treatment of Lyme Disease[J]. Arthritis Rheumatol, 2021, 73(1): 12-20.

［38］ Rauer S, Kastenbauer S, Hofmann H, et al. Consensus group. Guidelines for diagnosis and treatment in neurology-Lyme neuroborreliosis[J]. Ger Med Sci, 2020, 18: Doc03.

［39］ Klein M, Angstwurm K, Esser S, et al. German guidelines on the diagnosis and treatment of neurosyphilis[J]. Neurol Res Pract, 2020, 17(2): 33.

［40］ Ropper A H. Neurosyphilis[J]. N Engl J Med, 2019, 381(14): 1358-1363.

［41］ 王千秋，刘全忠，徐金华，等. 梅毒，淋病和生殖道沙眼衣原体感染诊疗指南（2020年）[J]. 中华皮肤科杂志，2020, 53(3): 12.

［42］ 中国免疫学会神经免疫分会，中华医学会神经病学分会神经免疫学组. 多发性硬化诊断和治疗中国专家共识（2018版）[J]. 中国神经免疫学和神经病学杂志，2018, 25(6): 387-394.

［43］ Thompson A J, Banwell B L, Barkhof F, et al. Diagnosis of multiple sclerosis: 2017 revisions of the McDonald criteria. Lancet Neurol, 2018, 17(2): 162-173.

［44］ Steinman L, Fox E, Hartung H P, et al. Ublituximab versus Teriflunomide in Relapsing Multiple Sclerosis[J]. N Engl J Med, 2022, 387(8): 704-714.

［45］ Margoni M, Preziosa P, Filippi M, et al. Anti-CD20 therapies for multiple sclerosis：current status and future perspectives[J]. J Neurol, 2022, 269(3): 1316-1334.

［46］ 朱红敏, 刘智胜. 2017年多发性硬化McDonald诊断标准修订版解读[J].中华实用儿科临床杂志, 2018, 33(12): 895-899.

［47］ 胡学强, 钟晓南. 多发性硬化的诊断和鉴别诊断[J].中华神经科杂志, 2022, 55(9): 1019-1024.

［48］ 中华医学会神经病学分会神经免疫学组. 临床孤立综合征的诊断与治疗中国专家共识（2021版）[J]. 中华神经科杂志, 2022, 55(4): 280-289.

［49］ 邱伟, 徐雁. 多发性硬化诊断和治疗中国专家共识（2018版）[J]. 中国神经免疫学和神经病学杂志, 2018, 25(6): 387-394.

［50］ 中国免疫学会神经免疫分会, 邱伟, 徐雁. 抗髓鞘少突胶质细胞糖蛋白免疫球蛋白G抗体相关疾病诊断和治疗中国专家共识[J]. 中国神经免疫学和神经病学杂志, 2020, 27(2): 86-95.

［51］ 中国免疫学会神经免疫分会, 黄德晖, 吴卫平, 等.中国视神经脊髓炎谱系疾病诊断与治疗指南（2021版）[J]. 中国神经免疫学和神经病学杂志, 2021, 28(6): 423-436.

［52］ 管阳太, 俞昊君. 髓鞘少突胶质细胞糖蛋白抗体相关疾病[J]. 中华神经科杂志, 2022, 55(6): 643-649.

［53］ Massa S, Fracchiolla A, Neglia C, et al. Update on Acute Disseminated Encephalomyelitis in Children and Adolescents[J]. Children 2021, 8(4): 280-296.

［54］ Johann Lambeck, Maren Hieber, Andrea Dreßing, Wolf-Dirk Niesen. Central Pontine Myelinosis and Osmotic Demyelination Syndrome. Deutsches Ärzteblatt International[J]. Dtsch Arztebl Int, 2019, 116(35-36): 600-606.

［55］ Balcerac A, Nichelli L, Demeret S,et al. The piglet and the trident sign in osmotic demyelination syndrome[J]. Intensive Care, 2021, 47(4): 476-477.

［56］ 中华医学会神经病学分会，中华医学会神经病学分会周围神经病协作组，中华医学会神经病学分会肌电图与临床神经电生理学组，等. 中国亚急性联合变性诊治共识[J]. 中华神经科杂志，2020, 53(4): 269-273.

［57］ Krings T, Lasjaunias P L, Hans F J, et al. Imaging in spinal vascular disease. Neuroimaging Clin N Am, 2007, 17(1): 57-72.

［58］ Pilato F, Distefano M, Calandrelli R. Posterior Reversible Encephalopathy Syndrome and Reversible Cerebral Vasoconstriction Syndrome: Clinical and Radiological Considerations[J]. Front Neurol, 2020, 11: 34.

［59］ 中华医学会神经病学分会帕金森病及运动障碍学组，中国医师协会神经内科医师分会帕金森病及运动障碍学组. 中国帕金森病治疗指南（第四版）[J]. 中华神经科杂志，2020, 53(12): 973-986.

［60］ 中华医学会神经外科学分会功能神经外科学组，中华医学会神经病学分会帕金森病及运动障碍学组，中国医师协会神经内科医师分会帕金森病及运动障碍学组，等. 中国帕金森病脑深部电刺激疗法专家共识（第二版）[J]. 中华神经外科杂志，2020, 36(4): 325-337.

［61］ 中华医学会神经病学分会神经遗传学组. 中国肝豆状核变性诊治指南2021[J]. 中华神经科杂志，2021, 54(4): 310-319.

［62］ 中国医师协会神经外科医师分会功能神经外科专家委员会，北京中华医学会神经外科学分会，中国显微血管减压术治疗脑神经疾患协作组.中国显微血管减压术治疗面肌痉挛专家共识（2014）[J].中华神经外科杂志，2014, 30(9): 949-952.

［63］ 上海交通大学脑神经疾病诊治中心.面肌痉挛诊疗中国专家共识[J]. 中国微侵袭神经外科杂志，2014, 19(11): 528-532.

［64］ 中华医学会神经病学分会，中华医学会神经病学分会帕金森病及运动障碍学组. 肌张力障碍诊断中国专家共识[J]. 中华神经科杂志，2020, 53 (1): 8-12.

［65］ 中国医师协会神经外科医师分会功能神经外科专家委员会，中国医师协会神经调控专业委员会，中国医师协会神经外科医师分会神经电生理学组，等. Meige综合征的神经调控外科治疗中国专家共识（2021

年版）[J]. 中华神经医学杂志，2021, 20(12): 1189-1193.

［66］ 中华医学会神经病学分会帕金森病及运动障碍学组，中华医学会神经外科学分会功能神经外科学组，中国神经科学学会神经毒素分会，等.肌张力障碍治疗中国专家共识[J].中华神经科杂志，2020, 53 (11): 868-874.

［67］ Dou N N, Zhong J, Zhou Q M, et al. The mechanism of hemifacial spasm: a new understanding of the offending artery[J]. Neurol Res, 2015, 37(2): 184-18.

［68］ 中华医学会神经病学分会帕金森病及运动障碍学组，中国医师协会神经内科医师分会帕金森病及运动障碍学组. 中国原发性震颤的诊断和治疗指南（2020）[J]. 中华神经科杂志，2020, 53(12): 987-995.

［69］ Sun Q Y, Xu Q, Tian Y, et al. Expansion of GGC repeat in the human-specific NOTCH2NLC gene is associated with essential tremor[J]. Brain, 2019, 143(1): 1-12.

［70］ 中华医学会神经病学分会帕金森病及运动障碍学组. 亨廷顿病的诊断与治疗指南[J]. 中华神经科杂志，2011, 44(9): 638-641.

［71］ Huntington Study Group, Frank S, Testa C M, et al. Effect of Deutetrabenazine on Chorea Among Patients With Huntington Disease: A Randomized Clinical Trial[J]. JAMA, 2016, 316(1): 40-50.

［72］ Anderson K E, van Duijn E, Craufurd D, et al. Clinical Management of Neuropsychiatric Symptoms of Huntington Disease: Expert-Based Consensus Guidelines on Agitation, Anxiety, Apathy, Psychosis and Sleep Disorders[J]. J Huntingtons Dis, 2018, 7(3): 355-366.

［73］ Liu Y, Liu Z Y, Wan X H, et al. Progress in the Diagnosis and Management of Chorea-acanthocytosis[J]. Chin Med Sci J, 2018, 33(1): 53-59.

［74］ 周祥琴，关鸿志，史向松，等. 神经棘红细胞增多症的临床及神经影像学特征[J]. 中华神经科杂志，2012, 45(2): 112-115.

［75］ Jung H H, Danek A, Walker R H. Neuroacanthocytosis Syndromes[J]. Orphanet Journal of Rare Diseases, 2011, 6: 68.

［76］ 中国微循环学会神经变性病专业委员会. 中国路易体痴呆诊断与治疗指南 [J]. 中华老年医学杂志，2021, 40(12): 1473-1483.

［77］ 中华医学会神经病学分会痴呆与认知障碍学组. 阿尔茨海默病源性轻度认知障碍诊疗中国专家共识2021[J]. 中华神经科杂志，2022, 55(5): 421-439.

［78］ 中国老年保健协会阿尔茨海默病分会（ADC）指南小组. 中国阿尔茨海默病痴呆诊疗指南（2020年版）[J]. 中华老年医学杂志，2021, 40(3): 269-283.

［79］ 中华医学会神经病学分会肌萎缩侧索硬化协作组. 肌萎缩侧索硬化诊断和治疗中国专家共识2022[J]. 中华神经科杂志，2022, 55(6): 581-588.

［80］ Miller T M, Cudkowicz M E, Genge A. Trial of Antisense Oligonucleotide Tofersen for SOD1 ALS[J]. N Engl J Med, 2022, 387(12): 1099-1110.

［81］ Oki R, Izumi Y, Fujita k, et al. Efficacy and Safety of Ultrahigh-Dose Methylcobalamin in Early-Stage Amyotrophic Lateral Sclerosis: A Randomized Clinical Trial[J]. JAMA Neurol, 2022, 79(6): 575-583.

［82］ Brooks B R, Berry J, Ciepielewska M, et al. Intravenous edaravone treatment in ALS and survival: An exploratory, retrospective, administrative claims analysis[J]. eClinicalMedicine, 2022, 52: 101590.

［83］ Wenning G K, Meissner W G, Cortelli P, et al. The Movement Disorder Society Criteria for the Diagnosis of Multiple System Atrophy[J]. Mov Disord, 2022, 37(6): 1131-1148.

［84］ 唐北沙，陈生弟. 多系统萎缩诊断标准中国专家共识[J]. 中华老年医学杂志，2017, 36(10): 1055-1059.

［85］ 张灵语，商慧芳. 多系统萎缩的诊治进展[J]. 罕见病研究，2022, 1(2): 206-216.

［86］ Sone J, Mori K, Inagaki T, et al. Clinicopathological features of adult-onset neuronal intranuclear inclusion disease[J]. Brain, 2016, 139(Pt 12): 3170-3186.

［87］ Sone J, Mitsuhashi S, Fujita A, et al. Long-read sequencing identifies GGC repeat expansions in NOTCH2NLC associated with neuronal intranuclear inclusion disease[J]. Nat Genet, 2019, 51(8): 1215-1221.

［88］ Deng J, Gu M, Miao Y, et al. Long-read sequencing identified repeat expansions in the 5'UTR of the NOTCH2NLC gene from Chinese patients with neuronal intranuclear inclusion disease[J]. J Med Genet, 2019, 56(11): 758-764.

[89] Zhong S, Lian Y, Luo W, et al. Upstream open reading frame with NOTCH2NLC GGC expansion generates polyglycine aggregates and disrupts nucleocytoplasmic transport: implications for polyglycine diseases[J]. Acta Neuropathol, 2021, 142(6): 1003-1023.

[90] Deng J, Gu M, Miao Y, et al. Long-read sequencing identified repeat expansions in the 5'UTR of the NOTCH2NLC gene from Chinese patients with neuronal intranuclear inclusion disease[J]. J Med Genet, 2019, 56(11): 758-764.

[91] 陈阿楠, 钱海蓉. 神经元核内包涵体病的神经变性相关机制及临床研究进展[J]. 疑难病杂志, 2022, 21(4): 423-427.

[92] Tian Y, Zhou L, Gao J, et al. Clinical features of NOTCH2NLC-related neuronal intranuclear inclusion disease[J]. J Neurol Neurosurg Psychiatry, 2022, 93(12): 1289-1298.

[93] Yu J, Liufu T, Zheng Y, et al. CGG repeat expansion in NOTCH2NLC causes mitochondrial dysfunction and progressive neurodegeneration in Drosophila model[J]. Proc Natl Acad Sci U S A, 2022, 119(41): e2208649119.

[94] Boivin M, Deng J, Pfister V, et al. Translation of GGC repeat expansions into a toxic polyglycine protein in NIID defines a novel class of human genetic disorders: The polyG diseases[J]. Neuron, 2021, 109(11): 1825-1835.

[95] 中华医学会神经病学分会, 中华医学会神经病学分会神经肌肉病学组, 中华医学会神经病学分会肌电图与临床神经生理学组. 中国假肥大型肌营养不良症诊治指南[J]. 中华神经科杂志, 2016, 49(1): 17-20.

[96] 北京医学会罕见病分会, 北京医学会神经内科分会神经肌肉病学组, 中国肌营养不良协作组. Duchenne型肌营养不良多学科管理专家共识[J]. 中华医学杂志, 2018, 98(35): 2803-2814.

[97] Markati T, Oskoui M, Farrar M A, et al. Emerging therapies for Duchenne muscular dystrophy[J]. Lancet Neurol, 2022, 21(9): 814-829.

［98］卜碧涛，李悦. 强直性肌营养不良［J］. 中华神经科杂志，2019, 52(8): 654-658.

［99］Pennisi E M, Salvetti M, Cutter G, et al. Muscle magnetic resonance imaging in myotonic dystrophy type 1 (DM1): Refining muscle involvement and implications for clinical trials[J]. Eur J Neurol, 2022, 29(3): 843-854.

［100］Selva-O'Callaghan A, Pinal-Fernandez L, Trallero-Araguás E, et al. Classification and management of adult inflammatory myopathies[J]. Lancet Neurol, 2018, 17(9): 816-828.

［101］蒲传强. 特发性炎性肌病［J］. 中华神经科杂志，2019, 52 (5): 410-422.

［102］Statland J M, Fontaine B, Hanna M G, et al. Review of the diagnosis and treatment of periodic paralysis[J]. Muscle Nerve, 2018, 57(4): 522-530.

［103］Sansone V A. Episodic muscle disorders[J]. Continuum (Minneap Minn)，2019, 25(6): 1696-1711.

［104］北京医学会罕见病分会，北京医学会神经内科分会神经肌肉病学组，中国线粒体病协作组. 中国线粒体脑肌病伴高乳酸血症和卒中样发作的诊治专家共识［J］. 中华神经科杂志，2020, 53(3): 171-178.

［105］王新高，张在强. 线粒体病的诊治概况［J］. 中国医刊，2019, 54(2): 136-140.

［106］中国免疫学会神经免疫分会，常婷，李柱一，等. 中国重症肌无力诊断和治疗指南（2020版）［J］. 中国神经免疫学和神经病学杂志，2021, 28(1): 1-12.

［107］Alhaidar, M K, Abumurad S, Soliven B, et al. Current Treatment of Myasthenia Gravis[J]. J Clin Med, 2022, 11(6): 1597-1620.

［108］Leonhard S E, Mandarakas M R, Gondim F A A, et al. Diagnosis and management of Guillain-Barré syndrome in ten steps[J]. Nat Rev Neurol, 2019, 15 (11): 671-683.

［109］中华医学会神经病学分会，中华医学会神经病学分会周围神经病协作组，中华医学会神经病学分会肌电图与临床神经电生理学组，等. 中国吉兰 - 巴雷综合征诊治指南2019［J］. 中华神经科杂志，2019, 52(11): 873-876.

［110］中华医学会神经病学分会，中华医学会神经病分会周围神经病协作

组，中华医学会神经病学分会肌电图与临床神经电生理学组，等. 中国慢性炎性脱髓鞘性多发性神经根神经病诊治指南2019[J]. 中华神经科杂志, 2019, 52(11): 883-888.

[111] Van den Bergh P Y K, van Doorn P A, Hadden R D M, et al. European Academy of Neurology/Peripheral Nerve Society guideline on diagnosis and treatment of chronic inflammatory demyelinating polyradiculoneuropathy: Report of a joint Task Force-Second revision[J]. Eur J Neurol, 2021, 28(11): 3556-3583.

[112] Martín-Aguilar L, Lleixà C, Pascual-Goñi E. Autoimmune nodopathies, an emerging diagnostic category[J]. Curr Opin Neurol, 2022, 35(5): 579-585.

[113] Van den Bergh PYK, van Doorn PA, Hadden RDM, et al. European Academy of Neurology/Peripheral Nerve Society guideline on diagnosis and treatment of chronic inflammatory demyelinating polyradiculoneuropathy: Report of a joint Task Force-Second revision[J]. Eur J Neurol, 2021, 28(11): 3556-3583.

[114] Cortese A, Lombardi R, Briani C, et al. Antibodies to neurofascin, contactin-1, and contactin-associated protein 1 in CIDP: Clinical relevance of IgG isotype[J]. Neurol Neuroimmunol Neuroinflamm, 2019, 7(1): e639.

[115] Vlam L, van der Pol W-L, Cats E A, et al. Multifocal motor neuropathy: diagnosis, pathogenesis and treatment strategies[J]. Nat Rev Neurol, 2011, 8(1): 48-58.

[116] 中华医学会神经病学分会，中华医学会神经病学分会周围神经病协作组，中华医学会神经病学分会肌电图与临床神经电生理学组，等. 中国多灶性运动神经病诊治指南2019[J]. 中华神经科杂志，2019, 52(11): 889-892.

[117] 任玉娥，刘小会，程志祥，等. 经皮球囊压迫术治疗三叉神经痛中国专家共识（2022版）[J]. 中华疼痛学杂志，2022, 18(4): 437-448.

[118] 中华医学会神经外科学分会功能神经外科学组，中国医师协会神经外科医师，分会功能神经外科专家委员会，等. 三叉神经痛诊疗中国专家共识[J]. 中华外科杂志，2015, 53 (9): 657-664.

[119] 赵洪洋，孙时斌，吴瀚峰，等. 中国三叉神经痛伽马刀放射外科治疗

专家共识（2020 版）[J].中华神经外科杂志，2020, 36 (10): 984-989.

[120] 中华医学会神经病学分会，中华医学会神经病学分会神经肌肉病学组，中华医学会神经病学分会肌电图与临床神经电生理学组. 中国特发性面神经麻痹诊治指南[J].中华神经科杂志，2016, 49 (2): 84-86.

[121] 中华医学会糖尿病学分会神经并发症学组. 糖尿病神经病变诊治专家共识（2021 年版）[J]. 中华糖尿病杂志，2021, 13(6): 540-557.

[122] Tesfaye S, Sloan G, Petrie J, et al. Comparison of amitriptyline supplemented with pregabalin, pregabalin supplemented with amitriptyline, and duloxetine supplemented with pregabalin for the treatment of diabetic peripheral neuropathic pain（OPTION-DM）: a multicentre, double-blind, randomised crossover trial[J]. Lancet, 2022, 400(10353): 680-690.

[123] 王学峰. 终止癫痫持续状态发作的专家共识. 解放军医学杂志，2022, 47(7): 639-646.

[124] 中华医学会神经病学分会，中华医学会神经病学分会脑电图与癫痫学组. 中国成人局灶性癫痫规范化诊治指南. 中华神经科杂志，2022, 55(12): 1341-1352.

[125] 中国抗癫痫协会. 临床诊疗指南：癫痫病分册[M]. 北京：人民卫生出版社，2015.

[126] 中华医学会神经病学分会脑电图与癫痫学组. 中国老年癫痫患者管理专家共识[J]. 中华老年医学杂志，2022, 41(8): 885-892.

[127] 中华医学会神经病学分会神经感染性疾病与脑脊液细胞学学组. 中国自身免疫性脑炎诊治专家共识（2022 年版）[J]. 中华神经科杂志，2022, 55(9): 931-949.

[128] 戚晓昆，郭起峰. 把握中枢神经系统特发性炎性脱髓鞘病与自身免疫性脑炎的诊断与鉴别[J]. 中华神经科杂志，2017, 50(10): 721-724.

[129] 任海涛，杨洵哲，关鸿志，等. 多重抗神经元抗体阳性的自身免疫性脑炎临床分析[J]. 中华神经科杂志，2016, 49(1): 21-25.

[130] 李欢欢，程仙送，封兰兰，等.多重抗神经元抗体阳性自身免疫性脑炎临床特点分析[J]. 中华神经科杂志，2021, 54(2): 92-98.

[131] Cornblath D R, van Doorn P A, Hartung H P, et al. Randomized trial of three IVIg doses for treating chronic inflammatory demyelinating

polyneuropathy[J]. Brain, 2022, 145(3): 887-896.

［132］中华医学会疼痛学分会头面痛学组，中国医师协会神经内科医师分会疼痛和感觉障碍专委会. 中国偏头痛防治指南 [J]. 中国疼痛医学杂志，2016, 22(10): 721-727.

［133］中国医师协会神经内科医师分会，中国研究型医院学会头痛与感觉障碍专业委员会. 中国偏头痛诊治指南 [J]. 中国疼痛医学杂志，2022, 28(12): 881-898.

［134］中国医师协会神经内科医师分会疼痛和感觉障碍学组，中国医药教育协会眩晕专业委员会，中国研究型医院学会头痛与感觉障碍专业委员会. 前庭性偏头痛诊治专家共识（2018）[J]. 中国疼痛医学杂志，2018, 24 (7): 481-488.

［135］Masson R, Mazurkiewicz-Bełdzińska M, Rose K, et al. Safety and efficacy of risdiplam in patients with type 1 spinal muscular atrophy (FIREFISH part 2): secondary analyses from an open-label trial[J]. Lancet Neurol, 2022, 21(12): 1110-1119.

［136］Ashina S, Mitsikostas DD, Lee MJ, et al. Tension-type headache[J]. Nature Reviews Disease Primers, 2021, 7(24): 1-21.

［137］王孝文，刘广召. 丛集性头痛的诊断，病理生理学和治疗：文献综述 [J]. 中华疼痛学杂志，2020.16(5): 413-427.

［138］中国医师协会神经内科医师分会疼痛与感觉障碍学组，中国研究型医院学会头痛与感觉障碍专委会. 中国丛集性头痛诊治指南 [J]. 中国疼痛医学杂志，2022, 28(9): 641-653.

［139］Kwei K T, Kuo S H. An Overview of the Current State and the Future of Ataxia Treatments[J]. Neurol Clin, 2020, 38(2): 449-467.

［140］Yiu E M, Bray P, Baets J, et al. Clinical practice guideline for the management of paediatric Charcot-Marie-Tooth disease[J]. J Neurol Neurosurg Psychiatry, 2022, 93(5): 530-538.

［141］中国医师协会神经内科医师分会脑与脊髓损害专业委员会. CO中毒迟发性脑病诊断与治疗中国专家共识[J]. 中国神经免疫学和神经病学杂志，2021, 28(3): 173-179.

［142］中华医学会神经病学分会，中华医学会神经病学分会睡眠障碍学组.

中国成人失眠诊断与治疗指南（2017版）[J].中华神经科杂志，2018，51(5): 324-335.

[143] 中华医学会神经病学分会，中华医学会神经病学分会睡眠障碍学组，中华医学会神经病学分会神经心理与行为神经病学学组.中国成人失眠伴抑郁焦虑诊治专家共识[J].中华神经科杂志，2020, 53(8): 564-574.

[144] 中华医学会神经病学分会帕金森病及运动障碍学组，中国医师协会神经内科医师分会帕金森病及运动障碍学组.中国帕金森病睡眠障碍管理专家共识[J].中华神经科杂志，2022, 55(5): 441-451.

[145] 北京神经内科学会睡眠障碍专业委员会，北京神经内科学会神经精神医学与临床心理专业委员会，中国老年学和老年医学学会睡眠科学分会.卒中相关睡眠障碍评估与管理中国专家共识[J].中华内科杂志，2019, 58 (1): 17-26.

[146] 中华医学会，中华医学会杂志社，中华医学会全科医学分会，等.抑郁症基层诊疗指南（2021年）[J].中华全科医师杂志，2021, 20(12): 1249-1260.